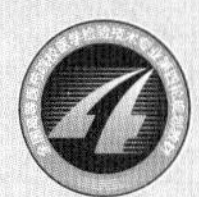

全国高等医药院校医学检验技术专业第四轮规划教材

临床生物化学检验

第4版

（供医学检验技术专业使用）

主　　编　郑铁生　鄢盛恺

副 主 编　谢圣高　李　山　刘忠民　陈　安

编　　者　（以姓氏笔画为序）

马　洁（江苏大学医学院）
马雅静（石河子大学医学院第一附属医院）
王太重（右江民族医学院）
王玉明（昆明医科大学第二附属医院）
毛达勇（湖北医药学院十堰太和医院）
卢发强（大连大学附属中山医院）
刘忠民（广州医科大学附属第一医院）
孙艳虹（中山大学附属第一医院）
李　山（广西医科大学第一附属医院）
李　艳（吉林医药学院）
李志勇（厦门大学附属第一医院）
毕　莹（贵州医科大学）
沈财成（温州医科大学）
张　瑾（台州学院医学院）
陈　安（陆军军医大学）
吴永华（北京大学第三医院）
武文娟（蚌埠医学院）
郑铁生（厦门大学公共卫生学院）
胡正军（浙江中医药大学附属第一医院）
高应东（南京医科大学附属南京医院）
涂建成（武汉大学医学部）
徐文华（青岛大学医学部）
袁丽杰（厦门医学院）
蒋显勇（湘南学院医学影像与检验学院）
曾方银（南方医科大学第五附属医院）
谢小兵（湖南中医药大学第一附属医院）
谢圣高（湖北中医药大学）
鄢盛恺（遵义医科大学）
鄢仁晴（遵义医科大学）

编写秘书　鄢仁晴（兼）

中国健康传媒集团
中国医药科技出版社

内容提要

本教材是“全国高等医药院校医学检验技术专业第四轮规划教材”之一。全书共二十九章，主要介绍临床生物化学检验所涉及的相关技术及其应用原理和方法、影响因素和注意事项，物质代谢紊乱，疾病临床生化指标测定与评价等内容。本教材为书网融合教材，即纸质教材有机融合电子教材、配套资源（PPT、微课、视频）、题库系统。

本教材供高等医药院校医学检验技术专业及相关专业师生使用，也可作为临床检验人员日常工作、继续教育和职称考试的参考用书。

图书在版编目（CIP）数据

临床生物化学检验/郑铁生，鄢盛恺主编．—4版．—北京：中国医药科技出版社，2020.1

全国高等医药院校医学检验技术专业第四轮规划教材

ISBN 978－7－5214－1212－3

Ⅰ.①临…　Ⅱ.①郑…②鄢…　Ⅲ.①生物化学－医学检验－医学院校－教材　Ⅳ.①R446.1

中国版本图书馆CIP数据核字（2019）第288699号

美术编辑　陈君杞

版式设计　友全图文

出版　**中国健康传媒集团**｜中国医药科技出版社

地址　北京市海淀区文慧园北路甲22号

邮编　100082

电话　发行：010－62227427　邮购：010－62236938

网址　www.cmstp.com

规格　889×1194mm $^1/_{16}$

印张　26 $^3/_4$

字数　598千字

初版　2004年2月第1版

版次　2020年1月第4版

印次　2024年3月第5次印刷

印刷　三河市万龙印装有限公司

经销　全国各地新华书店

书号　ISBN 978－7－5214－1212－3

定价　98.00元

获取新书信息、投稿、为图书纠错，请扫码联系我们。

数字化教材编委会

主　　编　郑铁生　鄢盛恺

副 主 编　谢圣高　李　山　刘忠民　陈　安

编　　者　（以姓氏笔画为序）

马　洁（江苏大学医学院）
马雅静（石河子大学医学院第一附属医院）
王太重（右江民族医学院）
王玉明（昆明医科大学第二附属医院）
毛达勇（湖北医药学院十堰太和医院）
卢发强（大连大学附属中山医院）
刘忠民（广州医科大学附属第一医院）
孙艳虹（中山大学附属第一医院）
李　山（广西医科大学第一附属医院）
李　艳（吉林医药学院）
李志勇（厦门大学附属第一医院）
毕　莹（贵州医科大学）
沈财成（温州医科大学）
张　瑾（台州学院医学院）
陈　安（陆军军医大学）
吴永华（北京大学第三医院）
武文娟（蚌埠医学院）
郑铁生（厦门大学公共卫生学院）
胡正军（浙江中医药大学附属第一医院）
高应东（南京医科大学附属南京医院）
涂建成（武汉大学医学部）
徐文华（青岛大学医学部）
袁丽杰（厦门医学院）
蒋显勇（湘南学院医学影像与检验学院）
曾方银（南方医科大学第五附属医院）
谢小兵（湖南中医药大学第一附属医院）
谢圣高（湖北中医药大学）
鄢盛恺（遵义医科大学）
鄢仁晴（遵义医科大学）

编写秘书　鄢仁晴（兼）

出版说明

全国高等医药院校医学检验技术专业规划教材是在教育部、国家药品监督管理局的领导和指导下，在广泛调研和充分论证基础上，由中国医药科技出版社组织江苏大学医学院、温州医科大学、中山大学中山医学院、华中科技大学同济医学院、中南大学湘雅医学院、广东医科大学、上海交通大学医学院、青岛大学医学部、广西医科大学、南方医科大学、中国人民解放军总医院等全国20多所医药院校和部分医疗单位的领导和专家成立教材建设委员会，在出版社与委员会专家共同规划下，由全国相关院校的专家编写出版的一套供全国医学检验技术专业教学使用的本科规划教材。

本套教材坚持“紧扣医学检验专业本科教育培养目标，以临床实际需求为指导，强调培养目标与用人需求相结合”的原则，近20年来历经三轮编写修订，逐渐形成了一套行业特色鲜明、课程门类齐全、学科系统优化、内容衔接合理的高质量精品教材，深受广大师生的欢迎，为医学检验技术专业本科教育做出了积极贡献。

本套教材的第四轮修订，是在我国高等教育教学改革的新形势和医学检验专业更名为医学检验技术专业、学制由5年缩短至4年、学位授予由医学学士变为理学学士的新背景下，为更好地适应新要求，服务于各院校教学改革和新时期培养医学检验专门人才需求，在2015年出版的第三轮规划教材的基础上，由中国医药科技出版社于2019年组织全国40余所本科院校300余名教学经验丰富的专家教师不辞辛劳、精心编撰而成。

本轮修订教材含理论课程教材10门、实验课教材6门，供全国高等医药院校医学检验技术专业教学使用。具有以下特点：

1.适应学制的转变 第四轮教材修订符合四年制医学检验技术专业教学的学制要求，为目前的教学提供更好的支撑。

2.坚持“培养目标”与“用人需求”相结合 紧扣医学检验技术专业本科教育培养目标，以医学检验技术专业教育纲要为基础，以国家医学检验技术专业资格准入为指导，将先进的理论与行业实践结合起来，实现教育培养和临床实际需求相结合，做到教师好“教”、学生好“学”、学了好“用”，使学生能够成为临床工作需要的人才。

3.充实完善内容，打造教材精品 专家们在上一轮教材基础上进一步优化、精炼和充实内容。坚持“三基、五性、三特定”，注重整套教材的系统科学性、学科的衔接性。进一步精练教材内容，突出重点，强调理论与实际需求相结合，进一步提高教材质量。

4.书网融合，使教与学更便捷更轻松 全套教材为书网融合教材，即纸质教材与数字教材、配套教学资源、题库系统、数字化教学服务有机融合。通过“一书一码”的强关联，为读者提供全免费增值服务。按教材封底的提示激活教材后，读者可通过PC、手机阅读电子教材和配套课程资源（PPT、微课、视频等），并可在线进行同步练习，实时反馈答案和解析。同时，读者也可以直接扫描书中二维码，阅读与教材内容关联的课程资源，从而丰富学习体验，使学习更便捷。教师可通过PC在线创建课程，与学生互动，开展在线课程内容定制、布置和批改作业、在线组织考试、讨论与答疑等教学活动，学生通过PC、手机均可实现在线作业、在线考试，提升学习效率，使教与学更轻松。此外，平台尚有数据分析、教学诊断等功能，可为教学研究与管理提供技术和数据支撑。

编写出版本套高质量的全国高等医药院校医学检验技术专业规划教材，得到了相关专家的精心指导，以及全国各有关院校领导和编者的大力支持，在此一并表示衷心感谢。希望本套教材的出版，能受到全国高等医药院校医学检验技术专业广大师生的欢迎，对促进我国医学检验技术专业教育教学改革和人才培养做出积极贡献。希望广大师生在教学中积极使用本套教材，并提出宝贵意见，以便修订完善，共同打造精品教材。

中国医药科技出版社
2019年10月

建设委员会

前言
QIANYAN

按照教育部关于四年制医学检验技术专业培养检验师的目标要求，《临床生物化学检验》（第 4 版）的编写在坚持“三基”“五性”的基础上，以“临床生物化学检验指标”和“临床生物化学检验技术”为主线，既体现本学科的前沿知识和发展趋势，又紧紧围绕人才培养目标的实际需要。

本教材是在《临床生物化学检验》（第 3 版）基础上修订完成的。修订重点是：①根据四年制医学检验技术专业培养目标，原物质相关生物化学检验部分，进一步弱化了临床理论，更加强化生化指标的测定与评价。②新增“第六章 化学法测定生物化学物质”“第八章 连续监测法测定酶活性”“第十章 酶促反应法测定生物化学物质”三章内容，使本课程体系更加完善。③保留了章前教学目标与要求和章后小结与展望模块，以便抓住重点教与学和了解发展趋势；书后附有 3 个附录和主要参考文献，以便查用。

本教材的特色是：①着重介绍了临床生物化学检验所涉及的相关技术，以及这些技术的应用原理和方法、影响因素和注意事项，做到举一反三、运用自如。②在了解生物化学指标的来源和临床应用的基础上，重点介绍其生化指标的测定与评价，以适应岗位需求。③教材配有实验指导，以保证实践教学的要求。④教材为书网融合教材，配有 PPT 课件、微课视频、习题库和相应知识点等数字化网络增值服务，以形成立体化、网络化、开放式的共享效应。

本教材主要供高等医药院校医学检验技术专业本科和成人教育（专升本）学生使用，可作为医学系本科生和研究生的必修课或选修课教材，也可作为临床检验人员日常工作、继续教育和职称考试的参考用书。

作者在编写本教材过程中，得到了厦门大学、遵义医科大学等 28 所高等医药院校的支持和帮助，郑铁生和鄢盛恺担任本书主编，承担全书统稿工作，谢圣高、李山、刘忠民和陈安参加了部分稿件的审稿工作，为本教材定稿付出了艰辛的劳动。在此一并表示真诚的谢意。

由于编写时间仓促，内容疏漏在所难免，恳请广大读者、专家提出宝贵意见，以便再版时进一步修订完善。

编　者

2019 年 9 月

目录
MULU

第一章　绪　论

教学目标与要求

掌握　临床生物化学检验的定义与研究的主要内容。

熟悉　临床生物化学检验在临床医学中的作用。

了解　临床生物化学检验发展史，本书主要内容与学习方法。

临床生物化学检验是一门由物理学、生物学、分析化学、生物化学和分子生物学、遗传学、病理学、免疫学，以及统计学、电子计算机技术等现代科学技术和临床医学等学科相互渗透结合而逐渐形成的理论与实践性较强的边缘学科，是高等医学检验技术专业的主干学科之一。

第一节　临床生物化学检验的性质与任务

扫码“学一学”

一、临床生物化学检验的性质与内容

国际临床化学与检验医学联合会（International Federation of Clinical Chemistry and Laboratory Medicine，IFCC）将本学科定义为“包含对人体健康和患病时化学状态的研究以及用于诊断、治疗和预防疾病的化学试验方法的应用”。因此，临床生物化学检验既是一门研究人体健康和疾病时的医学基础理论学科，又是一门应用各种科学技术和方法检验人体健康和疾病的医学应用学科。

由此可见，临床生物化学检验研究的主要内容有两个方面：①理论方面，国外称为临床生物化学（clinical biochemistry），即在对基础生物化学理论认识的前提下，研究疾病时生物化学过程在机体的改变，进而探讨其生物化学指标与疾病发生、发展和转归的关系。这部分内容侧重于研究疾病的生物化学机制与生物化学指标的临床价值，从而确定和拓展临床生物化学的检测指标。②技术方面，国内习惯称临床生化检验（clinical biochemistry test），国外又称为临床化学（clinical chemistry），这部分是以临床生物化学的理论为指导，开发应用各种方法，检测人体体液及组织的某些标志物（化学组分），为疾病诊断、病情监测、疗效观察、预后判断和疾病预防等各个方面提供可靠信息和理论依据，偏重于临床生物化学实验室的测定。上述两方面的内容虽然各有侧重，但又十分相关，如果没有临床生物化学理论知识，临床生物化学检验项目的选择就会陷入盲目性。因此，本教材实际上包含了上述两部分内容，对于医学检验技术专业更应侧重于后者。

二、临床生物化学检验的任务与作用

根据临床生物化学检验的学科性质和研究的主要内容，本课程的主要任务与作用是：在学习临床生物化学基本理论的基础上，设计和选择本学科各类疾病的生化检验指标和开

发应用临床生物化学检验方法和技术，对检验结果的数据及其临床意义作出评价，用以帮助临床诊断以及采取适宜的治疗。它在临床医学中所起的作用和地位已日益受到重视，并已成为任何医院及有关研究部门建设中不可缺少的重要组成部分。它是医学检验中的主干学科之一，它的服务质量直接关系到整个医疗水平的提高和疾病防治的效果。

第二节　临床生物化学检验发展史

临床生物化学检验成为一门独立的学科只是近八十多年的事，因此，它是一门相当年轻的学科，但发展快速。目前，临床生物化学检验的发展已从过去的滴定、化合物颜色反应等的手工操作进入一个全新的自动化微量分析时代。

一、临床生物化学检验学科的形成

早在三千年前就有人发现了疾病可引起体液成分的变化。最早注意到的是尿液中的蛋白质和糖。1846 年发现的 Bence－Jones 蛋白被应用于多发骨髓瘤的诊断使其成为第一个被报道的肿瘤标志物。20 世纪初，许多生化学家就开始对人体的化学组成如蛋白质、氨基酸和糖类等以及体液相关成分含量的病理变化进行了系统研究。1918 年，Lichtuitz 首先出版了以《临床化学》为名的教科书。1919 年，北京协和医学院生化系主任吴宪教授在美国哈佛大学 Otto Folin 教授指导下，完成的“一个血液分析系统”的博士论文，奠定了血液化学分析的基础。1920 年开始了对体液酶的分析。1931 年，Peter 和 Van Slyke 出版了两卷《临床化学》专著，第一次概括了这段时期的临床生物化学检验有关成就，标志这一学科的初步形成。

扫码“看一看”

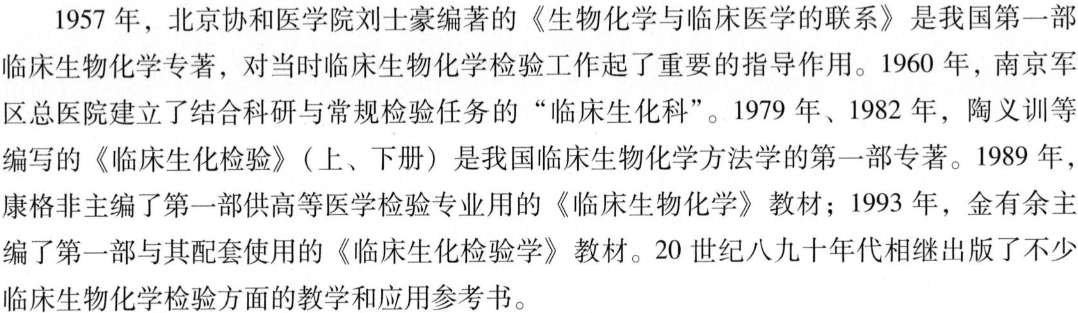

1957 年，北京协和医学院刘士豪编著的《生物化学与临床医学的联系》是我国第一部临床生物化学专著，对当时临床生物化学检验工作起了重要的指导作用。1960 年，南京军区总医院建立了结合科研与常规检验任务的“临床生化科”。1979 年、1982 年，陶义训等编写的《临床生化检验》（上、下册）是我国临床生物化学方法学的第一部专著。1989 年，康格非主编了第一部供高等医学检验专业用的《临床生物化学》教材；1993 年，金有余主编了第一部与其配套使用的《临床生化检验学》教材。20 世纪八九十年代相继出版了不少临床生物化学检验方面的教学和应用参考书。

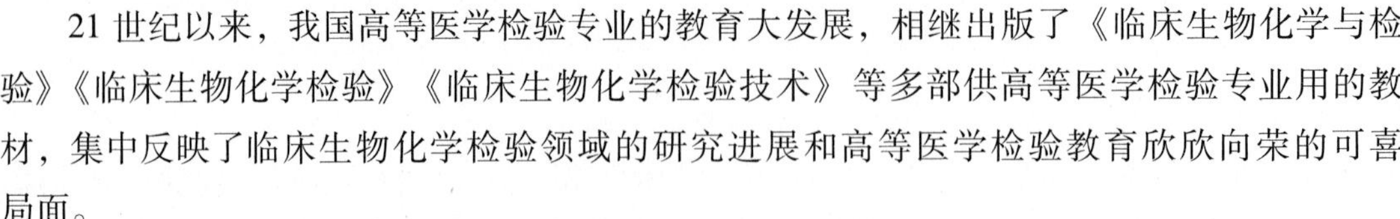

21 世纪以来，我国高等医学检验专业的教育大发展，相继出版了《临床生物化学与检验》《临床生物化学检验》《临床生物化学检验技术》等多部供高等医学检验专业用的教材，集中反映了临床生物化学检验领域的研究进展和高等医学检验教育欣欣向荣的可喜局面。

二、临床生物化学检验学科的发展

在临床生物化学检验的学科发展史上，有几次在概念方面的研究和技术上的重大突破，促进了本学科的进步和发展。

（一）相关学术研究和技术上的重大突破

1. 细胞内环境相对稳定概念的确立　1926 年，Walter Cannon 提出了内环境相对稳定（homeostasis）一词，取代和发展了 Claude Bernard 关于“细胞内环境恒定”的概念，这对

临床生物化学检验的发展起着深远的影响，成为当时实验性研究的指导思想，由 Van Slyke 等人开创的体液、电解质和酸碱平衡这一领域中的理论与实践，以及在临床诊断和治疗中所发挥的作用是一个具有代表性的范例。

2. 比色法和分光光度法的建立 19 世纪和 20 世纪初，血液和尿液中成分测定多采用重量分析和容量分析法。从 1904 年 Folin 用比色法测定肌酐开始，建立了一系列血液生物化学成分的比色测定法。值得提出的是 1924 年北京协和医学院由吴宪教授主持的生物化学系，在血液分析、血滤液制备，以及改进和发展新的比色分析法等方面做了一系列工作，并报道了我国成人血液化学成分的参考区间。20 世纪 30 年代后，由于光电比色计的应用，临床生物化学实验室的分析工作才发生了根本性的改观。

3. 自动化分析和商品化试剂盒的发展 1957 年 Skeggs 首先将连续流动式分析装置（continuous flow analyzer）引入临床实验室，1964 年后使用多通道分析仪（multichannel analyzer）和离心式分析仪（centrifugal analyzer），并加上了微处理系统，为临床设计了各种组合试验（profile tests）和组合报告（profile reporting）。20 世纪 70 年代，各种计算机系统控制的全自动生化分析仪在临床实验室开始广泛应用，自动化促进了体外诊断试剂的研发，80 年代初国内出现了第一批质量可靠的生化检验试剂盒。目前，几乎所有的临床生物化学检验项目都有校准品、质控品和试剂盒供应，大大提高了临床生物化学检验工作的质和量。

4. 血清酶测定及酶学检验技术的发展 1908 年 Wohlgemuth 首先提出测定尿淀粉酶作为急性胰腺炎的诊断指标，以后又开展了碱性磷酸酶和脂酶的测定，但由于当时方法学存在的困难，应用进展缓慢。1954 年 Ladue、Worblewski、Karmen 等人先后发现乳酸脱氢酶及转氨酶在不少疾病时增高，随后血清酶在临床诊断上的研究与应用十分活跃。检测的方法学也有了很大发展，酶活性测定基本从采用分光光度计的手工连续监测阶段，跨越到应用自动化分析仪采用自动连续监测，使得可分析的酶范围扩大，测定准确度和精密度提高，为临床提供了更广泛的信息；同时自动化分析促进了酶法测定的研究与应用，许多过去采用强碱、强酸、火焰等比较激烈的化学反应被弃用，代之以温和、快速、无污染的代谢物酶法测定。现在，大约有 90% 以上的临床生物化学检验项目都用自动化与酶法进行检测。

（二）实验室高新技术和质量控制的发展

近 30 多年来，临床生物化学检验已向高理论、高科技和高水平的方向发展。检验工作不仅基本走向自动化、智能化和系统化，而且建立了完善的实验室质量管理体系等，有力地提高了工作效率和检验质量。

1. 实验室高新检验技术的发展 目前，临床生物化学检验的高新技术含量不断增加，例如生化自动化分析已实现包括样品分析自动化、样品处理自动化（automating sample processing area）、模块式自动化（modular automation）和全实验室自动化（total laboratory automation，TLA）；还有生物芯片技术、生物传感技术、质谱技术、微流控技术、干化学技术等，有些可以将一些十分复杂的实验构思全部完成在生产阶段，而临床实验室只需按操作规程加样和处理，即可在短时间内完成原本繁琐、不易被大多数人掌握的高难度试验。目前生化分析仪的模块化系统、生化免疫一体机乃至 TLA 的广泛应用，使得临床生物化学检测系统的内涵发生了深刻的变化。

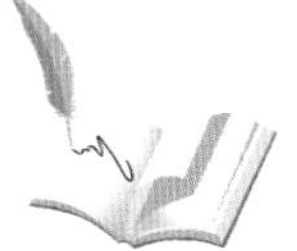

2. 快速便携式检验技术的发展 与大批量标本用高效率的自动化检测仪相反，即时检

验（point of care test，POCT）或个人使用的检验也有了很大发展。①快速检测试条：如血糖、尿微量清蛋白，以及检测急性心肌梗死（AMI）的肌红蛋白（MB）、肌钙蛋白T（cTnT）或肌钙蛋白I（cTnI）等。②小型化多用途检验仪器：如离子选择性电极、酶电极以及生物传感器等，已向微型化、针头化发展，再结合芯片技术一起应用，可像临床生理监护仪一样，来监测患者的pH、离子、气体、酶、有机物、抗生素、维生素及药物的动态变化。这种快速小型化检验技术的发展，非常适合需要及时监测的危重患者和长期治疗监测的慢性疾病患者个人使用。

3. 实验室管理的规范化建设与发展 随着医疗机构诊疗制度进一步的规范与完善，推进了临床生物化学检验质量管理趋向现代化、正规化。室内质控（internal quality control，IQC）、室间质评（external quality assessment，EQA）、实验室信息系统（laboratory information system，LIS）、量值溯源和测量不确定度等工作，有效地保证了检验质量。规范化发展的另一个重要标志是一大批实验室按照国际标准通过了医学实验室ISO 15189或CAP认可。实验室把经济有效的项目积极应用于医疗实践，大大地推动临床生物化学检验的规范化建设进程。

第三节　本书主要内容与使用方法

一、本书的主要内容

全书分两部分共29章。第一部分以专业技术为主线，着重介绍临床生物化学检验最核心的技术，并从理论上较系统地归纳总结了这些技术在各类生物化学物质测定中的应用原理与方法评价。第二部分主要介绍各类疾病的生物化学指标与疾病发生、发展和转归的关系，以及在疾病诊断中的应用价值，让学生了解临床生物化学检验的目的。

通过学习，学生应具备以下几方面的工作能力：①分析测试能力。能熟练地使用现代分析仪器，并能进行参数设置、仪器的常规和特殊保养等。②质量控制能力。能了解和注意影响临床生物化学检验质量的各种因素，包括分析前的质量控制；分析过程的质量控制、质量保证以及分析过程中干扰的识别和消除；分析后的质量信息获取和质量改进等。③研究开发能力。能正确组合配套试验，并对其结果进行评价；能不断研究开发新试验，推出新项目；对检验方法和试剂盒进行选择和评价，了解方法的特点和局限性，主动向临床进行专题介绍等。④信息化管理能力。能了解实验室信息系统（LIS）在实验室数据贮存、处理和管理中的应用。⑤能运用循证医学的理念，合理地选择、评价和组合生化检验项目，并为临床提供最有效的信息和理论依据。

二、本书的使用方法

临床生物化学检验是医学检验专业的主干课程之一，在明确学科性质和主要任务的基础上，要善于利用与本教材配套的实验指导、网络媒体拓展知识面，提高学习效率，注重在接受知识的同时，学习获取知识和创造知识的方法。本书章前有“教学目标与要求”，章后有“小结与展望”，以便抓住重点教与学。书后附有附录、参考文献和索引，以便查用。

小结与展望

临床生物化学检验既是一门研究人体健康和疾病时的医学基础理论学科，又是一门应用各种技术和方法检验机体健康和疾病时的医学应用学科。它的主要任务与作用是：在学习临床生物化学基本理论的基础上，设计和选择本学科各类疾病的生化检验指标和开发应用临床生物化学检验方法和技术，对检验结果的数据及其临床意义作出评价，用以帮助临床诊断以及采取适宜的治疗。因此，要十分重视训练临床生物化学检验规范的实践操作技能，并有意识地培养发现问题、解决问题的创新能力。通过学习应具备分析测试、质量控制、研究开发、信息化管理和运用循证检验医学的能力。

（郑铁生）

扫码“练一练”

第二章　临床生物化学检验基本知识

教学目标与要求

掌握　临床生物化学检验项目类型、标本采集与处理及其质量要素。

熟悉　临床生物化学检验工作基本流程、实验室信息管理系统和检测系统的基本概念。

了解　量值溯源和测量不确定度的基本概念。

临床生物化学检验工作必须符合整个实验室质量管理体系的要求。同时，由于它又有自己的特殊性，要求从事生化检验的工作者必须遵循本专业的客观要求，包括临床生化实验室内部的管理要求，以及标本进入实验室之前（即检验前）的管理要求。现就临床生物化学检验实验室的基本知识进行简单介绍。

第一节　临床生物化学检验的项目与工作流程

扫码“学一学”

随着医疗卫生事业的快速发展和医学检验技术的不断更新，临床生物化学检验项目在不断增加。根据性质的不同，可将其分为常规检验项目、急诊检验项目和特诊检验项目三类，其中常规检验项目几乎占到全部检验的50%，如果按标本数量计算，常规检验项目则占到全部项目的80%左右。而急诊检验项目和特诊检验项目，已基本可以满足危急诊、重症患者和特殊患者的诊疗需求。为做好这种面大量广的日常工作，必须建立一套良好的工作流程。

一、临床生物化学检验的项目

原国家卫生与计划生育委员会《医疗机构临床检验项目目录（2013 年版）》共列出了临床生物化学检验的项目近 360 项。在实际工作中，按照检测个数把这些检验项目分为单个检验和组合检验；按照报告时间的快慢缓急分为常规检验和急诊检验；还有由于标本、技术或管理原因需要分别对待的特殊检验。

（一）单个检验

单个检验就是根据需要单独进行某项目的检测。单个检验具有针对性强或目的明确、经济、快速等特点，深受临床和患者欢迎。可用于以下几个方面。

1. 诊断和治疗　许多单个检验对临床诊断和治疗有非常重要的价值，如单独检测血糖可用于糖尿病的诊断、治疗和调整胰岛素注射的剂量；单独检测尿人绒毛膜促性腺激素（human chorionic gonadotropin，HCG）对诊断早期妊娠和妊娠滋养细胞疾病（如葡萄胎）有重要的参考价值。

2. 评价某器官的生理功能或疾病治疗监测　如在某个时段单独检测血中孕酮含量可用于确定是否排卵，可对早期妊娠状况做出评价或用于孕激素治疗监测。

3. 了解体内物质排出量 如通过24小时尿蛋白定量检测可以比较准确地了解患者一天内从尿液中丢失的蛋白质总量。

（二）组合检验

将相关联的项目、反映代谢或脏器功能不同方面的项目组合起来一同检测，称之为组合检验。科学合理的检验项目组合可以向临床医师提供比较全面的检验信息，提高临床的诊疗效率。因此，组合检验在临床应用中比较普遍。实验室应在充分征求临床意见的基础上，合理设计“固定组合”，不同级别的医院或不同性质的专科医院，这种“固定组合”可有差别，但其目的都是为了提高临床实验室诊断的价值。

1. 提高疾病诊断敏感度 如将γ-谷氨酰氨基转移酶（γ-glutamyl transpeptidase，γ-GT）、α-L-岩藻糖苷酶（α-L-fucosidase，AFU）及甲胎蛋白（α-fetoprorein，AFP）组合在一起检测，可提高原发性肝癌的诊断敏感度。

2. 了解某器官不同功能状态 如将蛋白质、胆红素、丙氨酸氨基转移酶（alanine aminotransferase，ALT）和门冬氨酸氨基转移酶（aspartate aminotransferase，AST）等项目组合成“肝功能试验”，可同时了解肝脏三个方面的状态：蛋白质代谢、胆红素代谢及肝细胞破坏程度。

3. 快速了解患者多方面信息 危急重症患者需要快速诊断与治疗，有的生化分析仪将总蛋白、清蛋白、葡萄糖、尿素、肌酐、钾、钠、氯、钙、镁、磷、总CO_2等组合成急诊分析模块，以了解患者蛋白质及代谢、糖代谢、肾脏功能、电解质、水、酸碱平衡等多方面情况。

另外，用于健康体检的“项目组合”在不同机构或用于不同目的时可能相差较大，比如入职体检可能只做一个肝功能，而一个全面的保健体检可能做一个大组合，包括肝功能、肾功能、血脂和血糖等。

（三）急诊检验

“急诊检验”是实验室为了配合临床危急诊、重症患者的诊断和抢救而实施的一种特需临床生物化学检验。检验者在接到“急诊检验”标本后必须快速、准确地发出报告，一般要求从接收标本开始至检验结果发出不能超过2小时。

危急值（critical value）是指医学检验检查中出现的那些可能危及生命的特定数值或特定结果，当这种检验结果出现时，患者可能正处于有生命危险的边缘状态，此时如能给予及时、有效的治疗，患者生命可以得到挽救；否则，可能会出现不良后果。这种“危急值”制度的建立是《医疗事故处理条例》中的重要部分，也是临床实验室认可的重要条件之一。

目前，还没有明确规定哪些临床生物化学检验项目可作危急值，也没规定一个项目的危急值范围，实验室应与临床医师协商，确定重要指标作为“危急值”并确定相应危急值范围，而且，即便是同一个实验室，当针对不同的临床科室时，也可以根据实际情况设置不同的危急值范围。一般情况下，临床生物化学检验“危急值”报告项目应包括血气分析、血清钾、钠、氯、钙、镁、血糖、尿素、肌酐、淀粉酶、心肌肌钙蛋白、肌酸激酶同工酶、二氧化碳结合力等。常见临床生物化学检验危急值见表2-1。无论是“常规检验”还是“急诊检验”，都可能出现危急值，一旦出现危急值，检验者应马上进行核查，如确认标本是否正确，标本的质量如何，操作过程有无错误，仪器设备有无异常，并可联系临床医护人员，询问病情及标本采集情况，必要时可重新采集标本复查，确保检验程序和结果正确

无误后，立即用电话报告医生，也可以通过医院信息系统（hospital information system，HIS）发送至医生工作站，以便医生及时对症处理，并做好规范的登记工作。

表2－1　常见临床生物化学项目危急值范围

项目	缩写	医学决定水平	危险性
钾	K^+	≤3.0mmol/L	低钾血症，呼吸肌麻痹
		>7.5mmol/L	严重高钾血症，可发生心律失常
钙	Ca	≤1.75mmol/L	低血钙性手足搐搦
		>3.38mmol/L	高血钙昏迷
钠	Na^+	≤115mmol/L	低钠血症
		>150mmol/L	高钠血症
氯	Cl^-	≤90mmol/L	低氯血症
		>112mmol/L	高氯血症
血葡萄糖	Glu	≤2.48mmol/L	低血糖症、缺糖性神经症状
		>10.0mmol/L	高糖性昏迷、渗透性多尿
清蛋白	ALB	≤20g/L	肝病患者严重预后不良
		>52g/L	脱水
血肌酐	Cr	>530μmol/L	急性肾功能衰竭
血淀粉酶	AMS	>370U/L	急性或坏死性胰腺炎

（四）特殊检验

特殊检验项目是相对于常规检验而言，目前虽没有一个统一定义，但一般多存在一些特殊的原因。

1. 标本原因　①较难获得的标本或对标本有特殊要求的检验，如脑脊液、浆膜腔积液、羊水等标本的有关检验。②标本数量过少，见于发病率较低的疾病。由于标本数量少，实验室在选用校准物、质控物、试剂等方面，以及在人员安排、报告时间及质量保证等方面都将面临困难，如溶酶体病的丝氨酸蛋白酶测定。

2. 技术原因　①尽管实验室对检测系统的各种性能进行了评价，但由于检测系统本身的缺陷，导致检测结果的不稳定。②由于检测系统手工操作环节较多，对检验人员的理论和技能要求高，须由通过规范培训的特定人员来操作，如液相色谱。

3. 管理原因　检验结果可能对患者或社会产生重大影响，需加强或特别管理，如肿瘤标志物、冠状病毒、人类免疫缺陷病毒等有关检验和与司法鉴定有关的检验。

实验室对特殊检验应建立一套切实可行的管理办法，应有严格的技术标准和监督、验证制度，编写详细的作业指导书，选择合适的质量控制方法，对相关人员进行理论和技术培训并由科主任授权，以确保特殊检验持续符合质量要求。

二、临床生物化学检验的工作流程

临床生物化学检验工作流程从“医生填写检验申请单”开始至“检验报告单发出”，一般要经过从医生申请、患者准备到质量改进等程序（图2－1）。

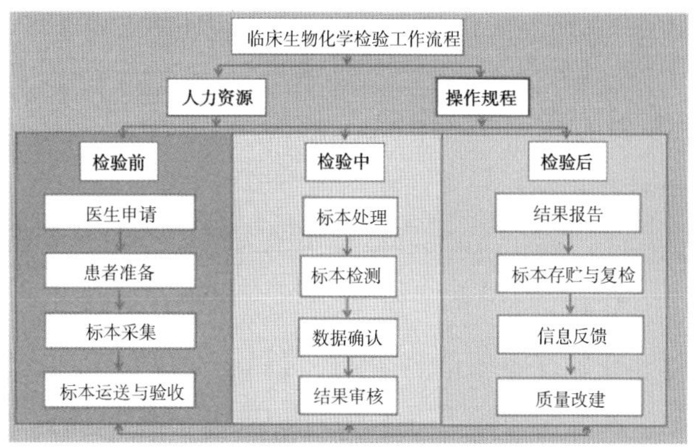

图 2－1　临床生物化学检验工作流程

整个工作流程分为三个阶段：检验前、检验中和检验后，其中后面两个阶段主要在实验室内，检验前的各个步骤不在实验室内，不受实验室控制，而主要与医生、护士、患者和标本运送等环节相关，其中的任何一个环节发生问题，都可能对检验结果造成影响。因此，医学实验室的质量保证体系，就是要实行全面质量控制，即包括检验前、检验中和检验后的质量控制，全体相关医务人员都须参与和配合。

第二节　临床生物化学检验质量要素

为服务对象提供快速、准确的检验结果是临床生物化学检验实验室追求的最高目标。要达到这个目标，实验室必须建立一套科学有效的实验室“质量管理体系”（quality management system）。根据 CNAS－CL02《医学实验室质量和能力认可准则》，即“在质量方面指挥和控制组织的管理体系”，涉及通用管理活动，资源供给与管理，检验前、检验中和检验后过程，评估和持续改进，实施立体化、全过程的流程管理。

一、影响检验质量的常见因素

临床生物化学检验分为检验前、检验中和检验后三个阶段。检验前包括医生申请、患者准备、标本采集、标本运送（实验室外和实验室内部运送），这个阶段涉及的人员、部门、环节较多，实验室难以控制，容易发生差错，且易被忽视。

（一）医生申请

检验项目的选择主要由临床医师决定，临床医师在选择检验项目时一般应考虑以下原则。

1. 针对性　根据不同的诊疗目的和各检验项目的诊断价值，针对性地提出检验申请。如怀疑糖尿病时，可申请血糖或葡萄糖耐量试验；如要了解一个糖尿病患者是否有早期的肾损伤，则申请尿微量清蛋白或 α_1 微球蛋白检测即可。

2. 阶段性　根据疾病发生、发展不同阶段，动态选择检验项目。如心肌梗死患者，在心肌梗死发生后 2 小时血清肌红蛋白首先升高，6～9 小时达到高峰；3～4 小时后血清 CK－MB升高，9～30 小时达到峰值；心肌肌钙蛋白 I 在 3～6 小时出现，14～20 小时达到峰值。

3. 时效性　医生应根据患者病情缓急选择检验项目，危急时可选择“急诊检验”。特

殊情况下还要对相同检验项目的不同方法进行选择，如疑似“急性心肌梗死”的患者，为了尽快明确诊断，可选择POCT检测心肌肌钙蛋白T或心肌肌钙蛋白I，比普通化学发光免疫测定节约时间。

4. 经济性 在保证疾病的诊疗要求前提下，医生应根据患者具体病情合理经济地选择检验项目。要防止过度检查，禁止不必要检查，以免增加患者经济负担，浪费医疗资源。

（二）患者准备

患者自身包括生物学变异在内的诸多因素，如饮食、体位、生物周期、运动、精神状态和药物等均会对检测结果造成影响，如饮酒可使Glu降低而使TG、γ-GT升高等，了解和控制这些因素对保证结果的准确性及合理的结果判断同样重要。详见第三章第二节。

（三）标本采集与处理

临床生物化学检验的标本有血、尿液、脑脊液及胸腹水等，其中最常用的是血标本。目前推荐使用真空采血法，即利用真空采血器（包括采血管、采血针、持针器三部分）采集和保存血液，便于安全转运。尿液标本可采取随机尿或定时采集的尿液，24小时收集的尿液应添加相应的防腐剂。脑脊液、胸腹水标本一般由医生无菌操作抽取采集。

1. 血标本的采集与处理

（1）采集部位 通常采用肘窝部贵要静脉、肘正中静脉、头静脉及前臂内侧静脉、内踝静脉或股静脉，肥胖者也可用腕背静脉，小儿可采颈外静脉血液。动脉采血可从桡动脉、肱动脉或股动脉采集。

（2）采集后处理与采血管的选择 根据检验目的不同，血标本分为全血、血浆和血清标本，大多数生化检验采用血清或血浆，因为血清或血浆中成分与组织间液较为接近，反映生理病理变化较为灵敏。血清需血液凝固后方可析出，为加快血液凝固，特别是环境气温较低时，可采用含促凝剂的采血管以加快血凝。采血管可分为普通管（不含任何添加剂，分离血清）、促凝剂管（快速分离血清）、分离胶管（将血清与细胞层分离开，更利于保存）和抗凝管（分离血浆），其中抗凝管中最常用的是含肝素钠或肝素锂的抗凝管。

（3）注意事项 一般采血在早晨空腹或禁食6小时以上进行，血脂检查需空腹12小时后方可采血。紧急或特殊危重症患者可根据需要随时采血，但不宜使用正在静脉输液处或留置针头处的血液，应从输液的另一只手或输液部位以下的静脉抽血。含有抗凝剂或促凝剂的采血管在采血后应轻轻颠倒混匀8～10次，并尽快送检。

2. 尿标本的采集与处理 尿液标本一般采用晨尿，也可采用随机中段尿，如需要了解机体一天内某种成分的排泄量，则需留取24小时尿，为防止尿液离体后分解变质，特别是环境温度高时分解变质速度更快，可在收集尿液时加入防腐剂，如检测尿中电解质、蛋白质等，可用甲苯防腐，如测尿液中17-羟类固醇（17-羟）和钙等项目，可加盐酸防腐并于标本收集完后尽快送检。

3. 脑脊液标本的采集与处理 脑脊液总量约120～180ml，脑脊液标本由临床医师进行腰椎穿刺采集，采集量一般为2～5ml，采集后一般分别置于3支洁净无菌试管内，用作临床生物化学检验的通常用第二管，而第一管用作细菌学检验，第三管用作细胞计数。脑脊液必须立即送检，以免影响检验结果。

（四）标本运送与验收

标本运送应采用符合生物安全的专门容器，并由经过专门培训的人员完成。送达实验室的标本也应由专人验收并记录：申请项目与送检的标本和实验室信息系统（laboratory information system，LIS）显示的信息是否相符合；唯一性标识是否正确、无误；标本容器是否正确；标本有无外溢、破损和污染；抗凝血标本是否有凝块；标本量是否符合要求；标本送达时间是否符合要求等。实验室应制定不合格标本拒收的相关程序。

（五）设施与环境

实验室的场地、空间、设施及条件必须满足所承担任务和工作流程的需要，且布局合理。实验室应实行封闭式管理，控制非本室人员进入。

实施安全风险评估，针对不同的控制区域，应制定针对性的防护措施及相应的警示。用以保存临床样品和试剂的设施应设置目标温度和允许范围，并记录。实验室应有温度失控时的处理措施并记录。患者样品采集设施应将接待（等候）和采集区分隔开。同时，实验室的样品采集设施也应满足国家法律法规或者医院伦理委员会对患者隐私保护的要求。应依据所用分析设备和实验过程对环境温湿度的要求，制定温湿度控制要求并记录。应依据用途制定适宜的水质标准，并定期检测。必要时，可配置不间断电源（UPS）和（或）双路电源以保证关键设备（如需要控制温度和连续监测的分析仪、培养箱、冰箱等）的正常工作。

（六）外部服务与供应

包括实验室外部提供给实验室的服务行为和供应品。实验室必须使用能够保证检验结果准确可靠的试剂、质控物、校准物，以及一切与检验质量有关的服务。

1. 凡可能影响实验室服务质量的外部服务和供应，实验室应就其选择和使用制定政策和程序，并形成文件。实验室应建立一套供货清单控制系统，并对外部服务和供应的全过程应采取的措施，包括选择、评价、验证、监控、再评价等，形成记录并保存。

2. 对可能影响实验室服务质量的设备及消耗品，在使用前要验证其质量是否达到相应的规程中所制定的标准。

（1）试剂盒　实验室只能使用有生产许可证、注册登记证，即“双证”的试剂品种，在对临床标本检测前，实验室必须对试剂进行验证与确认。

（2）参考物质　临床实验室参考物质包括校准物和质控物（参见第四章第一节）。

特别需注意的是，单一纯品校准物、经过加工处理的质控物和临床标本的基质是不同的，检测时，它们与标本虽然是在完全相同的试剂中反应，但由于基质效应各不同，所以检测结果可能有所差别。因此，实验室在使用参考物质时应了解这些差别，并注意其专用属性。质控物不能当作校准物使用，校准物也不能当作质控物使用。

（七）仪器和设备

1. 检定　检定指的是由法定计量部门或法定授权组织按照规程，通过实验，提供证明来确定仪器或设备的示值误差是否满足规定要求的活动。检定的目的是对仪器或设备进行强制性全面评定，这种全面评定属于量值统一的范畴。通过检定，评定仪器或设备的误差范围是否在规定的误差范围之内。实验室应按国家法规要求对强检设备进行检定并保存检定报告。

2. 校准　校准（calibration）指的是在规定条件下，为确定计量仪器或检测系统示值或实物量具或标准物质所代表的量值，与相对应的被测量的已知值之间关系的一组操作。应

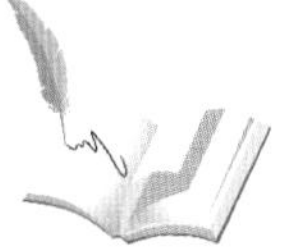

进行外部校准的设备，如果符合检测目的和要求，可按制造商校准程序进行。应至少对分析设备的加样系统，检测系统和温控系统进行校准。规定仪器的校准周期，或半年一次，或一年一次，但仪器在下列情况之一时应校准：①新购置的仪器在投入使用前；②仪器较长时间停用经过修复再次使用前；③仪器的关键参数或量值发生改变后，包括仪器维修、更换零部件、更换试剂、质控图出现异常趋势或偏移等；④每年一次全面维护保养后。

3. 验证 使用配套分析系统时，可使用制造商的溯源性文件，并制定适宜的正确度验证计划；使用非配套分析系统时，实验室应采用有证参考物质、正确度控制品等进行正确度验证或与经确认的参考方法进行结果比对以证明实验室检验结果的正确度。如以上方式无法实现，可通过以下方式提供实验室检测结果可信度的证明：参加适宜的能力验证（室间质评），且在最近一个完整的周期内成绩合格；与使用相同检测方法的已获认可的实验室或与使用配套分析系统的实验室进行比对，结果满意。

（八）检测系统

检测系统一般指完成一个检验项目的测定所涉及的仪器、试剂、校准物、质控物、消耗品、操作程序、质量控制程序等的组合。

1. 保证检测系统的完整性和有效性 实验室应根据以下要求对自己的检测系统进行评价。

（1）核实检测系统性能 如果实验室的检测系统具有溯源性，并已被许多实验室广泛应用，实验室需检查该系统已被认可的性能，做精密度和准确度两项实验，这种评估称为核实。核实其是否与厂商或其他用户的性能相一致。

（2）确认检测系统性能 刚推出市场的检测系统的分析性能必须由生产厂商详细评价，并由其所在国家的监督机构认可颁证。实验室在购置有生产许可证的检测系统后，在使用前应对其精密度、准确度和结果可报告范围进行评估，称为确认。

（3）评价检测系统性能 一个新的检测系统或对原检测系统有任何改变都须对该系统的性能包括精密度、准确度、结果可报告范围、分析灵敏度、分析特异性和参考区间等项目重新进行全面评估，称为评价。

2. 检验方法的选择与评审 检验项目应用于临床前必须进行评审，评审包含校准与校准验证。校准是在规定的条件下，用一个可参考的标准，对包括参考物质在内的测量器具的特性赋值，并确定其示值误差，然后将测量器具所指示或代表的量值，按照校准链，将其溯源到标准所复现的量值；校准验证是按标本检验方式来测定校准物，从而检查检测系统的检验结果是否在规定的报告范围内保持稳定。校准验证的具体做法是：选择具有溯源性的参考方法、参考物，确定校准物的数目、类型和浓度，校准验证的接受限以及校准验证的周期。确定检验结果的报告范围，必须包括一个最小值（或零）和最大值。

3. 实验室自建系统 临床实验室自建项目（laboratory developed tests，LDTs）由各实验室自行建立，并自发在实验室和临床进行验证，仅在实验室内部使用，不得作为商品出售。LDTs 分类包括已注册或批准的试剂或检测系统，但实验室进行了修改；未经注册或批准的试剂或检测系统；未提供性能指标的试剂或检测系统。目前，质谱技术、流式细胞技术等 LDTs 在临床多用。开展 LDTs 需认真做好检测性能确认及临床应用评估，建立完善的室内质量控制和室间质量评价体系，建立从标本采集到结果解释全过程的质量体系文件。使用自建检测系统，应有程序评估并确认正确度、精密度、可报告范围、生物参考区间等分析

性能符合预期用途。

（九）结果报告

临床生物化学检验报告单至少应包括实验室名称、患者基本信息、报告单唯一性标识、标本类型、检验项目及结果、参考区间、申请医生、检验人员与审核人员签名（签章或电子签名）、标本采集时间、验收时间及报告时间，适当时还应包括检验方法、可能影响检验质量的备注信息、适当的解释以及实验室联系电话等。报告单应该格式规范，字迹清晰、整齐，内容全面、正确，检验项目与临床医师的申请单完全相符、无漏检。

二、临床生物化学检验质量控制的主要方法

扫码"看一看"

精密度和准确度是评价检验结果的两个重要指标。室内质量控制主要是监控测定过程的精密度，而室间质量评价和室间比对是评价准确度的重要手段。

（一）室内质量控制

实验室应制定室内质量控制的管理程序，包括各级人员的工作职责，选择质控物、质控方法和质控规则，制定质控实施计划和质控结果审核方案，制定失控后的分析和处理措施等。

1. 质控物的选择　①要选择质量可靠、稳定性好，瓶间变异小的质控物，且一次性购买足量的同一批号质控物，以减少新老批号交替时要重复测定做空图的次数。②尽可能有与人血清一致的基质，以减少基质效应。③添加物（如添加的代谢物和酶制品等）尽可能纯，反应速率尽量与人血清一致。④一般应有 2 个或 3 个不同浓度，以便在不同浓度水平监测方法的性能。⑤价格适中。

2. 质控方法选择　室内质量控制方法很多，但目前临床应用最多的仍是 Levey－Jennings 和 Westgard 质量控制法。Westgard 多规则质量控制法更为高效，是室内质量控制的首选方法。与仅有 3s 失控限的 Levey－Jennings 质量控制法相比，由于 Westgard 多规则质量控制法采用了 6 个质控规则来解释质控结果，其单个规则和联合规则的假失控概率都很低，判断随机误差和系统误差均较敏感，极大地提高了误差检出率。

3. Westgard 多规则质控规则　在多规则控制方法中，Westgard 建议使用 2 个浓度水平的质控物，形成一个范围的控制。

Westgard 多规则控制法共有 6 个规则，包括 1 个警告规则和 5 个失控规则：1_{2s}、1_{3s}、2_{2s}、R_{4s}、4_{1s}、$10_{\bar{x}}$。具体判断规则如下。

（1）1_{2s}警告规则　一个质控结果超过 $\bar{x}\pm 2s$，提示警告。

（2）1_{3s}失控规则　一个质控结果超过 $\bar{x}\pm 3s$，提示存在随机误差。

（3）2_{2s}失控规则　两个连续质控结果同时超过 $\bar{x}+2s$ 或 $\bar{x}-2s$，提示存在系统误差。

（4）R_{4s}失控规则　同批最高与最低的两个质控结果之差超过 4s，提示存在随机误差。

（5）4_{1s}失控规则　一个质控物连续 4 次测定结果都超过 $\bar{x}+1s$ 或 $\bar{x}-1s$，或 2 个质控物连续 2 次测定都超过 $\bar{x}+1s$ 或 $\bar{x}-1s$，提示存在系统误差。

（6）$10_{\bar{x}}$ 失控规则　当 1 份质控物测定结果连续 10 次偏于 $\bar{x}$ 一侧时，或 2 份质控物的测定结果同时连续 5 次偏于 $\bar{x}$ 一侧时，提示存在系统误差（图 2－2）。

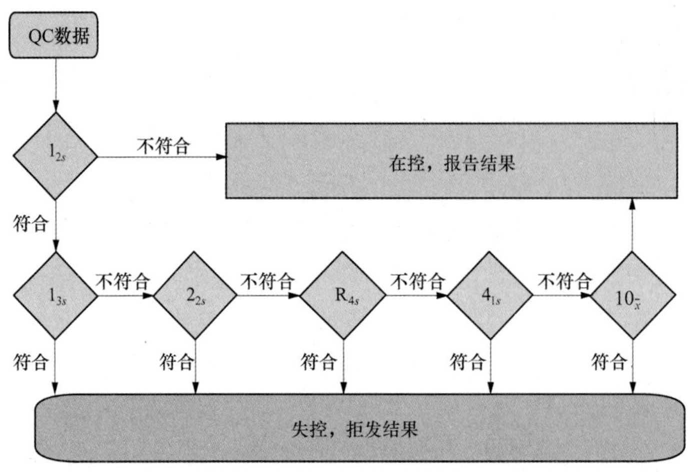

图2－2　Westgard多规则误差检索程序

"不符合"表示控制值没有符合字符左侧的失控规则；"符合"表示控制值符合字符上侧的失控规则

在实际工作中，一般使用2个基本规则，1_{3s}和2_{2s}，其中1_{3s}反映随机误差，2_{2s}反映系统误差。

4. 失控后的处理及原因分析　当质控失控后，检验报告不能发出，此时检验者应迅速查找原因，采取纠正措施并验证符合要求后才能发出报告。查找失控原因的方法：首先要认真分析未经计算的原始数据的可靠性。其次是对检测过程进行回顾性分析，如试剂的批号或厂家有无改变，质控物是否过期，质控物的溶解和稀释是否发生错误，校准物是否更换生产厂家，电压或仪器是否稳定；选择性地复查或更换质控物、校准物、复查标本；更换操作者或请上一级技术人员帮助分析。

实验室在确定失控原因后，可采取相应纠正措施：包括立即重测同一质控物；新开一瓶质控物、新开一批质控物，重新测定；用清洗剂清洗仪器后，重新测定；更换试剂，重新测定；重新校准后再测定；与仪器或试剂厂家联系，请求帮助。对重复或系统性出现的失控原因需引入预防措施，必要时还应修改程序文件或作业指导书。对于失控批的患者标本应根据不同情况采取相应的重测方案：阳性失控，重测所有阴性标本；阴性失控，重测所有阳性标本。

5. 检验数据的确认　即使质控物测定值在控，或失控后经过排查并纠正后，检验者仍不能发出报告，而应对每个标本的检测结果进行逐个评估后再发报告，这个过程称为检验数据的确认。因为质控数据是对检测系统的控制而不是对每一个标本的控制，尽管质控数据在控，但个别标本检测结果仍可能是错误的。

6. 检验数据的审核　为了减少或避免检验数据出现差错，对已经确认的数据再做最后的审查和核对，称为检验数据的审核。

（1）审核分析过程与分析技术　检测系统所在的环境（如温度、湿度、电压、水质等）是否在控；检测系统和人员是否有改变，如仪器是否进行了维修或保养，质控物或试剂的批号是否变更，是否更换了操作者或操作者的技能是否熟练，操作者近期的情绪是否异常，工作时精力是否集中，质控物测定值是否在控，失控后采取的纠正措施是否正确等。

（2）审核临床资料　分析检测结果与临床资料的符合性，审核者对可疑结果或不能解释的结果可要求检测者对整个分析批或个别结果进行复检，如与临床诊断相矛盾的检验结果；与历史数据相比，无原因的相差过大；结果之间互相矛盾；与其他功能检查如超声诊

断等结果不符；有其他争议的检验结果等。

（二）室间质量评价

室间质量评价是多家实验室分析同一标本并由外部独立机构收集和反馈实验室上报的结果再以此来评价实验室操作的过程。通过实验室间的比对判定实验室的校准、检测能力以及监控其持续能力。我国主要由国家卫健委临床检验中心和各省、市、自治区和计划单列市成立的临床检验中心组织开展这项活动。

1. 室间质量评价的目的 识别本实验室和其他实验室检测水平的差异；帮助实验室发现问题并采取相应的改进措施；实验室如果改变实验方法和选购新仪器或选择新的检测系统时，室间质量评价可以提供参考依据。

2. 室间质量评价的工作流程 接收质控物、检查破损、将接收单传真给组织者、按规定日期检测质控物、上报检测结果、收到评价报告、分析评价报告、决定是否采取纠正措施、评估采取措施的效果。

3. 室间质量评价样本的检测 参加室间质量评价的实验室在对质评物进行测定时，应根据组织者的要求和安排，采用与测试患者标本相同的方式对质评物进行检测，不可反复多次测定后推定一个值报告。不同实验室间不得相互交流检测结果，更不得将质评物交由其他实验室代做。实验室主任和样本检测人员必须在由室间质量评价组织者提供的质评表上签字，以示本室对室间质量评价的标本是按常规标本处理和检测负责。

实验室在对质评物测定时，每一个步骤都应做详细记录，包括样本处理的过程、检测系统的运行环境、所用方法、试剂、质控物、质控数据、质控图趋势等内容，作为实验室室间质量评价回顾总结和质量管理体系记录的重要资料。

4. 分析质量评价报告和采取纠正措施 组织者需要对每一个项目都用数据和图形两种方式进行反馈，内容包括样本编号、本室测定结果、靶值、偏倚（%）、允许范围和评价结果等。实验室在接到评价报告后要仔细阅读、认真分析。对成绩不合格的质评项目要组织有关人员进行讨论，分析原因，制定有效的纠正措施，并要对实验室相应的检测项目跟踪观察，结合下次的室间质量评价结果，分析采取纠正措施后的效果，最终达到持续改进的目的。

三、检测系统的比对

对没有开展能力验证（室间质评）的检验项目，应通过与其他实验室（如已获认可的实验室、使用相同检测方法的实验室、使用配套系统的实验室）比对的方式，判断检验结果的可接受性，并应满足如下要求：①规定比对实验室的选择原则；②样品数量，至少 5 份，包括正常和异常水平；③频率，至少每年 2 次；④判定标准，应有≥80% 的结果符合要求。

实验室用两套及以上检测系统检测同一项目时，应有比对数据表明其检测结果的一致性，实验方案可参考 WS/T 407—2012《医疗机构内定量检验结果的可比性验证指南》，或比对频次每年至少 1 次，样本数量不少于 20，浓度水平应覆盖测量范围；比对结果的偏倚应符合要求（详见第四章第二节）。比对结果不一致时，应分析原因，并采取必要的纠正措施，及评估纠正措施的有效性。使用不同参考区间的检测系统间不宜进行结果比对。比对记录应由实验室负责人审核并签字，并应保留至少 2 年。

可比性验证的适用情况包括：室内质控结果有漂移趋势时；室间质评结果不合格，采取纠正措施后；更换试剂批号、重要部件或软件程序后；临床医生或患者对结果的可比性存在疑问；需提高周期性比对频率时。

四、检验质量信息反馈系统

完善的质量信息反馈系统和检验质量持续改进程序是检验质量得到持续提高的重要保证。质量信息反馈系统至少包括以下几点：实验室问卷调查；接受患者投诉和抱怨；检验医师为服务对象提供咨询服务时的反馈信息；HIS 系统或其他网络系统的反馈信息；社会各界的反馈信息等。

实验室对反馈意见要认真调查、分析、研究，特别是要认真识别不符合项。所谓不符合项是指实验室的工作或其结果不符合本实验室的质量体系的方针、目标、检验程序、客户的约定或要求。当发生不符合项时，应指定专人负责解决，如有必要，可终止存在不符合项的检验程序，以免再次发生。对确认的不符合项的检测活动，偏离质量体系或技术运作的政策和程序，要采取确实可行的纠正措施。适当时，还应制定预防措施，防止不符合项的再度发生，必要时还应对这些措施加以验证，实现质量管理体系的持续改进。

第三节　量值溯源与测量不确定度

量值溯源使检验结果的准确性得以提高，越来越受到重视，这也是不同实验室间检验结果互认的基础。但每一个检测系统，即便是参考测量系统，也会产生测量不确定度。

一、量值溯源

（一）基本术语与定义

量值溯源与测量不确定度属于计量学范畴的概念。

1. 溯源性与量值溯源　GB/T 21415—2008/ISO 17511：2003 中的定义如下：通过一条具有规定不确定度的不间断的比较链，使测量结果或测量标准的值能够与规定的参考标准，通常是与国家或国际标准联系起来的特性，称为溯源性（traceability）。其过程称为量值溯源。其不间断的比较链称为计量学溯源链、溯源链。量值溯源是测量结果可信和互认的基础。

2. 测量准确度　测量结果与被测量真值之间的一致程度。

3. 校准与检定　校准与检定是实现量值溯源的最主要技术手段。参见本章第二节。

4. 校准品　也称校准物，指在校准函数中其值用作自变量的参考物质，用于对测量系统校准或对材料赋值。参见第四章第一节。

5. 互换性　用不同测量程序测定参考物质时的测定结果之间的数字关系与测定临床样品时测定结果的数字关系的一致程度，称为互换性（commutability），又称互通性或替换性。

6. 基质　一个物质系统中除被测物之外的所有成分。

7. 基质效应　独立于被测物质存在的对测量和可测量数值产生影响的样品特性。

8. 测量方法与测量程序　进行测量时所用的、按类别叙述的逻辑操作次序，称为测量

方法。用于特定测量的、根据给定的测量方法具体叙述的一组操作，称为测量程序。测量方法即实验方法、分析方法，相当于操作原理，一个测量方法可以产生出多个测量程序，测量程序相当于具体操作步骤。通过测量程序可直接得到测量结果，而测量方法则不能。

9. 一级参考物　是一种稳定而均一的物质，它的数值已由决定性方法确定，或由高度准确的若干方法确定，所含杂质也已经定量，属于有证参考物质（certified reference material，CRM），附有证书，又称为基准或原级标准。具有最高的计量学特性，其值不必参考相同量的其他标准，是被指定的或普遍承认的标准。

10. 参考测量程序　经过充分研究的测量程序，所产生的值具有与其预期用途相称的测量不确定度，尤其用于评价测量同一量的其他测量程序的正确度和确定参考物质的特征。根据准确性高低又可分为一级参考测量程序和二级参考测量程序，前者具有最高计量特性。

11. 测量不确定度　表征合理赋予被测量值的分散性，与测量结果相联系的参数。此参数可以是标准差或其倍数，或具有规定置信水平的区间的半宽度。

12. 国际约定参考测量程序　得到的测量值不能溯源至国际单位制（SI），但国际公认将该测量值作为某确定量的参考值的测量程序。

13. 国际约定校准品　量值不能溯源至SI，由国际约定予以定值的校准品。

（二）计量学溯源链

1. 计量溯源性的目的　计量溯源性的目的是使经校准的常规测量程序所得的结果，理论上等同于按现有校准等级最高水平所得值。反过来说，计量溯源性的目的是将参考物质和（或）参考测量程序的正确度水平传递给一个具有较低计量学水平的测量程序，例如常规测量程序，这样常规测量程序测量结果最高就可以溯源到SI。计量学溯源链的理想终点是定义到国际单位制（SI）的单位。

2. 5种典型计量学溯源链　根据计量学溯源至SI的可能性及测量程序与校准品的计量水平，有5种典型的计量学溯源链。

（1）有可用的一级参考测量程序和一种或多种一级参考物质，如ALBK法测量胆固醇。是能溯源到SI单位的最高水平的溯源链。

（2）有国际约定参考测量程序和一种或多种通过该程序定值的国际约定校准物，如高效液相色谱法测定糖化血红蛋白。

（3）有国际约定的参考测量程序，但无国际约定校准物质，如凝血因子。

（4）有一个或多个国际约定校准物质和定值方案，但无国际约定参考测量程序，如蛋白、激素、某些抗体和肿瘤标志物，它们有世界卫生组织（World Health Organization，WHO）国际标准物质。

（5）既无参考测量程序又无参考物质，生产厂商只能自建测量程序和校准品，如散射比浊法测量视黄醇结合蛋白和免疫球蛋白等。

目前临床生物化学检验项目有300～400个，但可在计量上溯源至SI单位的项目不多，只有25～30个，如胆固醇、葡萄糖、肌酐、尿酸、钾、钠、氯、钙等。它可用来校准二级参考测量程序和二级校准品，进一步校准生产厂商选定的测量程序和生产厂商工作校准品，再进一步校准生产厂商常规测量程序和厂商产品校准品，最后校准用户常规测量程序，使常规样本的检测结果具有可溯源性，最高可溯源至SI单位。但目前大多数项目不能溯源至SI单位，有的是没有一级参考测量程序，有的没有国际校准物质，有的两者都没有。如图

2-3 所示为完整校准等级和计量上溯源至 SI 单位示意图。在这个溯源示意图中，一级参考测量程序，具有最高计量学特性，如库仑法、重量法测量，它能直接溯源至 SI 单位，具有很小的测量不确定度，一级参考物质（用作一级校准品）是高度纯化的被测物质，可由一级参考测量程序直接定值，也可通过其他准确可靠的方法间接定值。

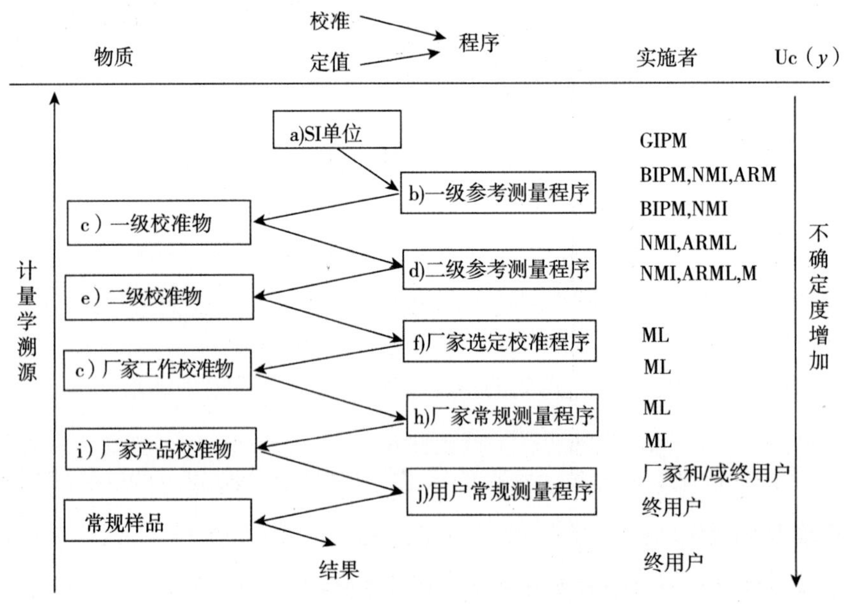

图 2-3 溯源至 SI 单位的完整量值溯源图

ARML. 认可的参考实验室；BIPM. 国际计量局；CGPM. 国际计量大会；

ML. 生产商实验室；NMI. 国家计量机构；符号 $U_c(y)$. 联合的标准测量不确定度

二级参考测量程序用一级校准品校准，具有稍低的测量不确定度，能满足特定要求。一级、二级参考测量程序的建立和一级、二级参考物质的制备要求很高，一般由国际或国家计量机构或参考实验室来完成。

在这个溯源链中，自上而下各环节的溯源性逐渐降低，而测量不确定度则逐渐增加，如果用一级参考测量程序直接测量样品，无疑测量结果最具溯源性，测量的不确定度最低，但在常规临床生物化学检验中，显然不具备这种条件，因为常规实验室远远达不到参考实验室的要求，而只能依赖所使用的商品试剂盒校准品所赋值的溯源性的等级，而商品试剂盒的生产厂商可以提供其校准品的计量学溯源链。

二、测量不确定度

（一）测量不确定度的来源

医学实验室测量不确定度分量来源包括（但不限于）：精密度（重复性、实验室内复现性、复现性）；校准（溯源性、值的不确定度、校准方式）；校准值正确性和测量不确定度，校准品与参考物质的互通性；与样本相关的效应（基体、干扰）；试剂、校准品和参考物质的批间差；不同的操作者；器材的变异（如天平、注加器、仪器维护等）；环境变化（如温度、湿度、振动、电压等）。另外，有些影响因素虽然不直接作用于公信值，但确对示值和测量结果之间的关系有影响，也需要识别。有些影响因子如脂血、溶血和黄疸等可能本身无量值特性，但其实质是产生了干扰测量的物质或颜色等。根据来源不同，可以分

成两类：通过对实验结果的统计分布进行估计的 A 类不确定度（随机误差不完全服从正态分布，而是 t 分布）与基于经验或其他信息推测的概率分布来评估的 B 类不确定度（通常考虑由仪器误差带来）。在具体的一个测量模型中汇总成为合成标准不确定度。

（二）测量不确定度的评价方法

测量不确定度的评定与其预期应用目的有密切关系，通常可以使用下述两种方法评定检验结果的测量不确定度。对于常规医学实验室，自上而下评定测量不确定度的方法是经济、实用和可接受的方法。

1. 自下而上（bottom - up）的方法　此方法常特指为 GUM 方法或模型（modeling）方法。是基于对测量的全面、系统分析后，识别出每个可能的不确定度来源并加以评定；通过统计学或其他方法，如从文献、器具或产品的性能规格等处搜集数据，评定每一来源对不确定度贡献大小；然后将识别的不确定度用方差方法合并得到测量结果的“合成标准不确定度”。

2. 自上而下（top - down）的方法　是在控制不确定度来源或程序的前提下，评定测量不确定度，即运用统计学原理直接评定特定测量系统之受控结果的测量不确定度。典型方法是依据特定方案（正确度评估和校准方案）的试验数据、QC 数据或方法验证试验数据进行评定，正确度/偏移（b）和精密度/实验室内复现性［s（Rw）］是两个主要的分量。常规医学实验室常将这两者与系统误差和随机误差相联系。

（三）测量不确定度数据的主要来源

1. 从实验室外获得数据　实验室可以从国际/国家计量机构参考物质、开发测量程序的厂商那里取得评定测量不确定度所需要的数据。一般情况下，国际/国家计量机构参考物质证书中的不确定度数据可直接引用，或者通过实验室网络确认，确认的数据按下列公式计算该示值的标准不确定度，即以标准差表示的测量不确定度：

$$U_{\text{char}} = \sqrt{\frac{s_{\text{R}}^2}{n}}$$

式中，U_{char}表示示值的测量不确定度（标准不确定度）；s_{R}表示测量复现性（标准差）；n 表示实验室数。

利用此公式计算的测量不确定度包括了各种主要影响因素，如样品、仪器、试剂、校准物、质控物、环境和操作人员等。

2. 从实验室常规工作中获得数据　实验室应制订校准和正确度验证计划，可利用国际、国内有证参考物质，评估实验室各检验项目的正确性，获得相应的不确定度分量数据，当然这需要长时间的积累，以保证数据的统计监控状态，而不是靠某一次校准而得来的数据。

3. 从实验室参加能力验证计划获得数据　上述两个方面均是基于被测量能够溯源至公认的参考系统，通过校准和正确度验证来发现偏移，但大多数医学实验室常规无法计量溯源到公认的参考系统，此时可利用实验室参加 EQA 能力验证所得数据来评定测量不确定度。

由于服务对象对检验质量要求越来越高，加上近年来实验室认可对溯源性要求，量值溯源和测量不确定度越来越受到关注，检验结果的溯源性将成为临床实验室的重要质量指标。开展量值溯源工作需要建立参考系统，但建立参考系统要求极高，也是一项花费昂贵的工作，一般临床实验室难于开展，而测量不确定度的确认与计算均十分繁杂，况且目前

实验室如报告检验结果的同时报告测量不确定度，临床医生未必能够接受与正确解读，使之普及使用尚需时日。

小结与展望

临床生物化学检验项目有300余项，一般可分为常规检验、急诊检验和特诊检验三类。检验者应以高度认真负责的态度对待急诊检验，须按规定的时限发出检验报告。出现“危急值”时无论“急诊项目”还是“常规项目”，都必须立即向临床报告结果。“检验质量控制要素”是临床实验室的重要内容之一，实验室应按照CNAS－CL02《医学实验室质量和能力认可准则》建立全面质量管理体系，实施包括人和与检验质量有关的诸多因素在内的整个流程的管理。检测系统的检定校准和性能参数验证是实验室技术和质量管理的核心内容，实验室必须保证任何一个检测系统都能持续符合质量要求。按规定制定、执行室内质量控制计划，并参加有关机构组织的室间质评活动，通过比对分析改进检验质量。LIS对提高工作效率、保证工作质量和实施有效管理起到十分重要的作用。

扫码“练一练”

随着模块化生化流水线、前处理等高通量、自动化的新技术以及新设备在临床上的应用，临床生物化学检验在质量和效率上都得到极大提高，保证了临床诊断与治疗的有效性和及时性。不同实验室间结果互认也会随着检验质量的不断提升而全面展开。临床实验室必须按照《医疗机构临床实验室管理办法》的要求，规范管理，优化流程，提高质量，实现“检验结果仅对检验标本负责”向“检验结果对服务对象负责”的转变，并要主动走进临床，征询意见，宣传新技术，讲解新方法，让检验与临床密切结合，以更好地为人类健康事业服务。

（谢小兵）

第三章　临床生物化学检验项目的应用与评价

教学目标与要求

掌握　参考区间、医学决定水平、生物学变异、分析前变异与临界值的概念，诊断试验、临床生物化学诊断试验与金标准的概念，诊断试验的准确性、可靠性与有效性评价的常见指标，ROC 曲线的概念主要作用优缺点。

熟悉　参考区间的建立、转移与验证，参考区间概念的正确使用，生物学变异与分析前变异的来源，诊断性能评价标准，提高临床诊断效率的方法，ROC 曲线的构建与临界值的选择。

了解　医学决定水平的制定，筛查试验的含义，ROC 曲线下面积的计算，诊断试验的临床应用。

如何评判临床生物化学检验结果是否正常，临床生物化学检验对临床诊治究竟有何帮助，检验结果异常是否就一定能判断某种异常或存在某种疾病，本章将会揭晓这些问题的答案。

第一节　参考区间与医学决定水平

扫码“学一学”

医学检验项目是否在正常波动范围以内，这即涉及项目的参考区间。再进一步确定病情、判断疗效和预后等要采用医学决定水平。

一、参考区间

（一）参考区间的建立

1. 参考区间的建立流程　见图 3-1。

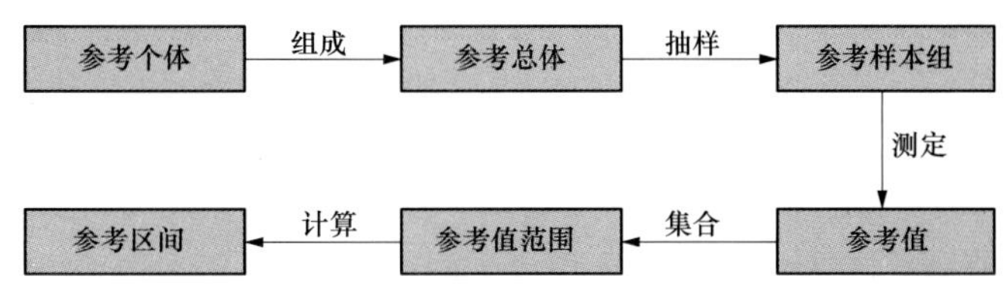

图 3-1　建立参考区间的一般流程

（1）参考个体　按预定标准选择的个体包括：①纳入标准。即界定了地区、民族、性别、年龄段等条件的个体。②排除标准。血压异常、患器质性疾病、乙型肝炎（简称乙肝）阳性、近期有急性感染、输血或手术、用药、妊娠或哺乳史等。

（2）参考总体　所有参考个体的集合，其人数是估测的。

（3）参考样本组　从参考总体中抽样选择的一定数量的参考个体，其足以代表参考

人群。

（4）参考值　每一个参考个体检测后的项目值为该个体的参考值。

（5）参考值范围　所有参考样本组剔除离群值并补充数据后的各个参考值的集合范围，其分布可呈正态或偏态。

（6）参考区间　包含95%的参考总体的参考值范围，称为参考区间（reference interval），又称为生物参考区间（biological reference interval），以前多称为参考范围。双侧正态（均数法）：$\bar{x} \pm 1.96s$，即（$\bar{x} - 1.96s$）~（$\bar{x} + 1.96s$）；双侧偏态（百分位数法）：2.5%位数（$P_{2.5}$）的参考限~97.5%位数（$P_{97.5}$）的参考限。单侧正态：$\bar{x} - 1.65s$以上或$\bar{x} + 1.65s$以下；单侧偏态：P_5的参考限以上或P_{95}的参考限以下。

2. 注意事项

（1）参考样本组人数至少为120例以上。

（2）离群值的判断与处理　将疑似离群值和其邻近值相减后的绝对值除以极差（最大值-最小值），若≥1/3则为离群值。离群值必须剔除，再补足数据。

（3）项目偏高、偏低均属异常的为双侧参考区间，项目只偏低或只偏高属异常的则取单侧参考区间。百分位数法既适用于偏态分布的计算，也适用于正态分布，但常用于偏态分布，而均数法只适用于正态分布的计算。

（4）参考区间只是参考值范围的一大部分（95%），亦即95%的正常人所在范围，二者并不相等。要特别注意的是，参考范围（参考区间）并非“参考值范围”去掉“值”后的简称。

（5）虽然参考区间现在还被有些文献代指为参考值，但由于参考区间不是一个具体的值而是一个范围，因此参考值的名称现已很少使用。

（6）参考区间的来源有文献报告、试剂厂商提供以及实验室根据适用情况自定。

（二）参考区间的转移与验证

参考区间的转移指将已知的有效参考区间移植到接收实验室，又称为参考区间的调用。参考区间的验证是指通过实验评估后参考区间的转移，又称为实验确认、参考区间的确认。参考区间随测定方法种类（测定原理）、试剂厂商、试剂批号、仪器、测量程序等检测系统及检测人群的不同而可能不同，并非一成不变，故不能机械地进行比较与套用。若直接使用试剂厂商提供的参考区间或其他实验室确定的参考区间，必须满足以下条件。

1. 检测系统相同，检测人群相似，参考区间可以直接进行转移，不需要进行验证。

2. 检测系统相同，检测人群不同，需要进行实验验证后，参考区间可以转移。实验验证的具体方法：在满足纳入和排除标准的受试者中抽出至少为20例以上的参考个体，确保分析前和分析中质量控制，如果小样本参考区间和原始参考区间之间相似，再进行检测；如果20个结果中落在参考区间之外的不超过2个，则原始参考区间能够转移；如果3个及其以上的结果落在参考区间之外，则原始参考区间不能够转移，本实验室应重新检查两个参考总体人群是否具有同质性，检查分析程序，从而建立适合自己实验室的参考区间。有些虽然不能直接进行转移，但如果通过线性回归后能得到也是一种比较好的结果。

3. 检测系统不同，检测人群相似，则需要利用涵盖正常人与患者标本进行方法学比较试验评估总误差，若在规定的可接受范围内，则参考区间可以转移。

若检测系统与检测人群都不同，则需要重新建立本实验室的参考区间。

（三）临床应用参考区间时的注意事项

1. 参考人群的适应性。参考区间的使用对象仅限于符合个体要求的参考人群，要求同质性。临床需要时，宜根据性别、年龄、种族、生物周期及妊娠等划分参考区间。

2. 参考区间仅覆盖研究人群的95%，故不能盲目地判断为正常或异常。参考区间曾被错误地称为“正常值”“正常值范围”“正常范围”等，其概念的使用十分混乱。“正常范围”等使用不合理的主要原因在于：①不正常的人被纳入“正常”。“正常”给人的感觉是健康，若检测值在其范围内，照此理解即为“正常”。实际上，“正常”是相对的，绝对的健康是不存在的，在每个人身上都可能存在着某种程度的亚健康状态或病理状态。从疾病的发生发展过程来看，从早期的阴性到后期的阳性，都有一个或长或短的过程。参考样本组中可能存在患有某疾病早期的受试者，或者患有与所检测项目无关或暂时无关的另一种疾病，所有这些情况都不属于“正常”，而这些人的检测结果如果按照“正常范围”判断却是“正常”的。②正常的人被判为“不正常”。参考样本组即正常人群95%的分布范围以外另5%的正常人在此“正常范围”范围之外，如被定为患某病，显然是错误的。

由于在使用过程中，“正常范围”的概念容易使人产生误解，在1969年由Grasbeck等提出了用参考区间代替正常范围。1978年IFCC作了正式推荐。现在我国普遍主张使用参考区间这一概念。

3. 使用参考区间时应考虑生物学变异，见本章第二节。

4. 使用参考区间时还应考虑分析变异，即检测系统分析前和分析中引起的差异。

5. 参考区间评审的内容包括：参考区间来源（厂商、全国临床检验操作规程等）、检测系统一致性、参考人群适用性等，评审应有临床医生参加。

二、医学决定水平

1. 医学决定水平的概念　由于生物学变异、分析中变异以及“健康”与有病组间数据相交叉等原因，故临床上绝不能过分地依靠参考区间而简单地作出正常或异常的判断，更不能说明或排除受试者是否患有某病，同时受试者处于疾病的不同时期其检测结果也不相同，因此临床上需要一个确定病情、判断疗效和预后的一个临界值。1968年Beknett首先提出了医学决定水平（medical decision level，MDL）的概念：指临床上按照不同病情给予不同处理的指标阈值，又称决定性水平（decision level，DL），或表示为X_C。DL可以用来排除或确定某一临床情况或预告将会出现某一生理变化现象。

医学决定水平的制定不但要根据正常人群参考区间，也要根据无关疾病患者的参考区间及有关疾病患者分型、分期的测定值，同时还要参考文献资料及听取对实验诊断有丰富经验的临床医生的意见。

2. 医学决定水平与参考区间的关系　从正常人与患者两组人群的理论分布可以说明医学决定水平与参考区间之间的关系（图3－2）。图3－2B中，左侧曲线为指标状态良好的正常人群，两箭头之间表示其所得出的参考区间；右侧曲线则为某种疾病的患者。DL_1、DL_2分别为低值、高值医学决定水平，DL_1左侧的数值可排除该疾病，DL_2右侧的数值可确定患者存在该疾病，处于DL_1与DL_2之间的数值则表明正常人与疾病存在交叉，状态为不确定。

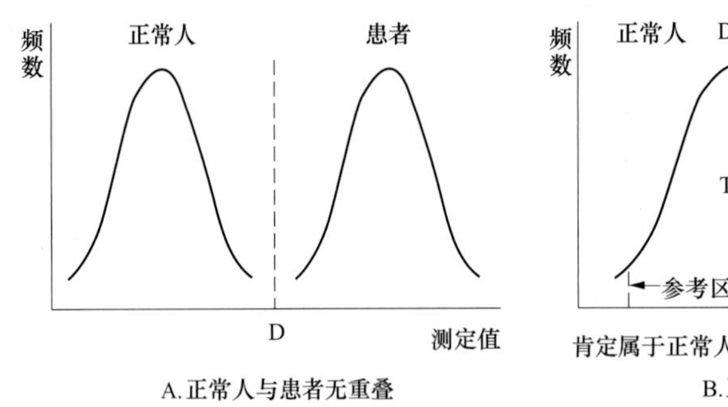

A.正常人与患者无重叠

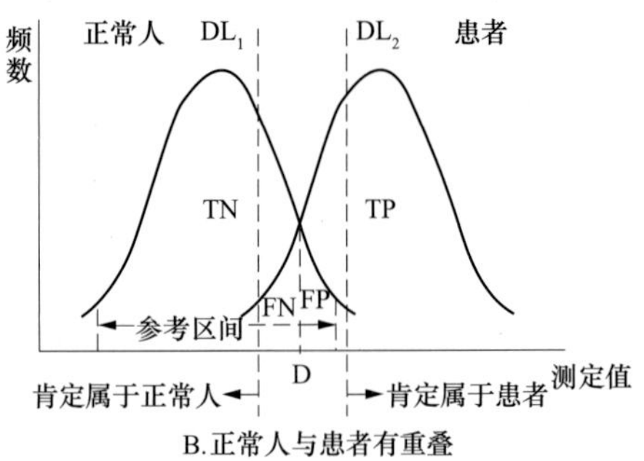

B.正常人与患者有重叠

图3-2　正常人和患者分布曲线

DL. 医学决定水平；D. 临界值；TN. 真阴性；TP. 真阳性；FN. 假阴性；FP. 假阳性

3. 医学决定水平的意义　不同指标的医学决定水平的数量、数值不同（表3-1）。如血清蛋白（Alb）有3个DL，分别是20g/L、35g/L、52g/L。其中20g/L表示肝病患者的预后不良；35g/L为检查低清蛋白血症的界值；52g/L则稍高于参考区间上限，可排除许多假阳性。血清总钙有3个DL，分别是1.75mmol/L、2.75mmol/L、3.38mmol/L。1.75mmol/L作为低血钙抽搐的第一个决定性水平值，等于或低于1.75mmol/L时，应加做其他检查以明确患者发生抽搐的可能性，并采取预防措施；2.75mmol/L作为观察甲状旁腺功能是否亢进的血清钙低限值，等于或高于该值时，应加做其他检查以确诊或排除原发性甲状旁腺功能亢进的诊断；若大于3.38mmol/L则考虑为高血钙昏迷，应及时做出诊断，不得延误。

表3-1　常见临床生物化学检验指标的医学决定水平（X_C）

血清指标（单位）	参考区间*	X_C①*	X_C②*	X_C③*
K^+（mmol/L）	3.7~5.3	3.0	5.8	7.5
Na^+（mmol/L）	138~146	115	135	150
Cl^-（mmol/L）	98~109	90	112	—
总Ca（mmol/L）	2.25~2.65	1.75	2.75	3.38
Urea（mmol/L）	2.9~9.3	2	10	18
Cr（μmol/L）	62~133	50	140	530
UA（mmol/L）	0.15~0.41	0.12	0.47	0.63
Glu（mmol/L）	3.30~5.23	2.48	6.6	10.0
Bill（μmol/L）	1.7~20.5	25	40	350
Alb（g/L）	35~50	20	35	52
TP（g/L）	60~80	45	60	80
ALP（U/L）				
成人	40~150	—	—	—
儿童	50~350	50	135	400
ALT（U/L）	5~30	20	60	300
AST（U/L）	8~30	20	60	300
CK（U/L）	10~120	60	200	1500
LDH（U/L）	100~320	200	450	800
AMY（U/L）	110~330	90	225	370
GGT（U/L）	5~30	15	45	150

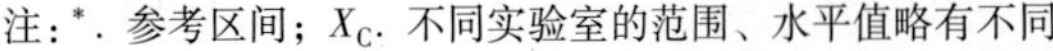

注：*. 参考区间；X_C. 不同实验室的范围、水平值略有不同

在进行方法学评价时，最重要的是考察在医学决定水平上的准确度和精密度，即在这

些水平上的系统误差和随机误差。

第二节　生物学变异与分析前变异

检验结果的变异包括生物学变异、分析前变异和分析中变异。其中，分析中变异指的是检测系统的总误差。本节着重讨论生物学变异和分析前变异。

一、生物学变异

（一）生物学变异分类

生物学变异分为个体内生物学变异和个体间生物学变异两大类。身体内环境稳态点附近的波动称为个体内生物学变异，个体间内环境稳态点的差异称为个体间生物学变异。

1. 个体间生物学变异　相当于群体参考区间，即一般所指的参考区间。

2. 个体内生物学变异　相当于个体参考区间。同一个体在不同的时间检测结果有变异。

由于个体内生物学变异一般小于个体间生物学变异，当某一检测结果在个体参考区间以外但在群体参考区间以内，此时可能已经具有病理意义了。极个别人的个体参考区间的上限、下限大于或小于群体参考区间，其检测结果落在群体参考区间以外时可能不具有病理意义，所以使用个体参考区间进行自身对照比较更具实际意义，如对可疑病例的随访及治疗效果的动态观察。然而个体参考区间一般较难获得，所以目前广泛使用的还是群体参考区间。

对某一个项目而言，检测结果的生物学变异大于分析变异，否则这种检测方法必须改良，而且这种变异是非病理性造成的，因此熟知生物学变异才能更准确地分析检验报告单。同时实验室及相关部门应建立相应临床状况下的参考区间，并尽量减少生物学变异因素，如受试者采样前的注意事项、采样标准化等。

（二）生物学变异来源

生物学变异随每日生物钟、月周期、季节、生长变化而变化，表现为性别、年龄、种族、生物周期及妊娠等引起的变异，此为严格意义上的生物学变异。

1. 性别　大多数生化指标的男女性别差异不大，但因肌肉较多，男性血清中门冬氨酸氨基转移酶（AST）、肌酸激酶（CK）、乳酸脱氢酶（LD）及γ-谷氨酰基转移酶（γ-GT/GGT）等略高于女性，此外肌酐、尿酸和血清铁等也明显高于女性。女性的高密度脂蛋白胆固醇（HDL-C）、促黄体素等略高于男性。血清总胆固醇（TC）在50岁以前男性高于女性，50岁以后则女性高于男性。

2. 年龄　有些血清酶如CK、碱性磷酸酶（ALP）等青少年明显高于成年人，这与其骨骼生长活跃有关。血清TC随年龄升高而升高，女性50岁以后升高幅度大于男性。

3. 种族　汉族人群的TC、HDL-C高于维吾尔族人群，维吾尔族人群的三酰甘油（TG）、低密度脂蛋白胆固醇（LDL-C）高于汉族人群。

4. 生物周期　血液中的许多成分会随时间的变化而变化或发生周期性变化，有的在一天内相差很大，如血钾峰值期为14～16时，谷值期为23～1时，变化范围是日均值的5%～10%；铁峰值期为14～18时，谷值时间是2～4时，变化范围是日均值的50%～70%。这种生理节律日间变化对许多激素测定影响也较大，如促肾上腺皮质激素下午到午

夜之间的分泌量可能增加3～5倍，到清晨增加达到顶峰。对于女性患者，还必须考虑月经周期中激素的周期性变化及妊娠期有些指标的变化。

5. 妊娠 妊娠时胎盘组织可分泌一些酶进入母体血液，如耐热ALP、LD、亮氨酸氨肽酶等造成血液中酶浓度的升高。

研究发现，TC、TG、HDL－C、LDL－C、载脂蛋白AⅠ（ApoAⅠ）、载脂蛋白B（ApoB）和脂蛋白（a）的平均生物学变异分别为6.1%～11%、23%～40%、7%～12%、9.5%、7%～8%、6.5%～10%和8.6%。

二、分析前变异

分析前变异主要包括受试者的准备、样品的采集和处理，其中样品采集和处理在第二章第二节中已作阐述，但受试者的准备状态，包括饮食、体位、运动、用药、海拔及刺激等因素也会引起分析变异。

1. 饮食 饮食对检测结果的干扰有3个方面：①饮食后的合成代谢或吸收使一些指标升高，如TG、AST、丙氨酸氨基转移酶（ALT）、葡萄糖（GLU）等增高5%以上。②食物自身对检测的影响，如咖啡可使淀粉酶（AMY）、AST、ALT、ALP、GLU等升高；饮酒可使GLU降低，使TG、GGT、HDL升高。③餐后采集的血液标本，分离出的血清常呈乳糜状，影响检验结果。所以采血通常选择清晨空腹时，空腹一般指进食后8～12小时，如空腹时间过久，也可能导致某些结果变化，如GLU、蛋白质降低。但在长期饥饿时血清蛋白质、TC、TG及尿素偏低，尿酸、肌酐偏高。

2. 体位 采血时患者一般采用坐位或卧位。体位的改变可影响血液成分在体内的分布。成年人从卧位到立位时其血容量减少约为10%（400～500ml），不含蛋白质的体液通过毛细血管回到各组织，血浆蛋白和一些特定成分相对增加。通常情况下，从卧位到立位这种血容量减少在10分钟内完成。相反，从立位到卧位需要间隔30分钟才导致特定成分变化。如由卧位到立位时血清总蛋白、清蛋白、TC、TG、ALT、甲状腺素等浓度可增高5%～15%，而从立位到卧位时，血清钾下降1%，血清钙下降4%，ALT下降9%，TG下降6%，甲状腺素下降11%。长期卧床与尿中尿素排泄相关，卧床2周后排泄可增加15%，卧床1周后尿钙的排泄会逐步增加，最大可增加60%左右，钠、钾、磷酸的排泄也会增加，但程度要小得多。氢离子的排泄减少可能是由于骨骼肌的新陈代谢降低所致。

3. 运动 运动能使血液循环显著加快，引起血液中许多成分在不同体腔间移动，或使机体细胞释放某些物质。升高幅度与运动量、运动时间、运动频率及骨骼肌内含量有关。如运动可使血中GLU浓度上升，刺激胰岛素的分泌，使血中无机盐、CK、LD、AST和ALT等升高。剧烈运动可引起血清ALT、酸性磷酸酶（ACP）增加40%左右。因此酶活性检测前不宜过度运动。

4. 药物 药物主要从以下两个方面对检验结果产生影响。

（1）药理作用 服用的药物可诱发体内特定的生理效应或引起毒性及不良反应，如服用阿司匹林可使血糖升高，而长期服用抗结核药物可能引起肝功能损害等。包括成千上万种治疗药物、保健食品，要全部弄清其对检验结果的影响是非常困难的，如有可能，应停药一段时间后再采血检查。服用大量维生素C后，血浆ALP、LD活性升高。

（2）干扰检测方法　某些药物可以从检测原理上对被测物造成物理或化学干扰，如维生素C可干扰基于氧化还原原理试验结果的正确性。许多生化反应最终是通过反应体系的显色来计算检测结果的，某些药物可使血清颜色加深或呈乳糜状，影响比色而造成结果偏离。

输液时所输药物可能会直接影响检测结果。如输注葡萄糖可使血糖升高，输液补钾时会使钾结果不正常，所以除非需要做急诊检验，否则应避免一边输液一边抽血进行检验。

5. 海拔　长期生活在高海拔地区人的血清C－反应蛋白（CRP）、尿酸、血红蛋白等增加。

6. 刺激　尼古丁、乙醇及其他药物的滥用影响部分项目的测定结果，如烟酒刺激后使TC、TG和LDL－C等升高。

三、生物学变异与分析前变异的关系

一般来说，生物学变异的来源相对客观，很难避免，而分析前变异的来源相对主观，可以尽量避免。有些学者将生物学变异划入分析前变异，有的将分析前变异也称为生物学变异。

第三节　临床生物化学检验的诊断性能评价

诊断试验（diagnostic test）是指临床上用于确定或排除疾病的检查。它的应用范围很广，包括估计疾病的严重程度和临床过程、疗效评价、不良反应监测和预后分析等。临床生物化学检验项目是诊断试验的一部分，是指临床生物化学实验室中用于疾病诊断和监测的项目。筛查试验（screening test，筛检试验）是指运用快速、简便的检查在健康人群中找出有病或有缺陷的人。诊断试验广义上包括筛查试验，二者的评价原理相同。诊断试验的诊断性能评价是指项目与疾病之间的关系，评价该项目对某种疾病的诊断价值。而技术性能的方法学评价则是指方法与项目之间的关系，评价该方法是否适用于其诊断项目。诊断试验分为定性试验和定量试验。定性试验的结果为阳性和阴性，定量试验的结果为一系列连续的计量数据，这些数据可被临界值分为正常和异常两个部分，即判断为阴性和阳性结果，然后进行性能评价。

一、诊断试验研究的基本方法

1. 研究诊断试验诊断价值的方法　研究诊断试验诊断价值最基本的方法就是和诊断该病的金标准进行同步盲法比较。金标准（gold standard）指当前医学界公认的诊断某种疾病最准确的方法，常用的有活检、尸检、外科手术、影像学检查等，又称确诊试验或标准诊断。但有一些疾病目前尚无金标准，由专业学术委员会或世界卫生组织（WHO）制定的临床诊断标准可作为参考标准。

评价时首先要确立金标准（无金标准时，使用参考标准，下同），与被研究的诊断试验同步地测量研究对象（受试者），受试者根据金标准划分为“有某病”（患某病，病例组）、“无某病”（非患某病，对照组），根据诊断试验划分为“阳性”“阴性”，再将所得结果与金标准比较分析（表3－2）。

表 3-2 诊断试验结果与常见评价指标

<table>
<tr><th rowspan="2">诊断试验结果</th><th colspan="2">金标准诊断</th><th rowspan="2">总计</th><th rowspan="2">指标</th></tr>
<tr><th>有某病（病例组）</th><th>无某病（对照组）</th></tr>
<tr><td>阳性</td><td>TP（a）</td><td>FP（b）</td><td>TP + FP （a + b）</td><td>阳性预测值（+PV）= $\frac{TP}{TP+FP}\times 100\%$</td></tr>
<tr><td>阴性</td><td>FN（c）</td><td>TN（d）</td><td>FN + TN （c + d）</td><td>阴性预测值（-PV）= $\frac{TN}{TN+FN}\times 100\%$</td></tr>
<tr><td>总计</td><td>TP + FN （a + c）</td><td>FP + TN （b + d）</td><td>TP + FP + FN + TN
（a + b + c + d）</td><td></td></tr>
<tr><td rowspan="2">指标</td><td>灵敏度（Se）= $\frac{TP}{TP+FN}\times 100\%$</td><td>特异度（Sp）= $\frac{TN}{FP+TN}\times 100\%$</td><td rowspan="2"></td><td rowspan="2">准确度（Ac）= $\frac{TP+TN}{TP+FP+TN+FN}\times 100\%$
流行率（P）= $\frac{TP+FN}{TP+FN+FP+TN}\times 100\%$</td></tr>
<tr><td>漏诊率 = 假阴性率
= 1 - 灵敏度</td><td>误诊率 = 假阳性率
= 1 - 特异度</td></tr>
</table>

2. 诊断试验结果与患某病之间的关系 一般情况下，由于“正常人”与“患者”的诊断试验的结果分布有部分重叠，因此诊断试验的结果和患某病的情况之间可能出现四种关系。

（1）真阳性 真阳性（true positive，TP）指金标准确诊为有某病且诊断试验检出为阳性的例数。

（2）假阳性 假阳性（false positive，FP）指金标准确诊为无某病且诊断试验检出为阳性的例数。

（3）真阴性 真阴性（true negative，TN）指金标准确诊为无某病且诊断试验检出为阴性的例数。

（4）假阴性 假阴性（false negative，FN）指金标准确诊为有某病且诊断试验检出为阴性的例数。

3. 诊断试验的作用 诊断试验提供的数据有以下两个作用。

（1）对疾病的状态识别，即以阳性结果和阴性结果鉴别有无疾病。

（2）对疾病的状态预测，即阳性结果时患某病可能性的预测和阴性结果时患某病的否定作用的预测。

4. 诊断试验对疾病诊断能力的评价指标 诊断试验对疾病诊断能力的评价指标，是建立或选择一个新的诊断试验的前提和重要依据。

（1）准确性评价指标 对疾病识别的准确性评价指标，又称为真实性评价指标，包括如灵敏度、特异度、尤登指数和似然比等。

（2）可靠性评价指标 诊断试验的可靠性评价指标，指重复进行试验得到相同结果的稳定程度，包括变异系数、符合率和 Kappa 指数。

（3）有效性评价指标 对疾病预测的有效性评价指标，包括预测值和流行率。

二、准确性评价指标

1. 灵敏度与漏诊率 真阳性（*TP*）例数占金标准确诊为有某病例数的百分比，称为灵敏度

(sensitivity, Se)(表3-2),又称为敏感度或真阳性率。如果仅称其为"阳性率"则不严谨。

(1)漏诊率　假阴性(FN)例数占金标准确诊为有某病例数的百分比,称为漏诊率(β),又称为假阴性率。

(2)灵敏度　灵敏度 = 1 - 漏诊率。理想的诊断灵敏度为100%。临床上诊断灵敏度越高则漏诊率越低。灵敏度高的诊断试验主要用于防止漏诊,即防止把有某病弄成阴性(俗称"无病")。

2. 特异度与误诊率　真阴性(TN)例数占金标准确诊为无某病例数的百分比,称为特异度(specificity, Sp),又称为真阴性率。如果仅称其为"阴性率"则不严谨。

(1)误诊率　假阳性(FP)例数占金标准确诊为无某病例数的百分比,称为误诊率(α),又称为假阳性率。

(2)特异度　特异度 = 1 - 误诊率。理想的诊断特异度为100%。临床上诊断特异度越高则误诊率越低。特异度高的诊断试验主要用于防止误诊,即防止把无某病弄成阳性(俗称"有病")。

3. 尤登指数　尤登指数(Youden index, YI),为灵敏度和特异度之和减1,又称正确指数。

尤登指数(YI) $= Se + Sp - 1 = 1 - \alpha - \beta$

YI表示诊断试验发现真正患某病和非患某病者的总能力。其值于0~1之间变动,其值愈大,诊断试验的真实性愈好。

4. 似然比　诊断试验病例组中出现某种检测结果的概率与对照组中出现相应结果的概率之比称为似然比(likelihood ratio, LR)。似然比包括阳性似然比[positive likelihood ratio, +LR 或 LR(+)]和阴性似然比[negative likelihood ratio, -LR 或 LR(-)]。

(1)阳性似然比　是指诊断试验病例组阳性率与对照组阳性率的比值,即真阳性率与假阳性率之比。说明诊断试验出现阳性结果的机会是不患某病的多少倍。+LR提示正确判断为阳性的可能性是错误判断为阳性的可能性的倍数。+LR数值越大,提示能够确诊患有该病的可能性越大。因真阳性率为灵敏度,假阳性率与特异度成互补关系,所以也可表示为灵敏度与(1-特异度)之比。

$$\text{阳性似然比} = \frac{\text{灵敏度}}{1-\text{特异度}} = \frac{\text{真阳性率}}{\text{假阳性率}}$$

$$= \frac{TP}{TP+FN} \div \frac{FP}{FP+TN}$$

真阳性率愈高,则阳性似然比愈大。

(2)阴性似然比　是指诊断试验病例组阴性率与对照组阴性率的比值,即假阴性率与真阴性率之比。说明诊断试验出现阴性结果的机会是不患某病的多少倍。-LR提示错误判断为阴性的可能性是正确判断为阴性的可能性的倍数。-LR数值越小,提示能够否定患有该病的可能性越大。阴性似然比也可表示为(1-灵敏度)与特异度之比。

$$\text{阴性似然比} = \frac{1-\text{灵敏度}}{\text{特异度}} = \frac{\text{假阴性率}}{\text{真阴性率}}$$

$$= \frac{FN}{TP+FN} \div \frac{TN}{FP+TN}$$

真阴性率愈高,则阴性似然比愈小。

似然比可直接判断一个诊断试验的好坏。例如 +LR > 1.0,其超过1.0的大小是当试

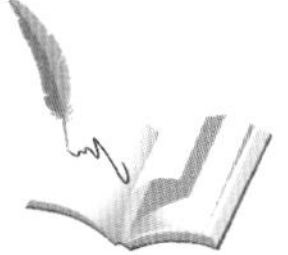

验结果为阳性时，试验提示患某病可能性提高能力的一种度量。+LR＝2.0～5.0，认为该试验不太好；超过10.0，可认为是好的试验。相反，－LR＜1.0，其小于1.0的大小是当试验结果为阴性时，试验提示患某病可能性降低能力的一种度量。－LR＝0.5～0.2，认为该试验不太好，而小于0.1，可认为是好的试验。

以上指标中，灵敏度和特异度是最基本的指标，似然比和尤登指数是将两者结合起来的指标。

三、可靠性评价指标

可靠性（reliability），是诊断试验在完全相同的条件下进行重复操作得到相同结果的稳定程度，又称重复性（repeatability）、精密度（precision）。

1. 变异系数 评价计量资料可靠性的指标为变异系数。变异系数愈小，可靠性愈好。

2. 符合率 评价计数资料、等级资料可靠性的指标。对同一批受试者两次诊断试验结果均为阳性与均为阴性的人数之和与总人数之比，称为符合率，又称一致率或准确度（accuracy，Ac）。将检测结果列成四格表，然后计算符合率。

$$\text{符合率} = \frac{a+d}{a+b+c+d}$$

符合率既可用于比较两名操作者，也可以比较同一名操作者两次诊断同一组患者结果的稳定程度，还可以比较诊断试验与金标准的符合程度（诊断试验检出的真阳性和真阴性例数之和占全部受试者的百分比）。符合率愈高，试验的可靠性愈好。

3. Kappa 指数 又称为总一致性指数，是评价不同地点或不同操作者对同一诊断试验结果一致性的指标。

$$\text{Kappa 指数} = \frac{2(ad-bc)}{(a+b)(b+d)+(a+c)(c+d)}$$

其值于－1～1之间变动，其值愈大，诊断试验的一致性愈好。一般在0.61以上时被认为具有高度的一致性。

影响诊断试验可靠性的因素：①受试者的生物学变异。例如同一操作者以同一方法测量同一受试者的血压，结果可因测量的时间、地点及受试者的情绪等而异，此为受试者的生物学变异。②实验因素所致的差异。包括仪器、试剂以及测定条件等因素所引起的变异。③操作者的变异。包括同一操作者自身的变异（如不同时间、条件时）和不同操作者之间的变异。

提高诊断试验可靠性的方法是加强诊断试验的标准化，如对操作者严格训练，对仪器进行校正、选择同批次试剂、控制室温等。

一个诊断试验的可靠性好，不一定准确性就好；而准确性好，不一定可靠性就好。因此，在评价诊断试验时，两者都要加以考虑。

四、有效性评价指标

1. 预测值 一项诊断试验能够确定或排除某疾病存在与否的诊断概率，称为预测值（predictive value，PV），又称预告值，也称为试验后诊断为患某病与否的可能性即验后概率（post test probability），包括阳性预测值（positive predictive value，+PV）和阴性预测值（negative predictive value，－PV）。

（1）阳性预测值　由诊断试验检出的全部阳性例数中，真阳性（TP）例数所占的百分比，称为阳性预测值（+PV），也称为试验后诊断为患某病的可能性（表3－2）。

（2）阴性预测值　由诊断试验检出的全部阴性例数中，真阴性（TN）例数所占的百分比，称为阴性预测值（－PV），也称为试验后诊断为非患某病的可能性。表示排除诊断的概率。

2. 流行率　所有受试者中由金标准划分为有某病的例数所占的百分比，称为流行率（prevalence，P），即：$P=\frac{TP+FN}{TP+FN+FP+TN}\times100\%$，又称患病率，也称为试验前诊断为患某病的可能性即验前概率（pretest probability）。

理想试验的+PV、－PV均应为100%，它们都受到流行率、灵敏度、特异度的影响。据各指标定义可以推导出Bayes理论公式：

$$+PV=\frac{\text{流行率}\times\text{灵敏度}}{\text{流行率}\times\text{灵敏度}+(1-\text{流行率})\times(1-\text{特异度})}$$

$$-PV=\frac{(1-\text{流行率})\times\text{特异度}}{(1-\text{流行率})\times\text{特异度}+\text{流行率}\times(1-\text{灵敏度})}$$

可见，流行率、灵敏度、特异度增大时，+PV增大；流行率下降、灵敏度和特异度增大时，－PV增大。

阳性预告值受流行率的影响非常大，即随检查人群的不同而改变。即使诊断灵敏度和特异度都达到99%，只有在流行率达到50%时，才有较高的阳性预测值（表3－3）。所以在临床诊断中，应先询问病史，再对有怀疑的患者做诊断试验。同时也说明部分临床上很好的试验，在流行率偏低时用作普查效果并不理想。

表3－3　流行率、灵敏度和特异度对某疾病阳性预测值的影响

流行率（%）	阳性预测值（%）	
	灵敏度=95 特异度=95	灵敏度=99 特异度=99
0.1	1.9	9.0
1.0	16.1	50.0
2.0	27.9	66.9
5.0	50.0	83.9
50.0	95.0	99.0

还可以根据似然比与流行率（验前概率）的定义推导出以下Bayes公式，求出试验后患者患某病可能性，即预测值（验后概率）。

$$+PV=\frac{P\times(+LR)}{(1-P)+P\times(+LR)}$$

$$-PV=\frac{1-P}{(1-P)+P\times(-LR)}=1-\frac{P\times(-LR)}{(1-P)+P\times(-LR)}$$

似然比性质稳定，不因流行率的改变而改变。

五、诊断试验设计的评价标准

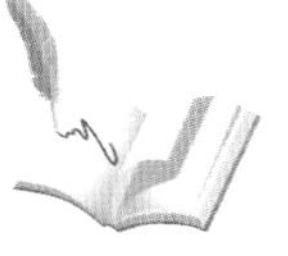

1. 金标准应有可靠性　金标准的可靠性有两层含义：第一，诊断标准是不是金标准；

第二，实际诊断时金标准的测试结果是不是可靠。金标准一般都是由专业学术委员会或WHO制定，包括若干条款，但在一些疾病没有金标准时其所制定的诊断标准可作为参考标准。在使用金标准时必须按其条款进行，确保测试结果的可靠性，避免产生偏倚。

2. 研究对象应有代表性与可比性 根据金标准，用于评价诊断试验的受试者被分为病例组和对照组。受试者应是其总体的一个随机的连续样本（计量资料）或有序样本（等级资料）或平行分类样本（计数资料）。所谓连续样本，就是指对正常人和患者进行随机抽样，其检测值具有连续分布的特点。检测指标可按性别、年龄、身高、生理期、职业和地域等分层抽样，病例组应按各型病例分别抽样。

病例组应包括各型病例，如典型和不典型病例，轻、中、重型病例，早、中、晚期病例，有、无并发症病例，经过治疗与未经过治疗的病例。病例组的来源应交代清楚，以增强可比性。来源包括一般人群、特殊人群、普通门诊或专科门诊，不同来源的患病率有很大差异。

对照组包括健康人和有其他疾病的患者，特别是要有容易被混淆而需要鉴别的其他疾病病例。

受试者的代表性与可比性越好，诊断试验推广的意义越大。

3. 样本含量应足够 诊断试验需要有足够的样本含量。样本量过少，缺乏代表性；过大则增加了工作成本和工作量。

4. 诊断指标与方法 诊断指标与方法应标准、具体、准确和可靠。诊断试验的诊断指标有主观指标（如研究对象的主诉）、半主观指标（或半客观指标，如观察者看到的体征）和客观指标（如用仪器测量的数据）三类指标。观察指标要客观、特异，判断结果要标准、明确、具体。在有联合诊断时，需要将单项诊断与联合诊断的各种评价效果一并报告。

诊断试验的操作方法和注意事项应标准化，以便进行验证。如诊断方法与材料的详细描述，受试者是否需要限制饮食、禁用某种药物、试验前后的注意事项、有无副反应等，都要有具体的规定、明确的标准。

必须采用诊断试验的准确性与可靠性指标对其进行评价，以确保诊断真实、可靠。

5. 金标准与诊断试验应同步盲法测量 应将病例组、对照组样本用金标准与待评价诊断方法进行同步盲法测量后进行比较。同步是指同时间、同地区、同人群。盲法即试验操作者不知道哪些被金标准判断为谁有某病、谁无某病。

6. 临界值的选择应合理 诊断试验根据划分诊断试验结果正常与异常的界值即临界值（截断点）可将计量资料转换成结果为阳性或阴性的计数资料，若为计数资料则可直接分类。一般先取多个临界值（按受试者工作特征曲线的构建程序），计算评价指标如灵敏度或特异度等，再进行比较，选取假阴性和假阳性最少时的值确定为最终的临界值。

7. 要控制偏倚 评价一项诊断试验还要排除各种偏倚，如病例组与对照组之间应该在种族、性别、年龄、体重与血压等基础参数和实验条件等各方面均衡一致，才有可比性。

8. 诊断试验应具有临床意义、适用性及实用性 一个新的诊断试验经过评价分析认可后，还需要有明确的临床意义；正确判断的效果和错误判断的后果即适用性；该试验需用何种仪器、试剂，是否安全、方便、费用低廉，患者能否接受，对患者有无损害、有无毒性及不良反应等实用性都应加以考虑。

六、提高临床诊断效率的方法

（一）选择高患病率的人群来提高阳性预告值

从前述的 Bayes 公式可知，当诊断方法的敏感度与特异度不变时，阳性预告值随患病率（流行率、验前概率）的提高而提高，因此临床上可通过询问病史、体格检查或高危人群的筛选等一般的实验室检测手段，减少假阳性病例数来提高患病率，进而提高阳性预告值，使患者得到及时确诊。

（二）利用联合试验来提高诊断灵敏度或特异度

单项诊断试验方法很难满足临床需求，因此可以联合使用两项或多项试验来提高诊断灵敏度或诊断特异度（表 3－4）。

表 3－4　平行试验与系列试验的区别

诊断试验	试验 A	试验 B	平行试验	系列试验
模式 1	+	+	+	+
模式 2	+	－	+	－
模式 3	－	+	+	－
模式 4	－	－	－	－

1. 平行试验　多项试验中有一项为阳性者就判断为阳性，都为阴性才判断为阴性，又称并联试验。可见平行试验可提高诊断灵敏度，不易漏诊，但降低了特异度，容易造成误诊。

2. 系列试验　多项试验中有一项为阴性者就判断为阴性，都为阳性才判断为阳性，又称串联试验。可见系列试验可提高诊断特异度，不易误诊，但降低了灵敏度，容易造成漏诊。

第四节　受试者工作特征曲线

一、受试者工作特征曲线的概念

以真阳性率（灵敏度）为纵坐标、假阳性率（1－特异度）为横坐标，将相对应的各临界值（截断点）连接起来的折线图称为受试者工作特征曲线（receiver operator characteristic curve，ROC 曲线），简称受试者工作曲线（图 3－3）。

扫码“看一看”

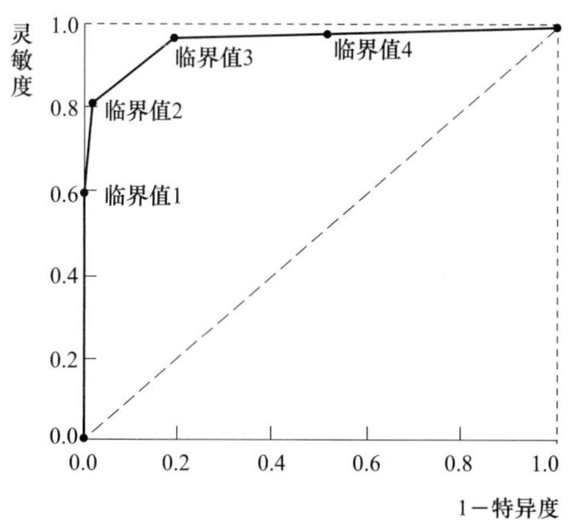

图 3－3　ROC 曲线图式样

传统的诊断试验评价方法是根据一个临界值将试验结果分为阳性和阴性两类，再计算灵敏度、特异度、预测值、流行率等指标进行简单评价。ROC 曲线则可以根据多个临界值进行系统的分类评价，使假阳性和假阴性达到最小，且试验结果允许为多个有序分类：正常、大致正常、可疑、大致异常和异常 5 个等级，或者是多个分段计量结果。因此，ROC 曲线评价方法含有大量有用信息，检验效能较高，适用范围更广。

二、受试者工作特征曲线的主要作用

1. 判断不同临界值的诊断效果并选择合适的临界值 ROC 曲线中左上角代表一个完美的诊断试验，此时真阳性率 =1.00，即所有的患者试验结果均为阳性，假阳性率 =0，即正常人试验结果均为阴性。但这只是一种理想状态。在实际的诊断试验中，最靠近 ROC 曲线左上角的点是错误最少的临界值，其假阳性和假阴性的总数最少。

2. 比较两种或两种以上的诊断试验对同种疾病诊断的可靠性 曲线下面积（area under the curve，AUC）越大，说明该诊断试验性能越好。

三、受试者工作特征曲线的构建与曲线下面积的计算

根据金标准和诊断试验结果将测量值按大小顺序排列并分段、设定各临界值、划分四格表，再计算各临界值下的真阳性率、假阳性率，以真阳性率为纵坐标、假阳性率为横坐标，将各临界值直线连接，绘制 ROC 曲线，计算 AUC。下面以一个例子说明。

例 3—1 为探讨果糖胺（糖化血清蛋白，FMN）对糖尿病的诊断价值，收集了无糖尿病的中老年人血清 55 例和有糖尿病的中老年人血清 74 例，测定 FMN 含量。现选取 4 个临界值（1.30、1.50、1.70、1.90mmol/L），依据这 4 个点，将 FMN 检测值从小到大分成 5 个部分，分别按Ⅰ正常（<1.30）、Ⅱ大致正常（1.30，1.50）、Ⅲ可疑（1.50，1.70）、Ⅳ轻微异常（1.70，1.90）和Ⅴ异常（≥1.90）5 个等级分类评估患糖尿病的可能性（表 3-5）。试做 ROC 曲线，计算 AUC 与标准误（SE）。

表 3-5 129 例中老年人果糖胺检测结果

FMN 结果	Ⅰ	Ⅱ	Ⅲ	Ⅳ	Ⅴ	合计
有糖尿病（人）	1	2	11	16	44	74
无糖尿病（人）	27	18	9	1	0	55

通过诊断试验所获得的资料可分为连续性资料（定量试验资料）和有序分类资料（定性试验资料），本例所测得的 FMN 检测值为连续性资料，为简化计算，转化成了 5 种有序分类资料的形式。取 4 个临界值 1.30、1.50、1.70、1.90mmol/L，整理出相应的四格表及计算评价指标（表 3-6）。

表 3-6 果糖胺在 4 个临界值时的分类评价指标

FMN 结果（mmol/L）	≥1.30		≥1.50		≥1.70		≥1.90	
	糖尿病	无糖尿病	糖尿病	无糖尿病	糖尿病	无糖尿病	糖尿病	无糖尿病
阳性	73	28	71	10	60	1	44	0
阴性	1	27	3	45	14	54	30	55
灵敏度 = TP/（TP + FN）	0.9865		(71/74) =0.9595		0.8108		0.5946	
特异度 = TN/（FP + TN）	0.4909		(45/55) =0.8182		0.9818		1	
1 - 特异度	0.5091		0.1818		0.0182		0	

根据上面的计算结果，以真阳性率（灵敏度）为纵坐标、假阳性率（1－特异度）为横坐标，将相对应的各临界值（截断点）连接起来得到ROC曲线（图3－3）。为计算AUC及便于观察，将图中的原点、右上角与相邻临界值点相连接。

ROC曲线下面积（AUC）与标准误（SE）计算如下（表3－7）。

表3－7　计算ROC曲线下面积与标准误的中间结果

金标准	诊断试验分类					合计
	Ⅰ	Ⅱ	Ⅲ	Ⅳ	Ⅴ	
1. 病例组（x_a）	1	2	11	16	44	74（$=n_a$）
2. 对照组（x_n）	27	18	9	1	0	55（$=n_n$）
3. 病例组较大（y_a）	73	71*	60	44	0	—
4. 对照组较大（y_n）	0	27**	45	54	55	—
5. $x_n y_a + x_n x_a/2$	1984.5	1296	589.5	52	0	3922
6. $x_n(y_a^2 + y_a x_a + x_a^2/3)$	145863	93318	38703	2725.333	0	280609.3
7. $x_a(y_n^2 + y_n x_n + x_n^2/3)$	243	2646	27027	47525.33	133100	210541.3

*71＝74－1－2，余类推；**27＝55－0－1－9－18，余类推

$$Q_1 = \frac{\sum[x_n(y_a^2 + y_a x_a + x_a^2/3)]}{n_n n_a^2} = \frac{280609.3}{55 \times 74^2} = 0.9317$$

$$Q_2 = \frac{\sum[x_a(y_n^2 + y_n x_n + x_n^2/3)]}{n_n^2 n_a} = \frac{210541.3}{55^2 \times 74} = 0.9405$$

ROC曲线下面积A_z（AUC）：

$$A_z = \frac{\sum(x_n y_a + x_n x_a/2)}{n_n n_a} = \frac{3922}{55 \times 74} = 0.9636$$

A_z的标准误（SE）：

$$SE = \sqrt{\frac{A_z(1-A_z) + (n_a-1)(Q_1-A_z^2) + (n_n-1)(Q_2-A_z^2)}{n_a n_n}}$$

$$= \sqrt{\frac{0.9636(1-0.9636) + (74-1)(0.9317-0.9636^2) + (55-1)(0.9405-0.9636^2)}{55 \times 74}}$$

$= 0.0147$

AUC的理论取值范围在0.5～1.0之间。在AUC＞0.5的情况下，AUC越接近于1，说明诊断效果越好；AUC在0.5～0.7时有较低准确性；AUC在0.7～0.9时有一定准确性；AUC在0.9以上时有较高准确性；AUC＝0.5时，说明诊断方法完全不起作用，无诊断价值；AUC＜0.5不符合真实情况，在实际中极少出现。

可以计算AUC 95%的置信区间判断其对该疾病的诊断价值。

本例A_z的95%的置信区间为：

$$A_z \pm 1.96 \times SE = 0.9636 \pm 1.96 \times 0.0147 = [0.9348, 0.9924]$$

该区间大于0.9，表明果糖胺对糖尿病的诊断价值较高。

上述计算比较复杂，简化处理的方式是采用SPSS、SAS等统计软件。

四、临界值的选择

（一）临界值的概念

临界值（cut off value）指划分诊断试验结果正常与异常的界值，又称阈值、分界值、鉴别值、指定值、诊断界值或截断点等。

（二）临界值的选择

临界值高低的确定直接影响诊断试验评价指标。当正常人的测定值分布与患者的测定值分布没有重叠（图3－2A），可以取中间一点（D点）为临界值，这时假阳性（FP）和假阴性（FN）均为0，这是一种理想状态。实际上，许多诊断试验中正常人与患者的测定值分布有交叉（图3－2B）。这时临界值定在哪里是一个值得研究的问题：当D向右移动，假阳性减少，假阴性增加，灵敏度降低，特异度增加；反之，当D向左移动，假阳性增加，假阴性减少，灵敏度增大，特异度减少。

应当注意的是，在少数情况下正常人的测定值分布高于患者的测定值分布时，如缺铁性贫血患者的血清铁蛋白含量明显低于正常人，此时的临界值制定偏高或偏低后的指标变化情况正好相反。

另外，还有低值某一类疾病患者、正常人、高值另一类疾病患者三条交叉分布曲线形式，临界值不同，应分开后按上述方式讨论。

五、受试者工作特征曲线的优缺点

（一）应用 ROC 曲线图的优点

1. 该方法简洁、直观，将灵敏度与特异度以图示方法结合在一起，可直接观察诊断试验的准确性。

2. 与阳性预测值不同的是ROC曲线评价方法与群体患病率无关，但实际工作中取有某病与无某病的例数相近则更好。

3. ROC曲线不固定分类界值，允许中间状态存在，利于使用者结合专业知识，权衡漏诊与误诊的影响，选择更好的临界值作为诊断参考值。

4. 提供不同诊断试验之间的直观的比较，ROC曲线越凸近左上角或AUC越大，表明其诊断价值越大。

在例3－1果糖胺诊断糖尿病的4个临界值中，1.50mmol/L与1.70mmol/L的效果比较接近，虽然1.70mmol/L要好一些，但区别不明显，建议在两者之间再选择1个点更好，才能更靠近ROC曲线45°对角线的左上角。

（二）应用 ROC 曲线图的缺点

1. 当样品数较少时，图形呈锯齿状，即使样品数目大，也可能不光滑平整。

2. ROC曲线图上显示的往往不是真正的判断值。

3. 当没用专用软件时，计算和画图均比较繁琐。

第五节　诊断试验的临床应用

诊断试验如何运用于临床个案的诊疗，尽量减少风险，是临床实践中极为重要的环节。

首先根据诊断试验和临床指南提出进一步需明确诊断的问题（如疾病的分型、分期、需要再进行何种诊断等），其次检索最新的原始文献和评估其科学性（诊断性能评价），然后考虑将其用于当前的患者（文献对患者的诊疗条件与当前的条件是否具有一致性），再估计其临床应用的指标如验前概率、似然比和验后概率等（若进行系列检查则基础患病率提高，前一个试验的验后概率即为下一个试验的验前概率），从而完成该临床个案的诊疗。

现就多项试验的验前概率、验后概率与如何适用于当前的患者举例说明。

例3—2：男性患者，40岁，慢性乙肝病史15年，甲胎蛋白（AFP）阳性，α－L－岩藻糖苷酶（AFU）阳性，经病理学检查肝细胞型肝癌阳性。文献报道中国人群乙肝患者40岁年龄段的肝癌患病率（验前概率）为1%，诊断肝癌指标的灵敏度和特异度分别如下：AFP为80%和80%，AFU为75%和90%，病理学检查为95%和95%，早期肝癌手术后3年存活率为80%，不手术的3年存活率为50%，手术本身的风险及死亡率为10%。试探讨该患者的诊疗方案。

已知AFP诊断肝癌的灵敏度和特异度分别为80%和80%，据流行率、阳性似然比［=灵敏度/（1－特异度）=80%/（1－80%）=4］的Bayes理论公式计算出验后概率（+PV）=（1%×4）/［（1－1%）+1%×4］=3.88%。或据流行率、灵敏度、特异度的Bayes理论公式计算出验后概率（+PV）=（1%×80%）/［1%×80%+（1－1%）（1－80%）］=3.88%，表明通过AFP试验将患肝癌的可能性从1%提高到3.88%。进一步做α－L－岩藻糖苷酶（AFU）为阳性，已知AFU诊断肝癌的灵敏度和特异度分别为75%和90%，该患者的验前概率为3.88%，据流行率、阳性似然比（=75%/（1－90%）=7.5）的Bayes理论公式计算出验后概率（+PV）=（3.88%×7.5）/［（1－3.88%）+3.88%×7.5］=23.24%。或据流行率、灵敏度、特异度的Bayes理论公式计算出验后概率（+PV）=（3.88%×75%）/［3.88%×75%+（1－3.88%）（1－90%）］=23.24%，表明再通过AFU试验将患肝癌的可能性从3.88%提高到23.24%。

可以推导，总验后概率计算过程合计如下：

$$P_n = \frac{P_1 \times (+LR_1)(+LR_2)\cdots(+LR_n)}{(1-P_1)+P_1 \times (+LR_1)(+LR_2)\cdots(+LR_n)}$$

$$P_2 = \frac{\frac{1}{100} \times 4 \times 7.5}{(1-\frac{1}{100})+\frac{1}{100} \times 4 \times 7.5} = \frac{10}{43} \approx 23.26\%$$

23.26%是排除了之前中间过程小数点四舍五入后的结果，所以与23.24%有一些出入。

最后，该患者经病理学检查阳性，其阳性似然比=95%/（1－95%）=19，将患肝癌的可能性从23.26%提高到86.36%。

$$P_3 = \frac{\frac{1}{100} \times 4 \times 7.5 \times 19}{(1-\frac{1}{100})+\frac{1}{100} \times 4 \times 7.5 \times 19} = \frac{627}{726} \approx 86.36\%$$

因为早期肝癌手术后3年存活率提高30%，即（80%－50%），该患者如果及时手术后得到的存活率提高幅度为：86.36%×（80%－50%）=25.91%，而可能出现的害处是：（1－86.36%）×10%=1.36%。因此，对该患者合理的决策是选择及时手术。

小结与展望

参考区间指95%的正常人指标分布范围，属于个体间生物学变异。引用文献报道、试剂厂商等提供的参考区间前需要对本实验室的检测系统、检测人群进行验证后才能转移使用。在具体运用到某一个人时还应考虑到个体内生物学变异与分析前变异的来源，进行自身前后对照。

医学决定水平可以排除或确定某一临床情况或预告某一生理变化。临界值是划分诊断试验结果正常与异常的界值。

临床生物化学检验项目是临床上用于确定或排除疾病的生化检查，属于诊断试验。研究前必须首先确立金标准，然后与诊断试验同步盲法测量研究对象，再判断其准确性、可靠性和有效性。此外可采用联合试验来提高诊断效果。

受试者工作特征曲线（ROC曲线）可以用多个临界值对诊断试验进行系统的分类评价与比较，还能比较多项诊断试验的优劣。

好的诊断试验如何服务于临床诊疗，需要查阅相关文献、评价诊断性能的一致性、估计其临床应用效果。

（谢圣高）

扫码“练一练”

第四章　临床生物化学检验的方法与试剂盒

教学目标与要求

掌握　临床生物化学检验方法的分级、参考物质的分级，临床生物化学检验方法和参考物质之间的关系，临床生物化学检验的方法学评价内容与指标，试剂盒的性能指标与评价方法。

熟悉　临床生物化学检验的方法学评价试验的方法。

了解　临床生物化学检验试剂盒的分类和特点，试剂盒的质量标准。

临床生物化学检验方法与试剂盒的选择和评价，是临床生物化学检验质量控制的重要基础工作。当建立或引进新的方法与试剂盒时，应对其技术性能做出正确评价。

第一节　临床生物化学检验方法分级和参考物质

扫码“学一学”

一、临床生物化学检验方法分级

临床生物化学检验方法根据其准确度与精密度的不同，可分为3级。

1. 决定性方法　决定性方法（definitive method）是指准确度最高，系统误差最小，目前没有发现产生误差的原因或在某些方面不够明确的方法。其主要方法包括同位素稀释-质谱分析法（ID-MS）、中子活化法、重量法等。由于技术要求太高，费用昂贵，因此不直接用于鉴定常规方法，而主要用于评价参考方法和一级参考物。

2. 参考方法　参考方法（reference method）是指准确度与精密度已经充分证实的分析方法，干扰因素少，系统误差与重复测定的随机误差相比可以忽略不计，有适当的灵敏度、特异性及较宽的分析测量范围。用于评价常规方法和试剂盒，鉴定二级参考物。

3. 常规方法　常规方法（routine method）指性能指标符合临床或其他目的的需要，有足够的精密度、准确度、特异性和适当的分析测量范围，而且经济实用。这类方法经有关学术组织认可后可称为推荐方法（recommended method）。

二、临床生物化学检验参考物质

（一）参考物质的分级

国际标准化组织（ISO）定义：具有一种或几种理化性质已经充分确定的特性，用以校准仪器、评价测量方法或给材料赋值的一种材料或物质，称为参考物质/参考物（reference material，RM）。国内多称为标准物质、标准物、标准品。参考物质包括校准物质/校准物（calibration material）和正确度质控物质（trueness control material）。校准物质是指在校准函数中其值被用作自变量的参考物质，用于对测量系统校准或对材料赋值。正确度质控物质

在国内多称为正确度控制品、质控物、质控品、控制物，是用于评价一种测量系统的测量偏差的参考物质。但国内有较多学者不认可质控物质是参考物质。国内还有些学者认为校准物质的级别低于标准物，认为其值是被纠正后的非原始值。

参考物质可以是纯的或混合的液体、固体（如镨钕滤光片）或气体（如标准的 CO_2 气体）。

根据 ISO，较高级别的参考物质分成以下两级。

1. 一级参考物（原级参考物） 是一种稳定而均一的物质，它的数值已由决定性方法确定，或由高度准确的若干方法确定，所含杂质也已经定量，属于有证参考物质（certified reference material，CRM），附有证书。

2. 二级参考物（次级参考物） 它的示值必须用一级参考物和参考方法并由训练有素的、能熟练掌握参考方法的操作者确定。在发达国家的二级参考物通常是 CRM。

另外，试剂盒中的厂家校准物在一般情况下是指较高级别的参考物质，可以对应为二级参考物。但国内也有学者将其单列出来，级别在二级参考物以下，用于常规分析。

（二）参考物质与方法之间的关系

一级参考物由决定性方法定值，用于校正决定性方法，评价及校正参考方法以及为二级参考物定值。二级参考物的定值源于一级参考物和参考方法，主要用于常规方法的评价，或为质控物定值和常规测定的结果计算。厂家校准物的定值源于二级参考物和参考方法，用于常规分析。

第二节　临床生物化学检验方法的性能评价

扫码“看一看”

一、方法学性能评价的内容

方法学评价（evaluation of methodology）是通过实验途径来评价候选方法的性能，说明是否能够满足预期的质量要求。方法学评价的内容包括总误差、精密度、正确度/准确度、分析灵敏度、分析测量范围、干扰和基质效应评价等。

评价目的不同，评价内容就不相同。当评价一个新购进的生化分析仪时，仅需要评价精密度、正确度和分析测量范围；而当评价一个新方法时，需要评价其全部内容。

1. 总误差 总误差（total error，TE）指从样本收集开始到发出报告所有来源的检验误差，由不精密度（随机误差）和偏倚（系统误差）构成。临床检验工作者或试剂厂家常常关注 TE 的来源（或性质），是来源于随机误差还是系统误差还是都有。临床医生仅关注 TE 是否足够小，是否会导致错误的诊断，而不需要知道误差的来源。

2. 精密度 精密度（precision）是在规定条件下对同一样本多次重复测量结果之间的接近程度。常用标准差（standard deviation，*s*）和变异系数（coefficient variation，CV）表示测定结果的不一致性，即不精密度（imprecision）。

精密度是检测系统最基本的性能，如果精密度差，其他性能评价实验则无法进行，而且医学实验室常常只对样本做单次测量就发出报告，这种情况下，检测系统的精密度就更为重要。

3. 正确度 正确度（trueness）指大批测量结果的均值与真值的一致程度。实际上，只能用与正确度相反的统计量“偏倚（bias）”来表示。注意，正确度和准确度（accuracy）

是有明显区别的两个概念，准确度是指单次测量结果与真值之间的一致程度。准确度受精密度影响，既正确又精密的测量结果才是准确的，而正确度与精密度无关。

4. 分析灵敏度　国际纯粹与应用化学联合会（IUPAC）定义的分析灵敏度（analytic sensitivity，sensitivity）是指校准曲线的斜率。

美国临床实验室标准化协会（Clinical and Laboratory Standards Institute，CLSI）发布的EP17－A文件，即《检出限和定量检出限确定方案—批准指南》，将检测系统或方法可检测的最低分析物浓度称为检出限，以此来考察分析灵敏度。

空白限（limit of blank，LoB）、检出限（limit of detection，LoD）和定量检出限（limit of quantitation，LoQ）是用于描述分析灵敏度的指标。LoB是在规定的条件下，空白样本被观察到的最大检测结果。LoD是在规定的条件下检出的样本中分析物的最小值。LoQ是在规定的可接受精密度和正确度条件下，能定量检出样本中分析物的最小值。

5. 分析测量范围　分析测量范围（analytical measurement range，AMR）指患者样本未经任何处理（稀释、浓缩等）由检测系统直接测量得到的可靠范围，亦称线性范围（linear range）。在此范围内，一系列不同样本分析物的测量值与其实际浓度（真值）呈线性比例关系。分析测量范围也是系列分析物浓度与对应的仪器最终输出的检测信号间是否呈恒定比例的性能。与分析测量范围相关的概念是临床可报告范围（clinical reportable range，CRR），它指定量检测项目向临床能报告的检测范围，患者样本可经稀释、浓缩或其他预处理。对于CRR大于AMR的检验项目，需进行最大稀释试验确定项目的CRR。对于CRR比AMR窄的检验项目，需进行最大浓缩试验来确定CRR。

6. 干扰　干扰（interference）指测定某分析物的浓度或活性时，受其他非分析物影响而导致测定结果增高（正干扰）或降低（负干扰）。干扰影响测量的准确度。

7. 基质效应　EP14－A文件定义的基质效应（matrix effect）是指样本中除分析物之外的样品理化性质对分析物测定结果的影响。

广义的基质效应包括干扰（如血清胆固醇测定中的胆红素、血红蛋白、抗坏血酸等），及未知的或未定性的理化性质（如黏度、pH等）的影响。

基质偏差（matrix bias）是用于描述基质效应的指标。基质效应的评价前提是：①通常认为新鲜血清无基质效应。②决定性方法或参考方法无基质效应。基质效应的评价原理是以无基质效应的参考系统为基准，来评价常规方法对某样品检测有无偏差。当参考系统与常规方法测定同一批新鲜血清的结果一致时，表示常规方法无方法误差，如有统计学上的差异则该偏差为常规方法的校准偏差（calibration bias）。当参考系统和常规方法测定的是制备物（如室间质评样本）时，往往会得到不一致的结果，这种差异称为调查偏差（survey bias）。调查偏差与校准偏差之差即基质偏差。

二、方法学评价试验

CLSI先后制订了一系列评价方案（evaluation protocols，EP），包括精密度评价（EP5－A2）、线性范围评价（EP6－A）、干扰试验（EP7－A2）、方法比对评价（EP9－A2）、基质效应评价（EP14－A2）等。EP不仅能客观、正确地评价临床生物化学检验方法性能，而且还可用以评价试剂盒和分析仪器的性能。

（一）重复性试验

精密度评价采用重复性试验，按EP5－A2方案进行。

1. 目的与判断标准 重复性试验的目的是测定候选方法的随机误差。指标是变异系数CV、标准差。CV越小精密度越好，反之则差，故称其为不精密度。用本方案评价可以计算出批内、批间、天间和总不精密度。不精密度的判断标准有以下两项。

（1）推荐标准 CLIA′88推荐的常规化学分析项目的允许误差（E_A）见表4－1，一般情况下，E_A是医学决定水平（Xc）与CLIA′88推荐的可接受性能的1/4的乘积。不同的Xc有不同的E_A，表4－1中E_A的单位与医学决定水平一致。

表4－1 CLIA′88推荐的允许误差

分析项目	决定水平（Xc）	可接受性能	允许误差（E_A）
丙氨酸氨基转移酶（ALT）	50 U/L	20%	2.5＝50×20%×1/4，下同
门冬氨酸氨基转移酶（AST）	30 U/L	20%	1.5
碱性磷酸酶（ALP）	150 U/L	30%	11
淀粉酶（AMY）	100 U/L	30%	7.5
乳酸脱氢酶（LD）	300 U/L	20%	15
肌酸激酶（CK）	200 U/L	30%	15
白蛋白（ALB）	35 g/L	10%	0.9
总蛋白（TP）	70 g/L	10%	1.8
氯（Cl）	90 mmol/L	5%	1.1
	110 mmol/L	5%	1.4
总胆固醇（TC）	5.18 mmol/L	10%	0.129
三酰甘油（TG）	1.81 mmol/L	25%	0.113
尿酸（UA）	356.4 μmol/L	17%	14.85
铁（IRON）	26.85 μmol/L	20%	1.342
镁（Mg）	1 mmol/L	25%	0.065
总胆红素（TBIL）	17.1 μmol/L	6.84	1.71＝6.84×1/4，下同
	342.1 μmol/L	20%	17.1
总钙（Ca）	1.71 mmol/L	0.249	0.062
	2.69 mmol/L	0.249	0.062
	3.24 mmol/L	0.249	0.062
高密度脂蛋白胆固醇（HDL－C）	0.91 mmol/L	30%	0.067
	1.68 mmol/L	30%	0.127
肌酐（CREA）	88.4 μmol/L	30%	7.7
	265.2 μmol/L	15%	9.72
葡萄糖（GLU）	2.78 mmol/L	10%	0.083
	6.99 mmol/L	10%	0.175
	11.0 mmol/L	10%	0.278
尿素（UREA）	4.5 mmol/L	9%	0.1
钠（Na）	130 mmol/L	4.0	1
	150 mmol/L	4.0	1
氯（Cl）	90 mmol/L	5%	1.1
	110 mmol/L	5%	1.4
钾（K）	3.0 mmol/L	0.5	0.13
	6.5 mmol/L	0.5	0.13
血气PCO_2	4.66 kPa	0.66 kPa	0.173
	6.65 kPa	0.66 kPa	0.173
血气PO_2	3.99 kPa	$3s^*$	$0.75s^*=3s^*\times1/4$，下同
	10.64 kPa	$3s^*$	$0.75s^*$
	25.94 kPa	$3s^*$	$0.75s^*$
血气pH	7.35	0.04	0.01
	7.45	0.04	0.01

注：* 标准差

（2）普通标准　$1.96s \leq E_A$，可以初步接受，进一步判断见后述的方法性能判断。其依据是95 %的随机误差值为1.96s。但该标准比上述推荐标准宽松很多。

2. 评价前准备和评价步骤

（1）评价前准备　①对于评价对象和评价方案均应熟悉。②试验用试剂应是同批次配制，或同一批号的商品试剂盒和参考物，仪器也应处于良好的工作状态。③试验用样品一般选择2个（亦可更多），一个在参考范围或在医学决定水平附近，另一个为异常值，被测物在疾病时增高者用高值，降低者用低值；试验样品的介质应与临床样品一致，并应妥善保存，应保证在整个试验过程中稳定。④先做一个初步的批内精密度测定，即一个样品重复测定20次，计算出均值，标准差和变异系数，如果批内精密度不符合生产厂家规定的质量标准，则联系厂家对仪器进行修理或保养，直到批内精密度符合生产厂家规定的质量标准才能进行下面的试验。

批内精密度计算见式4－1。

$$\bar{x} = \frac{\sum X_i}{n};\ s = \sqrt{\frac{n\sum X_i^2 - (\sum X_i)^2}{n-1}}$$

$$CV_{批内}（\%） = \frac{s}{\bar{x}} \times 100 \qquad (4-1)$$

式中，$CV_{批内}$表示变异系数；X_i表示某次测量值；$\bar{x}$表示均值；s表示标准差；n表示样品重复数。

（2）评价步骤　用2个样品每天测定2批，批间测定间隔不得少于2小时，每批测定均作2份，至少共测定20天。每批测定至少做一个质控。

3. 统计分析

（1）数据整理　两个样品应独立计算下述各项指标，每个样品的数据及中间计算结果按表4－2、表4－3进行整理 。

表4－2　原始实验数据整理表

天数	批1			批2			日平均值	日平均值^2
	结果1	结果2	均值$_{批1}$	结果1	结果2	均值$_{批2}$		
1								
…								
Sums							F	G

表4－3　中间计算结果表

天数	批1	批2	（均值$_{批1}$－均值$_{批2}$）^{2}
	（结果1－结果2）^{2}	（结果1－结果2）^{2}	
1			
…			
Sums	C	D	E

（2）统计计算　首先计算参数A、B和Sr，然后计算批内、批间、天间和总变异系数。

$$A = \sqrt{\frac{\sum_{i=1}^{I}(\overline{X_{i_1}.} - \overline{X_{i_2}.})^2}{2I}} = \sqrt{\frac{E}{2I}} \qquad (4-2)$$

式中，I 表示总天数（20）；$\overline{X_{i_1}}$ 表示第 i 天第 1 批测定的平均值；$\overline{X_{i_2}}$ 表示第 i 天第 2 批测定的平均值；A 表示批间变异估计值。

$$B = \sqrt{\frac{\sum_{i=1}^{I}(\overline{X_{i..}} - \overline{X...})^2}{I-1}} \tag{4-3}$$

式中，$\overline{X_{i..}}$ 表示第 i 天全部测定的平均值；$\overline{X...}$ 表示测定总均值；B 表示天间变异估计值。再计算标准差和 CV。

$$S_{批内} = S_r = \sqrt{\frac{\sum_{i=1}^{1}\sum_{j=1}^{2}(X_{ij_1} - X_{ij_2})^2}{4I}} = \sqrt{\frac{C+D}{4I}} \tag{4-4}$$

式中，J 表示每天测定的样品数（共 2 个）；X_{ij_1} 表示第 i 天内样品 J 的第一次测定结果；X_{ij_2} 表示第 i 天内样品 J 的第 2 次测定结果；S_r 表示批内标准差。

$$S_{批间} = S_{rr} = \sqrt{A^2 - \frac{S_r^2}{2}} \tag{4-5}$$

$$S_{天间} = S_{dd} = \sqrt{B^2 - \frac{A^2}{2}} \tag{4-6}$$

式中，S_{rr} 表示批间标准差；S_{dd} 表示天间标准差或日标准差。

$$CV_{批内}(\%) = \frac{\sqrt{S_r^2}}{\overline{X...}} \times 100 \tag{4-7}$$

$$CV_{总}(\%) = \frac{\sqrt{S_{rr}^2 + S_{dd}^2 + S_r^2}}{\overline{X...}} \times 100 \tag{4-8}$$

$CV_{批间}$（%）、$CV_{天间}$（%）的计算类似式 4-7，只是将式中的 S_r 分别替换成 S_{rr}、S_{dd}。

（二）方法比对试验

方法比对试验用于评价候选方法的正确度，可以测定候选方法的比例系统误差和恒定系统误差，按 EP9-A2 方案进行。

1. 目的要求 评价候选方法所给出的结果是否准确，采用的是方法比较试验。理论上，两种方法间的差异均作为候选方法的偏差，因此比较方法应是参考方法或推荐方法，如该测定没有参考方法或推荐方法亦可用公认的常规方法，但须具备：①比候选方法有更好的精密度。②干扰已知。③与候选方法使用相同的计量单位。

2. 比较前准备和评价步骤

（1）比较前准备 ①试验者应熟悉所用的仪器、候选方法、比较方法和评价方案。②试验样品应收集新鲜的正常和异常的临床样品，应有足够宽的浓度范围，各浓度应有合适的比例。如不能及时测定，样品应妥善保存并应在分析物的稳定期内测定。

（2）评价步骤 ①样品数至少为 40 个，每个样品用 2 种方法分别作双份测定，因此样品应有足够的量，如临床样品的量太少可将 2 份含量相近的样品混合。②每天测定 8 个样品，双份测定时第一次按顺序 1，2……7，8，第二次为 8，7……2，1，共测试 5 天。

3. 统计分析

（1）数据整理 见表 4-4。

表4－4　方法对比试验数据整理

样品号	比较方法（X）				候选方法（Y）			
(i)	X_{i1}	X_{i2}	DX_i	$DX_i{}'$	Y_{i1}	Y_{i2}	DY_i	$DY_i{}'$
1								
…								
40								

表中，$DX_i=|X_{i1}-X_{i2}|$，$DY_i=|Y_{i1}-Y_{i2}|$，$DX_i{}'=|X_{i1}-X_{i2}|/\overline{X}_i$，$DY_i{}'=|Y_{i1}-Y_{i2}|/\overline{Y}_i$，$\overline{X}_i=(X_{i1}+X_{i2})/2$，$\overline{Y}_i=(Y_{i1}+Y_{i2})/2$

（2）离群点的检查　超过下列控制限的数据为离群点数据。只有1个离群点数据，可直接剔除后进行统计，如出现2个或以上的离群点，应查找原因后剔除、补做。

①DX_i超过DX控制限：DX控制限$=4\times\overline{DX}$，$\overline{DX}=\sum DX_i/I$

②DY_i超过DY控制限：DY控制限$=4\times\overline{DY}$，$\overline{DY}=\sum DY_i/I$

③$DX_i{}'$超过DX'控制限：DX'控制限$=4\times\overline{DX'}$，$\overline{DX'}=\sum DX_i{}'/I$

④$DY_i{}'$超过DY'控制限：DY'控制限$=4\times\overline{DY'}$，$\overline{DY'}=\sum DY_i{}'/I$

⑤E_{ij}超过E控制限：$E_{i1}=|Y_{i1}-X_{i1}|$，$E_{i2}=|Y_{i2}-X_{i2}|$，$E=\frac{1}{80}\times\sum^{40}\sum^{2}E_{ij}$

式中，j表示重复测定次序号（双份测定的第1次或第2次）。

E控制限$=4\times E$

⑥$E_{ij}{}'$超过E'控制限：$E_{i1}{}'=|Y_{i1}-X_{i1}|/X_{i1}$，$E_{i2'}=|Y_{i2}-X_{i2}|/X_{i2}$，$E'=\frac{1}{80}\times\sum^{40}\sum^{2}E_{ij}{}'$

E'的控制限$=4\times E'$

上述①②③④为方法内的离群点检查，⑤⑥为方法间的离群点检查。其中①②⑤为绝对差异检查，③④⑥为相对差异检查。

（3）候选方法（Y）与比较方法（X）相关回归分析：相关系数r与回归方程的计算：

$$r=\frac{\sum\sum(X_{ij}-\overline{X})(Y_{ij}-\overline{Y})}{\sqrt{\sum\sum(X_{ij}-\overline{X})^2\sum\sum(Y_{ij}-\overline{Y})^2}}$$

式中，X_{ij}表示第i号样品第j次用比较方法测定的结果；Y_{ij}表示第i号样品第j次用候选方法测定的结果；$\overline{X}$表示全部样品用比较方法测定结果的均值；$\overline{Y}$表示全部样品用候选方法测定结果的均值。

$$b=\frac{\sum\sum(X_{ij}-\overline{X})(Y_{ij}-\overline{Y})}{\sum\sum(X_{ij}-\overline{X})^2},\ a=\overline{Y}-(b\times\overline{X}),\ \overline{Y}=a+(b\times\overline{X})$$

$r\geqslant0.975$或决定系数$r^2\geqslant0.95$，说明两方法的相关性良好。

（三）线性范围试验

线性范围试验用于评价候选方法的线性，按EP6－A方案进行。

1. 目的要求　线性范围试验能判断某一分析方法测得的浓度或活性值与设定的浓度或活性值之间的比例关系的范围。常规方法应具有较宽的分析测量范围，至少应包含95%的临床样本，包括临床可能出现的高值和低值。太窄后容易导致系统误差。

2. 评价前准备 ①熟悉仪器、评价方案和试剂。②评价样品的介质应与实际测定的样品相一致，理想的样品是患者的低值或高值样品，这往往不易收集到，亦可用患者的混合样品加入分析物作为高值样品，用正常人样品作为低值样品。低值样品在必要时可作减量处理：如分析物为酶可以加热，小分子化合物可以透析，脂类可用超离心或多价阴离子沉淀。难以收集或处理低值样品时，还可用收集到的高值样品用生理盐水进行系列稀释得到。③线性评价应有至少5个不同浓度，可选择低值和高值样品各1个，低值样品为1号，高值样品为5号，二者按体积3:1混匀为2号，等份混匀为3号，1:3混匀为4号，形成系列评价样品。

3. 测定样本 至少5个不同浓度的样品（X），随机排列，每个样品至少重复测定2次（Y），因此样品应有足够的量，并且分析要求在当天完成。

4. 统计分析

（1）数据整理与离群点的检查 以酶法测定肌酐为例，见表4-5。

表4-5 线性评价的测定数据与离群点检查（浓度单位 μmol/L）

样品序号	制备浓度（X）	测定值1（Y_1）	测定值2（Y_2）	差值（Y_1-Y_2）	（差值）^{2}
1	97	97.5	97	0.5	0.25
2	760	764	762	2	4
3	1422	1425	1422	3	9
4	2084	2090	2088	2	4
5	2746	2748	2741	7	49
Sums				14.5	66.25

离群值指单个检测结果目视（散点图）或统计学上明显偏离其他结果。如出现离群点，应找到原因后补做。

（2）多项式回归 做一次、二次和三次多项式回归分析（表4-6），可以借助商业统计软件完成。多项式线性评价首先假设数据是非线性的。第一步判断非线性拟合数据是否比线性好；第二步是当非线性多项式拟合数据比线性好时，判断最适非线性模型与线性拟合之间的差值是否小于预先设定的允许偏差。在本例中，设定精密度和线性的允许误差分别为2%和5%。

表4-6 多项式回归模型

阶别	回归方程	回归自由度（Rdf）
一次	$Y=b_0+b_1X$	2
二次	$Y=b_0+b_1X+b_2X^2$	3
三次	$Y=b_0+b_1X+b_2X^2+b_3X^3$	4

一次多项式模型为直线，这是判断某种方法是否为线性的最适方程。二次多项式模型是一种抛物线。三次多项式模型代表一种“S”形反应曲线。

回归系数用b_i表示，在二次多项式模型中，b_2为非线性系数；在三次多项式模型中，b_2和b_3为非线性系数。计算每个非线性系数斜率的标准误SE_i（可由回归程序算出），然后进行t检验，判断非线性系数是否有统计学意义，即与0之间有无显著性差异。一次多项式模型中的b_0和b_1两个系数不用分析，因为它们不反映非线性。b_2和b_3的统计分析计算公式

如下：

$$t = b_i/\mathrm{SE}_i \quad (4-9)$$

自由度的计算公式为：$df = L \times R - Rdf$。L 表示不同浓度样品数；R 表示每个样品重复检测次数；Rdf 表示回归自由度，即回归模型中各系数的数量总和（包括 b_0）。例如，三次多项式回归时，$L=5$，$R=2$，$Rdf=4$，$df=5\times2-4=6$。查 t 值表（双侧 $\alpha=0.05$），如果非线性系数 b_2 和 b_3 不显著（$P>0.05$），则认为存在线性关系，分析是完全的，除非有不精密度高的假象造成非线性。

本例的回归分析结果见表 4-7。

表 4-7　多项式回归分析结果

阶别	系数符号	系数值	系数 SE	自由度	t 值	Significance*
1	b_0	1.972	1.847	8	1.067677	$P>0.05$
1	b_1	0.9998	0.001085	8	921.4747	$P<0.05$
2	b_0	-0.5426	2.152	7	-0.25214	$P>0.05$
2	b_1	1.006	0.003611	7	278.5932	$P<0.05$
2	b_2	$-2.198E-06$	$1.225E-06$	7	-1.79429	$P>0.05$
3	b_0	0.699	2.59	6	0.269884	$P>0.05$
3	b_1	0.9985	0.009219	6	108.3089	$P<0.05$
3	b_2	$4.84E-06$	$7.99E-06$	6	0.605757	$P>0.05$
3	b_3	$-1.65E-09$	$1.851E-09$	6	-0.89141	$P>0.05$

*：$\alpha=0.05$，自由度 =8，7，6 的双尾 t 值分别为 2.306、2.365、2.447

本例中二次多项式的 b_2，三次多项式的 b_2 和 b_3，均没有显著性，而一、二、三次多项式的 b_1 均有显著性，故可认为酶法肌酐试剂在 97～2746μmol/L 范围内存在线性关系。

如果二次多项式模型的非线性系数 b_2，或三次多项式模型的 b_2 和 b_3 中任一个与 0 比较，有显著性差异（$P<0.05$），则该组数据存在非线性。要注意这只是统计学上的显著性，只是非线性被检测出来了，而不代表对患者的检测结果有多大影响，还要评价非线性度。

（四）回收试验

所谓回收即分析方法正确测定加入常规分析样品中的纯分析物的能力。目的是测定比例系统误差，以衡量候选方法的准确度。

1. 方法　将被分析的纯品标准液加入样品中，成为分析样品，原样品加入同量的无分析物的溶液作基础样品，然后用试验方法分析，两者测定结果的差值为回收量。

2. 回收率计算　回收率为回收量除以分析样品中纯分析物的浓度。

$$\text{回收率（\%）} = \frac{T_t - T_b}{C} \times 100 \quad (4-10)$$

式中，T_t 是分析样品的测定结果，T_b 是基础样品的测定结果，$T_t - T_b$ 是回收量，C 是分析样品中加入的纯分析物的浓度（加入后浓度）：

$$C = \frac{C_0 \times V_0}{TV} \quad (4-11)$$

式中 C_0 为加入的纯分析物的浓度，V_0 是加入的纯分析物的体积，TV 是总体积。

理想的回收率为 100%，如某法测血钙的回收率为 95.7%，有 4.3% 的比例误差，表明一个含钙真值为 2.5mmol/L 的样品，若用该方法测定，约为 2.39mmol/L（2.5×95.7%），

误差为0.11mmol/L（2.5×4.3%）。

3. 注意事项 ①准确吸量，因为被分析物的理论值是根据加入标准液体积及原样品的体积计算所得，吸量稍有不准，就会影响结果。②样品中加入标准液后，总的浓度必须在方法的分析测量范围内，一般须加入高、中、低不同浓度做回收试验，计算平均回收率。③加入标准液后，最好使试验样品的被测浓度达到医学决定水平。④加入标准液的体积一般在10%以内。若稀释过大，误差将发生改变，甚至消失。

（五）干扰试验

1. 目的要求 判断评价方法给出的结果是否受非分析物影响及影响程度，即测定方法的恒定系统误差，按EP7－A2方案进行。①干扰是指在测定某分析物时，受另一非分析物影响而导致测定结果增高（正干扰）或降低（负干扰）。②干扰物质可分为内源性（样品中存在的）和外源性（外界污染的）两类。内源性的干扰物有：血清中固有的代谢产物，如三酰甘油测定时血清中的甘油，肌酐酶法测定时血清中的肌酸等；病理情况下生成的：如胆红素、脂类、蛋白质、血红蛋白等；治疗药物，肠道营养等。外源性干扰有：样品收集中的添加物如抗凝剂、防腐剂、稳定剂，容器和塞子的污染等；试剂中的杂质和杂酶等。③干扰的机制，可有物理作用、化学作用（不产生测定信号，但它增大或减小测定值）以及非特异反应（产生测定信号）等。④干扰一般产生恒定系统误差，但如果干扰物随病理生理因素影响，将引起随机误差。因此，实验室应了解各种测定方法的干扰情况。

2. 试验前准备 ①应做的主要干扰物为患者样品中常常出现的黄疸、脂血和溶血；某些药物如维生素C等；实验常用的抗凝剂、防腐剂和稳定剂。②质量保证，不存在系统误差；批内精密度在可接受范围内；应不存在前后结果的交叉污染；试验过程有质控监督。

3. 干扰试验方法

（1）“配对差异”试验 即将不同浓度的干扰物加入到试验样品中，然后分别测定加与不加干扰物的样品，比较二者有无偏差，并了解干扰物浓度与偏差程度的关系。此法比较常用。

（2）用患者样品作偏差分析 ①本分析用来证实某类患者样品中是否存在未知的干扰物，进一步肯定加入干扰物试验的结论。②选择2组患者样品，一组含疑似干扰物为测定组，另一组不含疑似干扰物作为对照组，两组的分析物浓度范围应大致相同，每组样品需20～40个。③两组样品分别用候选方法和比较方法（参考方法）双份测定，并在2小时内完成。④分别比较每组样品，两种方法间的差异，如测定组有差异，对照组无差异说明存在干扰，如两组均无显著性差异说明不存在干扰。单用统计学上的差异显著与否来判断干扰存在与否，有时并不确切，因实际测定中随机误差的存在，可能会做出相反的解释，必须结合临床要求的性能来综合判断。

这两种干扰试验各有优缺点。第一种方法的不足之处是试验样品的介质可能与病理样品的介质不一致，病理样品中的干扰物可能不是原来的药物而是代谢产物，加入的干扰物可能与病理样品中的干扰物不完全同等。第二种方法的不足之处是：①患者通常用多种药物，难以确定干扰物。②不是每种测定项目均有参考方法，而且有的参考方法难以在临床实验室中开展。③参考方法亦可能受某些物质的干扰。两种方法同时使用，会起互补作用。

4. 试验步骤 ①试验材料应选择混合血清1份，分成2份，1份加入干扰物，含量为

临床样品中可能出现的最高含量，另一份不加，按比例混合成5个不同干扰物浓度（见线性评价）。未加干扰物的组为对照组。②每份样品重复测定 n 次。

5. 干扰试验统计评价　干扰值 = 各组均值 - 对照组均值。各组与对照组作配对检验，可得出某浓度内有无干扰。

如果干扰值 < 允许误差（E_A），即使 t 检验差异有显著性，由于干扰物引起的偏差对临床诊断和治疗不产生不良的影响，是可以被接受的。

三、临床生物化学检验方法的性能判断

候选方法可否被接受，最后根据评价试验中的误差结果进行归纳，作出判断。Westgard曾经对医学决定水平上的分析误差，采用统计学方法制定出一套判断指标：首先是制定“可允许误差的95%限度”，然后计算各项误差与其比较，任何一项指标大于可允许误差都不能被接受。

（一）方法学性能标准

性能标准（performance standards，PS）也称分析目标，应根据不同的应用目的（筛选、诊断、预后、监测）而异，由允许分析误差（allowable analytical error，E_A）和医学决定水平（medical decision level，MDL）这两项内容决定。①允许分析误差 E_A：95%样品的允许误差限度。②医学决定水平，用 X_C 表示，是临床判断结果具有临床意义的被分析物浓度。

对于每一医学决定水平都应使用在一定 X_C 值下的 E_A 值。以血清葡萄糖测定为例：在 X_{C1} = 2.8mmol/L，X_{C2} = 6.7mmol/L，X_{C3} = 8.9mmol/L 时，其相应的 E_A 均为 0.56mmol/L，而在 X_{C4} = 16.8mmol/L，相应的 E_A 为 1.4 mmol/L。

（二）单值判断指标

单值判断指标较简单，在评价过程中用于初步估量。

1. 计算公式　单值判断指标的计算公式见表4-8。

表4-8　单值判断指标

误差类别	判断指标	备注
随机误差（RE）	$1.96S_{TM} < E_A$	S_{TM} 表示重复试验的标准差
比例误差（PE）	$(\|R-100\|)(X_C/100) < E_A$	R 表示平均回收率
恒定误差（CE）	（偏差）$< E_A$	由干扰试验测出
系统误差（SE）	$\|(a+bX_C)-X_C\| < E_A$	对比试验回归方程
总误差（TE = RE + SE）	$1.96S_{TM}+\|(a+bX_C)-X_C\| < TE_A$	包括随机和系统误差

2. 结果判断　单值判断指标是可接受性能的估计指标。

表4-8中的 TE_A 为总允许误差，即美国CLIA′88推荐的允许误差（表4-1）。$1.96S_{TM}+|(a+bX_C)-X_C| < TE_A$ 是最低的质量标准，也有使用较高的质量标准 $3S_{TM}+|(a+bX_C)-X_C| < TE_A$ 或 $4S_{TM}+|(a+bX_C)-X_C| < TE_A$。

使用单值判断的主要问题是各项试验的样品数都较小，使测定值极可能是分析误差的不可靠测量，最后使试验估计发生错误。因此，只有在假设所有试验结果是绝对正确的前提下，才能进行上述计算。为了在适当的样品数下，能以最小的代价取得试验误差测定的最大可靠性，可用可信区间判断指标。

（三）可信区间判断指标

可信区间判断指标比较复杂，但能对方法性能提供更客观的决定，起最后判断作用。

1. 95%可信区间、可信上限及可信下限 统计学表明，测定结果的可靠性与测定次数有关，次数愈多，结果反映真实性愈强。但实际上，不可能进行大量的测定。在统计学中为了估量分析误差的不确定性，对于每一误差可计算其可信区间，用可信上限与可信下限代替单值的估量，E_U为误差的可信上限，E_L为误差的可信下限。Westgard 推荐 95% 的可信区间，E_U是误差单侧的95%上限，E_L是误差单侧的95%下限，用此判断候选方法的可接受性比较可靠。假如，$E_U < E_A$，则方法性能为可接受；假如，$E_L > E_A$，则方法必须改进，否则排除；假如 $E_U > E_A$，但 $E_L < E_A$，说明仅有的数据不足以做出任何有关可接受性的结论，还需继续试验以收集更多的数据，以便对分析误差做出较好的估量。

2. 计算公式 可信区间判断指标见表 4 –9。

表 4 –9 可信区间判断指标

误差类别	试验	接受指标 $E_U < E_A$	排除指标 $E_L > E_A$
随机误差（RE）	重复性	$1.96S_{TMU} < E_A$	$1.96S_{TML} > E_A$
比例误差（PE）	回收	$\vert R_U$或$R_L - 100 \vert_U X_C/100 < E_A$	$\vert R_U$或$R_L - 100 \vert_L Xc/100 > E_A$ *
恒定误差（CE）	干扰	$\vert \bar{d} \vert + t(s_d)/\sqrt{N} < E_A$	$\vert \bar{d} \vert - t(s_d)/\sqrt{N} > E_A$ **
系统误差（SE）	方法对比	$\vert (a + bX_C \pm W) - X_C \vert_u < E_A$	$\vert (a + bX_C \pm W) - X_C \vert_L > E_A$ ***
总误差（TE）	重复性和方法对比	$\sqrt{(1.96S_{TNU})^2 + W^2} + \vert (a + bX_C) - X_C \vert < E_A$	$\sqrt{(1.96S_{TNL})^2 + W^2} + \vert (a + bX_C) - X_C \vert > E_A$ △

注：$\bar{d}$ 表示平均干扰值（偏差）；* 特例：当 $R_U > 100 > R_L$，$PE_L = 0$；** 特例：$t(s_d)/\sqrt{N} > \vert$偏差$\vert$，$CE_L = 0$。*** 特例：当 $(a + bXc + W) > Xc > (a + bXc - W)$，$SE_L = 0$；△特例：当 $SE_L = 0$，$TE_L = RE_L$

这些指标在形式上与表 4 –8 相似，最明显的差别是对每一类型误差用两个判断指标，其一是判断可接受性，其二是判断排除。对 RE、PE 及 CE 的判断指标，仅用了误差估量的上限和下限。SE 和 TE 的判断指标较为复杂，引入了一个新的术语“W”。

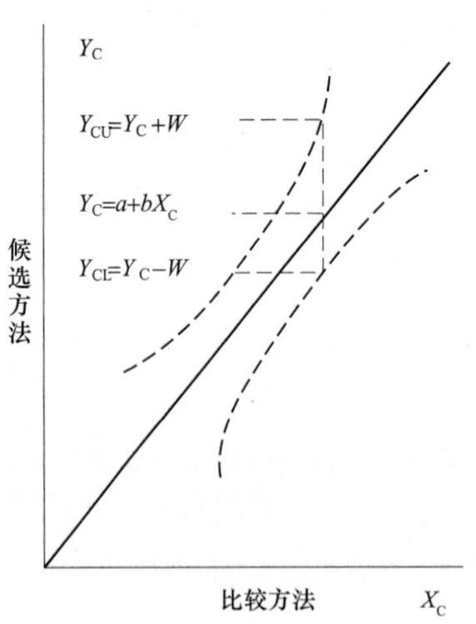

图 4 –1 回归直线的可信区间

W 是回归线可信区间的宽度（与给定的 X_C 相对应的 Y_C 值范围），对于一给定的 X_C，Y_C 的上下可信限由方程 $(a + bX_C) \pm W$ 计算得到。W 计算式如下：

$$W = t\ (S_Y/x)\ [1/N + (X_C - \overline{X})^2 / \sum (X_i - \overline{X})^2]^{1/2} \qquad (4-12)$$

W 的大小取决于选择的百分区间（这里是 95%）和选择的判断值（这里选双侧）。W 也和回归线标准差 $S_{y/x}$ 成正比关系，$S_{y/x}$ 直接反应方法对比数据的不确定性。中括号内的式子表明，在 N 很大，$X_C = \overline{X}$，则 W 很小；若 X_C 无论在哪一方向逐渐偏离 $\overline{X}$，则（$X_C - \overline{X}$）之差增大，W 也增大（图 4－1）。图中实线为回归线，虚线为可信区间的宽度（W）。如果候选方法被得出可接受性的结论，那么接着就要进行评价后试验，最后进入方法应用阶段。不要以为一经评价合格的方法就可产生高质量的结果，还须建立质控系统，以便随时发现合格的方法在实施过程中出现的问题，要善于发现其中还存在的不足并进一步改进。

四、临床生物化学检验方法和程序的分析性能验证

按照 ISO 15189 认可准则要求，临床生物化学检验程序在常规应用前，应由实验室对未加修改而使用的已确认的检验程序进行独立验证，以证实检验程序的性能指标，应与检验结果的预期用途相关。建议临床实验室可按照 CNAS－CL02－A003《医学实验室质量和能力认可准则在临床化学检验领域的应用说明》进行检验方法和程序的分析性能验证。

（一）分析性能验证内容

至少应包括正确度、精密度和可报告范围。

如果使用内部程序，如自建检测系统，应有程序评估并确认正确度、精密度、可报告范围、生物参考区间等分析性能符合预期用途。

（二）分析性能要求

1. 适用时，性能指标应不低于国家标准、行业标准或地方法规的要求，如中华人民共和国卫生行业标准 WS/T 403—2012。

2. 检测系统不精密度要求。以能力验证/室间质评评价界限作为允许总误差（TE_a），重复性精密度 $< 1/4TE_a$；中间（室内）精密度 $< 1/3TE_a$；或小于规定的不精密度。

3. 实验室内分析系统间不定期比对（如设备故障修复后）要求。样品数 $n \geqslant 5$，浓度应覆盖测量范围，包括医学决定水平，至少 4 份样品测量结果的偏差 $< 1/2TE_a$；或小于规定的偏倚。

4. 实验室内分析系统间定期比对要求。样品数 $n \geqslant 20$，浓度应覆盖测量范围，包括医学决定水平，计算回归方程，计算在医学决定性水平下的系统误差（偏倚%），应 $< 1/2TE_a$。

5. 留样再测判断标准。依据检测项目样品稳定性要求选取长期限样品，$n \geqslant 5$，覆盖测量范围，考虑医学决定水平，至少 4 份样品测量结果的偏差 $< 1/3TE_a$；

6. 没有标准和室间质评要求时，实验室间结果比对合格标准可依据制造商声明的性能标准而制定。

第三节　临床生物化学检验试剂盒的性能评价

一、临床生物化学检验试剂盒的分类与特点

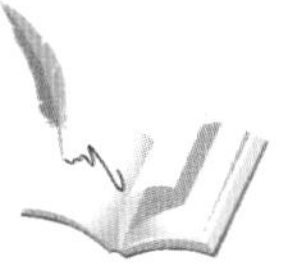

用于检验项目测定的含有使用说明书的所有配套试剂的组合，称为试剂盒（reagent

kit，kit）。根据方法学的不同，临床生化试剂盒可以分为化学法、酶法、免疫法。根据其物理性状，可以分为固体试剂和液体试剂。根据其组合方法，分为单一试剂和双试剂。正在发展的试剂盒的形式还有快速反应试剂、卡式试剂、多项同测组合试剂和浓缩试剂。

（一）固体试剂和液体试剂

试剂盒在使用以前，其主要组分以固体形式存在的（不包括参考物），称固体试剂；以液体形式存在的，称液体试剂。固体试剂是商品试剂发展的早期形式，包括冻干试剂、粉状试剂、干片试剂等形式。

固体试剂的优点是运输方便、保存期长，其缺点是组分均一性较差，瓶间差较大，分装过程中的称量误差和复溶时加入水量的误差都导致瓶间的不均一性，水质的优劣对试剂的稳定性和测定结果的可靠性有相当大的影响。

液体试剂是当前的主要试剂形式，其稳定性高，组分高度均一，瓶间差小，测定重复性好，使用方便。液体试剂无需加入任何辅助试剂及蒸馏水，避免了外源性水质对试剂的影响，性能较稳定，测定结果较为准确。缺点是液体试剂（尤其是酶试剂）保存时间较短，不便于运输。

（二）单一试剂和双试剂

试剂盒在使用时，除参考物外，只有一个试剂的，称为单一试剂；如果有两个试剂，则称为双试剂。有时也有三试剂或四试剂，但这种情形很少见。单一试剂的优点是操作简单，其缺点是稳定性较差，抗干扰能力差。如内源性 NH_4 对尿素酶法测定尿素的干扰，维生素 C 和尿酸对 Trinder 反应的干扰，以及内源性丙酮酸对 ALT、AST 测定的干扰等。

双试剂是目前的主要试剂形式，提高了抗干扰能力、试剂的稳定性和均一性。

（三）液体双试剂盒的特点

1. 提高了抗干扰反应的能力 在临床生化测定过程中，血样品除了含有待测物质外，还含有各种酶、有机物、无机盐等物质，这些物质都会干扰或参与测试反应，引起非特异性反应干扰，而双试剂型试剂盒可以克服这种干扰反应。在测定过程中，首先让试剂Ⅰ与样品中的干扰物质反应，反应 5 分钟后，再用试剂Ⅱ启动真正的测试反应，从而使测定结果更加准确。

2. 稳定性能优良 目前临床化学检定的许多项目都已用酶法进行测定，这些酶法测定的特异性高、反应温和、无污染，但是酶法生化商品试剂生产的最大技术障碍便是试剂的稳定性问题，为此许多试剂生产厂家推出了冻干、干粉、片剂的酶法试剂，从而解决了成品贮存与运输问题，然而在使用过程中仍然受到了复溶后稳定性的影响。全液体酶法试剂从分配上解决了这一矛盾：①用户可根据每次样品量多少按一定比例配制适量工作液，当天配制当天用完，这样便可减少试剂损失。②如果用户使用的自动生化分析仪有双试剂测定功能，那么就不必把双试剂混合成工作试剂进行测定，保证了试剂的稳定性。

全液体型生化试剂，在使用过程无需任何辅助试剂及蒸馏水，这就避免了外源水质对试剂的影响，保证了试剂在有效期内的稳定和测定结果的可靠。

3. 试剂组分高度均一 试剂中每一组分均一性是影响试剂测定重复性的一个重要因素。液体型的生化试剂从生产到使用全是液态，这就保证了每一个组分相对均匀，提高了测定的重复性。

二、临床生物化学检验试剂盒的性能指标、评价方法与质量标准

试剂盒的性能指标包括外观、净含量、试剂空白、分析灵敏度、空白限、线性、重复性、批内瓶间差、批间差、准确度和稳定性。

（一）外观

目测检查，符合生产企业规定的正常外观要求（一般要求试剂无杂质、无絮状物，外包装完整无破损）。

（二）净含量

用通用量具测量，液体试剂的净含量应不少于标示值。

（三）试剂空白

1. 试剂空白吸光度　用指定空白样品测试试剂（盒），在测试主波长下，记录测试启动时的吸光度（A_1）和约5分钟（T）后的吸光度（A_2），A_2测试结果即为试剂空白吸光度，测定值应符合生产企业给定范围。

2. 试剂空白吸光度变化率　对于速率法测试的试剂，用指定空白样品测试试剂（盒），在测试主波长下，记录测试启动时的吸光度（A_1）和约5分钟（T）后的吸光度（A_2），计算出吸光度变化值（$|A_2 - A_1|/T$)），即为试剂空白吸光度变化率（A/min），应不超过生产企业给定值。

（四）分析灵敏度

试剂（盒）测试n单位被测物时，用已知浓度或活性的样品测试试剂（盒），记录在试剂（盒）规定参数下产生的吸光度改变。换算为n单位吸光度差值（ΔA）或吸光度变化率（ΔA/min），应符合生产企业给定范围。

（五）空白限（透射比浊法适用）

用试剂（盒）测试空白样本，重复测试20次。计算20次测试结果的平均值（$\bar{x}$）和标准差（SD）。空白限（$\bar{x} + 2SD$）应不大于生产企业给定值。

（六）线性区间的验证

用接近线性区间上限的高浓度（活性）样本和接近线性区间下限的低浓度（活性）样本，混合成至少5个稀释浓度（x_i）。分别测试样本，每个稀释浓度测试3次，求出每个稀释浓度测定结果的均值（y_i）。以稀释浓度（x_i）为自变量，以测定结果均值（y_i）为因变量，求出线性回归方程。按式（4-13）计算线性回归的相关系数（r）。

$$r = \frac{\sum [(x_i - \bar{x})(y_i - \bar{y})]}{\sqrt{\sum (x_i - \bar{x})^2 \sum (y_i - \bar{y})^2}} \tag{4-13}$$

稀释浓度（x_i）代入，求出线性回归方程，按式（4-14）、式（4-15）计算y_i的估计值及y_i与y_i估计值的绝对偏差（A）或相对偏差（B）。

$$A = |y_i - y_i\text{估计值}| \tag{4-14}$$

$$B = \frac{|y_i - y_i\text{估计值}|}{y_i\text{估计值}} \times 100\% \tag{4-15}$$

试剂（盒）线性区间内的分析性能应符合如下要求。

1. 线性相关系数 r 应≥0.990。

2. 线性偏差应不超过生产企业给定值。

（七）重复性

在重复性条件下，用控制物质或人源样本（高、中、低浓度）测试试剂（盒），重复测试至少10次（n≥10），分别计算测量值的平均值（$\bar{x}$）标准差（SD），计算变异系数（CV）。变异系数（CV）不超过生产企业给定值。

$$SD = \sqrt{\frac{\sum (x_i - \bar{x})^2}{n-1}} \tag{4-16}$$

$$CV = \frac{SD}{\bar{x}} \times 100\% \tag{4-17}$$

（八）批内瓶间差（干粉或冻干粉适用）

用控制物质或人源样本分别测试同一批号的10个待检试剂（盒），并计算10个测量值的平均值（$\bar{x}_1$）和标准差（s_1）。

用控制物质或人源样本对该批号的1个待检试剂（盒）重复测试10次，计算结果均值（$\bar{x}_2$）和标准差（s_2）。按式（4-18）、式（4-19）计算瓶间差的变异系数（CV）。

$$s_{瓶间} = \sqrt{{s_1}^2 - {s_2}^2} \tag{4-18}$$

$$CV = s_{瓶间}/\bar{x}_1 \times 100\% \tag{4-19}$$

当 $s_1 < s_2$ 时，令 CV=0。

试剂（盒）批内瓶间差不超过生产企业给定值。

（九）批间差

用控制物质或人源样本（医学决定水平附近浓度）测试3个不同批号的试剂（盒），每个批号测试3次，分别计算每批3次测定的均值 $\bar{x}_i$（$i=1, 2, 3$），按式（4-20）、式（4-21）计算相对极差（R）。

$$\bar{x}_T = \frac{\bar{x}_1 + \bar{x}_2 + \bar{x}_3}{3} \tag{4-20}$$

$$R = \frac{\bar{x}_{max} - \bar{x}_{min}}{\bar{x}_T} \times 100\% \tag{4-21}$$

式中，$\bar{x}_{max}$ 表示 $\bar{x}_i$ 中的最大值；$\bar{x}_{min}$ 表示 $\bar{x}_i$ 中的最小值。

试剂（盒）批间差应不超过生产企业规定要求。

（十）准确度

1. 相对偏差 试剂（盒）测试可用于评价常规方法的有证参考物质（CRM）或其他公认的参考物质，或由参考方法定值的人源样本，测试3次，按式（4-22）计算相对偏差（$B\%$）；如果3次结果都符合，即判为合格。如果大于等于2次的结果不符合，即判为不合格。如果有1次结果不符合，则应重新连续测试20次，并分别按式（4-22）计算相对偏差，如果大于等于19次测试的结果符合，则准确度符合要求。

$$B\% = (M - T)/T \times 100\% \tag{4-22}$$

式中，M 表示测试值；T 表示参考物质标示值。

2. 回收试验　在临床样本中加入一定体积标准溶液［其体积比不应产生基质的变化，加入标准溶液后样品总浓度应在试剂（盒）测定线性区间内］或纯品，每个浓度重复测定3次，按式（4－23）计算回收率。

$$R = \frac{C \times (V_0 + V) - C_0 \times V_0}{V \times C_S} \times 100\% \qquad (4-23)$$

式中，R 表示回收率；V 表示加入标准液体积；V_0 表示人源样本的体积；C 表示人源样本加入标准液后的测定浓度；C_0 表示人源样本的测定浓度；C_S 表示标准溶液的浓度。

试剂（盒）准确度应符合生产企业规定要求。

（十一）试剂稳定性

1. 效期稳定性　试剂（盒）在规定的储存条件下保存至有效期末，产品性能应符合试剂空白、分析灵敏度、空白限（透射免疫比浊法适用）、线性、重复性和准确度的要求。

2. 热稳定性　取有效期内试剂（盒）在热稳定性条件下进行检测，产品性能应符合试剂空白、分析灵敏度、空白限（透射免疫比浊法适用）、线性、重复性和准确度的要求。

3. 复溶稳定性　干粉试剂开瓶后（复溶后）在规定的储存条件下保存至预期时间内，产品的性能至少应符合线性和准确度的要求。

扫码“练一练”

小结与展望

临床生物化学检验方法分为决定性方法、参考方法、常规方法三级。较高级别的参考物质分为一级参考物和二级参考物。

临床生物化学检验方法的分析性能评价包括精密度性能评价、正确度性能评价、线性范围评价、分析灵敏度性能评价、回收试验和干扰试验以及基质效应评价。

临床生物化学试剂盒性能指标包括外观、净含量、试剂空白、分析灵敏度、空白限、线性、重复性、批内瓶间差、批间差、准确度和稳定性。

（王太重）

第五章　临床生物化学常用分析技术

教学目标与要求

掌握　紫外－可见分光光度法的方法原理及其在临床生物化学检验中的应用和评价。

熟悉　原子吸收分光光度法、荧光分光光度法、散射光谱法的原理及应用。

了解　离子交换层析、高效液相层析、亲和层析和质谱分析技术的原理和临床应用。

临床生物化学检验常用分析技术包括光谱分析技术、离心技术、电泳技术、层析分析技术和质谱分析技术等。其中应用最广泛的是光谱分析技术。随着胶乳增强免疫比浊技术的日益成熟，越来越多的免疫检验项目可以在自动生化分析仪上完成测定。层析技术和质谱技术因其准确度高，多作为生化物质检测的参考方法或决定性方法，但由于设备成本高、自动化程度低，在临床应用尚不普遍。本章主要阐述光谱分析技术、层析分析技术及质谱分析技术在临床生物化学检验中的应用。

第一节　光谱分析技术

光谱分析技术（spectral analysis technology）是基于电磁辐射与物质作用时，通过测量物质内部发生量子化的能级之间跃迁而产生的发射、吸收和散射辐射的波长和强度的变化而建立起来的分析方法。即利用各种化学物质所具有的发射、吸收或散射光谱谱系的特征，来确定其性质、结构或含量的技术。根据物质与辐射相互作用的形式，把光谱分析技术分为发射光谱分析、吸收光谱分析和散射光谱分析三大类。

扫码“学一学”

一、吸收光谱分析法

在连续光谱中某些波长的光被物质选择性吸收后产生的光谱被称为吸收光谱（absorption spectrum）。物质的吸收光谱取决于物质的结构，包括分子吸收光谱和原子吸收光谱。在临床生物化学检验中，应用吸收光谱原理进行分析的方法主要有紫外－可见分光光度法、原子吸收分光光度法。

（一）紫外－可见分光光度法

紫外－可见分光光度法（ultraviolet visible spectrophotometry，UV－VIS）是根据物质分子对波长为200～760 nm范围电磁波的吸收特性而对物质进行定性、定量和结构分析的方法。

1. 方法概述　朗伯－比尔定律是吸收光谱法的基本定律。朗伯定律说明光吸收与液层厚度的关系，比尔定律说明光吸收与溶液浓度的关系。

当一束单色光通过溶液后，由于溶液吸收了部分光能，光的强度就会减弱。设入射光强度为I_0，当透过浓度为c、液层厚度为b的溶液后，透射光强度为I，透射光强度与入射

光强度的比值称为透光度，也叫透射率，以 T 表示。朗伯－比尔定律表达式为：

$$A=-\lg T=-\lg \frac{I}{I_0}=k\cdot b\cdot c$$

式中，A 表示吸光度（absorbance，A），为透光度（transmittance，T）的负对数，表示光被溶液吸收的程度。

k 表示吸光常数（absorptivity constant），有两种表示形式：摩尔吸光系数 ε 和百分比吸光系数 E。ε 表示在一定波长下液层厚度为 1 cm，溶液浓度 c 为 1 mol/L 时测得的溶液吸光度值。E 表示在一定波长下，当溶液浓度为 1 g/dl、液层厚度为 1 cm 时测得的吸光度值，又称为百分吸光系数、比吸光系数。ε 和 E 可相互换算：$E=\varepsilon\cdot\frac{10}{M_W}$，$M_W$ 为相对分子质量。

k 与多种因素有关，包括入射光波长、溶液温度、溶剂性质及吸收物质的性质等。如果在上述因素中除吸收物质外其他因素固定不变时，则 k 只与吸收物质的性质有关，可作为该物质吸光能力大小的特征数据。因此，k 反映了物质对光的吸收能力，也反映了分光光度分析法测定物质的灵敏度，k 越大，方法的灵敏度越高。

朗伯－比尔定律不仅适用于分子吸收，也适用于原子吸收。

当溶液中有多种吸光物质时，总吸光度等于吸收介质内各吸光物质吸光度的总和，即吸光度具有加和性，这是进行多组分光度分析的理论基础。

$$A_{总}=A_1+A_2+\cdots+A_n$$

朗伯－比尔定律的适用条件：① 入射光为单色光，波长范围越大，单色光纯度越低，对朗伯－比尔定律的偏离越大。② 分子间互不干扰，当溶液浓度很大时，由于溶液分子的相互干扰，该定律不再成立。

2. 定量分析方法　根据朗伯－比尔定律，物质在一定条件下的吸光度与浓度之间有线性关系。因此只要实验测得吸光度 A，就可以用校准曲线法、吸光系数法和对比法等计算出待测物质的浓度。

（1）校准曲线法　将一系列浓度不同的校准物按照一定操作过程显色后，分别测吸光度，以吸光度为纵坐标，浓度为横坐标，绘制校准曲线。在相同条件下处理待测物质并测定其吸光度，即可从校准曲线找出相对应的浓度。

该法的优点是：绘制好校准曲线后，可直接从校准曲线上读出待测物质的含量，方便简单，特别适合于样本量大的分析。应用时需注意：① 测定条件发生变化时（如更换校准物和试剂等），应重新绘制。② 校准物应有较高纯度，校准液的配制应准确。③ 当待测溶液吸光度超过线性范围时，应将标本稀释后再测定。④ 标本测定的条件应和校准曲线制作时的条件完全一致。

（2）吸光系数法　根据朗伯－比尔定律表达式中的 A、k、b 求出 c。在实际工作中，不能直接用 1 mol/L 这种高浓度的溶液测定吸光度，而是在稀释成适宜浓度时测定吸光度来进行运算。

如前所述，ε 值与入射光波长、溶液的性质等因素有关，如 NADH 在 260 nm 时 ε 为 15000 L/（mol・cm），在 340 nm 时为 6220 L/（mol・cm）。该方法的优点是简单方便，常用于待测物的含量测定，无需配置校准物溶液；缺点是不精确，如果杂质或试剂成分在该波长有吸收，则结果偏高。在没有校准物的前提下可以应用，许多脱氢酶活性的测定以及用脱氢酶作指示酶的代谢物测定大多采用这种方法。但该方法应用时需经过论证，谨慎

使用。

（3）对比法　将校准物与待测样品在相同条件下显色并测定各自的吸光度。由于测定体系的温度、液层厚度以及入射光波长是一致的，校准物与待测样品的 ε 值及 b 值相等，根据朗伯－比尔定律：$A_C = k \cdot b \cdot c_C$，$A_X = k \cdot b \cdot c_X$，则可应用下式比较计算待测样品浓度：$c_X = c_C \cdot \dfrac{A_X}{A_C}$。

式中，c_X 和 c_C 分别表示待测样品和校准物的浓度；A_X 和 A_C 分别为待测样品和校准物的吸光度。临床许多生物化学项目的化学法测定及酶试剂终点法测定大多采用此法定量。该方法简便快速，但误差较大，要求校准物与待测物浓度相近。

（4）自动生化分析仪的常用分析方法　临床生物化学分析仪主要采用分光光度法，分光光度法按检测类型可以分为终点法和连续监测法两种，定时法（固定时间法）可以看成终点法或连续监测法的特殊形式。详细内容参见相关章节。

3. 紫外－可见分光光度法的应用　紫外－可见光谱是临床生物化学检验中应用最广泛的一种光谱，绝大多数临床生化检验项目都采用这段光谱进行分析。应用范围包括：① 定量分析，广泛用于人体各种标本中微量和常量的无机物和有机物（蛋白质、酶、小分子代谢物等）的测定。② 定性和结构分析，紫外吸收光谱还可用于推断空间阻碍效应、氢键的强度、互变异构、几何异构现象等。③ 反应动力学研究，即研究反应物浓度随时间而变化的函数关系，测定反应速度和反应级数，探讨反应机制。④ 研究溶液平衡，如测定络合物的组成，稳定常数、酸碱离解常数等。

4. 紫外－可见分光光度法的应用评价　紫外－可见分光光度法是临床生物化学检验中应用最广泛的一类分析技术，其方法具有灵敏度高、测量范围广、分析精密度准确度高、分析速度快、样品用量少、操作简便等优点。但是影响光谱分析准确性的因素也不容忽视。

（1）仪器因素　仪器的性能好坏直接影响到测定结果的可靠性和精密度。① 单色器的类型和质量不同，得到的单色光纯度不同，加上使用中狭缝宽度调节不当，都可造成入射光的单色性不纯。因光的吸收定律在单色光的条件下成立，故各种原因引起的单色光不纯都可以使仪器读数不准，造成分光光度计的测量误差。② 杂散光（stray light）是指远离吸收光的其他波长的入射光。由于光源发出的光经过单色器时有可能从单色器舱内及其他光学元件表面发生反射，光学元件表面以及大气中的灰尘也可以发生散射，这些都会产生杂散光。杂散光是光谱测量中误差的主要来源。尤其对高浓度的样品，若仪器有 1 % 的杂散光，则对 A 为 2.0 的样品测试时，会引起 2% 的分析误差。③ 吸收池的质量不好或使用保管不善，吸收池不匹配，透光面被污染上油污、指纹、沉淀，吸收池与光路不垂直等原因都可引起测量准确性降低。④ 仪器电源电压波动超过了仪器的稳压范围可以引起光源光强度波动和检测器噪声增大，使测量准确度降低。⑤ 除上述几项影响准确度的因素外，吸光度读数刻度误差、仪器安装环境（如振动、温度变化）等也可引起测量准确度的降低。

（2）化学因素　吸光物质在溶液中由于浓度的改变而引起离解、缔合或溶剂化等现象，使吸光物质对光吸收的选择性及强度发生质的改变，这类误差称为化学误差。化学因素主要有以下几种：① 被测物浓度的影响。② 溶液 pH 的影响。③ 杂质的影响。④ 放置时间的影响。⑤溶剂、温度、溶液体系的均匀性等。

（3）主观因素　由于操作不当所致，因为某些有色物质的生成及其颜色的深浅，往往随加入试剂的量、加入顺序、试剂浓度、反应温度和反应时间等因素而发生改变。

（二）原子吸收分光光度法

1. 方法概述　原子吸收分光光度法（atomic absorption spectrometry，AAS）是基于处于原子蒸气中的待测元素的基态原子对与其相同的物质所发射的特征谱线的吸收作用而建立的一种定量分析技术。原子吸收分光光度法使用空心阴极灯光源激发产生待测元素的特征谱线，在复杂试样分析中，不经化学分离就能直接测定多种元素，具有灵敏度高、选择性好、操作简便、分析速度快等优点。不足之处为：必须注意背景以及其他原因引起的对测定的干扰，如有些反应的显色剂本身的颜色会影响测定的专一性；仪器某些工作条件（如波长、狭缝、原子化条件等）的变化可影响灵敏度、稳定程度和干扰情况；另外，比色法需有校准物；AAS法测定每一种元素都需一种特定元素的空心阴极灯；对难溶元素测定的灵敏度还不够理想。由于AAS法的分析条件要求较高，操作也比较复杂，在临床实验室一般应用较少。只有被当作参考方法为钙、镁定值时或建立新常规方法作比较试验时才应用。

2. 定量分析方法　常用的原子吸收定量方法有校准曲线法、校准加入法和内标法，其中校准加入法因能较好地排除样品中其他成分对测定的影响而最为常用。

（1）校准曲线法　按照一定操作过程分别测定一系列浓度不同的校准物溶液，以吸光度为纵坐标，浓度为横坐标，绘制校准曲线。在相同条件下处理待测样品并测定其吸光度，即可从校准曲线上找出对应的浓度。由于影响因素较多，每次实验都需制作校准曲线。

（2）校准加入法　把待测样品分成体积相同的若干份，分别加入不同量的校准物，然后测定各溶液的吸光度，以吸光度为纵坐标，校准物加入量为横坐标，绘制校准曲线，用直线外推法使工作曲线延长交于横轴，找出待测样品的对应浓度。本法的优点是能够更好地消除样品基质效应的影响。

（3）内标法　在系列校准物和待测样品中加入一定量样品中不存在的元素（内标元素），分别进行测定。以校准物与内标元素的比值为纵坐标，校准物浓度为横坐标，绘制校准曲线，再根据待测样品与内标元素的比值，依曲线计算出待测样品的浓度。本法要求内标元素应与待测元素有相近的物理化学性质。

二、发射光谱分析法

物质吸收能量后可从基态跃迁至激发态。处于激发态的分子或原子不稳定，当从激发态返回基态时，吸收的能量会以发光的形式释放出来，所发射的光被光谱仪器分解成光谱，称为发射光谱（emission spectrum）。根据被激发的物质不同可将发射光谱分为：线状光谱（原子或离子）、带状光谱（分子）及连续光谱（炙热的固体或液体）。线状光谱是元素的固有特征，每种元素有特有的不变的线状光谱，这是发射光谱分析的理论基础。发射光谱分析法（emission spectroscopy，ES）是根据每种元素特有的线状光谱来识别或检测各种元素。

临床生物化学检验常用的发射光谱分析法有荧光分析法（fluorescence spectrometry，FS）和火焰光度法（flame photometry，FP）。火焰光度法，由于操作复杂，干扰因素多，存在安全隐患，已逐渐被淘汰。荧光分析法，由于灵敏度高，检测范围广，操作较简便迅速，故目前广泛应用于临床。

（一）荧光分析法概述

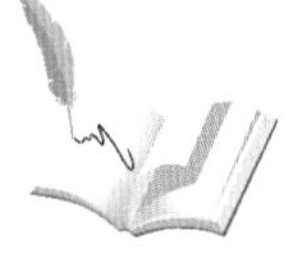

荧光分子都具有两个特征性光谱：激发光谱和发射光谱（荧光光谱）。荧光分析法就是

利用物质被激发光激发后所发射的荧光的波长和强度对物质进行定性和定量分析的方法。凡能产生荧光的化合物，均可采用荧光分析法进行定性或定量。其优点是灵敏度较紫外-可见分光光度法更高，达 10^{-12} ~ 10^{-10} g/ml，选择性强、使用方便，但应用不及紫外-可见分光光度法广泛。

1. 荧光定量分析法 荧光定量分析法（fluorescent quantitative analysis，FQA）通常有校准对比法和校准曲线法。如各组分荧光峰相距颇远，可分别在不同波长测定各个组分的荧光强度，即可求出各组分浓度。如果各组分荧光光谱相互重叠，可利用荧光强度的加和性质，测得混合物的荧光强度，再根据被测物质各自在适宜波长处的最大荧光强度，列出联立方程式求算各自的含量。对较高浓度的荧光物质可用差示荧光法测定。

2. 差示荧光法 差示荧光法是差示分光光度法（differential spectrophotometry）的一种。当待测样品中被测组分浓度过大或过小（吸光度过高或过低）时，测量误差均较大。为克服这种缺点而改用浓度比样品稍低或稍高的校准溶液代替空白试剂来调节仪器的 100 % 透光率（对浓溶液）或 0 % 透光率（对稀溶液）以提高分光光度法精密度、准确度和灵敏度的方法，称为差示分光光度法，简称 ΔA 法。

（二）荧光分析法的应用

荧光分析法广泛应用于各领域，在临床生物化学检验方面可用于糖类、胺类、甾族化合物、DNA 与 RNA、酶与辅酶、维生素及无机离子 Ca^{2+}、Cl^{-}、Fe^{3+}、Zn^{2+} 等测定。

（三）荧光分析法的应用评价

荧光分析法具有灵敏度高、选择性好、取样量少等优点，但是众多影响荧光强度的因素都会影响荧光分析法的准确性。

1. 溶剂纯度 水、乙醇、环己烷等常用溶剂中常含有荧光杂质，影响测定，必须在使用前作净化处理。

2. 荧光物质的浓度 ① 对于某一荧光物质的稀溶液，当溶液的厚度不变时，则它所产生的荧光强度 F 和该溶液的浓度 c 成正比。② 当荧光物质浓度高时，会发生分子间碰撞，使荧光强度减弱，这种现象称为淬灭，使荧光效率降低。③ 温度增高后使分子间碰撞次数增加，消耗分子的内部能量。④ 溶液的 pH 改变对溶液荧光强度影响较大，因为有些物质在离子状态时无荧光，而有些则相反，也有二者均有荧光。

三、散射光谱分析法

当光照射到物质上时，除了可能发生部分光被吸收外，还可能发生反射和散射。当入射光波长大于粒子直径时，光束通过不均匀媒质时，部分光束将偏离原来方向而分散传播的现象称为散射（scattering）。

（一）散射光谱分析法概述

当光与粒子相互碰撞后，发生能量交换，产生新波长的光，这种散射称为拉曼散射（Raman scattering），拉曼散射光波长与入射光波长不一致，称为拉曼效应，所产生的光谱被称为拉曼光谱或拉曼散射光谱（Raman scattering spectra）。拉曼光谱分析法是基于印度科学家 C. V. 拉曼（Raman）所发现。

（二）散射光谱法的应用

通过拉曼光谱分析以得到分子振动、转动方面信息，并应用于分子结构研究，因此拉曼散射光谱技术已广泛应用于医药、文物、宝石鉴定等领域。拉曼光谱作为一种无损、非接触的快速检测技术，在基础医学研究领域可用于包括组织结构及成分鉴别（脂类、蛋白质、糖类、水、DNA、RNA 等）、细胞的定位、鉴别及分类等。在临床诊断方面，拉曼散射可在不损伤细胞的条件下实时动态地监测细胞分子结构变化，可以对细胞、病毒等进行原位检测分析；拉曼光谱可以在分子水平上揭示癌细胞组织结构与正常细胞组织结构之间的差异，为癌症诊断和机制分析提供重要的信息和数据，已经被用于多种组织癌如皮肤癌、乳腺癌等的检测与诊断研究中。在很多空腔组织如肺、胃、结肠等中，可以将光纤包埋在内窥镜中实现拉曼光谱的活体实时检测。此外，拉曼光谱还可用于无损血液检测、结石成分快速分析等。

（三）散射光谱法的应用评价

1. 拉曼光谱用于分析的优点　不需要对样品进行前处理，也没有样品的制备过程，避免了一些误差的产生，具有操作简便、测定时间短、灵敏度高等优点。

2. 拉曼光谱用于分析的缺点　因拉曼信号是个弱信号，有些样品直接测试的信号太弱，不容易判别。此外，拉曼散射面积、不同振动峰重叠和拉曼散射强度容易受光学系统参数等因素的影响、荧光现象对傅里叶变换拉曼光谱分析的干扰等，都会对分析的结果产生一定的影响。

第二节　层析技术

1903 年，俄国植物学家 M. Tsweet 首次提出了层析的概念。20 世纪 50 ~ 60 年代先后诞生了气相层析和高效液相层析方法。目前，层析技术尤其是自动化、微型化的层析方法作为一种重要的分离分析方法已广泛应用于临床、科研领域。

一、层析技术概述

层析（chromatography）是“色层分析”的简称，又称色谱，是利用待分离的混合物中各成分对固定相亲和力不同所引起的移动速度差，从而达到将各组分分离，并进行定性与定量分析的技术。

所有层析系统都由两相组成：一是固定相，另一是流动相。当待分离的混合物随溶剂（流动相）通过固定相时，由于各组分理化性质的差异，与两相发生吸附、溶解、结合作用的能力不同，在两相中的分配量也不同，而且随着溶剂向前移动，各组分不断地在两相中进行再分配。与固定相亲和力弱的组分，随流动相移动时受到的阻力小，向前移动的速度快，反之与固定相亲和力强的组分，向前移动速度就慢。分步收集流出液，可得到样品中所含的各单一组分以进行分离和分析。

1. 层析方法分类

（1）根据流动相和固定相的不同分类　以流动相所处状态不同可分为气相层析、液相层析、超临界流体层析、电层析（表 5 - 1）；再根据流动相与固定相各自状态不同可进一步将气相层析划分为气固层析、气液层析；液相层析划分为液 - 固层析和液 - 液层析等（表 5 - 2）。

表5-1 按流动相种类分类

类型	流动相	主要分析对象
气相层析	气体	挥发性有机物
液相层析	液体	可以溶于水或有机溶剂中的各种物质
超临界流体层析	超临界流体	各种有机化合物
电层析	缓冲溶液、电场	离子和各种有机化合物

表5-2 按两相所处状态分类

		流动相	
		液体	气体
固定相	液体	液-液层析法	气-液层析法
	固体	液-固层析法	气-固层析法

（2）根据层析原理分类　根据层析原理可分为吸附层析、分配层析、离子交换层析、凝胶过滤层析、亲和层析等（表5-3）。

表5-3 按层析原理分类

类型	分离原理
吸附层析法	固定相是固体吸附剂，各组分在吸附剂表面吸附能力不同
分配层析法	各组分在流动相和固定相中的分配系数不同
离子交换层析法	固定相是离子交换剂，各组分与离子交换剂亲和力不同
凝胶过滤层析法	固定相是多孔凝胶，各组分因分子大小不同而在凝胶上受阻滞的程度不同
亲和层析法	固定相只能与一种待分离组分专一结合，以此与无亲和力的其他组分分离

（3）根据操作形式分类　根据操作形式可分为柱层析、纸层析、薄层层析、薄膜层析等（表5-4）。

表5-4 按操作形式不同分类

名称	操作模式
柱层析法	固定相装于柱内，加样后用流动相展开，使样品沿着一个方向前移而分离
薄层层析法	将适当黏度的固定相均匀涂铺在薄板上，点样后用流动相展开，使各组分分离
纸层析法	用滤纸作液体的载体，点样后用流动相展开，使各组分分离
薄膜层析法	将适当的高分子有机吸附剂制成薄膜，以类似纸层析方法进行物质的分离

以上分类无严格界限，有些名称相互交叉，如亲和层析应属于一种特殊的吸附层析，纸层析是一种分配层析，柱层析可做各种层析。

纸层析和薄层层析主要适用于小分子物质的快速检测分析和少量分离制备，通常为一次性使用，而柱层析是常用的层析形式，适用于样本的分离和分析。生物化学检验中常用的凝胶层析、离子交换层析、亲和层析和高效液相层析等都通常采用柱层析形式。

（4）根据分离压力分类　根据分离压力可分为高压层析、中压层析和低压层析。

2. 层析方法特点　层析法具有应用范围广、分离效率高、样品用量少、选择性好、多组分同时分析、易于自动化等优点，但定性能力较差，且不同层析方法的具体特点也各不相同。

二、离子交换层析法与应用

离子交换层析（ion exchange chromatography，IEC）是依据各种离子或离子化合物与固定相离子交换剂的结合力不同而进行分离纯化的方法。

（一）离子交换层析法的原理

离子交换层析的固定相是离子交换剂，是由一类不溶于水的惰性高分子聚合物基质构成，分子中具有解离性基团（交换基，通过一定的化学反应共价结合上某种电荷基团形成的），在水溶液中能与溶液中的其他阳离子或阴离子起交换作用：

$$RSO_3^- H^+ + Na^+ Cl^- \rightleftharpoons RSO_3^- + Na^+ + H^+ Cl^-$$

$$R_4N^+ OH^- + Na^+ Cl^- \rightleftharpoons R_4N^+ Cl^- + Na^+ OH^-$$

离子交换剂可以分为三部分：高分子聚合物基质、电荷基团和平衡离子。电荷基团与高分子聚合物共价结合，形成一个带电的可进行离子交换的基团。平衡离子是结合于电荷基团上的相反离子，它能与溶液中其他的离子基团发生可逆的交换反应。平衡离子带正电的离子交换剂能与带正电的离子基团发生交换作用，称为阳离子交换剂；平衡离子带负电的离子交换剂能与带负电的离子基团发生交换作用，称为阴离子交换剂。

扫码“看一看”

（二）离子交换层析法的方法评价

凡是影响离子交换的因素都会影响离子交换层析的效果。包括溶液的酸碱度、对交换离子的选择性、被交换物质在溶液中的浓度、温度、溶剂、树脂交联度、交换基团的解离能力等。

（三）离子交换层析法的应用

离子交换层析的应用范围很广，在临床生化的应用主要有以下几个方面。

1. 纯水处理　在全自动生化分析仪检测过程中，纯水作为生化反应的载体或介质、样品或试剂的稀释液和溶剂、仪器的清洗液以及反应的参与试剂等贯穿于检测的全过程，其纯化质量的高低直接关系到检测结果的可信度。目前国内大部分临床实验室都使用反渗透中央纯水系统。

（1）纯水系统工作流程　① 原水预处理，除去自来水中绝大部分的杂质。② 反渗透膜（reverse osmosis membrane，RO）处理，大量去除水中的离子和其他杂质，去除能力通常可大于95%，达到三级纯水（电阻率 >0.2MΩ · cm）的标准。③ 去离子水的制备，采用离子交换层析法将三级纯水进一步去离子以达到一级纯水（电阻率≥10MΩ · cm）的标准才能用于生化检测。

（2）评价水质的常用指标　① 电阻率是衡量实验室用水导电性能的指标，其随着水内无机离子的减少而增大，但由于水自身的解离作用，电阻率最大只能达到 18.2 MΩ · cm 左右，是检测水中离子浓度的主要指标；② 总有机碳（TOC）是指水中碳的浓度，反映水中有机化合物的含量；③ 颗粒反映水中颗粒物的浓度；④ 热原通常为革兰阴性细菌的细胞壁代谢产物。

（3）临床生化仪/试剂用水的基本要求为：电阻率应≥10 MΩ · cm（25℃）［或者电导率≤0.1μS/cm（25℃）］，微生物总数 <10 CFU/ml，并要定期检测。电导率/电阻率按《GB/T 11446.4 电子级水电阻率的测试方法》进行测定，每次实验时均需进行检测，可在

线或者离线进行。电导仪需定期校准，校准频率应不低于一年一次。细菌总数按《GB/T 11446.10 电子级水细菌总数的滤膜培养测试方法》进行测定，可委托分包实验室进行检测，每月一次。

2. 分离纯化小分子物质 离子交换层析广泛地应用于无机离子、有机酸、核苷酸、氨基酸、抗生素等小分子物质的分离纯化。例如对氨基酸的分析，基于离子交换层析的氨基酸分析仪已成为氨基酸直接分析法的主流。此法可同时对一级、二级氨基酸进行检测，无须柱前、柱后衍生，直接进样；分离效果好，灵敏度高，操作简便。但此类氨基酸分析仪专属性强，价格昂贵，大大限制其推广及应用。

3. 分离纯化生物大分子物质 离子交换层析是依据物质的带电性质不同来进行分离纯化的，是分离纯化蛋白质等生物大分子的一种重要手段。糖化血红蛋白的测定是离子交换层析在临床生化领域应用成功的典范。

三、高效液相层析法与应用

（一）高效液相层析法的原理

高效液相层析法（high performance liquid chromatography，HPLC）是在经典液相层析法的基础上，通过改进填料的粒度及柱压，于20世纪60年代后期引入了气相层析理论，在技术上采用了高效固定相（填料颗粒小而均匀，1.7～10 μm）、高压输液泵（小颗粒具有高柱效，但会引起高阻力，需用高压输送流动相）和高灵敏度的检测器，实现了分析速度快、分离效率高和操作自动化，故又称高压液相层析法（high pressure liquid chromatography，HPLC）。又因分析速度快而称为高速液相层析法（high speed liquid chromatography，HSLP），也称现代液相层析、高效液相色谱法。

HPLC 系统一般由输液泵、进样器、色谱柱、检测器、数据记录及处理装置等组成。其中输液泵、色谱柱、检测器是关键部件。有的仪器还有梯度洗脱装置、在线脱气机、自动进样器、预柱或保护柱、柱温控制器等。现代化 HPLC 系统还包括微机控制系统，进行自动化仪器控制和数据处理。制备型 HPLC 系统还备有自动馏分收集装置。

（二）高效液相层析法的方法评价

1. HPLC 的优点 与经典液相层析相比其优点如下。①速度快：因 HPLC 具有高压（压力可达 150～300 kg/cm^2。色谱柱每米降压为 75 kg/cm^2 以上）、高速（流速为 0.1～10.0 ml/min）的特点，所以通常分析一个样品需 15～30min，有些样品甚至在 5 min 内即可完成。②分辨率高：可选择固定相和流动相以达到最佳分离效果。③灵敏度高：紫外检测器可达 0.01 ng/ml，荧光和电化学检测器可达 0.1 pg/ml。④效率高：可达 5000 塔板/米。在一根柱中同时分离成分可达 100 种。⑤柱子可反复使用：用一根色谱柱可分离不同的化合物。⑥样品用量少、易回收：样品经过色谱柱后不被破坏，可以收集单一组分或做制备。

2. HPLC 的局限性 ① 流动相易挥发、有毒，会造成环境污染。② 缺少通用型检测器。③ 不能替代气相层析完成低沸点物质的分析。④ 不能替代中压、低压液相层析去分离、制备有生物活性的生化样品。

（三）高效液相层析法的应用

HPLC 是目前应用最多的层析分析方法，应用非常广泛，几乎所有领域的定量定性分析都有应用。尤其适于分析高沸点不易挥发的、受热不稳定易分解的、分子量大、不同极性的有机化合物；生物活性物质和多种天然产物；合成的和天然的高分子化合物等。HPLC 在临床生化检测中的应用主要见于治疗药物浓度监测（茶碱、丙戊酸钠、万古霉素、他克莫司、抗菌药物及抗真菌药物等）、血浆游离型甲氧基肾上腺素类物质（metanephrines，MNs）、血/尿儿茶酚胺、血/尿/牛奶中性激素检测、尿液有机酸及多胺检测、维生素及降解产物、有机磷中毒的检测、血清蛋白组指纹图谱等。

四、亲和层析法与应用

（一）亲和层析法的原理

亲和层析（affinity chromatography，AC）是利用偶联亲和基团的层析吸附介质为固定相，亲和吸附目标分子，使目标分子得到分离纯化的层析方法。在目前众多的亲和分离技术中，亲和层析分离技术是应用最多、分离效率最好的技术。

在生物分子中有些分子的特定结构部位能够同其他分子相互识别并结合，如酶与底物的识别结合、受体与配体的识别结合、抗体与抗原的识别结合，这种结合既是特异的，又是可逆的，改变条件可以使这种结合解除。

被固定在基质上的分子称为配体，配体和基质是共价结合的，构成亲和层析的固定相，称为亲和吸附剂。

亲和层析时首先选择与待分离的生物大分子有亲和力的物质作为配体，并将配体共价结合在适当的不溶性基质上。将制备的亲和吸附剂装柱平衡，当样品溶液通过亲和层析柱时，待分离的生物分子就与配体发生特异性结合，从而留在固定相上；而其他杂质不能与配体结合，仍在流动相中，并随洗脱液流出，这样层析柱中就只有待分离的生物分子。用适当的洗脱液将其从配体上洗脱下来，就得到了纯化的待分离物质。很多生物大分子可以通过亲和层析法加以分离纯化。

（二）亲和层析法的方法评价

1. 优点　纯化过程简单、迅速，分离效率高，实验条件温和，设备要求简单。且由于亲和力具有高度的专一性，使得亲和层析的分辨率很高，是分离生物大分子的一种理想的层析方法。

2. 缺点　亲和吸附剂通用性较差，针对某一分离对象需要制备专一的吸附剂和建立相应的实验条件，洗脱条件苛刻；配体的选择及其与基质的共价结合需要烦琐的操作步骤。

（三）亲和层析法的应用

亲和层析的应用主要是生物大分子的分离、纯化。包括利用抗原、抗体之间高特异的亲和力而进行分离的方法又称为免疫亲和层析；利用金黄色葡萄球菌 A 蛋白（staphylococcal protein A，SPA）能够与免疫球蛋白 G（IgG）结合，分离各种 IgG；利用生物素（biotion）和亲和素（avidin）之间具有很强且特异的亲和力，可以用于亲和层析；利用激素和受体蛋白间的高亲和力（10^6 ~ 10^{12} mol/L）分离受体蛋白，目前已经用亲和层析方法纯化出了大量的受体蛋白，如乙酰胆碱、肾上腺素、生长激素、吗啡、胰岛素等多种激素的受体；用适当的糖蛋白或单糖、多糖作为配体也可以分离各种凝集素等。

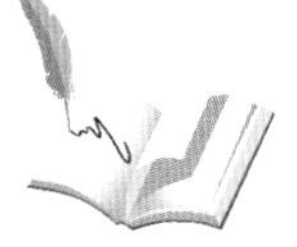

在临床生化检验领域的应用范例是利用硼酸亲和层析测定糖化血红蛋白；另外，在甲

胎蛋白异质体（AFP－L_3）检测中用凝集素处理待测血清，检测凝集素处理前后血清甲胎蛋白的含量差，得到 AFP－L_3含量，用于肝癌的预警和评估。

五、气相层析法与应用

（一）气相层析法的原理

气相色谱法（gas chromatography，GC）亦称气体色谱法、气相层析法，是用气体作流动相，混合样品的气流通过固定相时，根据各组分对固定相的吸附强弱不同使不同成分得到分离。

按层析分离原理来分，气相层析法亦可分为吸附层析和分配层析两类。气固层析的固定相为吸附剂，属于吸附层析，气液层析属于分配层析。按层析操作形式来分，气相色谱属于柱层析，根据所使用的层析柱粗细不同，可分为一般填充柱和毛细管柱两类。在实际工作中，气相层析法是以气液层析为主。

（二）气相层析法的应用

主要应用有：① 药物分析，例如巴比妥类镇静催眠药分析。②人体激素及代谢产物分析，如雌三醇、儿茶酚胺代谢产物、尿中雌二醇和雌三醇、血浆中睾丸激素、血液中乙醇/麻醉剂等。③氨基酸衍生物，如小儿先天性代谢异常症（有机酸尿症和苯丙酮尿症）的检测。④鉴别厌氧菌的种类，因为不同的厌氧菌可产生不同的有机酸，如丙酸、丁酸、戊酸和己酸等。

（三）气相层析法的方法评价

气相层析法的优点是分离速度快、灵敏度高、应用范围广、样品用量小、分离效能高，是分离复杂混合物的有效工具。其缺点是不能对未知物进行定性鉴定。如果将 GC 与其他技术（质谱、光谱、核磁、化学反应等）联用可弥补其不能对未知物进行定性鉴定的不足。

第三节　质谱分析技术

质谱分析技术自 1919 年第一台质谱仪的诞生，距今已近 100 年历史。但其真正得到广泛应用得益于其与计算机技术和层析技术的联用，是近代发展起来的快速、微量、精确测定相对分子质量的方法，是一种与光谱并列的谱学方法。在众多的分析技术中，质谱分析技术被认为是一种同时具备高特异性和高灵敏度且得到了广泛应用的普适性方法。

一、质谱分析技术原理

质谱（mass spectrometry，MS）分析是一种测量带电粒子质荷比（质量－电荷比）的分析方法，其基本原理是样品中各组分在离子源中发生电离生成不同质荷比的带电离子，经加速电场的作用，形成离子束，进入质量分析器。在质量分析器中，利用电场和磁场使离子发生相反的速度色散：在电场中，离子束中速度较慢的离子通过电场后偏转大，速度快的偏转小；在磁场中，离子发生角速度矢量相反的偏转，即速度慢的离子依然偏转大，速度快的偏转小；当电场和磁场的偏转作用彼此补偿时，它们的轨道便相交于一点。与此

同时，在磁场中还能发生质量的分离，这样就使具有同一质荷比而速度不同的离子聚焦在同一点上，不同质荷比的离子聚焦在不同的点上，将它们分别聚焦而得到质谱图，从而确定其质量。

用来测量质谱的仪器称为质谱仪，一般由样品导入系统、离子源、质量分析器、检测器、数据处理系统5个核心部分组成，其中核心部体为离子源与质量分析器。

二、质谱分析技术分类

（一）按质谱仪原理分类

见表5－5。

表5－5　按质谱仪工作原理分类

工作原理	方法
电离方式	电子轰击质谱（EI－MS）、化学电离质谱、光电离质谱、阈值电离质谱
质量分析方式	静电磁扇区质谱、四极杆质谱、飞行时间质谱、离子阱质谱、回旋共振质谱

（二）按质谱分析对象分类

根据质谱分析对象不同，又可分为无机质谱、有机质谱和生物质谱，见表5－6。

表5－6　按分析对象分类

分析对象	方法
无机质谱	火花源双聚焦质谱、电感耦合等离子体质谱（ICP－MS）、二次离子质谱（SI－MS）、辉光放电质谱仪（GD－MS）
有机质谱	气相层析－质谱联用（GC－MS），按应用特点又可分为气相层析－四极杆质谱、气相层析－飞行时间质谱、气相层析－离子阱质谱等
	液相层析－质谱联用仪（LC－MS），按应用特点又可分为液相层析－四极杆质谱，液相层析－离子阱质谱，液相层析－飞行时间质谱
	基质辅助激光解吸飞行时间质谱（MALDI－TOFMS）
	傅里叶变换质谱（FT－MS）
生物质谱	电喷雾电离质谱（ESI－MS）、基质辅助激光解吸电离质谱（MALDI － MS）、快原子轰击质谱（FAB－MS）、离子喷雾电离质谱、大气压电离质谱

但以上的分类并不十分严谨。有些仪器因所带附件不同而功能不同。例如，气相层析－双聚焦质谱仪，如果改用快原子轰击电离源，则称为快原子轰击质谱仪（FAB－MS）。另外，质谱仪既可与气相层析相连，又可与液相层析相连，也不好归于某一类。目前用于生命科学领域的质谱仪多由几种质量分析器串联而成，在空间或时间上实现了母离子选择、母离子碎裂、子离子检测功能并提供了离子碎裂的特征峰。这些特征峰是分子定性的依据，使得质谱检测结果具有极高的特异性。

临床实验室针对待测物质的物理化学性质不同而采用不同的质谱系统，如对于有挥发性的化合物，如衍生后的有机酸、脂肪酸主要采用气相层析－质谱（GC－MS）；对于大多数药物、类固醇激素、多肽和蛋白质、氨基酸（衍生化）、维生素等主要采用液相层析－串联质谱（LC－MS/MS）；对于多肽、蛋白及寡核苷酸主要采用基质辅助激光解析电离飞行时间质谱（MALDI－TOF－MS）；对于元素分析主要采用电感耦合等离子体质谱（ICP－MS）。

三、质谱分析技术应用

（一）质谱分析技术的临床应用

质谱分析技术临床应用于生物体内组分序列分析、结构分析、分子量测定和各组分含量测定，如药物代谢产物的动态分析、癌细胞的蛋白质鉴定、同位素标记物的检测等。由于生物质谱技术具有特异性好、灵敏度高、选择性广、检测速度快等特点，近年来在临床生化检验中的应用越来越广泛。目前国际上已经被广泛应用的质谱临床生化检验项目包括新生儿遗传代谢病筛查、维生素 D 检测、激素检测、血药浓度监测、微量元素检测等。

1. 核酸检测 通过现代生物质谱技术不仅可以测定寡核苷酸的分子质量，通过相关软件分析还可得到序列信息。

2. 小分子生物标志物检测 核素稀释的 GC - MS 技术是很多生物小分子检测的参考方法，主要分析项目包括氨基酸、脂肪酸、有机酸及其衍生物、单糖类、胆固醇和类固醇、前列腺素、甲状腺素、生物胺、脂类、碳水化合物、维生素、微量元素及胆汁酸等。目前串联质谱技术已广泛应用于新生儿出生缺陷疾病如氨基酸代谢性疾病、脂肪酸氧化代谢性疾病、有机酸血症等遗传代谢病的筛查、维生素 D 检测、类固醇激素（包括睾酮、脱氢睾酮、雄酮、雌酮、雌二醇和雌三醇等）、痕量/微量元素检测。作为参考方法，在临床检验的量值溯源上发挥着重要作用；一些国际组织和校准品制造商都用质谱法作为参考方法对某些项目的校准品进行定值，如肌酐、葡萄糖、尿酸、T4 等。

3. 大分子生物标志物检测 蛋白质是疾病的重要生物标志物，当异常基因产生异常蛋白后，可通过测量代谢物浓度、代谢物组的变化、检测疾病相关异常功能蛋白、结构蛋白、蛋白指纹图谱等供临床诊断参考。肿瘤标志物的测定是生物质谱技术在临床检验应用中最突出和有价值的领域。

4. 治疗药物浓度分析 治疗药物浓度监测最早采用 HPLC 法，但因 HPLC 法只能定性且稳定性差，临床较少使用；化学发光法因简便易行，目前在临床应用较多，但其可测定的项目较少。GC - MS 联用技术检测药物准确快速，近年来，逐渐成为药物浓度监测的重要手段，几乎涵盖所有药物，而且可以实现多药物同时检测，提高了临床检测工作的效率。目前国际上已经在临床开展的药物浓度监测项目包括免疫抑制剂、疼痛治疗药物、抗精神病药物、麻醉药、抗逆转录病毒药物等。随着质谱技术的不断发展和完善，其有望成为药物及其代谢产物检测的“金标准”。

（二）质谱分析技术的方法评价

质谱分析技术具有高特异性、高灵敏度和高通量等特点，其临床应用还在不断探索中，但质谱仪比较昂贵，需要专业操作人员，还有必不可少的样品前处理过程，以及需要开发和验证方法，这也是质谱技术目前面临的一些瓶颈问题。

1. 优点 ①高特异性：可有效避免结构类似物对检测结果的影响，为临床提供更准确的结果，提高患者的依从性。②高灵敏度：解决了低浓度化合物如类固醇激素检测中的检测困难和测不准的难题，为疾病的预测和诊疗分型提供准确结果，检测灵敏度达到 ng/ml，甚至 pg/ml。未来质谱技术将成为类固醇激素类物质检测的首选方法。③高通量：可一次检测多种化合物，提高检测通量、减少样品用量和降低检测成本。如在生化遗传检测中，质谱技术一次可分析 60 多种氨基酸和酰基肉碱，筛查 40 余种新生儿遗传代谢病；在营养素检测

中一次可分析20种氨基酸、20种脂肪酸、10余种微量元素或5种脂溶性维生素，有效提高了检测通量，减少了样品用量，并提供了丰富的检测信息；在毒理学检测中一次可检测尿液中19种药物，实现了高通量、快速高效的药物筛查。④适用范围广：无论非极性化合物还是极性化合物，无论小分子化合物还是大分子化合物，都可以采用质谱技术进行检测分析。

2. 缺点　随着质谱技术的深入应用与经验的积累，质谱技术的缺点也逐步凸显出来，包括质谱技术应用的陷阱问题、实验室日常运行过程中的管理问题以及相关政策法规问题等。①易受干扰：质谱技术在分析基质复杂的生物样本时，检测结果易受到基质效应、结构类似物干扰以及质谱信号产生的不稳定所带来的干扰的影响。对这些问题认识和预防不当，则质谱的检测结果将存在较大的错误风险。②自动化程度低：质谱技术相比于免疫学方法和化学发光法，其检测的自动化程度较低，对人员依赖性较大；同时各厂家仪器系统还未实现与临床实验室信息管理系统（LIS）的接口双向对接，在数据处理和报告发放环节，仍未实现自动化。③标准化问题突出：质谱技术是目前比较先进的测量技术，能够提供相关仪器的厂家主要有赛默飞世尔（Thermofisher）、安捷伦（Agilent）、沃特世（Waters）、布鲁克（Brucker）、爱博才思（Sciex）和岛津（Shimadzu）公司。但每家制造商对于其设备都有不同的设计，这样就导致在信号采集、数据格式、结果评估等各个环节都不尽相同，很难将其进行比较，更不用说能够进行标准化操作。由于检测方法所需的参考物质、试剂和耗材等，目前主要依赖于进口，较多的检测项目受限。

虽然质谱技术的应用仍存在较多缺陷，但随着技术的革新与发展，应用监管的成熟，各项瓶颈将被不断突破，未来随着质谱仪器的各项性能的提升、前处理自动化的实现、检测数据自动输出并实现与实验室信息系统的双向对接，以及结果报告自动预警功能的实现，质谱仪有望像免疫学方法和化学发光法一样，成为临床生化检验中自动化、智能化、易用化的检测平台，未来便携式质谱仪是新型临床质谱仪的研究热点之一。

小结与展望

紫外-可见分光光度法是在临床生化检验中应用最多、最成熟的吸收光谱分析技术，其利用朗伯-比尔定律实现了对机体多数成分的定量分析。层析分析技术作为一种重要的分离分析方法已广泛应用于临床、科研领域，尤其是自动化、微型化的层析方法。质谱分析技术是不同于经典的化学分析方法和传统的仪器分析方法的一种测量带电粒子质荷比的分析方法，具有高特异性和高灵敏度，逐步得到了广泛应用。随着高效液相层析技术、质谱技术的应用普及，必将逐渐从科研走向临床，也必将越来越成熟地应用于临床。

扫码“练一练”

（孙艳虹）

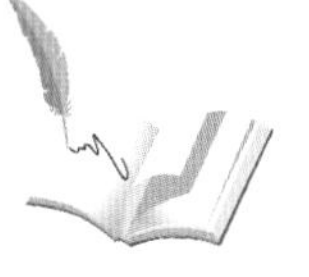

第六章　化学法测定生物化学物质

教学目标与要求

掌握　血清总蛋白、清蛋白、肌酐及胆红素主要的化学测定法原理及其评价。

熟悉　骨矿物质化学测定法的原理及其评价。

了解　微量元素的化学测定法。

在疾病状态下，人体内的生物化学物质会发生质或量的改变，通过各种方法对这些变化的生化物质进行测定，有助于临床疾病的诊断、治疗监测、药物疗效与预后判断、疾病预防等。化学测定法就是根据各类生物化学物质的结构特征或化学性质与相应试剂反应后对其进行定性、定量测定的方法。

化学测定法通常是在被测物与试剂的反应到达终点时检测吸光度的大小来求出被测物的浓度。目前随着全自动生化分析仪的广泛使用，通过设定试剂空白，采用双试剂、双波长和两点终点法等方式来消除试剂本底、脂血、溶血、黄疸以及各种假性物质的干扰。同时通过采用定时法的测定方式可有效地解决化学法检测时间较长的问题，提高了化学法的检测效率。

第一节　蛋白质和非蛋白含氮化合物测定

扫码“学一学”

一、血清蛋白质的测定

血清蛋白质是血浆固体成分中含量最多、种类最复杂、功能最广泛的一类化合物。临床上检测血清蛋白质可对多种疾病的诊断、治疗和预后判断起到重要作用。

（一）血清总蛋白的测定

1. 方法概述　血清总蛋白测定常用的方法有紫外吸收法和化学法。紫外吸收法是根据蛋白质中存在含有共轭双键的酪氨酸、色氨酸和苯丙氨酸，因此蛋白质在280nm具有特异的吸收峰，其吸光度大小与蛋白质的含量成正比，可作为定量测定的依据。其优点是所测定的蛋白质未加入任何试剂和处理，保留了样品的生物活性且可将蛋白质全部回收，主要用于较纯的酶或免疫球蛋白等的测定；缺点是血清中不同类型的蛋白质中酪氨酸、色氨酸及苯丙氨酸的含量不同，紫外吸收也会因其组成的差异有很大的变异，因而不适宜用于临床血清总蛋白质的测定。化学法是临床最常用的方法，主要如下。

（1）凯氏定氮法　1883年由Kjeldahl建立的蛋白质测定的经典方法。该法基于蛋白含氮量平均为16%，即1g氮相当于6.25g蛋白质。将样品经消化、蒸馏、吸收后用滴定法进行定量测定，根据所测定样品中的氮含量来换算出蛋白质的含量，是蛋白质测定公认的参考方法。该法准确性好，精密度高，灵敏度高，适用于各种形态的样品测定，但其操作繁

琐，程序复杂，且标本用量大，不适宜临床大批量的常规检测，目前仅用于蛋白质校准品的定值。

（2）酚试剂法　是 Folin 在 1921 年首创，早期用于酪氨酸和色氨酸的测定，后由吴宪用于蛋白质的定量。1951 年 Lowry 将该方法进行了改进，提高了方法的灵敏度，达到双缩脲法的 100 倍左右，有利于微量蛋白质的检出。酚试剂法测定的原理是蛋白质中酪氨酸和色氨酸可使磷钼酸和磷钨酸还原而显现蓝色，其颜色深浅与样品中蛋白质的含量成正比，可用于蛋白质含量的测定。该法灵敏度较高，但由于各种蛋白质中所含酪氨酸和色氨酸的含量不一致，因此不适合测定蛋白质混合样品。一些还原性化合物，如含—SH 的化合物、酚类、糖类等易对该法造成干扰，因此特异性不高。

（3）双缩脲法　是检测蛋白质简单而准确的方法之一，是目前临床测定血清总蛋白首选的常规方法，重点介绍如下。

2. 双缩脲法测定血清总蛋白质

（1）测定原理　蛋白质中的两个相邻肽键（—CO—NH—）在碱性溶液中可与二价铜离子作用生成稳定的紫色络合物（图 6－1）。该络合物在 540nm 处有特异的吸收峰，其颜色的深浅与血清蛋白质含量成正比，因此可用于测定蛋白质含量。此反应与两个尿素分子缩合后生成的双缩脲，在碱性溶液中与铜离子作用生成紫红色产物的反应相似，因而被称为双缩脲反应。

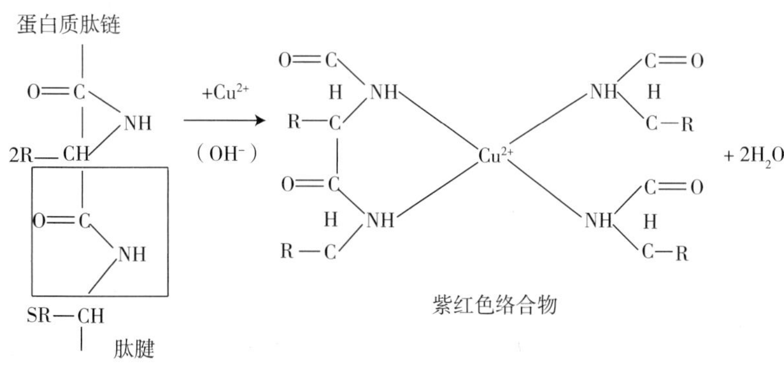

图 6－1　双缩脲法测定总蛋白的原理

（2）方法学评价　双缩脲法的显色反应只与蛋白质中的肽键有关，与蛋白质的种类、分子量及氨基酸的组成无关，对各种蛋白质的反应性相近，显色稳定性好，准确度好；对肽键具有较高的专一性，至少含有两个肽键才能发生反应，因此本法特异性高，精密度好，试剂单一，方法简便，既适于手工操作又便于自动化分析。

双缩脲试剂有很多配方，大多数会添加酒石酸钾钠与 Cu^{2+} 形成稳定的络合铜离子，以防止氢氧化铜不稳定而形成沉淀。因此，酒石酸钾钠与硫酸铜的比例不应低于 3∶1，同时加入碘化钾作为抗氧化剂。

本法缺点是测定的灵敏度较低且反应速度慢（达到反应平衡需要 30 分钟）。双缩脲法的线性范围为 10～120g/L，可满足常规血清总蛋白的检测，但不适用于蛋白质含量较低的脑脊液、尿液和胸腹水等体液标本。手工操作时轻度溶血、黄疸一般对实验无干扰，但严重溶血和黄疸对本法有明显干扰。此外，最主要的干扰物质是右旋糖酐，血清中的右旋糖酐能与反应液中的铜和酒石酸结合形成沉淀，影响测定结果的准确度。现多在全自动生化分析仪上采用双试剂、两点定时法进行测定，可以有效消除上述干扰。同时还可将检测时

间设为 10 分钟，此时反应已经基本达到平衡且与相同条件下校准品中总蛋白反应的平衡点一致，满足了检测灵敏度的同时也提高了检测效率。

（二）血清清蛋白的测定

1. 方法概述 血清清蛋白（albumin，Alb）是血浆中含量最多的蛋白质，约占血浆总蛋白含量的 60% 左右，为体内重要的营养蛋白，参与血浆胶体渗透压及体内酸碱平衡的维持，也是血浆中的主要转运蛋白。早期清蛋白的测定是采用盐析的方法，利用半饱和的硫酸铵溶液使样品中的球蛋白沉淀，再用凯氏定氮法或双缩脲法对上清液中的清蛋白进行测定。此法操作复杂，特异性及重复性较差，现已不再使用。目前实验室常用染料结合法直接测定清蛋白的含量。常用的染料有溴甲酚绿（bromcresolgreen，BCG）和溴甲酚紫（bromcresolpuple，BCP）。BCP 法是利用阴离子染料溴甲酚紫在 pH4.9 ~ 5.2 的缓冲液中，在有非离子型表面活性剂存在时，能与清蛋白结合生成绿色复合物，该复合物在 603nm 波长处有特异吸收峰，其吸光度与清蛋白浓度成正比。BCP 法特异性高，无球蛋白的非特异性干扰，线性范围为 5 ~ 50g/L，上限较低。BCP 与牛、猪等血清 Alb 的反应性比人的低，若质控血清采用动物血清，即限制其应用。

BCG 法是目前我国临床上测定清蛋白使用最为广泛的方法。

2. 溴甲酚绿法测定血清清蛋白

（1）测定原理 在 pH4.2 缓冲液中血清清蛋白带正电荷，在有非离子型表面活性剂存在时，可与阴离子染料溴甲酚绿结合生成蓝绿色复合物，其颜色的深浅与清蛋白的浓度成正比，与同样处理的校准品比较，可计算出样品中清蛋白的含量。反应原理如下：

$$\text{血清清蛋白} + \text{BCG 试剂} \xrightarrow{\text{pH}=4.2} \text{蓝绿色复合物}（\lambda = 630\text{nm}）$$

（2）方法学评价 BCG 与清蛋白结合的特异性较低，不但与清蛋白呈色，而且还可与其他蛋白质呈色，其中 α_1 - 球蛋白、TRF、Hp 最明显，但反应速度不同，清蛋白可立即反应（快反应），其他蛋白质反应慢（慢反应）。由于血清与 BCG 试剂一经混合“慢反应”即可发生，约持续 1 小时完成，故有试剂要求在 1 分钟内测定吸光度，排除“慢反应”干扰。也有认为 BCG 与清蛋白在 30 秒内呈色特异，故 BCG 与血清混合后，在 30 秒内读取吸光度，更可明显减少非特异性反应。BCG 是一种 pH 指示剂，变色域为 pH3.8（黄色）~ 5.4（蓝色），因此必须严格控制反应液的 pH 值，pH 升高可使染料空白升高，与清蛋白结合率下降。非离子型表面活性剂可增强 BCG - 清蛋白复合物的溶解度，消除 BCG 同清蛋白反应时可能产生的沉淀，但其浓度变化可导致敏感度降低和线性丧失，对测定结果有较大影响。

该法线性范围为 10 ~ 60g/L，操作简便、重复性好，灵敏度高，既可用作手工操作也适用于全自动生化分析仪。

二、肌酐的测定

非蛋白含氮化合物是指血浆中除蛋白质外的所有含氮化合物，如尿素、肌酐、尿酸以及各种氨基酸等。这些指标大多可用酶法或其他方法进行测定。由于化学法测定肌酐方法简便、成本较低，既能手工测定又适用于各种自动分析仪测定，因此临床应用十分广泛。

1. 方法概述 肌酐（creatinine，Cr）是体内磷酸肌酸的代谢产物，经肾小球滤过后进入尿液，且不被肾小管重吸收。肌酐含量的测定是评价肾小球滤过功能的重要指标之一。

肌酐测定的方法历史较长，化学法主要是根据1886年Jaffe提出的反应进行的，即最常用碱性苦味酸法。化学法包括去蛋白苦味酸终点法和苦味酸速率法。苦味酸速率法测定肌酐分为两点速率法和多点速率法，多点速率法只能在半/全自动生化分析仪上进行。

2. 苦味酸速率法测定肌酐

（1）测定原理　在碱性条件下样品中肌酐与苦味酸反应生成橘红色的肌酐－苦味酸复合物。血清中常存在假肌酐的影响，如维生素C、葡萄糖、蛋白质、乙酰乙酸及丙酮酸等，这些干扰物均能与苦味酸发生反应生成橘红色物质，导致结果出现误差。为了消除假肌酐的影响，可选用速率法来测定肌酐。根据肌酐与苦味酸形成复合物的速度与假肌酐不同，且肌酐的反应速度与浓度成正比的原理，选择适宜的速率监测反应时间，可有效避免假肌酐对肌酐与苦味酸反应的干扰，提高反应的特异性。反应原理如下（图6－2）：

苦味酸 ＋ 肌酐 $\xrightarrow[\text{pH 8.0}]{\text{NaOH}}$ 苦味酸肌酐

图6－2　碱性苦味酸法测定肌酐的反应原理

（2）方法学评价　①Jaffe反应并非仅对肌酐特异，假肌酐有两类：一类为快速反应假肌酐物质，在样品与碱性苦味酸混合后迅速出现反应并在20秒内完成，生成有色化合物，因此测定时设置20秒延迟期，可以排除此类干扰。另一类为慢速反应假肌酐物质，80～100秒才开始反应。这样，在20～80秒内以肌酐与苦味酸的呈色反应占主导地位，所以选择20～80秒内连续监测法或两点法可以很好地排除干扰。②温度对呈色反应速度影响较大，校准管与测定管的温度必须保持一致。质量差的苦味酸空白试剂吸光度偏高，影响测定结果的准确度。氢氧化钠的用量及浓度对显色反应有影响，显色时氢氧化钠浓度高假肌酐显色增加，结果偏高。氢氧化钠浓度低，与肌酐显色减少，结果偏低。因此试剂应严格保持恒温及拧紧试剂瓶盖，防止氢氧化钠在空气中被酸化。

第二节　胆红素测定

胆红素主要由体内衰老红细胞破坏降解，释放出的血红素代谢而来，是胆汁中的主要成分。胆红素是临床上对于黄疸判断的主要依据，也是肝功能测定的重要指标。

根据胆红素能否直接与重氮试剂反应，可将其分为直接胆红素（direct bilirubin，DBIL）和间接胆红素（indirect bilirubin，IDBIL）。直接胆红素是与葡萄糖醛酸基结合的胆红素，也称为结合胆红素；间接胆红素称为未结合胆红素。临床上将胆红素测定分为总胆红素（total bilirubin，TBIL）测定、直接胆红素测定和间接胆红素测定三类。一般只需测定总胆红素和直接胆红素，通过二者之差计算出间接胆红素。临床常用的检测方法为重氮试剂法和钒酸盐氧化法。

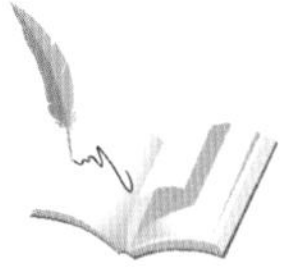

一、重氮试剂法

（一）测定原理

在 pH6.5 时，血清中的结合胆红素可以直接与重氮试剂反应，生成偶氮胆红素；未结合胆红素则需在加速剂（咖啡因和苯甲酸钠）作用下破坏其分子内部的氢键后再与重氮试剂反应生成偶氮胆红素（图 6-3）。试剂中的醋酸钠用于维持 pH 的同时兼有加速作用。抗坏血酸（或叠氮钠）破坏剩余的重氮试剂，终止结合胆红素的偶氮反应，防止游离胆红素的缓慢反应；加入碱性酒石酸钠使紫色偶氮胆红素（最大吸光度为 530nm）转变为蓝绿色偶氮胆红素（最大吸光度为 598nm），使灵敏度和特异性增加，形成的蓝绿色是由蓝色的碱性偶氮胆红素和咖啡因与对氨基苯磺酸之间形成的黄色色素混合而成。

胆红素　UDPGA　UDPGA转移酶　胆红素葡萄糖醛酸酯　重氮苯磺酸　偶氮胆红素

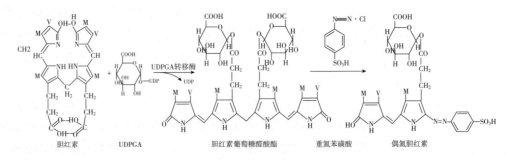

图 6-3　重氮试剂法测定胆红素反应原理

（二）方法学评价

该法是 WHO 和国家卫健委临检中心推荐的方法。其灵敏度高，精密度和准确度好，能同时检测结合胆红素和未结合胆红素，误差因素少，溶血干扰小，适用于自动化分析。轻度溶血对该法无影响，但严重溶血可使结果偏低。叠氮钠能破坏重氮试剂，凡用其作防腐剂的质控血清可导致反应不完全，甚至不呈色。脂血及溶血对测定有干扰，应尽量取空腹血。本法测定血清总胆红素，在 10～37℃条件下不受温度变化影响，呈色反应在 2 小时内非常稳定。

胆红素对光敏感，校准液及标本均应尽量避光保存，防止胆红素的光氧化。胆红素对光的敏感度与温度有关，血标本应避光置冰箱保存。标本冰箱保存可稳定 3 天，-70℃暗处保存，稳定 3 个月。

当标本中胆红素浓度为 17.1μmol/L 时，其产生的吸光度值约为 0.08（血清用量达 0.2 ml），而正常血清总胆红素及病理血清结合胆红素值低于 17.1μmol/L 时，其检测灵敏度显然不足。重氮反应法测定胆红素，也可用甲醇或二甲亚砜等作加速剂，可做成单一试剂，反应 pH 和显色 pH 都在偏酸性，560nm 波长比色，易于自动化。但灵敏度比改良 J-G 法略低，Hb 干扰较明显，Hb >1g/L 时，需用样品空白校正。

二、钒酸盐氧化法

（一）测定原理

在 pH3 左右、有表面活性剂和加速剂存在下，样品中的总胆红素被钒酸钠氧化为胆绿素。胆红素的黄色特异性吸光度下降，通过测定钒酸盐氧化前后的吸光度变化，可计算出样品中总胆红素的含量。在有未结合胆红素抑制剂存在时，样品中的结合胆红素被钒酸钠氧化为胆绿素。

（二）方法学评价

该法特异性好、操作简便快速，适用于全自动生化分析仪；能够测定总胆红素和结合胆红素，血红蛋白4g/L以下对测定无影响，血红蛋白8g/L以下溶血样品对总胆红素测定无影响，但对结合胆红素测定有轻微的负干扰。控制反应体系中的表面活性剂浓度有利于提高抗血红蛋白和脂血的干扰能力。

钒酸氧化法比重氮法其试剂稳定性更好，配制简单，贮存条件要求低（室温就可），而且操作简单，适宜自动化检测。本法5分钟反应完全。试剂在4℃至少一年内稳定。

第三节　骨矿物质与微量元素测定

一、骨矿物质指标的测定

钙、磷、镁是机体骨组织无机成分中的主要元素。血液中这些元素的水平会影响骨组织的代谢和发育，而骨组织中的细胞本身对血液钙、磷和镁的浓度也有重要的调节作用。

骨矿物质在骨的代谢过程中，会进入血液和尿液中，检测其含量变化有助于骨代谢疾病的诊断、预测和监测药物疗效等。

（一）血清总钙的测定

血钙测定在临床上主要用于判断是否有钙浓度异常及其严重程度，可为疾病的诊断和治疗监测提供依据。

1. 方法概述　血清钙测定可客观反映机体钙的代谢状况。测定血钙的方法很多，分为总钙测定和离子钙测定。总钙测定法包括核素稀释质谱法、原子吸收光谱法（AAS）、分光光度法和络合滴定法等。AAS是血浆总钙含量测定的参考方法，但费用昂贵，不适于常规分析；分光光度法有邻甲酚酞络合酮法（o－cresolphthaleincomplexone，OCPC）、甲基麝香草酚蓝法（methyl thymol blue，MTB）、偶氮胂Ⅲ（Arsenzao Ⅲ）法等。MTB法是MTB在碱性溶液与钙结合生成蓝色的络合物，加入适量的8－羟基喹啉可消除血清镁的干扰，测定蓝色的络合物在612nm处吸光度可求得血清总钙含量。MTB法显色稳定，其水溶液在pH 6.5～8.5为浅蓝色，在10.5～11.6为灰色，在12.7以上为深蓝色。为保证测定的精密准确，显色反应必须控制在pH 10～13之间的强碱环境中进行。本法的优点是反应条件容易控制，溶血和黄疸标本均对检测结果不产生干扰。偶氮胂Ⅲ法在碱性条件下，偶氮胂Ⅲ与血清钙结合生成蓝紫色复合物，测定其在650nm处吸光度可求得血清总钙含量。需在反应体系中加入8－羟基喹啉掩蔽血清镁。偶氮胂Ⅲ法，在钙浓度5mmol/L以内，浓度与吸光度呈良好线性关系，且显色稳定。黄疸、溶血对本法测定无明显干扰。该法与OCPC法测定结果高度相关。OCPC法是临床最常用的方法。

2. 邻甲酚酞络合酮法测定血清总钙

（1）测定原理　OCPC是一种金属络合指示剂，也是酸碱指示剂。在强碱溶液（pH 11.0）中，钙与OCPC作用生成紫红色络合物，在575nm处有特征吸收，用8－羟基喹啉掩

蔽镁离子的干扰，与同样处理的钙标准液比较即可测出血钙含量。反应式如下。

$$C_{12}H_{18}As_2N_4O_{14}S_{12} + Ca^{2+} \xrightarrow{pH11.0} \text{紫红色络合物}$$

（2）方法学评价　OCPC 法测定血浆总钙精密度高，线性范围良好，操作简便、快速、稳定。是 WHO 和我国原卫生部临床检验中心（1997 年）推荐的血清总钙测定的常规方法。同时适于手工和各种自动化分析仪，但其反应体系受 pH 影响较大，溶血及服用抗高血压药物联胺嗪的标本可产生正偏差，而胆红素会引起负偏差。

OCPC 试剂，配制试剂最好用高质量的去离子水或重蒸馏水，并用塑料瓶盛装。OCPC 在酸性及中性溶液中无色，在碱性溶液中显紫色，其颜色受 pH 影响明显，故测定时应维持 pH 恒定。在 pH 10.5～12.0，反应敏感性最好，所以常选用 pH 11 为宜。镁离子也可与 OCPC 反应生成紫红色络合物，加入的 8－羟基喹啉可以络合镁离子，以防止镁离子对测定结果的干扰。

（二）血清磷的测定

1. 方法概述　磷是机体重要的组成成分，血清中的无机磷主要指 $H_2PO_4^-$ 和 HPO_4^{2-}。血清中磷的浓度变化很大，与年龄、性别及饮食有一定的关系。常用的测定方法有磷钼酸还原法、非还原法、染料结合法、紫外分光光度法等。以硫酸亚铁或米吐尔（对甲氨基酚硫酸盐）作还原剂的还原钼蓝法被我国原卫生部临检中心推荐为临床常规方法。

2. 磷钼酸还原法测定原理　无机磷在酸性环境中与钼酸铵结合生成磷钼酸复合物，米吐尔将其还原生成钼蓝，其在 650 nm 波长处的吸光度与血清磷的浓度成正比，测定该吸光度值可求出样本中磷的含量。反应式如下。

$$HPO_4^{2-}\ (H_2PO_4^-)\ +\ (NH_4)_5Mo_7O_{24} \longrightarrow 2\ (NH_4)_3PO_4^- \cdot 12MoO_3 \cdot 6H_2O$$

3. 方法学评价　磷钼酸还原法简便、快速，不需除蛋白，因红细胞内磷酸酯释出被水解而使无机磷升高，应避免溶血。脂血、黄疸对该法影响较大。

（三）血清镁的测定

1. 方法概述　镁参与体内很多重要的生化过程，特别是神经肌肉传递、体内能量代谢及酶的活性调节等。血清镁常用测定方法有比色法、荧光法、离子层析法、离子选择性电极法、酶法、原子吸收分光光度法、同位素稀释质谱法等。我国卫健委临床检验中心推荐甲基麝香草酚蓝（MTB）比色法、钙镁试剂（Calmagite）法作为常规方法。

2. 测定原理

（1）甲基麝香草酚蓝（MTB）比色法　血清镁在碱性溶液中能与甲基麝香草酚蓝结合生成蓝紫色的复合物，该复合物在 600 nm 波长处的吸光度大小与血清镁浓度成正比。反应时需加入乙二醇二乙醚二胺四乙酸（EGTA）消除钙离子的干扰。

（2）钙镁试剂（Calmagite）法　在碱性溶液中血清镁能与金属色原染料钙镁试剂结合生成紫红色络合物，其颜色深浅与血清镁浓度成正比，与同样处理的校准品比较即可得出样品中镁的含量。反应时应加入 EGTA 消除钙离子的干扰，使用表面活性剂可使蛋白胶体稳定，在测定时可不必去除蛋白质直接测定血清镁。

（3）二甲苯胺蓝法　在碱性条件下，血清镁可与二甲苯胺蓝结合生成紫红色螯合物，其颜色深浅与血清镁的含量成正比。

3. 方法学评价

（1）甲基麝香草酚蓝（MTB）比色法　方法操作简便，灵敏度高。血红蛋白为3.3g/L以上时对该法有较大干扰，黄疸对该法无明显影响。本法适用于自动化分析仪终点法。EGTA为一种金属络合剂，在碱性条件下能络合钙而不络合血镁，但如果浓度过高也能络合镁，因此EGTA的使用量必须准确。

（2）钙镁试剂（Calmagite）法　在血清镁浓度在1.664mmol/L范围内吸光度与镁浓度成正比变化，脂血、黄疸对测定结果无明显影响。

（3）二甲苯胺蓝法　该法适用于各种全自动生化分析仪。溶血标本如血红蛋白含量大于5g/L时可影响测定结果。

二、微量元素的测定

体内80余种化学元素中，占人体总重量的0.01%以下，每人每日需要量在100 mg以下的元素称为微量元素，例如铁、锌、铜等。有些微量元素对维持人的生命、保持正常生理功能所必需，缺乏时会导致某种疾病或严重功能不全的微量元素称为必需微量元素（essential trace element）。测定体内微量元素含量，对于疾病的诊断、病情的评估、治疗以及预防等，具有十分重要的意义。

（一）血清铁和总铁结合力的测定

1. 方法概述　铁是人体的必需微量元素，是合成红细胞中血红蛋白的主要原料。血清铁测定时通常会同时测定血清总铁结合力（total iron - binding capacity，TIBC）。总铁结合力是指能与100ml血清中转铁蛋白结合的铁总量，常通过测定TIBC的方法来间接测定转铁蛋白的水平。血清铁与TIBC同时检测具有更好的临床价值。血清铁常用的测定方法有分光光度法、溶出伏安法、原子吸收分光光度法等。分光光度法已被IFCC推荐为参考方法。

2. 测定原理

（1）亚铁嗪比色法　血清中的铁以Fe^{3+}形式与转铁蛋白结合成复合物，在酸性介质中铁从复合物中解离出来，再被还原剂还原为Fe^{2+}，并与亚铁嗪直接作用生成紫红色复合物，其在562nm处的吸光度与铁离子浓度成正比，与同样处理的铁标准品比较，可求得样本中血清铁含量。将过量铁标准液加到血清中，使之与未带铁的转铁蛋白结合，多余的铁被轻质碳酸镁粉吸附除去，然后测定血清中总铁含量，即为总铁结合力。

（2）红菲绕啉比色法　用含有表面活性剂和还原剂的缓冲液与样品混合，血清蛋白变性使转铁蛋白中的铁释放出来，被释放的Fe^{3+}在还原剂的作用下还原为Fe^{2+}，与红菲绕啉二磺酸二钠盐生成红色螯合物，其在546nm处的吸光度与铁离子浓度成正比，与同样处理的铁标准品比较，可得到样本中血清铁含量。

3. 方法学评价　①亚铁嗪比色法：特异性高，操作简便。既可以自动化分析也可以手工操作。该法在140μmol/L以下线性良好，严重溶血、脂血黄疸时对结果有影响。在测定中应注意：标本不能溶血，应及时分离血清；所有试管等都应避免铁污染。②红菲绕啉比色法：操作简便，除可手工操作外，也适用于各种全自动化生化分析仪。

（二）血清锌的测定

1. 方法概述　锌是重要的营养素，是人体主要的微量元素。血清锌的测定方法有吡啶偶氮酚比色法、荧光光度法、原子吸收法等。

2. 吡啶偶氮酚比色法测定原理 血清沉淀蛋白后，血清中高价铁离子及铜离子被维生素C还原为低价，Fe^{2+}、Cu^{2+}和Zn^{2+}均能同氰化物生成稳定的复合物。但水合氯醛可选择性地释放锌，使锌与2-[(5-溴-2-吡啶)-偶氮]-5-二乙基氨基苯酚（5-Br-PADAP）发生反应生成红色复合物，在550nm处测定其吸光度，与同样处理的标准品比较，即可求得血清锌含量。

3. 方法学评价 5-Br-PADAP可与多种离子（如铁、铜等）发生灵敏的显色反应，用其作为显色剂测定血清锌时特异性不佳。可用维生素C还原，氰化钾掩蔽干扰离子，再用水合氯醛释放锌；也可用枸橼酸钠和偏磷酸钠掩蔽铁，以柳醛肟掩蔽铜。为使Zn^{2+}能从蛋白中游离出来可使用三氯醋酸沉淀蛋白或在酸性条件下，加入非离子表面活性剂和酰胺类衍生物如$CO(NH_2)_2$等促进锌离子从血清蛋白中解离而无需蛋白沉淀。测定血清锌最好用空腹血，由于红细胞含锌比血浆高，在取血后应立即分离血浆。

（三）血清铜的测定

1. 方法概述 铜是含铜酶的重要成分，对细胞、神经和内分泌的功能起着重要作用。血清铜的测定方法主要有双环己酮草酰二腙比色法、原子吸收分光光度法等。

2. 双环己酮草酰二腙比色法测定原理 血清中加入稀盐酸，使血清中与蛋白质结合的铜游离出来，再用三氯醋酸沉淀蛋白质，滤液中的铜离子与双环己酮草酰二腙发生反应，生成稳定的蓝色化合物，其颜色深浅与血清铜浓度成正比，在620nm处测定其吸光度，与同样处理的校准品比较，可求得血清铜含量。

3. 方法学评价 该法特异性高，显色稳定，但灵敏度低，血清用量大且需去蛋白质，不易自动化分析。

小结与展望

扫码“练一练”

化学法测定是在临床生化检验中应用较多的一类检测技术。利用物质的化学性质对其含量进行检测有助于了解在正常或疾病状况下，人体内各种物质含量的变化。化学测定法具有操作简便、特异性高、灵敏度较好及精密度好、易于自动化等特点，随着各种物质的检测方法在全自动生化分析仪上推广使用，化学测定法在临床上的应用日益广泛。

（毕　莹）

第七章　临床酶学检验技术

教学目标与要求

掌握　酶活性的国际单位定义，酶活性测定的连续监测法概念、计算和分类；酶活性测定的影响因素及最适条件的确定原则。

熟悉　血清酶变化的病理机制；酶动力学参数的含义；电泳法和免疫抑制法测定同工酶的原理。

了解　酶蛋白质量测定的优点，定时法测定临床常用诊断酶的原理和评价，同工酶的其他检测方法。

酶（enzyme）是由生物细胞产生的，对其特异底物起高效催化作用的蛋白质，是机体内催化各种代谢反应最主要的生物催化剂（biocatalyst）。其他生物催化剂还包括核酶（ribozyme）、脱氧核酶（deoxyribozyme）、人工酶（artificial enzyme）和抗体酶（abzyme）。在临床化学领域主要是指化学本质属于蛋白质的酶。

扫码“学一学”

临床酶学检验技术是通过测定体液中酶蛋白质量或酶的催化活性的定量技术。由于体液中酶蛋白含量极其微量，酶的催化活性测定相对容易，是酶浓度定量的最常用方法。本章主要讨论酶催化活性测定的基本原理及影响因素。

第一节　诊断酶学基础

自从1908年Wohlgemuth用尿淀粉酶（amylase，Amy）诊断急性胰腺炎以来，诊断酶学已有100多年的历史。大致分为三个阶段：第一阶段是利用化学和有机化学的反应原理测定酶促反应产物生成量或底物消耗量，即用定时法测定脂肪酶（lipase，LPS）、碱性磷酸酶（alkaline phosphatase，ALP）、酸性磷酸酶（acid phosphatase，ACP）等少数几个酶；1950s，Karmen、La Due、Wroblewski等建立了连续监测法，可测定乳酸脱氢酶（lactate dehydrogenase，LD），结合酶偶联技术可以测定丙氨酸氨基转移酶（alanine aminotransferase，ALT）、门冬氨酸氨基转移酶（asparatate aminotransferase，AST）、肌酸激酶（creatine kinase，CK）等，因它们在肝胆疾病、心脏疾病的诊断价值得到了临床医生的重视，到20世纪70年代建立了逾百种酶活性的测定方法，是诊断酶学发展的黄金时期；1980年以来同工酶及亚型提高了疾病诊断的敏感性和特异性，及免疫学技术测定酶蛋白质量如同工酶、酶原和肿瘤标志酶等，诊断酶学得到了进一步发展。

体液酶含量的测定以血清酶为主，尿液、脑脊液、胸腹水中酶含量的测定也有其特定的临床价值，其测定方法与血清酶的测定基本相同。

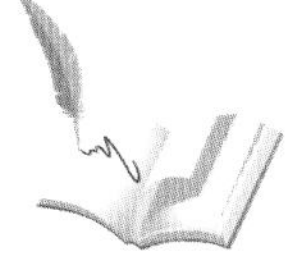

一、血清酶的来源与去路

（一）血清酶的来源

除凝血酶和纤溶酶外，血清酶与血浆酶基本一致。根据酶的来源及其在血浆中发挥催化功能的情况，可将血浆酶分成血浆固有酶和非血浆固有酶两大类。

1. 血浆固有酶 生理情况下，在血浆中发挥特定的催化功能，是血浆固有的成分，也称血浆特异酶。如凝血酶原、纤溶酶原、脂蛋白脂酶（LPL）、卵磷脂胆固醇脂酰转移酶（lecithin－cholesterol acyl transferase，LCAT）、胆碱酯酶（cholinesterase，ChE）、铜氧化酶（ceruloplasmin，CP）等，它们大多数由肝脏合成，血浆内含量相对较高，发挥一定的生理功能。当肝脏合成功能减退时，酶含量降低，如血清胆碱酯酶测定是反映肝脏的合成功能的指标之一。

2. 非血浆固有酶 生理情况下只有在细胞更新时少量释放入血，在血浆中含量很低，无特殊生理功能。但在病理情况下，可大量释放入血而作为诊断酶。根据来源方式可分为：①外分泌酶：指来源于外分泌腺的酶如胰（唾液腺）淀粉酶、胰脂肪酶、胃（胰）蛋白酶、前列腺酸性磷酸酶等。它们在血液中含量与相应分泌腺的功能有关。②细胞内酶：指在生理情况下存在于各组织细胞中，参与物质代谢的酶类。这类酶种类繁多，大部分无器官专一性，称非器官特异酶；只有小部分来源于特定的组织，称器官特异酶。这类酶因细胞内外浓度差异悬殊，细胞损伤可导致血浆中浓度显著升高。尤其是肌肉、骨骼、心、肝、肾、红细胞等组织占人体比重大，诊断灵敏度较高。

（二）血清酶的去路

在正常情况下，细胞内酶释放入血液后很快被清除，清除机制有：

1. 肾小球滤过从尿液中排出 是小分子蛋白酶如淀粉酶的主要清除方式。如在急性胰腺炎后期可表现为血液淀粉酶含量明显下降，而尿液淀粉酶含量则明显升高。

2. 网状内皮系统清除 现已证实，LD_5、CK－MM、腺苷酸激酶（adenylate kinase，AK）、AST、苹果酸脱氢酶（malate dehydrogenase，MD）、醇脱氢酶（alcohol dehydrogenase，AD）等是由肝脏枯否氏细胞受体介导的内吞作用所清除。非特异碱性磷酸酶是由肝脏细胞膜表面的半乳糖特异受体所清除，清除速率很快，半衰期短。肝硬化患者因受体数量减少使清除速率减慢，可能导致血清 ALP 的升高。肿瘤细胞产生的碱性磷酸酶按人名命名如 Nagao、Regan、Kasahara 等，其多糖成分是唾液酸，不能被肝脏半乳糖特异受体所清除，血液中可长期升高，常用做肝癌的肿瘤标志物。

3. 血管内失活或灭活 酶一旦离开其赖以生存的细胞内环境，因环境不同、稀释作用、蛋白酶分解、解聚或聚合作用、抑制剂等都可使酶失活或灭活。

二、血清酶变化的病理机制

1. 酶合成异常 骨细胞增生、外分泌腺增生、肿瘤的细胞增生都可使酶合成增加，引起血清酶含量升高。相反当实质细胞数量减少、组织大面积坏死等因合成量减少而造成血清酶含量下降。因血清酶含量低，多数情况下测定酶含量的升高更容易也更有价值。

2. 细胞内酶的渗漏 细胞内酶释放入体液的程度依赖于细胞膜的完整性，任何造成 ATP 供应减少或消耗过多的原因：如缺氧、缺血、能量代谢障碍、氧化物质过多等，都可

导致 ATP 缺乏，离子泵功能障碍，引起细胞肿胀；特别是钙离子内流，进一步使膜空隙增大，最终导致细胞内酶外流。影响释放速度与程度的因素有：①细胞内外酶浓度的梯度差；②酶的相对分子量；③酶在细胞内的定位和存在形式。一般来说，小分子胞浆中酶最先释放，其次是膜结合酶，而线粒体内酶则较迟释放。

3. 酶进入血液的方式　细胞中的酶可通过三种途径进入血液：①直接进入血液，速度最快，如血细胞和血管内皮细胞中的酶。②细胞酶与组织间隙和血液直接相接触的脏器如肝脾，大部分直接入血，只有小部分进入组织间隙。③其他组织由于存在着结构致密的毛细血管，所释放的酶大部分先进入组织液，之后除小部分通过毛细血管壁进入血液外，主要经淋巴系统进入血液，该途径进入血液中的酶增高幅度低而且缓慢。

4. 其他　血管内的抑制作用、清除速度都影响血清酶的含量。

三、常用的诊断酶和同工酶

1961 年国际酶学委员会（Enzyme Committee，EC）根据酶所催化的反应类型和机理，把酶分为六大类：氧化还原酶、转移酶、水解酶、裂解酶（或裂合酶）、异构酶和合成酶（或连接酶）。目前常用的诊断酶主要集中在前 3 类，见表 7－1。

表 7－1　目前常用的诊断酶

EC 编号	习惯用名	英语缩写	EC 编号	习惯用名	英语缩写
1.1.1.27	乳酸脱氢酶	LD	2.7.3.2	肌酸激酶	CK
1.1.1.37	苹果酸脱氢酶	MD	3.1.1.3	脂肪酶	LPS
1.1.1.41	异柠檬酸脱氢酶	ICD	3.1.1.8	胆碱酯酶	CHE
1.1.1.49	6－磷酸葡萄糖脱氢酶	G6PD	3.1.1.47	脂蛋白相关磷脂酶 A_2	Lp－PLA_2
1.4.1.3	谷氨酸脱氢酶	GLD	3.1.3.1	碱性磷酸酶	ALP
1.4.3.4	单胺氧化酶	MAO	3.1.3.2	酸性磷酸酶	ACP
1.11.1.7	髓过氧化物酶	MPO	3.1.3.5	5′－核苷酸酶	5′－NT
2.1.3.3	鸟氨酸氨甲酰基转移酶	OCT	3.2.1.1	α－淀粉酶	AMS
2.3.2.2	γ－谷氨酰基转移酶	γ－GT/GGT	3.2.1.30	β－N－乙酰（基）－D－氨基葡萄糖苷酶	NAG
2.4.1.1	糖原磷酸化酶	GP	3.2.1.51	α－L－岩藻糖苷酶	AFU
2.5.1.18	谷胱甘肽转移酶	GST	3.4.23.1	亮氨酸氨基肽酶	LAP
2.6.1.1	门冬氨酸氨基转移酶	AST	3.5.4.4	腺苷脱氨酶	ADA
2.6.1.2	丙氨酸氨基转移酶	ALT	4.1.2.13	果糖二磷酸醛缩酶	ALD

单个酶大多因缺乏特异性而诊断价值比较有限，若同时测定多个酶组成“酶谱”，往往可以判断病变的部位、性质及严重程度，见表 7－2。

表 7－2　常用诊断酶、同工酶及酶谱的临床应用

疾病	诊断酶/酶谱	同工酶
肝实质细胞损伤	ALT、AST、ALT/AST、CHE	mAST
胆道淤积	ALP、GGT、5′－NT	
肝纤维化	甘氨酰脯氨酸二肽氨基肽酶（GPDA）、脯氨酸氨基肽酶、MAO	
肝癌	AFU、GGT	GGT_2、ALP_1

续表

疾病	诊断酶/酶谱	同工酶
心肌损伤	CK、AST、HBDH、LD	CK－MB、LD_1
胰腺炎	AMY、LPS、弹力蛋白酶－1、磷脂酶 A_2	PAMY
骨骼肌疾病	CK、LD、AST、ALD	CK－MM、LD_5
前列腺癌	ACP	PACP
有机磷中毒	CHE	
结核性胸腹水	ADA	

第二节　酶蛋白质量的测定

酶的化学本质是蛋白质，酶蛋白质量的测定原理就是利用酶蛋白的抗原性，制备特异性抗体后用免疫学方法直接测定酶蛋白的浓度，一般以 mg/L 来表示。目前临床测定的酶有：神经元特异性烯醇化酶（neuron－specific enolase，NSE）、前列腺酸性磷酸酶（prostate－specific acid phosphatase，PACP）、肌酸激酶同工酶 MB（creatine kinase MB，CK－MB）、胃蛋白酶原（pepsinogen1、2）等。

一、免疫学方法测定酶蛋白质量的原理

一个定量免疫学方法的建立包括 3 个步骤：酶抗原的提取和纯化、抗体的制备、抗体的标记和检测。获得高纯度的酶抗原是本法的关键。抗体的制备方法与其他蛋白质类似，根据标记物不同如免疫荧光、化学发光等采用不同检测器，详见免疫学检验技术，这里简单讨论酶抗原提取的注意事项。

直接取材于动物组织、细菌中的天然酶的含量较低，提取纯化过程步骤繁琐。随着分子生物学技术的发展，酶抗原的选材多采用基因重组技术生产酶（克隆酶）或对酶基因进行修饰产生突变酶。为了真实反映临床病理情况，有时还需要严格防止酶的变性失活。低温、减少泡沫形成、防止聚合、添加金属螯合剂、有时需添加蛋白酶抑制剂和巯基保护剂都是常用的手段。与普通蛋白质的纯化手段相比，分段盐析、等电点沉淀、有机溶剂分级、选择性热变性等手段更为常用。为保证方法的特异性，抗原对纯度的要求极高，纯化手段还需结合超离心、层析、凝胶过滤、高效液相色谱、制备电泳等技术，甚至将酶溶液进行结晶，并用等电聚焦电泳进行鉴定。

获得抗原后可以制备单克隆抗体，再用不同的标记物通过免疫荧光或化学发光技术实现定量，也可以制备酶蛋白质量的标准品。

二、评价

免疫学方法测定酶蛋白质量浓度与测定酶催化活性相比，前者可以看成绝对定量技术，而后者只是相对定量技术，在一定条件下酶催化活性与酶含量成正比。①酶催化活性测定影响因素多，受测定方法、反应条件等很多因素的影响，而免疫化学法测定酶蛋白量与酶的催化活性无关；②灵敏度高，检测限达到 ng/L 至 μg/L 的水平；③特异性高，几乎不受体液中激活剂、抑制剂的影响，不受药物的干扰；④可测定无活性的酶，如酶原或脱辅基的酶蛋白或失活的酶蛋白；⑤联合酶活性测定，计算比活性，可能提供新的临床信息。

酶在组织中含量低，稳定性差，纯化困难，制备具有高效价的酶抗体非常困难，建立免疫学方法的周期长、成本高，目前难以普及。

第三节　酶催化活性测定的基本原理

酶具有高效催化性，酶的催化活性用酶促反应的速度来表示，反应速度（v）即单位时间（t）内的底物的消耗量［S］或产物的生成量［P］。

$$v = \frac{-d[S]}{dt} = \frac{d[P]}{dt}$$

酶催化活性即反应速度是指一定时间内转化底物的能力，用单位来表示，依据时间单位和底物量单位的不同，表示方法有：①惯用单位是以方法提出者的姓氏来命名的，提出各自的时间单位和产物（或底物）量的单位。②为避免单位混乱，1963 年国际生化协会酶学委员会提出“国际单位”的定义。国际单位（international unit，IU）是指在特定条件下，将 1 分钟内能转化 1 微摩尔底物的酶量定为一个国际单位（μmol/ min）。并未规定其他条件如温度、底物浓度等，故省略国际二字（简写由 IU 改为 U）。③1979 年国际生化协会为了使酶活性单位与国际单位 SI 制相一致，提出了 katal 单位，是指在特定条件下，每秒钟转化 1 个摩尔底物（mol /s）的酶量。国际单位和 katal 间关系如下：

$$1U = 1\mu mol/min = 1 \times 10^{-6} mol/60s = 16.67 nkatal$$

酶活性单位目前以国际单位使用最广泛，酶活性浓度通常用 U/L 表示。酶催化活性浓度测定的实质就是测定酶促反应的速度。为了测定底物（产物）的变化量，按照仪器工作原理不同分为：分光光度法、浊度法、荧光法、放射性核素法、电位滴定法、电极法、量气法等，其中以分光光度法最为常用。按监测速度类型不同分为定时法和连续监测法。

一、定时法测定酶活性

（一）概念

定时法（fixed time assay）是将酶与底物在特定条件（缓冲液、温度等）下孵育，酶促反应开始进行，经过一定时间后，用终止液终止反应，此时酶促反应已经停止，底物和产物不再变化，通过化学或生物化学的方法测出底物或产物的总变化量，除以时间（min）即可计算出底物消耗速度（－d［S］/min）或产物生成速度（d［P］/min），将速度换算为 μmol/ min 便是以国际单位表示的酶活性。

（二）计算

假设某一样品中的酶活性为 X（U/L），取样品量 V_s（ml）与底物缓冲液 V_r（ml）孵育，t（min）后加入终止液 V_e（ml），检测到产物净吸光度增加为 A，该产物的摩尔消光系数为 ε 可通过标准品测得，比色皿光径为 b（cm）。

$$A = \varepsilon bc \quad c = \frac{A}{\varepsilon b} \quad [P] = c \times Vt$$

式中，C 为产物浓度；V_t反应总体积；$V_t = V_s + V_r + V_e$，［P］为产物的总变化量，产物生成速度 v：

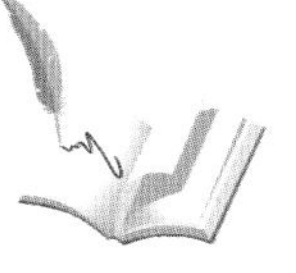

$$v = d[P]/min = \frac{[P]}{t} = \frac{\frac{A}{\varepsilon b} \times 10^6 \times V_t \times 10^{-3}}{t} (\mu mol/min) \quad (7-1)$$

样品中酶活性 X 单位也可表示成：

$$v = V_s \times 10^{-3} \times X(U/L) = V_s \times 10^{-3} \times X(\mu mol/min) \quad (7-2)$$

由式 7－1 和式 7－2 合并，设 $\frac{A}{t} = \Delta A/min$

$$x = \frac{A \times 10^6}{t\varepsilon b} \times \frac{V_t}{V_s} = \frac{\Delta A/min \times 10^6}{\varepsilon b} \times \frac{V_t}{V_s} \quad (7-3)$$

（三）定时法测定酶活性的原理

早期的酶活性测定方法都采用定时法，定时法的特点是加入终止液，终止反应后再加入“显色剂”检测产物（或底物），此时酶促反应已经终止，显色剂与酶促反应无关，显色剂的选用不受限制，甚至可使用强酸或强碱试剂，见表 7－3。

表 7－3　定时法测定酶活性的原理

测定酶	产物/底物	反应原理
ALT/AST、LD	α－酮酸	α－酮酸与 2，4－二硝基苯肼在酸性环境生成 2，4－二硝基苯腙化合物，后者在碱性环境呈棕红色
ALP/ACP、5′－NT	无机磷	无机磷与钼酸铵在酸性环境下生成钼蓝
ALP/ACP	苯酚	酚与 4－氨基比林、铁氰化钾生成醌衍生物
CK、GGT	萘胺	萘胺与重氮试剂反应生成偶氮化合物
ADA	氨	波氏反应
AMS	淀粉	碘遇直链淀粉生成蓝色化合物
LD、MD、G－6－PD、GLD	NADH	还原四氮唑盐为不溶性染料

二、连续监测法测定酶活性

（一）概念

连续监测法（continuous monitoring assay）是将酶与底物在特定条件（缓冲液、温度等）下孵育，每隔一定时间（2～60s）连续测定酶促反应过程中某一底物或产物的特征信号的变化，从而计算出每分钟的信号变化速率。连续监测法是在多个时间点连续测定产物生成量或底物消耗量，选取线性期的速率来计算酶活性，又称速率法。

（二）计算

假设某一样品的酶活性为 X（U/L），取样品量 V_s（ml）与底物缓冲液 V_r（ml）孵育，延滞期为 t_0（min），测定间隔时间为 t_1（min），读数次数为 n，每间隔时间吸光度变化平均值为 A_1，该产物的摩尔消光系数为 ε，比色皿光径为 b（cm）。反应速度分别用产物的生成速度和样品中酶的催化能力来表示：

$$v = d[P]/min = \frac{\frac{A_1 \times n}{\varepsilon b} \times 10^6 \times (V_s + V_r) \times 10^{-3}}{t_1 \times n} (\mu mol/min) \quad (7-4)$$

$$v = V_s \times 10^{-3} \times X(U/L) = V_s \times 10^{-3} \times X(\mu mol/min) \quad (7-5)$$

由式7-4和式7-5合并，$V_t = V_s + V_r$，$\frac{A_1}{t_1} = \Delta A/\min$，可得到以下公式：

$$X = \frac{\Delta A/\min \times 10^6}{\varepsilon b} \times \frac{V_t}{V_s} \qquad (7-6)$$

设 $K = \frac{10^6}{\varepsilon b} \times \frac{V_t}{V_s}$；　　$X = \Delta A/\min \times K = \Delta A/\min \times K \qquad (7-7)$

式7-7就是自动生化分析仪测定酶活性时设定K值的计算公式。式7-3与式7-6两者完全一致，说明定时法和连续检测法区别在于测定速度的方式不同而已。

连续监测法根据连续测得的数据，只选择线性期的变化速率用于计算酶活力。而定时法测得的酶活性是酶促反应的整个过程中的平均速度，有可能包括延滞期和非线性期。由于酶活性只与线性期的反应速度成正比例，因此连续监测法测定酶活性比定时法更准确。因为延滞期、非线性期的速率低于线性期，所以定时法测得平均速度一定低于线性期的速度，测定结果往往偏低。自动生化分析仪能自动获取规定时间内的信号，自动判断非线性度（NL%），连续监测法尤其适合在自动化分析仪上使用。

定时法的主要优点是设备简单，操作方便，检测过程中无需恒温设备，用分光光度计即可测定，也不用考虑显色剂对酶活性的影响，是早期测定酶活性浓度的常用方法。定时法的主要缺点是难以确定选定的反应时间是否处于线性期。在实际工作中，延滞期很难确定，而且一般很短，对酶活性测定产生的影响不大。但非线性期的影响不容忽视，随着保温时间的延续，酶变性失活加速，逆反应加强，对活性测定产生的影响非常明显。

连续监测法对仪器要求较高，需要具有恒温装置和连续读数装置。定时法一般的分光光度计就能满足要求。随着自动化分析仪的普及，定时法逐渐被连续监测法取代。

（三）原理

连续监测法的特点是在整个反应过程没有终止反应，酶促反应一直进行着，边反应边监测，即使添加某个显色剂也不能影响原来的反应体系。所以方法设计较困难，实现连续监测的原理如下。

1. 以人工合成色素原做底物　一些水解酶类或转移酶类经过酶促反应将化合物中的某一基团水解或移去，释放出色素，使无颜色的底物转变为有颜色的产物。把这类底物称为色素原底物，需要人工合成，故称为人工合成色素原底物，利用这类底物测定的酶见表7-4。

表7-4　人工合成色素原底物与待测酶

人工合成色素原底物	待测酶	产物的毫摩尔吸光系数
4-硝基磷酸酚钠盐（PNPP-Na_2）	ALP	4-硝基酚PNP（405nm）18.5
3-羧基-γ-L-谷氨酰对硝基苯胺	GGT	5-氨基-2-硝基苯甲酸（405nm）9.87，pH为8.10
2-氯-硝基苯-α-半乳糖-麦芽糖苷	淀粉酶（Amy，Ams）	2-氯酚2-CP（405nm，pH6.0）6.1
2-氯-硝基苯-α-岩藻糖苷	α-岩藻糖苷酶（AFU）	2-CP（405nm，pH6.5）6.2
甘氨酰脯氨酰-对硝基苯胺-对甲苯磺酸	甘氨酰脯氨酸二肽氨基肽酶（GPDA）	对硝基苯胺4NA（405nm）9.88

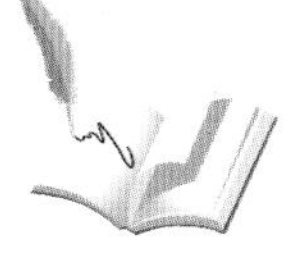

2. 连续监测NAD（P）H的变化　NAD（P）H在340nm处有特异吸收峰，而NAD（P）$^+$

只在260nm处有明显的吸收峰，340nm吸光度变化速率主要反映了NAD（P）H的生成或消耗速度。可直接测定氧化还原酶如LD、G6PD、α-羟丁酸脱氢酶（HBD）、醇脱氢酶（AD）、山梨醇脱氢酶（SD）、谷氨酸脱氢酶等（GLD）等；也可利用酶偶联反应，以氧化还原酶做指示反应间接测定酶活性如ALT、AST、CK、腺苷脱氨酶（ADA）等。见表7-5。

表7-5　用酶偶联方法来测定的酶

待测酶	测定方法	辅助酶	指示酶
丙氨酸氨基转移酶	IFCC推荐法	无	LD
门冬氨酸氨基转移酶	IFCC推荐法	LD*	MD
肌酸激酶	IFCC推荐法	HK	G6PD
腺苷脱氨酶	GLD偶联法	无	GLD
5′-核苷酸酶	5′-AMP做底物 ADA-GLD法	腺苷脱氨酶ADA	GLD
	5′-IMP做底物 NP-XOD-POD法	核苷磷酸化酶（NP） 黄嘌呤氧化酶（XOD）	POD
淀粉酶	EPS底物法	无	多功能α-葡萄糖苷酶
脂肪酶	GK-GPO-POD法	GK、GPO、共脂肪酶	POD

*LD并不是真正意义上的辅助酶。

3. 连续监测Trinder反应的产物

$$2H_2O_2 + 4-AAP + 酚 \xrightarrow{POD} 2H_2O + 醌亚胺(红色)$$

醌亚胺的最大吸收峰在500~520nm。这一反应最初由Trinder在1969年提出，故称为Trinder反应。后来用4-氯酚、2，4-二氯酚、2-羟-3,5-二氯苯磺酸（DHBS）、邻联甲苯胺（OT）、联苯胺（DAB）、邻联茴香胺（ODA）和3,3′,5,5′-四甲基联苯胺（TMB）等酚或苯胺的衍生物进行替代苯酚，均显著提高了方法的灵敏度与呈色的稳定性。近年来已有脂肪酶、5′-核苷酸酶利用Trinder反应做指示反应的连续检测法，见表7-5。

4. 特殊反应类型的连续监测　试剂中加入与酶促反应无关的试剂，与酶促反应的某一产物反应生成有特征性的化合物来实现连续监测。如：胆碱酯酶催化酰基硫代胆碱类底物后，生成的硫代胆碱（SCh）与试剂中5,5′-二硫代-双（2-硝基苯甲酸）（DTNB）反应，生成黄色阴离子5-巯基-2-硝基苯甲酸（5-TNBA）。DTNB对酶促反应无明显影响，反应一开始就加入试剂中。酰基硫代胆碱虽然也是人工合成底物，但不是色素原底物，其产物本身无色，需与DTNB反应后呈色。

酸性磷酸酶测定，利用α-萘酚磷酸盐做底物，经酸性磷酸酶水解后释放萘酚，与试剂中的固红TR发生偶氮反应，生成黄色化合物。

脂肪酶测定，在碱性环境中，1,2-二月桂基-rac-丙三氧基-3-戊二酸试灵酯在LPS和辅脂肪酶作用下水解生成1,2-*O*-二月桂基甘油和戊二酸-6′-甲基试卤灵。后者不稳定，可自发分解生成戊二酸和甲基试卤灵。甲基试卤灵是蓝紫色的发光基团，在577nm有最大吸收峰，其吸光度的变化与LPS活性相关，连续监测其吸光度变化可定量测定LPS活性。

色素原底物的方法简单，多数不需辅助酶，是较理想的检测方法。但因不是天然底物，底物合成也比较困难，可测定的酶类比较有限，目前仅限于水解酶类和个别转移酶。NAD(P)H的连续监测法除可直接测定氧化还原酶类外，通过酶偶联反应，也可以测定转移酶、水解酶等，是目前最常用的测定原理。而以 Trinder 反应做指示反应以往主要用在酶法分析测定代谢物，近几年也陆续应用到酶活性的测定。

第四节　酶活性测定的影响因素与最适条件的确定

一、酶促反应动力学

酶促反应动力学主要研究各种因素对反应速度的影响。

（一）酶促反应方程

酶（E）与底物（substrate，S）先形成不稳定的酶 - 底物中间络合物（ES），再生成产物（product，P），单底物酶促反应可用下式表示。

$$S + E \rightarrow ES \rightarrow E + P$$

1913 年，Leonor Michaelis 和 Maud Menten 根据中间产物学说推导了能够表示底物浓度和反应速度关系的公式，称为米氏（米 - 曼氏）方程式。

$$v = \frac{V_{max}[S]}{K_m + [S]}$$

（二）酶促反应进程

一个典型的酶促反应过程一般包括三个阶段：延滞期（lag phase）、线性期（linear phase）和非线性期（non linear phase）。图 7 - 1 中三条曲线分别是：［P］变化量对时间（t）作图；［S］变化量对时间（t）作图；［P］或［S］变化曲线的斜率就代表酶促反应的速率，见图中 $v = \frac{dp}{dt}$ 曲线。即酶促反应时间进程的三个阶段。

1. 延滞期　是指酶促反应开始至达到最大反应速度所需要的时间，包括酶催化位点的暴露、底物解离后与酶结合位点的结合、酶与辅酶的结合、酶的激活等。

2. 线性期　是指酶促反应速度保持恒定的时期，不受底物浓度的影响。含义是 ES 络合物始终保持最大，形成速度与解离速度达到平衡。此段时间的反应速度就是通常所说的初速度。

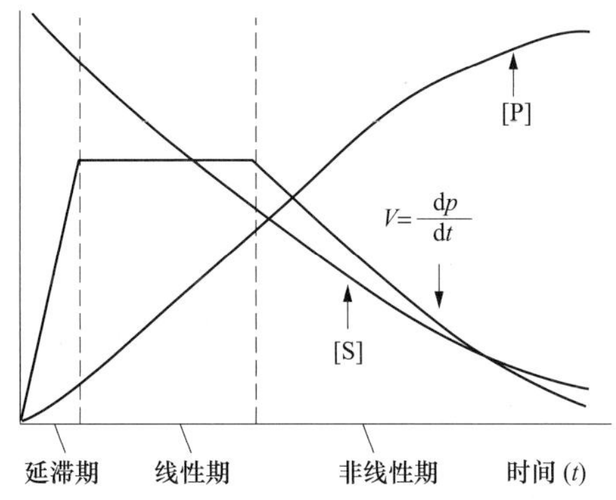

图 7 - 1　酶促反应时间进程曲线

当［S］>>K_m，代入米氏方程，得 $v = V_{max} = [S]^0 V_{max}$，该反应阶段称为零级反应期（zero order），与底物浓度无关。由于底物消耗量或产物生成量与时间呈线性关系，反应速

度恒定不变，故又称线性反应期。根据米氏方程推导过程可知，只有线性期的反应速度与酶量成正比例。

3. 非线性期　随着反应时间的延长，底物消耗越来越明显，酶促反应速度明显下降，偏离线性而进入非线性期。可逆反应增强、产物抑制增加、酶变性失活增加、酶聚合或解离增加都可造成进入非线性期。因产物［P］与时间 t 不成线性关系，酶促反应速率不再与酶活力成正比例。

（三）酶动力学参数

1. 反应速度　酶促反应速度一般在规定的反应条件下，用单位时间（t）内底物的消耗量和产物的生成量来表示：$v = d[P]/dt = -d[S]/dt$

（1）初速度　初速度（initial velocity）指在反应最初阶段底物的消耗量很小（一般在5%以内）时的反应速度，用 v_0 来表示。含义是在整个反应过程中，对时间变量而言，反应速度最大的时间段。

（2）最大反应速度　最大反应速度（maximum velocity）指当酶的结合位点与底物结合饱和时的反应速度，通常用 V 或 V_{max} 来表示。含义是对底物浓度变量而言，底物足够时酶促反应速度最大。当［S］ >> K_m 时米氏方程式推导得：$V = K_p[E]$（式中，K_p 为 ES 的解离常数）。即酶促反应的 V 与酶量［E］成正比例，它是酶活性测定的理论基础。实际工作中，受溶解度和价格等因素影响，一般选择［S］为 10～20 倍的 K_m。

2. 米氏常数　米氏常数（michaelis constant，K_m）指酶促反应速度为最大反应速度一半时的底物浓度，是反映酶和底物亲和力的指标，单位同底物浓度。如果选定底物浓度［S］ $=9K_m$，代入米氏方程，得出 $v = 90\% V_{max}$。

（四）酶偶联反应

酶偶联反应的反应模式如下：

$$A \xrightarrow{E_x} B \xrightarrow{E_a} C \xrightarrow{E_i} D$$

式中，E_x 是待测酶；E_a 是辅助酶；E_i 是指示酶。辅助酶可以一个或多个，也可以不用辅助酶。

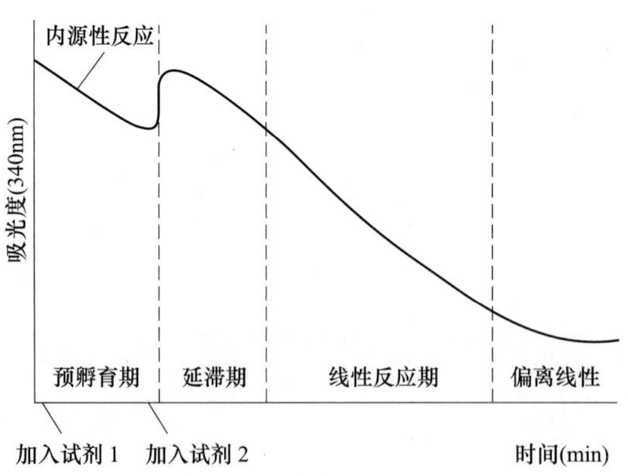

图 7－2　IFCC 推荐法测定 ALT 的时间进程曲线

IFCC 推荐法测定 ALT 的反应进程（图 7－2）如下。

1. 预孵育期　是指待测酶的酶促反应还没有开始，可以是部分试剂与内源性丙酮酸反应，或者脱辅基酶与辅基孵育的过程。

2. 延滞期　反应开始后，待测酶 E_x 经过一个短暂的延滞期，开始生成中间产物 B（丙酮酸），随着 B 的增加，E_i 反应速度开始增加，要达到 E_x 的反应速度需要延滞期，延滞期是待测酶、指示酶的延滞期之和；若需要辅助酶反应 E_a，同样需要中间产物 C 的堆积过程才最后启动指示反应 E_i。延滞期是待测酶、辅助酶、指示酶的延滞期之和。所以辅助酶越多，延滞期越长。辅助酶和指示酶相对于待测酶而言用量很大，辅助酶的有效反应速度 $[V_a]_{eff} = K[B]$，指示酶有效反应速度 $[V_i]_{eff} = K[C]$，都遵循一级反应动力学，而待测酶应遵循零级反应动力学。

3. 线性期　直到辅助酶和指示酶的反应速度达到待测酶的反应速度（但永远不可能超过待测酶的反应速度）即进入动力学的线性期，并会维持一定时间，此时，$V_x = [V_a]_{eff} = [V_i]_{eff}$。通过监测产物 D 的生成速度或中间产物 C 的消耗速度（既 $[V_i]_{eff}$）来反映 V_x，求出待测酶的酶活性，这就是酶偶联法测定酶活性的理论基础。

4. 非线性期　待测酶反应速度随底物的消耗而减小，[B]、[C] 生成速度随之下降，或其他辅助酶或指示酶的底物不足，是导致进入非线性期的主要原因。

二、酶活性测定方法的选择

酶活性测定是相对定量法，各实验室若选择的方法不同，测定结果势必会有明显差异。测定方法的选择原则有：

扫码“看一看”

1. 定时法和连续监测法　连续监测法可以选择线性期的反应速度来计算酶活性，测定结果更可靠，而且一般不需做样品空白，干扰相对较小，是首选的方法，定时法已基本淘汰。

2. 正向反应与逆向反应　选择正向反应还是逆向反应，原则上选择对底物亲和力大，酶促反应速度快的方向。当然，还应考虑内源性干扰、底物来源、价格、稳定性等诸多因素。例如肌酸激酶测定，以磷酸肌酸为底物的逆向反应是正向反应的 6 倍，而且不受 ATP 酶、内源性丙酮酸干扰，所以不采用正向反应。

3. 检测底物或检测产物　原则上应选择测定产物的生成量而不是底物的消耗量。因为产物量的变化是从无到多，不像底物是从多到少。如淀粉酶的碘淀粉比色法，受光度计量程和溶解度的影响，底物浓度严重不足，无法满足最大反应速度的要求，测定底物消耗量误差大，检测范围窄。

4. 底物启动模式与样品启动模式　底物启动模式是指样品先与部分试剂（缺乏某个底物）预孵育一定时间，部分消除某些内源性、外源性干扰物以及杂酶的副反应，然后加入这个底物，启动待测酶的酶促反应。而样品启动模式是指反应所需的试剂先混合在一起，然后加入样品，依靠样品中的待测酶来启动酶促反应，只在延滞期去除部分干扰物，抗干扰能力差，所以优先选择双试剂剂型的底物启动模式。

三、最适条件的确定原则

IFCC 和我国的专业学会先后提出了酶活性测定的推荐方法，提高了测定结果的一致性，为血清酶测定的标准化打下了良好的基础。但酶活性测定影响因素多，即使方法相同，测定条件不同甚至试剂来源不同，测定结果也明显不同。按最适条件原则确定反应条件可以最大程度缩小测定差异。

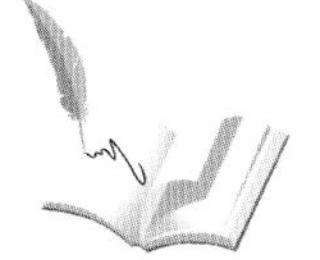

所谓最适条件（optimum condition）是指能满足酶发挥最大催化效率所需的条件。包

括：①合适的底物和最适底物浓度；②理想的缓冲液种类和最适离子强度；③反应液的最适 pH；④最适反应温度；⑤合适的辅因子、激活剂浓度；⑥酶偶联反应合适的指示酶和辅助酶的用量；⑦合理的测定时间，包括延滞期尽量短并有足够的线性期；⑧合适的样品与反应试剂的比例；⑨足够的检测范围；⑩尽量去除各种抑制剂等。

（一）底物种类和浓度

1. 底物种类的选择 不同酶对底物的专一性有很大的区别。ALT 对底物有立体结构选择性，只能催化 L－丙氨酸；若选择 DL－丙氨酸，要达到同样的反应速度，则需 2 倍于 L－丙氨酸的用量。底物种类选择的原则是：①选择 K_m 最小的底物，最好是酶的天然底物，要使酶达到同样反应速度的底物用量最少；②要有足够的溶解度，如 GGT 测定，过去用 γ－L－谷氨酰对硝基苯胺做底物，由于它溶解度差而被 γ－L－谷氨酰－3－羧基对硝基苯胺所取代；③酶对底物特异性高；④底物稳定性好；⑤较高临床价值的底物，如临床上测定酸性磷酸酶主要目的是诊断前列腺癌，所选的底物应对前列腺酸性磷酸酶同工酶有较高的特异性。

2. 底物浓度的确定

（1）单底物酶促反应 根据 Michaclis－Menten 方程，若［S］$=10K_m$，则反应速度达到最大反应速度的 90.9%；若［S］$=20K_m$，则反应速度达到最大反应速度的 95.2%；只有当［S］无穷大时，反应速度才达到最大反应速度，这在实际工作中是不可能的。因此，底物浓度的确定原则是选择［S］$=10K_m \sim 20K_m$，此时反应速度基本达到最大反应速度，测定的误差较小。

（2）双底物酶促反应 双底物酶促反应动力学可分为乒乓机制、序列有序机制和序列随机机制。

如 ALT 催化反应遵循乒乓机制，其动力学方程

$$v = \frac{V_{max} \times [S_1][S_2]}{[S_1][S_2] + K_{1m}[S_2] + K_{2m}[S_1]}$$

从文献可查得：ALT 对丙氨酸 $K_{1m}=21.9$ mmol/L，对 α－酮戊二酸 $K_{2m}=0.67$ mmol/L，改良赖氏法［S_1］=200mmol/L，［S_2］=2.0mmol/L，反应速度只达到 65.2% V_{max}；而 IFCC 推荐法［S_1］=500mmol/L，［S_2］=15.0mmol/L，反应速度可达到 91.9% V_{max}。

（二）缓冲液种类及 pH 和离子强度

1. 缓冲液种类 缓冲液对酶活性的影响可分为活性、惰性和抑制缓冲液三大类，缓冲液种类的选择原则是尽量使用活性缓冲液，而且其 pK_a 与测定 pH 比较接近。缓冲液种类与酶的稳定性密切相关，在酶偶联法中辅助酶和指示酶的稳定性尤其重要。理想的缓冲液应具备以下条件：①有足够的缓冲容量；②纯度高，不含有抑制酶活性的杂质；③温度依赖性小；④对酶活性表达有促进作用则更好；⑤对酶有稳定作用。

2. 最适 pH 在一系列不同 pH 的反应体系中，酶促反应速度达到最大时的 pH 称为最适 pH。最适 pH 并非是酶的特征性常数，易受多种因素影响而改变，如缓冲液种类、底物浓度、反应温度、样品与反应试剂的比例、各种防腐剂和其他添加剂等。

3. 离子强度 离子强度也影响着酶的活性，一般选择与生理环境的体液比较接近的离子强度。Allert 曾拟定了一种作用模式，结论是离子强度越高，电解质干扰酶和底物结合，酶活性将逐步下降。但离子强度过低也会抑制酶活性，可能与酶的稳定性有关。IFCC 推荐

法测定 ALP、GGT 时缓冲液的离子强度很高，因为既是缓冲液又可看成是底物，与一般缓冲液性质不同。

（三）温度

温度越高，反应活化能越大，酶与底物结合的机会越多，反应速度越快。但是，温度越高，酶的变性失活也会增加，而不同酶的最适温度可以不同。为便于临床实验，现在已统一规定为 37℃。

（四）辅助因子和激活剂

1. 辅助因子　根据酶催化反应最适条件的要求，原则上应在酶测定体系中加入一定量的辅助因子，包括辅酶和辅基，例如 ALT 测定 IFCC 推荐法选择添加磷酸吡哆醛，脱辅基酶蛋白与辅基孵育一段时间后，酶活性才会恢复。辅酶尽管不同于酶的底物，但在作用方式上和底物类似，在酶反应过程中与酶结合、分离及反复循环，辅酶用量的确定可将它们按底物处理。

2. 激活剂　激活剂多数是金属离子，可以是酶的活性中心，也可以通过其他机制激活酶的活性。如 Mg^{2+}、Zn^{2+}、Mn^{2+}、Ca^{2+}、Cl^{-} 等。重金属离子大多是酶的变性剂，在酶测定体系中经常加入 EDTA，目的是螯合重金属离子。

（五）抑制剂

酶活性测定过程中最常见的抑制剂有产物的抑制、分析器材或试剂中的重金属及体液中的药物等造成的抑制。去除抑制剂的措施包括：选用高纯度的原料、高纯净水、器材干净，在反应液中加入金属螯合剂，甚至可以引入一个副反应来去除产物的抑制作用等。

（六）酶偶联法中的辅助酶和指示酶

1. 指示酶与辅助酶的种类　指示酶和辅助酶选择的依据是：①考虑特异性，尤其是指示酶，如果指示酶存在副反应，则使测定结果假性偏高。②减少辅助酶数量就可以缩短延滞期。③所选用的指示酶和辅助酶应尽量选择 K_m 小的酶，可以缩短延滞期。④考虑指示酶和辅助酶的最适条件（尤其是最适 pH）尽量与测定酶接近。整个体系的测定条件必须优先考虑测定酶。⑤还需考虑价格、来源和纯度及酶的稳定性。来源不同的酶，K_m、耐热性有明显差别，甚至辅酶也不同，酶试剂的质量很大程度上取决于酶的来源。

2. 指示酶与辅助酶用量的确定　辅助酶或指示酶用量不足的后果是延滞期延长，待测酶的可测范围变窄，甚至丧失线性期。辅助酶或指示酶用量过大，成本增加，杂酶的干扰程度增加。酶用量的确定一般可用反复试验法。

（七）延滞期与线性期的确定

1. 延滞期的确定　延滞期可以因酶在样品中所存在的介质不同而略有差别，原因可能是存在内源性干扰物，也可能存在一些抑制剂。延滞期的确定原则是多观察几例浓度不等、病理情况不同的标本，选择延滞期最长者作为确定值。

2. 线性期的确定　按我国对酶活性测定试剂盒性能标准的要求，线性期不低于 2 分钟，非线性度不大于 10%。

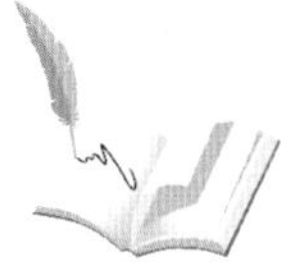

（八）标本与试剂比例

样品量与反应液总量的比例与方法检测的灵敏度和检测上限有关，与测定误差也有关。

根据酶活性计算公式，改变样品与反应液总量的比例就可以改变 K 值。按仪器噪音 0.001 计算，K 值不宜过大。

值得注意的是，酶活性的发挥与基质有关，经常发现改变样品与反应液总量的比例，测定结果并不会成正比例改变，可能与激活剂、抑制剂、酶的解聚和聚合、酶的稳定性等因素有关。因此，样品与反应液总量的比例一旦选定，就不能随意更改。

（九）底物启动模式与样品启动模式

底物启动模式是指样品先与部分试剂（缺乏某个底物）预孵育一定时间，部分消除某些内源性、外源性干扰物以及杂酶的副反应，然后加入这个底物，启动待测酶的酶促反应。而样品启动模式是指反应所需的试剂先混合在一起，然后加入样品，依靠样品中的待测酶来启动酶促反应，只在延滞期去除部分干扰物，抗干扰能力差，所以优先选择双试剂剂型的底物启动模式。

（十）校准物

酶活性测定的计算是 K 值乘以通过连续监测的 $\Delta A/\min$

$$[\mathrm{E}] = \Delta A/\min \times K = \Delta A/\min \times K \quad K = \frac{10^6}{\varepsilon b} \times \frac{V_t}{V_s}$$

酶催化活性是一种酶浓度相对定量的方法，与测定方法、测定条件、原料来源、仪器状态、分析参数、校准品等多种因素组成的测定系统有关。测定条件不同结果不同，酶活性没有基准物质，也就是说没有标准品，所以酶校准品有其局限性。

1. 校准 *K* 值 酶校准物（enzyme calibrator）和酶参考品（reference material）是用人血清或动物血清作介质，添加人源酶制品或基因工程的酶制品，与血清基质比较接近。自 1983 年 IFCC 发布 ALP 的参考方法以来，在 1990s 相继发布了 ALT、AST、LD、CK、GGT 的参考方法，于 2002 年对以上参考方法进行测定温度修订并配套酶参考品，2006 年又发布了 AMY 的参考方法和参考物，2011 年对 ALP 的试剂组成又做了修订。目前为止，国际上已经有 ALT、AST、CK、LD、GGT、ALP、AMY 等 7 个 IFCC 推荐的参考方法和认可的 CRM 酶参考物。CRM 酶参考物仅适用于参考实验室使用的 IFCC 的参考方法，目前临床实验室基本已采用 IFCC 推荐法试剂盒，试剂盒生产厂家应提供经溯源到参考系统的校准物质，临床实验室通过把校准物定标得到 K 值，称为校准 K 值。

2. 实测 *K* 值 如对硝基酚、4-氯酚、对硝基苯胺等酶促反应产物有基准物质，通过测定一定浓度的标准品计算 K 值，实测仪器的摩尔吸光系数，此时 K 值称为实测 K 值。产物 NAD（P）H 的摩尔吸光系数可以用己糖激酶（HK）法测定葡萄糖标准物来间接计算。但产物基准物质毕竟不是待测酶，故适用于无参考物质的情形。

3. 理论 *K* 值 即无参考方法和参考物质，又无产物的基准物质，可以通过查阅文献将待测物的摩尔吸光系数代入 K 值计算公式得出，称为理论 K 值。

为提高实验室之间的可比性，试剂供应商应尽量选择 IFCC 或中华医学会推荐方法，按“最适条件”生产试剂盒，并提供可溯源的酶类校准品，酶类校准物的定值必须由参考实验室将参考物质经逐级不间断的传递而得出；没有参考方法或参考物质的酶类项目，最好用产物标准品的实测 K 值来校准；若按理论 K 值计算，则应对仪器经常进行校准。

第五节 同工酶检测技术

同一种属中由不同基因或等位基因所编码的多肽链单体、纯聚体或杂化体，具有相同的催化作用，但其分子构成、空间构像、理化性质、生物学性质以及器官分布或细胞内定位不同的一组酶称为同工酶（isozyme）。“同工”意指催化反应相同，造成化学组成不同的原因是在进化过程中基因发生变异，而其变异程度尚不足以形成一个新酶，这种酶的多种不同形式可以是肽链的不同聚合方式、乙酰化、脱酰胺、磷酸化、巯基氧化、糖侧链修饰、与其他蛋白形成复合物等。某些同工酶从组织进入体液后在蛋白酶作用下降解成不同的亚型（isoform），如 CK－MB 可分为 MB_1 和 MB_2 两个亚型。

同工酶的测定方法可分为直接法和间接法两类。直接法是指利用同工酶之间酶催化动力学性质或免疫原性的不同，同工酶各组分不需预先分离，直接测定某一种同工酶的方法。多采用化学抑制、免疫抑制、热变性等原理。间接法是依据同工酶之间理化性质（带电性、分子大小、糖链等）的不同先用电泳、凝胶层析和亲和层析等将各种同工酶组分分开，再利用酶催化性质测定同工酶的活性。临床常用的同工酶有：CK－MB、LD1、p－AMY、骨型 ALP、肝巨型 ALP 等。

一、电泳法

由于各型同工酶的一级结构或空间构象不同，形状也不同，因而带电性质不同，在电场中的电泳迁移率不同，使各型同工酶分离，然后用酶催化性质选择合适的显色系统使区带呈色。同工酶的显色与一般蛋白质不同，需依赖其催化活性，因此，不能经过固定步骤，为了防止区带扩散，呈色产物最好非水溶性。常用的显色系统有：①重氮试剂染料：人工合成的萘酚或萘胺衍生物在酶促反应后产生的萘酚或萘胺与偶氮染料（如固蓝 B）生成难溶于水的有色的重氮化合物。如 ALP、GGT 同工酶的测定。②电子传递染料：脱氢酶反应或脱氢酶偶联的指示反应产生 NAD（P）H，其中 H^+ 经吩嗪二甲酯硫酸盐（PMS）传递，交给四氮唑盐生成不溶性有色的甲臜（formazan）化合物。如 LDH 同工酶测定。

电泳法的优点是选择合适的电泳条件可以获得同工酶谱的全貌，但其显色系统不可能是所有同工酶的最适条件，对各种同工酶不能均等体现，因此，只是一种半定量的方法，电泳出现肝巨型 ALP 对原发性肝癌有一定诊断价值。另外，酶与体内的清蛋白、免疫球蛋白等复合物形成“矫作物”、酶的聚合形式等都使结果判定复杂化。临床实验室使用自动化电泳系统，有配套的商品试剂盒，有效改善了电泳法的操作烦琐、重复性较差等缺点。

二、抑制法

分为免疫抑制法与化学抑制法两种，免疫抑制法优点是抑制特异性高；缺点是需要制备抗体，测定成本高。免疫抑制法测定 CK－MB 同工酶的原理是：CK 同工酶分 CK－ MM、CK－MB、CK－BB 三种，试剂中含有抗 CK－M 亚基的抗体，与标本中的 CK－MM、CK－MB 结合，使 CK－MM 100% 被抑制，CK－MB 则有 50% 被抑制，若不考虑 CK－BB 的含量，抑制后的酶活性的 2 倍就是原来 CK－MB 的酶活性。该法的缺点是巨型 CK 不被抑制，见图 7－3。

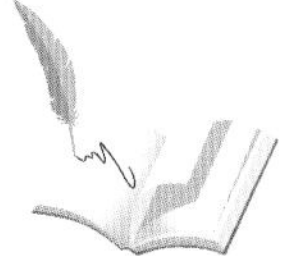

化学抑制法是加入一定浓度的化学试剂选择性抑制某类同工酶，测定抑制前后的酶活

性，间接计算出某同工酶的活性。化学抑制法往往存在待测同工酶同时被抑制或其他同工酶抑制不彻底的缺点。

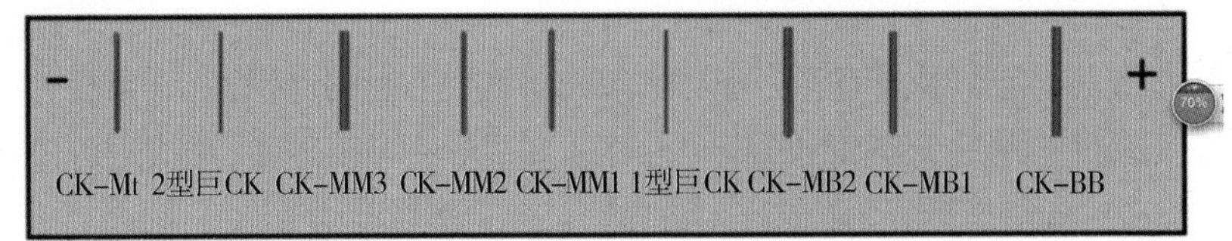

图 7－3　CK 同工酶、亚型及多种分子形式

M 亚基上有易被血浆中羧肽酶水解的 C－端赖氨酸残基，血清 CK－MM 同工酶存在 3 种亚型：CK－MM1 的 2 个亚基都缺失 C－端赖氨酸残基；CK－MM2 只有 1 个亚基有 C－端赖氨酸残基；CK－MM3 的 2 个亚基都含有 C－端赖氨酸残基。CK－MB 同工酶存在两种亚型：无 C－端赖氨酸残基的 CK－MB1；含 1 个 C－端赖氨酸残基的 CK－MB2。巨型 CK 可以是脂蛋白酶结合物、免疫球蛋白酶结合物和线粒体巨型 CK。

三、热变性

利用各型同工酶对热的稳定性差异的原理来测定同工酶，因特异性较差而较少使用。如碱性磷酸酶同工酶分为五型：肠型、生殖细胞型、胎盘型、胎儿肠型和非特异组织型。非特异组织型是在酶蛋白合成后，经过不同形式的修饰和加工，形成的肝型、骨型、肾型、其他等酶的多种形式（图 7－4）。各型对热稳定性顺序为：胎盘型 > 小肠型 > 其他型。若经 65℃15min 的样品预处理后只留下胎盘型同工酶。

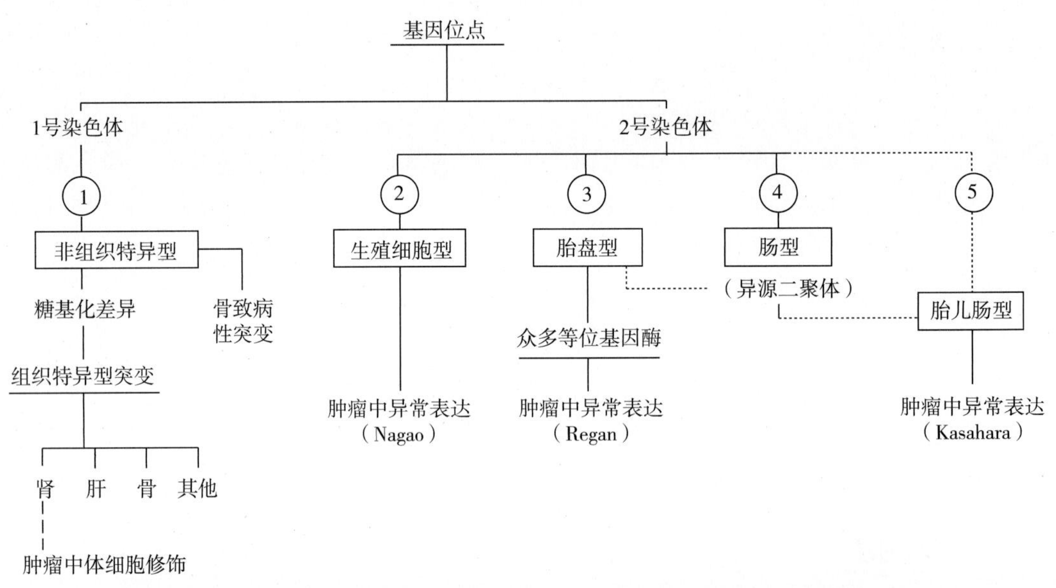

图 7－4　编码人类碱性磷酸酶基团的特征、染色体分配和主要生理和病理学表达

四、亲和层析法

碱性磷酸酶的肝型、胆型、肾型、骨骼型等各型同工酶糖链的组成或长度不同。因此，可以利用糖链亲和剂凝集素如麦胚凝集素（WGA）、刀豆凝集素（ConA）等与同工酶结合率的不同，对某型同工酶加以分离后进行测定。其中骨型同工酶与 WGA 有较高的亲和力，

结合后形成沉淀，总酶活性减去上清液中未结合部分的酶活性就是骨型同工酶的活性，但是，由于肝型、胆型同工酶也有部分结合特性，因此，测定结果需要校正。

五、免疫化学法

通过制备同工酶抗体，利用免疫化学法直接对同工酶进行定量。如 PACP、p－AMY、NSE、CK－MB 质量等。

小结与展望

根据酶是蛋白质和生物催化剂这两大特性，酶浓度的定量可以分别用酶蛋白质量或酶催化活性来表示。酶催化活性测定方法简便、快速、经济，是酶浓度定量的主要手段。酶催化活性是用酶促反应的反应速度来表示，按检测速度的类型分为定时法和连续监测法，目前连续监测法已经逐步取代了定时法。连续监测法按原理来分可分为色素原底物、脱氢酶指示系统、氧化酶指示系统等。

酶催化活性是一种酶浓度相对定量的方法，与测定方法、测定条件、原料来源、仪器状态、分析参数、校准品等多种因素有关。为提高实验室之间的可比性，试剂供应商应尽量选择 IFCC 或中华医学会推荐方法，IFCC 已建立 ALT、AST、CK、LD、GGT、ALP、AMY 测定的参考方法和参考物质，按“最适条件”生产试剂盒，并提供可溯源的酶类校准品，酶类校准物的定值必须由参考实验室将参考物质经逐级不间断的传递而得出；没有参考方法或参考物质的酶类项目，最好用产物标准品的实测 *K* 值来校准；若按理论 *K* 值计算，则应对仪器经常进行校准。

扫码“练一练”

同工酶及其亚型与总酶相比更具有脏器特异性，越来越受到临床的重视。同工酶分析以电泳法和免疫抑制法较为常用。近几年，随着免疫学技术的发展，胃蛋白酶原检测已用于临床，CK－MB 活性测定终将被质量法所取代，免疫法测定酶蛋白质量仍是诊断酶学发展的方向。

（沈财成）

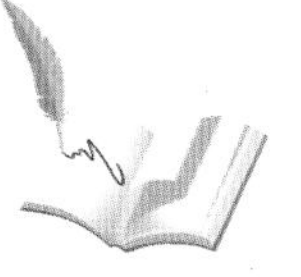

第八章　连续监测法测定酶活性

教学目标与要求

掌握　连续监测法测定酶活性的优点及常用酶活性测定的推荐方法。

熟悉　各种类型连续监测法的特点和注意事项。

了解　常见酶的生理功能和其他检测方法。

酶测定在临床生物化学检验中占有重要地位，血清及体液中酶浓度很低，直接测定困难，常采用检测酶活性的方法进行测定。酶可以催化加快反应的速度，因此，可以根据酶促反应速度的快慢，反映酶浓度的高低。酶的连续监测法测定不需终止酶促反应，具有检测时间短、线性内结果准确等优点，是全自动生化仪上酶学分析的常规方法。连续监测法测定酶的活性有：色素原底物反应的连续监测法、脱氢酶参与的连续监测法、过氧化物酶反应的连续监测法和特殊反应类型的连续监测法等四类方法，简述如下。

第一节　色素原底物反应的连续监测法

一些水解酶类或转移酶类经过酶促反应将无色化合物中的某一基团水解或移去，使无色的底物转变为有颜色的产物，通常把这类化合物（底物）称为色素原底物，把这类酶促反应称为色素原底物反应。这类底物可自行缓慢分解，在使用中应避光保存，检测的初始吸光度不能高于0.5。

扫码“学一学”

一、碱性磷酸酶测定

（一）方法概述

血清碱性磷酸酶（alkaline phosphatase，ALP）是一组对底物特异性不高的磷酸酯水解酶，在碱性条件下水解各种磷酸酯键而释放出无机磷，其活性中心依赖钙离子、锌离子。ALP的检测方法根据底物不同可分为以下3类。

1. 布氏（Bodansky）法　以β－甘油磷酸钠为底物经ALP作用后产生磷酸根，通过定量磷来测定。

2. 金－阿（King－Armstrong）法　以磷酸苯二钠为底物经ALP作用后生成酚，通过定量酚来测定。

3. 皮－劳（Bessey－Lowery－Brock）法　以4－硝基酚二钠盐为底物，经ALP作用后生成黄色的对硝基酚，通过对硝基酚颜色变化来测定，该方法经改良后成为IFCC推荐法，也是中华医学会检验医学分会推荐的参考方法（WS/T 351—2011）。ALP参考物质为欧共体标准局（BCR）的酶参考品CRM371（ALP，酶来源猪肾）。

（二）测定原理

ALP参考方法是以磷酸对硝基酚二钠盐（PNPP）为底物，以磷酸酰基的受体2－甲基-2-氨基-1-丙醇（AMP）为缓冲液，在37℃、经ALP催化下，生成产物PNP、其在碱性条件下转变成醌式结构呈黄色，于波长405nm处连续监测吸光度增高速率，计算ALP活性。

$$PNPP + AMP \xrightarrow[pH10.3]{ALP, Mg^{2+}} PNP + AMP - Pi$$

（三）方法学评价

以PNPP连续监测法为例。

1. 缓冲液种类的影响 ALP的酶促反应为水解反应，缓冲液种类不同，可导致ALP活性参考区间不同。如以AMP和DEA（二乙醇胺）为缓冲液的ALP检测方法，因AMP、DEA参与磷酸酰基的转移反应，能增进酶促反应的速率，所测的ALP活性要比以碳酸盐作为缓冲液的检测方法高2~6倍。因AMP缓冲液具有杂质含量少、温度依数性小等优点而被IFCC推荐。

2. 其他影响因素 ①一般用新鲜血清为标本，必须测定血浆标本时，合适的抗凝剂为肝素。②高脂、高糖饮食可使ALP增高，溶血标本ALP下降。③对色素原底物4-NPP有严格要求：酶水解转换率必须>98%；4-NPP的摩尔吸光度，311nm波长，10mmol/L NaOH介质，25℃，ε=（9867±76）L/（mol·cm）。④校准物对硝基苯酚要求，色泽为无色到淡黄色；熔点113~114 T；含水量<0.1g/100g；摩尔吸光度，溶于10mmol/L NaOH中，波长401nm，24℃，ε=（18380±90）L/（mol·cm）。

扫码“看一看”

二、L-γ-谷氨酰基转移酶测定

（一）方法概述

L-γ-谷氨酰基转移酶（L-γ-glutamyl transpeptidase，GGT）广泛分布于肾、胰、肝、肠等多种组织中。血清中的GGT主要来自肝脏，常与脂蛋白和免疫球蛋白结合在一起，形成巨酶，参与体内谷胱甘肽（GSH）的代谢。检测方法根据底物不同可分为以下3类。

1. L-γ-谷氨酰-α（β）-萘胺为底物法 GGT催化L-γ-谷氨酰-α（β）-萘胺反应生成的α（β）-萘胺与重氮试剂生成红色化合物。该方法反应时间长且不能自动化分析，灵敏度低，受溶血干扰较大。

2. L-γ-谷氨酰-对硝基苯胺（GPNA）为底物法 GGT催化GPNA反应生成的对硝基苯胺在碱性环境下呈黄色，该方法底物溶解度差，达不到最适底物浓度的要求。

3. L-γ-谷氨酰-3-羧基-4-硝基苯胺（GCNA）为底物法 因GCNA含有羧基而提高了溶解度，并选用甘氨酰甘氨酸（双甘肽）作谷氨酰基的接受体，同时也是GGT的缓冲液，GGT催化生成的对硝基苯胺在碱性环境下呈黄色，可以连续监测，该方法是IFCC推荐方法，也是中华医学会检验医学分会推荐的参考方法（WS/T 417—2013）。参考物质有BCR的酶参考品CRM319（GGT，酶来源猪肾）。

（二）测定原理

GGT参考方法是以色素原GCNA为底物，甘氨酰甘氨肽为接受体，催化生成的2-硝基-5-氨基苯甲酸在中性或碱性环境下呈黄色，在401~420nm有吸收峰，可以连续监测。

$$GCNA + 双甘肽 \xrightarrow[pH7.7]{GGT} 2-硝基-5-氨基苯甲酸 + L-\gamma-谷氨酰-甘氨酰甘氨酸$$

（三）方法学评价

以 GCNA 连续监测法为例。

1. 甘氨酰甘氨酸的作用 以甘氨酰甘氨酸和氢氧化钠为缓冲体系，甘氨酰甘氨酸的作用是既可作为缓冲液又可看成是底物，酶促反应速度可以提高 5 倍，所以在反应体系中甘氨酰甘氨酸浓度较高，有别于其他酶活性测定。

2. 孵育时间和启动模式 由于产物摩尔吸光系数较小，样品用量大，样品体积分数 0.0909，为了样品和反应液在 37℃平衡，故需延长孵育时间 180 秒和采用底物启动模式。

3. 其他影响因素 ①2-硝基-5-氨基苯甲酸的吸收峰在 380nm，色素原 GCNA 的吸收峰在 310 nm。在 405~410 nm 处，GCNA 的吸光度降到最低，而 2-硝基-5-氨基苯甲酸仍保持一定的吸光度，两者吸光度差（ΔA）最大，所以测定波长应选择在 405~410nm。②原料试剂的纯度对试剂盒的质量有影响，双甘肽中若有甘氨酸混杂，甘氨酸对 GGT 反应有抑制作用；L-γ-谷氨酰-3-羧基-对硝基苯胺若有 D-γ-谷胺酰对硝基苯胺也有抑制作用。

三、淀粉酶测定

（一）方法概述

α-淀粉酶（α-amylase，AMY）即 α-1,4-D-葡聚糖水解酶，作用于 α-1,4-糖苷键。主要存在于胰腺和唾液腺中。

淀粉酶测定方法根据底物不同分为以下两大类。

1. 以天然淀粉为底物 可测定淀粉水解前后黏度或浊度的改变，也可以测定产物葡萄糖；依据碘遇直链淀粉呈蓝色的原理设计碘淀粉比色法曾广泛使用。因天然淀粉的分子结构和相对分子质量不确定而难以标准化，且天然淀粉的相对分子质量巨大，底物浓度难以达到 10 倍 K_m，测定的准确性和重复性较差。

2. 以人工合成的麦芽寡糖苷为底物 优点是底物的结构和相对分子质量确定。常用的人工合成底物有麦芽寡糖（三糖、四糖、五糖、七糖等）的对硝基酚或邻（对）氯酚色素原；EPS 法是 IFCC 推荐方法，也是中华医学会检验医学分会推荐的参考方法（WS/T349—2011）。

（二）测定原理

EPS 法是以 4,6-亚乙基-4-硝基酚-α-D-麦芽七糖苷（EPS）为底物，经 α-淀粉酶催化水解为游离的寡糖（G_5，G_4，G_3）及葡萄糖残基减少的对硝基苯寡糖苷（4-NP-G_2、4-NP-G_3和 4-NP-G_4）。后者在 α-葡萄糖苷酶催化下，进一步水解为葡萄糖和对硝基酚（其摩尔数仅为底物 4-NP-G_7的 1/3，其余 2/3 还结合在 4-NP-G_4中）。对硝基酚的生成量在一定范围内与 α-淀粉酶活性成正比。

$$4-NP-G_7 \xrightarrow{AMS} 4-NP-G_{4,3,2} + G_{5,4,3}$$

$$4-NP-G_{4,3,2} \xrightarrow{\alpha-葡萄糖苷酶} 4-NP-G_4 + 4-NP-G_7$$

（三）方法学评价

1. 转换率　淀粉酶只能催化 $>G_3$ 的麦芽多糖，α-葡萄糖苷酶只能催化 $<G_3$ 的麦芽糖。而多功能α-葡萄糖苷酶对EPS的所有降解产物（$PNP-G_1 \sim PNP-G_5$）都有相同的转换率，即全部转化为PNP，可直接用PNP的摩尔吸光系数计算酶活性。

2. 特异性　血清AMY总活性测定诊断急性胰腺炎的特异性较差，很多实验室联合脂肪酶测定。

3. 其他影响因素　①将底物麦芽糖苷的非还原端用亚乙基封闭，使之不被偶联酶多功能α-葡萄糖苷酶水解，增加了试剂的稳定性。②内源性α-葡萄糖苷酶的干扰。

四、α-岩藻糖苷酶测定

（一）方法概述

α-L-岩藻糖苷酶（alpha-L-fucosidase，AFU）是一种催化水解含岩藻糖基的糖蛋白、糖脂等生物活性大分子的溶酶体酸性水解酶，广泛分布于人体组织细胞、血液和体液中，肝癌患者α-L-岩藻糖苷酶明显升高。目前用于AFU测定的方法主要有以下三类。

1. 以4-甲基伞形酮-α-L-岩藻糖苷为底物的荧光法　该法检测灵敏度高，但此法不仅需要凝胶过滤除去干扰物质，而且需要荧光分光光度计，使用受到限制；

2. PNPF法　以4-硝基苯-α-L-岩藻吡喃糖苷为底物经AFU水解释放4-硝基苯酚后，用碱性缓冲液终止反应，使4-NP呈显著黄色的终点显色法；由于待测样本中的某些物质在酸碱不同环境中的呈色情况会发生改变，所以此法必须设定样本空白，同时也要求延长反应时间。

3. 连续监测法　CPNP法、CNPF法和MG-CNP法。

（二）测定原理

1. CNPF法　AFU作用于2-氯-4-硝基苯-α-L-岩藻糖苷（2-chloro-4-nitrophenyl-alpha-L-fucopy-ranoside，CNPF）生成CNP和α-L-岩藻糖，405nm波长处吸光度的上升速率与AFU的活性成正比，即可计算出样品中AFU的活性。

$$\text{CNPF} \xrightarrow{\text{AFU}} \text{CNP(黄色)} + \text{L-岩藻糖}$$

2. MG-CNP法　样品中AFU作用于底物MG-CNP-α-L-fucoside，生成M、G和CNP，通过检测405nm处波长下每分钟CNP的吸光度变化值（ΔA），即可计算出样品中AFU的活性。

$$\text{MG-CNP-}\alpha\text{-L-fucoside} + H_2O \xrightarrow{\alpha\text{-L-岩藻糖苷}} \text{M} + \text{G} + \text{CNP} + \alpha\text{-L-岩藻糖}$$

（三）方法学评价

CPNP法和CNPF法检测原理相近，CPNP法采用氯化对硝基苯α-L-岩藻吡喃糖苷作底物，灵敏度及精密度一般；CNPF法的色原CNP解离常数（pK_a）5.5与AFU最适pH相近，从本质上克服了PNPF法的缺陷，缩短了反应时间，无需样本空白，实现了AFU的速率法分析。在实际应用中，提高pH可提高CNP的离子化率，但过高的pH会使酶反应条件

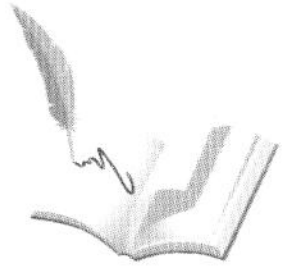

劣化，影响酶活性；MG－CNP法灵敏度、精密度、抗干扰性及稳定性都比较高，是新建立的方法。

五、*N*－乙酰氨基葡萄糖苷酶测定

（一）方法概述

N－乙酰氨基葡萄糖苷酶（β－*N*－acetyl－D－glucosaminidase，NAG）是溶酶体中的一种酸性水解酶，可水解β－*N*－乙酰氨基葡萄糖苷，也能水解β－*N*－乙酰氨基半乳糖苷，存在于各种组织器官、体液、血细胞中。血、尿NAG活性测定对肾实质急性损伤和活动期病变敏感。NAG的检测方法有以下几种。

1. 对硝基酚比色法 NAG可使底物对硝基酚－*N*－乙酰－β－D－氨基葡萄糖水解，释放出对硝基酚，在碱性溶液中显色，颜色深浅与酶活力有关；比色法中样品底色干扰难以忽视，操作复杂，底物液用量大，不适用于自动分析仪。

2. 荧光光度法 NAG可使荧光底物4－甲基伞形酮*N*－乙酰－β－D－氨基葡萄糖苷水解，释放出游离的4－甲基伞形酮（4－MU），后者在碱性条件下变构，受激发产生荧光，其荧光强度与酶活力有关。荧光法需要特殊设备。

3. 连续监测法 CNP－NAG法、PNP－NAG法、MTP－NAG法。

（二）测定原理

1. CNP－NAG法 以2－氯－4－硝基苯－*N*－乙酰－β－D－氨基葡萄糖苷（2－chloro－4－nitrophenyl－*N*－acetyl－beta－D－glucosaminide，CNP－NAG）为底物，在NAG催化下水解产生CNP，色原的pK_a与NAG酶的最适pH4.6相近，不需要加碱性呈色剂，线性期时通过连续监测405nm处吸光度的变化，计算酶活性单位。

$$\text{CNPNAG} \xrightarrow{\text{NAGase}} \text{CNP} + \text{氨基葡萄糖苷}$$

2. PNP－NAG法 以对硝基－*N*－乙酰－β－D－氨基葡萄糖苷（4－Nitrophenyl－*N*－acetyl－β－D－galactosaminide，PNP－NAG）为底物，经NAG酶水解后游离出PNP，用（二乙氨基乙基）17－α－环糊精使PNP的pK_a从7.14降至5.0左右，在405nm处检测PNP生成的速率，计算NAG酶的活性。

$$\text{PNP}-\text{NAG} \xrightarrow{\text{NAGase}} \text{PNP} + \text{氨基葡萄糖苷}$$

3. MTP－NAG法 采用6－甲基－2－硫代吡啶－*N*－乙酰－β－D－氨基葡萄糖苷（MPT－NAG）为基质。在NAG酶的作用下，分解生成6－甲基－2－巯基吡啶（MPT）。通过测定MPT在340nm处吸光度的增加速度可求得NAG的活性。

$$\text{MPT}-\text{NAG} + H_2O \xrightarrow{\text{NAG}} N-\text{乙酰}-\beta-\text{D}-\text{氨基葡萄糖} + \text{MPTMPT}-\text{NAG} + H_2O \xrightarrow{\text{NAG}} N-\text{乙酰}-\beta-\text{D}-\text{氨基葡萄糖} + \text{MPT}$$

（三）方法学评价

由于CNP的pK_a在5.5左右，在反应过程中即可观察到吸光度变化，且CNP在pH5.0条件下有足够大的摩尔吸光系数，可以实现NAG的速率法分析，无需设样品空白，不足之处是底物溶解性及稳定性差。PNP－NAG速率法底物易得，反应速度快且稳定，是目前常用的方法。MPT－NAG法在340nm波长下进行检测，该方法底物稳定，反应灵敏度高，可

用于尿液 NAG 测定。

六、甘氨酰脯氨酸二肽氨基肽酶测定

（一）方法概述

甘氨酰脯氨酸二肽氨基肽酶（glycyl－proline－dipeptidyl amino－peptidase，GPDA）分布于肝、肾、结缔组织、唾液腺和血清等体液中，生理意义主要是水解血液中来自胶原的多肽。肝脏疾病时 GPDA 有不同程度的升高。GPDA 的检测方法有以下几种。

1. 荧光法　该方法灵敏度较高，需要特殊设备，可用于尿液中 PDGA 的测定。

2. 连续监测法　采用以 Nagatsu 合成的新人工底物甘氨酰脯氨酰对硝基苯胺建立起来的连续监测法。

（二）测定原理

连续监测法中 GPDA 催化底物甘氨酰脯氨酰对硝基苯胺水解，生成甘氨酰脯氨酸和黄色的对硝基苯胺，后者在 405nm 波长下吸光度升高，吸光度升高速率与 GPDA 活性成正比。

$$\text{甘氨酰脯氨酰对硝基苯胺} \xrightarrow{\text{GPDA}} \text{甘氨酰脯氨酰} + \text{对硝基苯胺}$$

（三）方法学评价

连续监测法检测 GPDA 具有简便快速，重复性好，线性范围宽，敏感性高，结果准确等优点。本法试剂底物稳定易溶，没有非酶水解现象，使用方便。

第二节　脱氢酶参与的连续监测法

利用 NAD(P)H 在 340nm 处有特异吸收峰，而 NAD（P）在 260nm 处有明显的吸收峰，检测 340nm 吸光度变化速率反映了 NAD（P）H 的生成或消耗速度，从而可直接测定氧化还原酶；也可利用酶偶联反应，间接测定以氧化还原酶作指示反应的酶活性。

一、丙氨酸氨基转移酶测定

（一）方法概述

丙氨酸氨基转移酶（alanine aminotransferase，ALT）能加快体内蛋白质氨基酸转化，存在于人体各种组织、器官、肌肉、骨骼中，以肝细胞的胞浆中最多。

ALT 测定是通过产物丙酮酸来实现的，方法分为以下三类。

1. 赖氏法　以丙氨酸和 α－酮戊二酸为底物，在 ALT 作用下，生成丙酮酸和谷氨酸，丙酮酸与 2，4－二硝基苯肼结合，生成丙酮酸二硝基苯腙，后者在碱性溶液中呈现棕色，颜色深浅与 ALT 活性相关。该反应试剂不稳定，线性窄，结果重复性及精密度差。

2. 偶联丙酮酸氧化酶法　属于定时法，指示反应是 Trinder 反应，优点是在可见光范围内比色，缺点是易受到体内还原性物质的干扰，其准确度不及 IFCC 推荐法。

3. IFCC 推荐法　1998 年 IFCC 批准了 37℃条件下的 ALT 酶活性测定推荐方法，参考物质有 BCR 的酶参考品 CRM426（ALT，酶来源猪心）。

（二）测定原理

IFCC 推荐法测定 ALT，属于酶偶联法，LD 为指示酶，连续监测 NADH 在 340nm 的吸

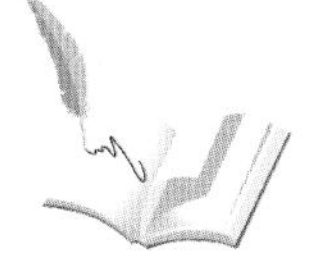

光度下降速度来计算酶活性。该法去除5′-磷酸吡哆醛就是中华医学会检验医学分会推荐的参考方法（WS/T 352—2011）。

$$L-丙氨酸+\alpha-酮戊二酸\xrightarrow{ALT}L-谷氨酸+L-丙酮酸$$

$$L-丙酮酸+NADH+H^{+}\xrightarrow{LD}L-乳酸+NAD^{+}$$

（三）方法学评价

1. IFCC推荐法α-酮戊二酸对测定几乎无干扰，因此，α-酮戊二酸的用量从改良赖氏法的2mmol/L提高到12mmol/L，基本满足了最大反应速度对α-酮戊二酸用量的要求，提高了测定准确性。该法也存在内源性丙酮酸和GLD的干扰，采用双试剂底物启动模式或延长延滞期可以消除部分干扰，但关键还是要求用高纯度的试剂（不含杂酶）和无氨蒸馏水，乳酸脱氢酶以及NADH的浓度需要控制好。

2. IFCC推荐法建议试剂中添加5′-磷酸吡哆醛，目的是使脱辅基的酶恢复活性，对肿瘤化疗患者和肾病患者（有一部分脱辅基的酶）来说，两种方法测得结果有明显差别。

二、门冬氨酸氨基转移酶测定

（一）方法概述

门冬氨酸氨基转移酶（asparate aminotransferase，AST）以心肌含量最丰富，其次是肝脏。在肝脏内，AST绝对值超过ALT。

AST的检测方法有赖氏法和连续监测法。赖氏法简便易行，不需特殊设备，曾广泛使用，但是试剂中草酰乙酸对AST有反馈抑制作用，使结果偏低。使用连续监测法IFCC推荐用苹果酸脱氢酶作指示酶。中华医学会检验医学分会推荐AST测定参考方法（WS/T 353—2011）与IFCC推荐法的区别是试剂不含5′-磷酸吡哆醛。参考物质有美国国家标准技术研究院（NIST）的RM8430（AST酶参考品）。

（二）测定原理

IFCC推荐法测定AST，也是酶偶联法，连续监测NADH在340nm的吸光度下降速度来计算酶活性。

$$L-门冬氨酸+\alpha-酮戊二酸\xleftrightarrow{AST}L-谷氨酸+L-草酰乙酸$$

$$L-草酰乙酸+NADH+H^{+}\xrightarrow{MD}L-苹果酸+NAD^{+}$$

$$L-丙酮酸+NADH+H^{+}\xrightarrow{LD}L-乳酸+NAD^{+}$$

（三）方法学评价

AST测定方法及评价基本与ALT相同。IFCC推荐法用苹果酸脱氢酶作指示酶，由于产物草酰乙酸不稳定，易转变为丙酮酸，故试剂中加入LD，实质是两个指示酶，但通常将LD作为辅助酶。该法预孵育期较长，达90秒，目的是在预孵育期将内源性的丙酮酸转化为乳酸，减少内源性丙酮酸的干扰。

三、肌酸激酶测定

（一）方法概述

肌酸激酶（creatine kinase，CK），主要存在于细胞质和线粒体，以骨骼肌、心肌、平滑肌最多，CK 可用于骨骼肌疾病及心肌疾病的诊断。

测定 CK 的方法有比色法、连续监测法、荧光法和化学发光法等。后两种方法因需特殊仪器未能应用于临床常规检测。比色法主要有测定正向反应产物和测定逆向反应产物两种方法，因测定逆向反应的反应速度快，肌酸呈色反应受到的干扰小，所以较普及。IFCC 推荐的方法是酶偶联法，参考物质有 BCR 酶参考品 CRM299（CK－BB，酶来源人胎盘）和 CRM608（CK－MB，酶来源人心脏）。

（二）测定原理

IFCC 推荐方法：以 *N*－乙酰半胱氨酸（NAC）作激活剂，偶联 HK，以 G－6－PD 作指示酶，连续监测 NADPH 在 340nm 的吸光度上升速度来计算酶活性。该法也是我国的推荐方法。

$$\text{磷酸肌酸} + \text{ADP} \xrightarrow{\text{CK pH 6.5}} \text{肌酸} + \text{ATP}$$

$$\text{ATP} + \text{葡萄糖} \xrightarrow{\text{HK}} \text{6－磷酸葡萄糖} + \text{ADP}$$

$$\text{6－磷酸葡萄糖} + \text{NADP}^+ \xrightarrow{\text{G－6－PD}} \text{6－磷酸葡萄糖酸盐} + \text{NADPH} + \text{H}^+$$

（三）方法学评价

1. 酶偶联连续监测法　反应速度快，不需做血清空白，临床广泛使用。

2. 激活剂　CK 是巯基酶，IFCC 推荐使用 NAC 作为激活剂，但应注意试剂纯度。

3. 腺苷酸激酶的干扰和消除　虽然红细胞不含 CK，但含有大量腺苷酸激酶（AK），使 CK 活性假性增高，为消除其干扰，采血时应防止溶血并及时分离血清；试剂盒使用 AK 抑制剂，常用的 AK 抑制剂以二腺苷－5－磷酸（AP5A）和 AMP 联用效果最好。

四、肌酸激酶同工酶－MB 测定

（一）方法概述

肌酸激酶分子是由脑型亚单位（B）和肌型亚单位（M）组成的二聚体，正常人体组织中常含 3 种同工酶，分别为 CK－BB、CK－MB 和 CK－MM。CK－MB 主要存在于心肌组织中，心肌损伤过程中 CK 的升高主要是由于 CK－MB 升高引起。

CK 同工酶的测定方法有电泳、离子交换层析及多种免疫化学方法（包括免疫沉淀，免疫抑制和测定酶质量的免疫分析）。化学发光免疫测定 CK－MB 的质量，检测灵敏度和精确度很高，是 AMI 诊疗指南推荐的方法。德国临床化学协会（DGKC）推荐免疫抑制法和酶动力学结合方法，适合于自动生化分析仪。参考物质有 BCR 酶参考品 CRM608（CK－MB，酶来源人心脏）。

（二）测定原理

免疫抑制连续监测法：第一步孵育，用单克隆抗体将 M 亚基抑制；第二步用酶动力学法，采用磷酸肌酸为底物，己糖激酶为辅酶，葡萄糖－6－磷酸脱氢酶为指示酶，以 340nm 处连续监测产物 NADH 的 $\Delta A/\text{min}$ 变化来检测 B 亚基活性，结果乘以 2，即为 CK－MB 活性。

（三）方法学评价

CK－MB 免疫抑制连续监测法具有快速、方便与其他心肌酶学项目一起在生化仪上检测的优点，原理是基于大部分人血清中 CK - BB 的量很低来设计的，如果 CK - BB 量很高（一些新生儿、儿童样本中，以及部分生殖系统疾病、肿瘤疾病患者体内，BB 亚基会明显升高），则会带来巨大误差，在典型的巨肌酸激酶血症病例中，测定后结果乘以 2 会产生意外的结果：巨 CK 部分如同 CK - MB 而错误地被测定，以致测得 CK - MB 活性超过样本中总 CK 活性。建议对 CK - MB 免疫抑制速率法的检测结果仅作为阴性筛查使用。

五、乳酸脱氢酶测定

（一）方法概述

乳酸脱氢酶（Lactate dehydrogenase，LD）是催化乳酸脱氢生成丙酮酸的酶，几乎存在于所有组织中。

测定 LD 的方法根据酶促反应方向不同，分为两大类：一类方法是利用正向反应（L→P），以乳酸为底物，测定反应中 NAD^+ 的还原速率。另一类方法是利用逆向反应（P→L），以丙酮酸为底物，测定反应中 NADH 的氧化速率。正向法测定结果比逆向法低 2 倍多。连续监测法以正向反应（L→P ）应用较为广泛，是 IFCC 和中华医学会检验医学分会的推荐方法（WS/T 361 -2011）。参考物质 BCR 酶，参考品 CRM404（酶来源人红细胞）。

（二）测定原理

以正向反应（L→P ）连续监测 NADH 的生成速度。

$$\text{L - 乳酸} + NAD^+ \xrightarrow{LD} \text{丙酮酸} + NADH + H^+$$

（三）方法学评价

1. 正向法与逆向法的优缺点　逆向法优点是 NADH 用量少，试剂成本低，反应速率快，灵敏度高；缺点是丙酮酸和 NADH 的稳定性差，过量丙酮酸对 LD 的抑制作用大。正向反应底物 L - 乳酸和 NAD^+ 比逆向反应所用的底物丙酮酸和 NADH 稳定，反应线性范围较宽，重复性好于逆向反应，但需要的底物浓度较高，且反应速度较慢。

2. 其他影响因素　①缓冲液：30℃时反应的最适 pH 为 8.9，而 Tris 的 pK_a 值为 8.1，与最适 pH 接近，是 30℃时最常用的缓冲液。37℃时最适 pH 为 9.4，故改用 *N* - 甲基 - D - 葡糖胺作缓冲液。②乳酸盐：乳酸锂因纯度高、稳定性好而首选。③NAD^+：应选择游离酸型与锂盐的混合型（游离酸：锂盐 =1：5）。若单独使用游离酸型，随着反应的进行，pH 下降，而 NAD^+ 本身在 340nm 的光吸收依赖于 pH，导致空白吸光度呈非线性变化。由于 NAD^+ 的用量较大，应特别注意杂质对 LD 的抑制作用，要求在使用前进行纯化。④样品：以血清为宜。当用血浆为样品时，宜采用肝素作抗凝剂，草酸盐对 LD 有抑制作用。红细胞中 LD 活性比血清约高 100 倍，故样品应严格避免溶血。样品采集后，应在 0.5 小时内分离血清，1 小时和 3 小时分离的血清 LD 活性较 0.5 小时分离者分别高 20% 和 30% 。

第三节　过氧化物酶反应的连续监测法

过氧化物酶是以过氧化氢为电子受体催化底物氧化的酶，在这类酶的检测中，色素原底物的方法简单，多数不需辅助酶，但因不是天然底物，底物合成也比较困难，可测定的酶类比较有限，目前仅限于水解酶类和个别转移酶。NAD（P）H 的连续监测法除可直接测

定氧化还原酶外，通过酶偶联反应，也可以测定转移酶、水解酶等，是目前最常用的测定方法。

一、脂肪酶测定

（一）方法概述

脂肪酶（triacylglycerol lipase，LPS）是能水解长链脂肪酸三酰甘油的一类酶的总称。人体脂肪酶的主要合成部位在胰腺腺泡，是血清脂肪酶的主要来源。

测定 LPS 方法可分为 4 类：①测定产物游离脂肪酸的增加，如滴定法、分光光度法、荧光法和 pH 电极法等。②测定底物的减少量，如比浊法、扩散法等。③测定 LPS 的实际质量，如双抗体夹心免疫分析法、乳胶凝集法。④自动生化分析仪采用酶偶联显色法。

（二）测定原理

LPS 酶偶联显色法以 1，2－甘油二酯为底物，在 LPS 和单酸甘油酯脂肪酶的催化下，水解生成甘油和脂肪酸，甘油通过甘油激酶作用生成 3－磷酸甘油，再通过甘油磷酸氧化酶/过氧化物酶体系和 4－AAP 色素原体系产生紫红色。于 550nm 波长连续监测吸光度的变化即可计算 LPS 活性。

$$1,2-\text{甘油二酯}+H_2O\xrightarrow{\text{胰脂肪酶}}2-\text{甘油单酯}+\text{脂肪酸}$$

$$2-\text{甘油单酯}+H_2O\xrightarrow{\text{单酸甘油脂肪酶}}\text{甘油}+\text{脂肪酸}$$

$$\text{甘油}+ATP\xrightarrow{\text{甘油激酶}}3-\text{磷酸甘油}+ADP$$

$$3-\text{磷酸甘油}+O_2\xrightarrow{\text{磷酸甘油氧化酶}}\text{磷酸二羟丙酮}+H_2O_2$$

$$2H_2O_2+4-AAP+TOOS^{*}\xrightarrow{\text{过氧化物酶}}\text{醌亚胺染料}+4H_2O$$

* 上述反应式中 TOOS 为 *N*－乙酰－*N*－磺酸丙基苯胺［4－aminophenazone，*N*－ethyl－*N*－（2－hydroxy－3－sulfopropyl）－m－toluidine］。

（三）方法学评价

1. 酶偶联显色法特异性高 双试剂基本可解决内源性甘油的干扰问题。

2. LPS 与 AMY 比较 因不受唾液腺和胰腺的影响，LPS 特异性更高。LPS 不易从肾脏清除，在血中滞留时间较淀粉酶长，对于某些未能及时就诊的胰腺炎患者更具有诊断价值。

二、5′－核苷酸酶测定

（一）方法概述

5′－核苷酸酶（5′－nucleotidase，5′－NT）可作用于多种核苷酸，广泛存在于人体组织，定位于细胞质膜上。该酶主要用于肝胆系统疾病的诊断和骨骼疾病的鉴别诊断。

5′－NT 的生化检测已经历了五代改进。第一代是磷比色法，其原理是 5′－NT 将次黄苷－5′－单磷酸盐（5′－IMP）脱氨产生次黄苷和磷酸，后者与钼酸铵作用生成磷钼酸，再被还原成钼蓝，颜色深浅与释放的磷酸成正比。该方法操作繁琐、费时，而且血清中 ALP 也能水解 5′－磷酸腺苷生成相同的产物，反应过程中需加入 Ni^{2+} 抑制 ALP 的非特异性反应，否则会影响测定结果的准确性。第二代是 5′－NT 催化 5′－IMP 水解，产生氨，然后用

Berthelot（酚－次氯酸盐）反应测定生成的氨的量，从而计算 5′－NT 的活性。该方法灵敏度低，易受内源性和外源性 NH_3 影响。第三代是 Kalckar 应用 5′－NT 偶联嘌呤核苷磷酸化酶和黄嘌呤氧化酶反应连续监测法。第四代是 5′－NT 偶联 PNP、XOD、过氧化氢酶和醛脱氢酶连续监测法。第五代是偶联多级酶连续监测法，也是目前的主流方法。

（二）测定原理

5′－核苷酸酶水解次黄苷单磷酸生成次黄苷；再通过偶联 PNP 的作用，生成次黄嘌呤；后者在 XOD 氧化下生成尿酸和过氧化氢；最后在 POD 的作用下，H_2O_2 通过 Trinder 反应，生成紫红色的有色醌，通过动态测量 546nm 处吸光度上升的速率，即可测得样本中 5′－NT 的活性。其反应式如下。

$$\text{次黄苷单磷酸} + H_2O \xrightarrow{5'-NT} \text{次黄苷} + \text{磷酸}$$

$$\text{次黄苷单磷酸} + \text{磷酸} \xrightarrow{PNP} \text{次黄嘌呤} + \text{核糖} - 1 - \text{磷酸}$$

$$\text{次黄嘌呤} + 2\,H_2O \xrightarrow{XOD} \text{尿酸} + H_2O_2$$

$$2\,H_2O_2 + 4 - AA + TOOS + H_3^+O \xrightarrow{POD} \text{红色苯醌色素} + 5\,H_2O$$

注：PNP 表示嘌呤核苷酸化酶；XOD 表示黄嘌呤氧化酶；POD 表示过氧化物酶。

（三）方法学评价

借助过氧化物酶的缩合反应检测产物吸光度上升速度的方法克服了试剂空白高的问题，但试剂成本较高。该法也易受血清中氧化还原性物质的干扰；由于红细胞中含有大量的 5′－核苷酸，因此溶血会使结果偏高。

三、腺苷脱氨酶测定

（一）方法概述

腺苷脱氨酶（adenosine deaminase，ADA），广泛分布于人体各组织中，以胸腺、脾和其他淋巴组织中含量最高，是嘌呤核苷代谢过程中的重要酶。测定血液、体液中的 ADA 水平对肝脏疾病、结核性胸腹腔积液的鉴别诊断有重要意义。

ADA 检测方法有化学显色法、紫外分光光度法、酶偶联法、同位素法、荧光法、高效液相色谱法、化学放光法等。目前测定方法有 PNP 法，其借助过氧化氢（H_2O_2）反应测量 340nm 处 NADPH 吸光度上升的速率来测算 ADA 活性；另一种新的检测方法是 PNP 法加上 Trinder 反应，通过动态测量生成的有色醌在 550nm 处吸光度上升的速率来测算 ADA 的活性。

（二）测定原理

酶偶联比色法：ADA 酶水解腺苷脱氨产生次黄苷，再通过 PNP 的作用生成次黄嘌呤；后者在黄嘌呤氧化酶（XTO）氧化下生成尿酸和过氧化氢；最后在过氧化物酶（POD）的作用下 H_2O_2 再与 *N*－甲醛－*N*－3－甲基苯胺（EHSPT）、4－氨基安替比林（4－aminoantipyrine，4－AAP）反应（Trinder 反应），生成紫红色的有色醌。通过动态测量有色醌在 550nm 处吸光度上升的速率来测算 ADA 的活性。

$$\text{腺苷} + H_2O \xrightarrow{ADA} \text{黄苷} + \text{氨}$$

$$黄苷 + 磷酸 \xrightarrow{pnp} 次黄嘌呤 + 核糖-1-磷酸$$

$$次黄嘌呤 + 2H_2O + 2O_2 \xrightarrow{XTO} 尿酸 + 2H_2O_2$$

$$H_2O_2 + EHSPT + 4-AAP \xrightarrow{POD} 醌亚胺(红色)$$

（三）方法学评价

酶偶联比色法具有抗干扰能力强，适合自动化快速测定的特点，为临床常规开展 ADA 检测应用创造有利条件。但该法准确度不够高，因为 PNP 和 XTO 溶液中含有的硫酸氨可造成 ADA 活性下降，使测定值偏高。

第四节　特殊反应类型的连续监测法

在酶促反应未终止前，直接加入与酶促反应无关的试剂，与酶促反应的某一产物反应生成有特征性的化合物来实现连续监测，实际上是利用某些特殊反应实现连续监测。

一、胆碱酯酶测定

（一）方法概述

血清胆碱酯酶（cholinesterase，ChE）是由肝脏合成的一种胆碱酯水解酶，该酶分为两类：一类为乙酰胆碱酯酶（acetylcholinesterase，AChE），分布于红细胞、肺等；另一类为拟乙酰胆碱酯酶（pseudocholinesterase，PChE），分布于肝、胰和血清等。血清中主要含 PChE，而 AChE 含量甚微。临床常规测定 ChE 的方法主要有以下两类。

1. 以乙酰胆碱为底物测定乙酰胆碱水解反应生成的酸。常用指示剂（如溴百里酚蓝）测 pH，又称为纸片法。该方法简便快速，适用于急诊有机磷中毒的快速筛查，但准确度较差。

2. 用人工合成底物测定胆碱衍生物的生成，有碘化乙酰硫代胆碱（acethlthiocholine iodide）、碘化丙酰硫代胆碱（propionylthiocholine iodide）和碘化丁酰硫代胆碱（*S*－butyzylthiocholine iodide）。

（二）测定原理

丁酰硫代胆碱可被胆碱酯酶水解为丁酸和硫代胆碱，硫代胆碱使黄色的铁氰化钾还原为无色的亚铁氰化钾，在 405nm 连续监测吸光度的变化，其下降的速率与样品中胆碱酯酶的活力成正比。

$$丁酰硫代胆碱 + H_2O \xrightarrow{CHE} 硫代胆碱 + 丁酸$$

$$硫代胆碱 + 2[Fe(CN)_6]^{3-} + H_2O \rightarrow 胆碱 + 2[Fe(CN)_6]^{4-} + H_2O$$

（三）方法学评价

1. 丁酰硫代胆碱法是目前测定血清 ChE 最常用的方法。对胆红素、维生素 C、血红蛋白、甘油三酯的抗干扰能力强。但也有人认为最合适的底物是丙酰硫代胆碱，因为血清胆碱酯酶对丁酰亲和力小，空白也比丙酰高而酶活力却比丙酰低。

2. 其他影响因素　①由于胆碱酯酶是血浆固有酶，血清中含量高，即使样品、试剂稀释比达到 1∶100 以上，经常会出现因反应速率超过线性范围而需要稀释。但在稀释可疑氨

基甲酸酯农药中毒的血样时，由于氨基甲酰化 - AChE 的自动活化速度快，用缓冲液稀释会引起抑制酶的恢复加快。②碘化丁酰硫代胆碱纯度应 >0.995。

二、酸性磷酸酶测定

（一）方法概述

酸性磷酸酶（acid phosphatase，ACP），广泛存在于体内各组织、细胞和体液中。血液中的酸性磷酸酶来源于前列腺、肝、脾等，以前列腺含量最为丰富。

测定 ACP 的主要方法有放射免疫测定、酶免疫测定、对流免疫电泳测定及化学显色测定等方法，目前生化仪上常用的方法有 Badson 氏改良法和 CNP - PK 法。由于前列腺酸性磷酸酶（prostate acid phosphatase，PAP）可被酒石酸抑制，将样品在有和无酒石酸的条件下同时测定酶活力，测得的总 ACP 与非前列腺 ACP 之差即为 PAP 活力。

（二）测定原理

1. Badson 氏改良连续监测法 ACP 反应以 α - 萘基磷酸盐为底物，在 pH4.5 ~ 6.0 的条件下释放无机磷酸盐。产物 α - 萘酚则偶联有色的偶氮试剂如固红 TR 盐，通过在 405nm 处监测偶氮化合物生成的速率来测定 ACP 的活性。

$$\alpha - \text{磷酸萘酚} + H_2O \xrightarrow{ACP(pH5.3)} \alpha - \text{萘酚} + \text{磷酸}$$

$$\alpha - \text{萘酚} + \text{固红 TR} \longrightarrow \text{重氮色素}$$

2. CNP - PK 法以 2 - 氯 4 - 硝基苯基磷酸单钾盐（chloronitrophenyl phosphate potassium salt，CNP - PK）为底物的连续监测一步法，经 ACP 水解释放 2 - 氯 - 4 - 硝基酚（CNP），在酸性条件下自显色，可在 405nm 处测定吸光度。

$$CNP - PK \xrightarrow{ACP} CNP + \text{磷酸盐}$$

扫码“练一练”

（三）方法学评价

Badson 氏改良法属于连续监测法，但是需要两步才能完成，α - 萘酚与重氮盐的反应在很短的时间内完成，呈色的速率仅受α - 萘酚产生的速率限制。CNP - PK 法属于连续监测，反应速度快，灵敏度高，但是需加 β - 环糊精阻止底物水解，且易受黄疸干扰。ACP 极不稳定，血清室温下放置 ACP 活力最多可下降 50%。

小结与展望

连续监测法按原理可分为色素原底物系统、脱氢酶指示系统、氧化酶指示系统等，除了本章节介绍的项目外，还有 α - 羟丁酸脱氢酶（HBD）、醇脱氢酶（AD）、山梨醇脱氢酶（SD）等试剂也在临床推广使用。开展连续监测法所需要设备——全自动生化分析仪，现各级医院都已配备，相信随着用户的增加，科技的发展，经过广大研发人员与临床检验工作者的共同努力，会开发出更多更好的指示系统用于连续监测法酶活性检测，也将会有更好的优质试剂和检验项目应用于临床，造福患者及社会。

（李志勇）

第九章　代谢物酶法分析技术

教学目标与要求

掌握　代谢物酶法分析技术的概念，平衡法和速率法测定的理论基础，脱氢酶指示系统和过氧化物酶指示系统及酶循环法测定的方法原理与评价。

熟悉　酶激活和酶抑制测定法的方法原理与评价。

了解　代谢物酶法分析技术的发展前景。

酶法分析（enzymatic method）是以酶促反应为基础，酶作为主要试剂测定酶促反应的底物、辅酶、辅基、激活剂或抑制剂，以及酶偶联法测定酶活性等的一类方法。代谢物酶法分析技术是指用酶法分析的方法来测定人体内的代谢物或代谢产物的技术。从 20 世纪初期酶法分析技术就开始应用于临床，到 70 年代得到了较大的发展。自动生化分析仪的普及，使得这种分析技术不仅应用日益广泛，而且发展十分迅速。

扫码“学一学”

酶法分析技术在准确性、精密度、灵敏度和线性范围等方面都优于传统的化学法，主要优点是：①由于酶作用的特异性高，成分复杂的血清等体液样品不需进行预处理（提取纯化等步骤）就能直接测定，简化了实验程序。②试剂酶的化学本质是蛋白质，没有毒性，环境污染少；酶促反应的条件温和，实验过程没有强酸、强碱、加热煮沸等条件。③反应步骤简单，反应时间短，特别适用于自动生化分析仪。因此，酶法分析技术逐步取代了化学法。根据酶促反应的原理不同可以分为平衡法和速率法；根据方法设计不同可分为单酶反应直接法、酶偶联法、酶循环测定法、酶激活与酶抑制测定法。

第一节　代谢物酶法分析技术的原理

代谢物酶法分析技术可基于不同的原理来设计方法，但从检测类型来分，可分为平衡法和速率法。下面以单底物酶促反应为例说明其测定的理论基础。

一、平衡法

1. 平衡法测定的理论基础　平衡法是指标本中待测物的量有限，经过酶促反应逐渐被消耗，当剩余的底物量很小（<1% ~5%）时，指示反应信号逐渐达到稳定，即通常所说的“终点”，由于该法的酶促反应没有终止，所以称平衡法更为合适。平衡法的特点是测定底物的总变化量，对于分光光度法而言，测定吸光度的方式采用终点法（end - point method）。

将米氏方程改写为：$v = \frac{-\mathrm{d}[S]}{\mathrm{d}t} = \frac{V_{max}[S]}{K_m + [S]}$

$$\frac{-\mathrm{d}[S](K_m + [S])}{V_{max}[S]} = \mathrm{d}t \qquad (9-1)$$

$$-\mathrm{d}[S]\left(\frac{K_m}{V_{max}[S]} + \frac{1}{V_{max}}\right) = \mathrm{d}t$$

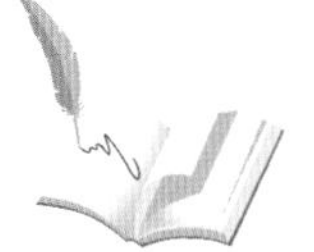

积分得：$t = 2.303\frac{K_m}{V_{max}}\lg\frac{[S_0]}{[S_t]} + \frac{[S_0]-[S_t]}{V_{max}}$

式中，[S_0] 为待测物；[S_t] 为待测物至反应 t 反应时间后剩余的浓度。若反应达到平衡，假设 $\frac{[S_t]}{[S_0]} = 1\%$ ，即 [S_0] － [S_t] ≈ [S_0]，则可简化为：

$$t = 4.606\frac{K_m}{V_{max}} + \frac{[S_0]}{V_{max}}$$

说明达到平衡所需的时间 t 与 K_m、V_{max}、[S_0] 有关，K_m 越小、V_{max}越大（加入酶量越多）、[S_0] 越小（待测物越少）则达到平衡所需的时间越短。一般情况下，[S_0] 相对于 V_{max}较小，所以平衡时间主要取决于 K_m 和 V_{max}。[S_0] 即方法线性范围的上限，当 V_{max}和时间 t 选定后，试剂中酶用量 V_{max}越大，方法的线性范围越宽。

产物的吸光度分别用 A_s 和 A_u 来表示，标准管的 [S_0] 与测定管的 [S_0] 分别用 C_s 和 C_u 来表示，实际工作中用式 9－2 计算：

$$\frac{C_s}{C_u} = \frac{A_s}{A_u} \tag{9-2}$$

标准管的 [S_0-S_t] 与待测管的 [S_0-S_t] 分别代表消耗量，也代表转化为产物的量，才与 A_s 和 A_u 成正比例，即：

$$\frac{A_s}{A_u} = \frac{标准管[S_0 - S_t]}{测定管[S_0 - S_t]}$$

$$\frac{标准管[S_0]}{测定管[S_0]} = \frac{标准管[S_0 - S_t]}{测定管[S_0 - S_t]} \tag{9-3}$$

式 9－2 是平衡法测定代谢物的基本原理，其前提条件是式 9－3 成立。当 [S_0] － [S_t] ≈ [S_0]，即反应基本达到平衡，A_u 和 A_s 基本稳定不变，此时测定误差最小。因此，平衡法准确度的关键是要使酶促反应尽量达到平衡。在实际工作中，反应时间固定，则要求酶量要足够，但因酶的稳定性因素，试剂盒使用一段时间后酶活性下降，应仔细观察反应曲线是否达到平衡。手工法可以通过延长反应时间来弥补酶量的不足。但事实上，很多反应即使酶量过量，酶促反应也难以达到平衡，如 CHE、POD 催化的反应，但同时带标准管，只要标准与测定达到相同的反应程度，按式 9－2 计算，误差可以减小，但程度未知。因此，需要与测定标本具有相似的基质作标准，即定值血清作标准品。如果测定管与标准管的反应明显存在基质效应，两者反应程度不一，若按式 9－2 计算就会带来误差。

2. 平衡法设计的基本条件 平衡法设计的基本条件是如下。

（1）在保证测定线性的前提下，所用酶的 K_m 要尽量小。

（2）酶用量要足够大，以保证反应能在可接受的较短的时间（一般为 1 ~3 min）达到平衡，以保证有较快的反应速度完成测定。

（3）反应应朝正反应方向进行，如果反应的平衡常数太低，为使反应朝正反应方向进行，主要有增加底物浓度、偶联反应移去生成物和改变反应 pH 等方法。测定管需要与标准管一起到达平衡以后测定，结果才可靠。

平衡法影响因素相对容易控制，酶量足够，能够在一定时间内达到平衡，结果是可靠的，是目前绝大多数酶法分析技术所采用的方法。但若 K_m 很大，在短时间内不能达到平衡，不得不考虑采用速率法或两点法，越偏离初速度，测定误差越大。

二、速率法

1. 速率法测定的理论基础　速率法（rate assay）测定的是速度（通常指的是初速度），依据是当底物的消耗量较小时（<5%），酶促反应呈一级反应，此时的反应速度（v）与待测物的浓度成正比例。

根据米氏方程：$v=\dfrac{V_{max}[S]}{K_m+[S]}$

（1）当［S］<<K_m，则［S］+$K_m \approx K_m$。

（2）当酶量固定不变时，酶促反应的最大速度 V_{max} 也不变，此时酶促反应符合一级反应。

$$v=\frac{V_{max}[S]}{K_m}=K[S]$$

若同时带标准管，则有：

$$\frac{标准管\ v}{测定管\ v}=\frac{标准管[S]}{测定管[S]} \qquad (9-4)$$

标准管的［S_0］与测定管的［S_0］分别表示为 C_s 和 C_u，速度用 ΔA/min 来表示。上式改写为：

$$\frac{标准管\ \Delta A/\min}{测定管\ \Delta A/\min}=\frac{C_s}{C_u} \qquad (9-5)$$

扫码“看一看”

式 9-5 就是速率法测定代谢物浓度的原理，其前提条件是测定初速度。随着反应进行，［S］越来越小，v 也越来越小，准确测定反应的初速度是很困难的。因此速率法准确度的关键是测定的速度是初速度，越偏离初速度测定，误差则越大。

实际工作中采取折中的方法，通过测定两个固定时间的吸光度差值，就可以采用标准浓度对照法计算样本浓度，这种方法称为二点法（two point assay）比较合适，因为两点之间既不满足速率也不满足平衡的特点，时间段选取正确基本代表初速度。尿素的测定就是典型的例子。

2. 速率法设计的基本条件　速率法设计的基本条件如下。

（1）为了保证有足够的测定线性和较长的反应动态期，所用酶的 K_m 应足够大。如果所用试剂酶 K_m 太小，可在反应体系中加入竞争性抑制剂，以加大 K_m，例如在尿素酶促紫外速率法测定中加羟基脲，在碳酸氢盐酶测定中加硫氰酸盐等。

（2）酶用量要合适，用多了浪费，用少了可能导致线性期缩短，甚至一级反应丧失。一般认为酶用量比平衡法小。

（3）速率法测定误差较大，酶促反应速度受很多因素影响，只有在各种因素很好控制的前提下，反应速度（v）才与待测物的浓度成正比例。

3. 平衡法与速率法的反应特性　平衡法与速率法这两种方法是相互联系的，因为平衡法开始一段时间也有可能遵循一级反应规律。相反，速率法只要时间足够长，也会达到平衡。对于平衡法来说，关键是确定达到平衡所需的时间。对于速率法来说，关键是如何使酶促反应成一级反应。速率法和平衡法测定对于测定仪器的要求不同。平衡法测定由于测定的信号较大，加上反应达到平衡，故对于仪器的电噪声和温控要求不严，而速率法由于测定的是反应动态过程中的吸光度的改变，检测的信号小，温度对测定的影响很大，这要

求仪器的电噪声小，吸光度应读准到0.0001，温度变化<0.1%。产物的堆积和样品色原对动态法影响较小，而对平衡测定法影响较大。

速率法和平衡法测定比较，速率法具有下列优点：①测定时间短，检测速度快，不需把所有底物转化为产物，酶用量比平衡法小，检测成本低。②速率法一般不需做样品空白，标本本身因素影响小。平衡法若要将待测物在较短时间内消耗接近完全，必须使用大量的酶。但其优点是试剂酶活性的下降对测定结果影响远没有速率法明显，仅使达到平衡所需时间延长，检测范围变窄。试剂酶活性下降对速率法来说有时是致命的，可能导致线性期缩短，甚至一级反应丧失。由于以上种种原因，代谢物酶法分析技术大多选择平衡法。

第二节　单酶反应直接法

有些酶促反应的底物、产物或辅酶有特征性的吸收峰，通过测定酶促反应前后某特定波长下的吸光度变化与待测物浓度成正比例。该法设计简单，根据底物不同分为单底物反应和双底物反应。

一、单底物反应测定法

待测物与产物在理化性质上有便于检测的信号，如吸收光谱不同则可直接测定待测物或产物本身信号的改变来进行定量分析的方法称为直接法。这种是最简单的单底物测定法。例如：尿酸酶紫外法测定，利用尿酸在282～293 nm处有吸收峰，而经尿酸氧化酶（UAO）催化生成的尿囊素在此波长范围内吸收低，利用反应前后吸光度的下降来测定尿酸的含量，反应式如下：

$$\text{尿酸} + O_2 + H_2O \xrightarrow{\text{UAO}} \text{尿囊素} + CO_2 + H_2O_2$$

胆红素氧化酶法测定是胆红素在胆红素氧化酶（BOD）作用下生成胆绿素，造成胆红素在450nm处的吸光度下降来测定胆红素的含量，反应式如下：

$$\text{胆红素} + O_2 \xrightarrow{\text{BOD}} \text{胆绿素} + H_2O$$

二、双底物反应测定法

对于双底物反应，为了便于实验分析，在实验设计时一般将所加的另一种底物浓度设计得相当大，即 $[S_2] >> K_{m_2}$，这时的酶促反应动力学可按单底物法处理，整个反应只与待测物有关，呈一级反应动力学。但在以NADH或NAD（P）H为底物的终点法测定中，因340 nm吸光度的限制，辅酶的用量不可能过高。例如乳酸、丙酮酸测定，是经氧化还原反应，使辅酶在氧化型与还原型之间转换，用分光光度法测定340 nm处吸光度的增减来进行定量。

乳酸在乳酸脱氢酶（LD）的催化下生成丙酮酸，同时 NAD^+ 被还原为NADH，测定340nm波长下吸光度上升的速率来进行定量，反应式如下：

$$\text{乳酸} + NAD^+ \xrightarrow{\text{LD}} \text{丙酮酸} + NADH + H^+$$

丙酮酸测定是乳酸测定的逆反应，丙酮酸在LD的催化下生成乳酸，同时NADH被氧化为 NAD^+，测定340 nm处吸光度的下降的速率来进行定量，反应式如下：

$$\text{丙酮酸} + NADH + H^+ \xrightarrow{\text{LD}} \text{乳酸} + NAD^+$$

体内还有很多代谢物如酮体、乙醇、碳酸氢根等都可以直接测定，关键是需要相对应的酶。

第三节　酶偶联法

酶促反应的底物或产物如果没有可直接检测的组分，将反应某一产物偶联到另一个酶促反应中，从而达到检测目的的方法称酶偶联法。在酶偶联法中，一般把偶联的反应称为辅助反应，所用试剂酶叫辅助酶，把指示终点的反应称为指示反应，指示反应所用的试剂酶叫指示酶。

偶联反应平衡法设计简单，在速率法中待测物的酶促反应应遵循一级反应，辅助酶和指示酶应设计为非限速反应。在临床生物化学检验中，最常用的偶联指示系统测定法有两个：一个是脱氢酶指示系统测定法；另一个为过氧化物酶指示系统测定法。

一、脱氢酶指示系统测定法

以脱氢酶为指示酶的系统测定的是氧化型辅酶Ⅰ（NAD^+）或氧化型辅酶Ⅱ（$NADP^+$）与还原型辅酶NAD（P）H之间互相转换，测定在340 nm处吸光度的上升或下降来计算出被测物的浓度。如何选择NAD^+和$NADP^+$应根据试剂酶的特性来决定，有的酶要求NAD^+，有的酶要求$NADP^+$，有的酶则两者均可。

脱氢酶指示系统的主要缺点：①脱氢酶共用辅酶系统，相互干扰严重，虽然体内相对应的底物含量低，但在不同病理情况下，其干扰程度不确定。例如尿素测定，脲酶催化尿素生成氨和二氧化碳，在谷氨酸脱氢酶的催化下，氨与α-酮戊二酸及NADH反应生成谷氨酸及NAD^+，以在340nm处NADH吸光度的下降速率计算待测样品中的尿素含量。从反应原理看，指示结果的反应是氨的量，实际上测定的是尿素分解生成的氨、内源性氨和外源性氨的总和，使结果偏高。用双试剂法测定是消除其干扰的有效方法。②灵敏度低，有时靠一次脱氢反应不能测定含量较低的代谢物，如体内有意义浓度的胆汁酸、氨和乙醇等。

例9-1　唾液酸酶法（速率法）测定：唾液酸（SA）在神经氨酸苷酶（NA）的作用下生成*N*-乙酰神经氨酸（NANA），进一步在NANA-缩醛酶的作用下生成丙酮酸和*N*-乙酰甘露糖胺。丙酮酸在NADH存在下由LD作用生成乳酸和NAD^+，测定340nm处吸光度下降的速率，从而得出样品中唾液酸的含量。反应式如下：

$$\text{SA} \xrightarrow{\text{NA}} \text{NANA}$$

$$\text{NANA} \xrightarrow{\text{NANA - 醛缩酶}} \text{丙酮酸} + N\text{-乙酰甘露糖胺}$$

$$\text{丙酮酸} + \text{NADH} + \text{H}^+ \xrightarrow{\text{LD}} \text{乳酸} + \text{NAD}^+$$

常用的试剂酶有乳酸脱氢酶、谷氨酸脱氢酶、6-磷酸葡萄糖脱氢酶和苹果酸脱氢酶等。体液葡萄糖、尿素、肌酐、三酰甘油、胆汁酸、乳酸、丙酮酸、酮体、乙醇、唾液酸以及氨、钾、镁等离子的酶法测定可以使用该指示系统。

二、过氧化物酶指示系统测定法

共用的指示反应最早由Trinder等人提出。代谢物由过氧化物酶（POD）催化生成的过氧化氢（H_2O_2）与4-氨基安替比林（4-AAP）和酚一起形成苯醌亚胺色素（benzoqui-

none - imine dye，Q - I dye）的红色醌类化合物，被称为 Trinder 反应。

$$H_2O_2 + 4-AAP + 酚 \xrightarrow{POD} 红色醌类化合物（Trinder 反应）$$

最大吸收峰为 500nm，在可见光范围内比色。

例 9.2　血清肌酐的肌氨酸氧化酶法测定：肌酐（creatinine，CRE）在肌酐酰胺水解酶的催化下水解生成肌酸（creatine，CRN），再经肌酸酶催化水解生成肌氨酸（sarcosine）和尿素（urea）。肌氨酸被肌氨酸氧化酶氧化生成甘氨酸（Gly）、甲醛（HCHO）和 H_2O_2，经 POD 催化 H_2O_2 与 4 - AAP 和 2，4，6 - 三碘 - 3 - 羟基苯甲酸（HTIB）反应生成醌亚胺色素的红色醌类化合物，即 Trinder 反应。其颜色深浅与肌酐含量呈线性关系。其中，肌酐酰胺水解酶、肌酸酶和肌氨酸氧化酶是辅助酶，POD 为指示酶，反应生成的红色醌类化合物可在 500 nm 处比色测定，反应式如下。

$$CRE \xrightarrow{肌酐酰胺水解酶} CRN$$

$$CRN + H_2O \xrightarrow{肌酸酶} 肌氨酸 + 尿素$$

$$肌氨酸 \xrightarrow{肌氨酸氧化酶} Gly + HCHO + H_2O_2$$

$$H_2O_2 + 4-AAP + HTIB \xrightarrow{POD} 红色醌类化合物（Trinder 反应）$$

过氧化物酶指示系统已广泛用于葡萄糖、肌酐、尿酸、总胆固醇、高密度和低密度胆固醇、三酰甘油和血清磷等项目的测定。

因待测物在血液内含量不同可以采用各类酚衍生物，目的是提高生色基团的稳定性和溶解度、产物的灵敏度和色泽的稳定性。也有些生色基团的产物是蓝色醌类，能很好避免溶血等引起的色素干扰。表 9 - 1 列举了一些常用的生色基团。

表 9 - 1　常用的 Trinder 反应生色基团

化学名	英文缩写	最大吸收峰（nm）
酚	P	500
2，4 - 二氯酚	2，4 - DCP	510
N - 乙基 - *N* -（3 - 甲苯）- *N* - 乙酰乙二胺	EMAE	555
N - 乙基 - *N* -（2 - 羟基 - 3 - 丙磺酰）间甲苯胺	TOOS	555
N - 乙基 - *N* -（3 - 丙磺酰）- 3，5 二甲氧基苯胺	ESPDMA	585

氧化酶指示系统的主要缺点是：①催化该反应的 POD 对底物专一性差，标本中其他过氧化物也可一起被转化，使测定结果偏高，因血清内氧化物含量较低对整个反应而言干扰较小。②反应过程中容易受维生素 C、尿酸、胆红素、谷胱甘肽等还原性物质的干扰，干扰机制有竞争过氧化氢、破坏色素、延迟生色反应等，严重时可使结果出现假性负值。临床上维生素 C 使用比较频繁，溶血和黄疸标本多见，这是该法的主要缺陷。目前一般采用双试剂剂型，在试剂 I 中加入抗坏血酸氧化酶、亚铁氰化钾等来消除维生素 C、胆红素的干扰。

第四节　酶循环测定法

酶循环法（enzymatic cycling assay）是建立在底物和产物之间、氧化性辅酶和还原性辅酶之间的循环反应，待测物浓度不变，经过循环使有限的待测物经过酶促反应后，指示产

物不断增加，实现对含量较低的待测物的测定。每分钟的循环次数决定了检测的灵敏度。

一、酶循环测定法的原理

（一）脱氢酶－辅酶系统

脱氢酶－辅酶系统中待测物质及其产物作为底物进入循环，反应中用一种脱氢酶（3α－羟基类固醇脱氢酶）和两种辅酶（Thio－NAD^+和NADH）。在395～415nm波长处测定反应中硫代氧化型辅酶Ⅰ（Thio－NAD^+）转变为硫代还原型辅酶Ⅰ（Thio－NADH）的速度。

该循环反应要求以下条件：①酶对Thio－NAD^+和NADH应有高度亲和力。②溶液pH和缓冲体系同时有利于双向反应（底物氧化和还原）。③Thio－NAD^+和NADH二者的浓度和配比达最适条件。如血清胆汁酸测定见图9－1。

原理：3α－羟基类固醇脱氢酶（3α－HSD）催化胆汁酸和3－酮类固醇之间的反应，正反应对Thio－NAD^+的亲和力远远大于氧化型辅酶Ⅰ，而逆反应对还原型辅酶Ⅰ的亲和力大于于Thio－NADH，在反应系统中有足够的Thio－NAD^+和NADH，只要有少量的胆汁酸就可生成少量的3－酮类固醇，并在两者之间构成循环，不断产生Thio－NADH（黄色），控制好条件，反应速度与代测物胆汁酸呈正比。胆汁酸在体内的浓度只有微摩尔的水平，用此循环反应，灵敏度可增加数十倍。底物足够多，时间越长产物越多，直到系统中某一反应物耗尽为止。

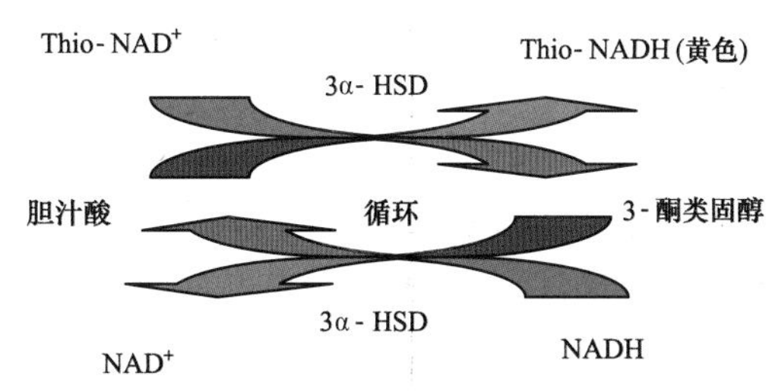

图9－1　脱氢酶－辅酶系统

（二）水解酶－脱氢酶系统

水解酶－脱氢酶系统使用两种酶，使底物和产物之间建立循环。例如同型半胱氨酸（HCY）的测定：在三（2－羧乙基）膦盐酸盐（TCEP）作用下，氧化型HCY转化为游离型HCY，游离型HCY与共价底物*S*－腺苷甲硫氨酸（SAM）催化反应形成甲硫氨酸和*S*－腺苷同型半胱氨酸（SAH）。SAH被SAH水解酶（SAHase）水解成腺苷（Ado）和HCY，形成的HCY可以循环加入反应，从而放大检测信号，Ado立即水解为次黄嘌呤和氨，氨在指示酶GLDH的作用下，使NADH转化为NAD^+，样本中的HCY浓度与NADH转化速率成正比。在HCY的测定中，指示酶也可以使用亮氨酸脱氢酶，同样也是测定在340nm处吸光度的下降速率。如下式：

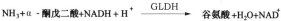

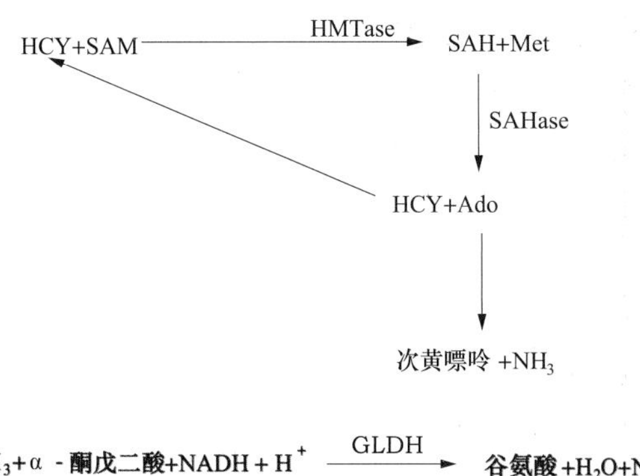

$$NH_3+\alpha\text{-酮戊二酸}+NADH+H^+ \xrightarrow{GLDH} \text{谷氨酸}+H_2O+NAD^+$$

（三）合成酶－脱氢酶系统

合成酶－脱氢酶系统是通过靶物质 NH_4^+ 在 NAD 合成酶和 Mg^{2+} 存在下催化脱氨－NAD 转化为 NAD^+，经脱氢酶将亮氨酸转化为氧化异己酸和 NH_4^+ 同时生成 NADH，生成的 NH_4^+ 进入循环再次生成 NADH，在 340nm 测定。见图 9－2。

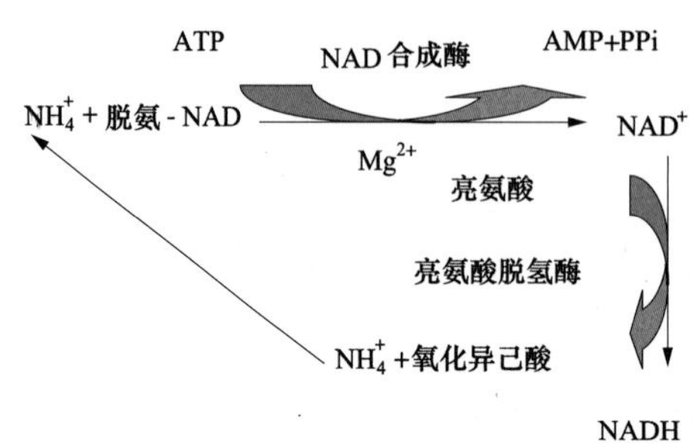

图 9－2　合成酶－脱氢酶系统

（四）氧化酶－脱氢酶系统

氧化酶－脱氢酶系统使用两种酶，使底物和产物之间建立循环。如甘油的测定见图 9－3。

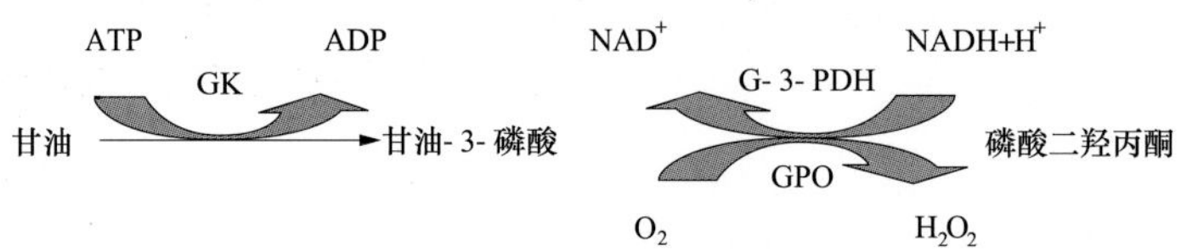

图 9－3　氧化酶－脱氢酶系统

图 9－3 说明：甘油和 ATP 在甘油激酶（GK）催化下生成的甘油－3－磷酸（G－3P），被带入循环反应中，通过磷酸甘油氧化酶（GPO）氧化为磷酸二羟丙酮（DHAP），DHAP 被甘油－3－磷酸脱氢酶（G－3PDH）又还原为 G－3P，同时伴有 NADH 向 NAD^+ 的转化。在反复循环中 G－3P 和 DHAP 的量不变，只与起始的甘油浓度有关，而产物 H_2O_2 随每次循环不断递增，同时 NADH 递减。在规定时间 t 内，H_2O_2 累计的量决定于 t 和每分钟循环次数，因此其灵敏度大大超过一般的酶法分析。检测的指示系统有：①循环前、后用连续监测法测定 340 nm 处吸光度的变化。②检测产物 H_2O_2 可偶联 POD，可通过 Trinder 反应比色测定。

二、酶循环测定法的评价

酶循环测定法具有的特点是：①灵敏度随反应时间的延长而提高。②灵敏度随酶在扩增反应中的用量而提高。③利用酶对底物的特异性，使测定系统简化。④利用四唑盐类的显色反应可实现比色测定。

虽然酶循环测定法具有诸多优越性，但要推广使用尚有一些问题需要解决：①工具酶的用量是普通酶法的数十倍，费用较高。②酶的特殊底物 Thio－NAD^+ 的价格也很高。③体液某些微量物质的测定尚缺乏工具酶。

第五节　酶激活与酶抑制测定法

一、酶激活测定法

通过特定机制使酶由无活性变为有活性或使酶活性增加的物质称为酶激活剂。很多酶必须有某些无机离子、微量元素或辅酶存在才发挥其催化活性，例如 Mg^{2+} 是多种磷酸化激酶的激活剂。脱去酶中关键的无机离子、微量元素或辅酶之后，酶即失去了催化活性，无活性的酶与标本混合，标本中的无机离子、微量元素或辅酶使该酶重新复活，复活的比例可以反映这些无机离子、微量元素或辅酶的含量。

例 9.3　异柠檬酸脱氢酶法测定血清镁离子：该方法用 EDTA 和乙二醇二乙醚二胺四乙酸（GEDTA）两种金属螯合剂在适宜浓度下抑制钙离子，标本中 Mg^{2+} 通过恢复异柠檬酸脱氢酶（ICD）活性，催化异柠檬酸脱氢的正向反应，使 $NADP^+$ 还原，与镁标准一起在 340 nm 测定吸光度的增加，可测定 Mg^{2+}。与原子吸收（AAS）法相关良好。反应式如下。

$$\text{异柠檬酸} + NADP^+ \xrightarrow{ICD + Mg^+} \alpha-\text{酮戊二酸} + CO_2 + NADPH + H^+$$

该法还适用于丙酮酸激酶法或色氨酸酶法测定钾离子，α－半乳糖苷酶法测定钠离子、淀粉酶法测定氯离子、超氧化物歧化酶法测定铜离子、碳酸酐酶或碱性磷酸酶法测定锌离子等。

二、酶抑制测定法

能够使酶的催化活性下降而不引起酶蛋白构象发生显著变化的物质称为酶抑制剂。将待测物质（酶抑制剂）加入反应体系，此时酶的活性被部分抑制，然后测定体系中剩余酶的活性，通过被抑制的酶的活性即可计算出标本中待测物质的含量。

例 9.4　有机磷的酶法测定：有机磷是乙酰胆碱酯酶（AchE）的抑制剂，用标准乙酰胆碱酯酶与标本在 37℃水浴 10min，测定剩余的乙酰胆碱酯酶的活性，通过被抑制的乙酰胆碱酯酶的活性可以计算出标本中有机磷的含量。

$$\text{乙酰胆碱} \xrightarrow{AchE} \text{乙酸} + \text{胆碱}$$

$$\text{胆碱} + 5,5-\text{二硫代}-\text{双}-2-\text{硝基苯甲酸} \longrightarrow 5-\text{硫代}-2-\text{硝基苯甲酸}$$

成功的例子还有抑制碱性磷酸酶法测定茶碱。

酶激活和酶抑制测定法是根据一些物质可以激活和抑制酶的活性来间接检测血液中代谢物含量的方法，该法在检测无机离子时与其他传统测定方法相比具有较为明显的优势，具有酶法常有的优点且抗干扰能力强，仅需要少量的激活剂依赖酶促反应，将指示信号放大，使不可能测定的成为可能。

小结与展望

酶法分析是以酶为主要试剂测定酶促反应的底物、辅酶、辅基、激活剂或抑制剂，以及酶偶联法测定酶活性等的一类方法。代谢物酶法分析技术是指用酶法分析的方法来测定

扫码“练一练”

人体内的代谢物或代谢产物的技术。其分为平衡法和速率法。平衡法是指标本中待测物经过酶促指示反应信号达到平衡，测定底物的总变化量，即测定的是“浓度”。该法的关键是要确定好达到平衡所需的时间。

代谢物酶法分析技术可分为单酶反应直接法、酶偶联法、酶循环法、酶激活剂和抑制剂测定法。最常用的偶联指示系统有脱氢酶和过氧化物酶指示系统。代谢物酶法分析技术具有许多优点，但测定的影响因素也不少，因此在方法设计中要注意试剂酶的特异性和纯度，要注意干扰的避免和灵敏度的提高，速率法和平衡法的应用要适当等。

（马　洁）

第十章　酶促反应法测定生物化学物质

教学目标与要求

掌握　酶促反应法测定 UA、BIL、尿素、肌酐、葡萄糖、糖化血清蛋白、TG、TCH、HDL－C、LDL－C、TBA 的原理及其优缺点与注意事项。

熟悉　酶促反应法测定其他生物化学物质的原理及其优缺点与注意事项。

了解　酶促反应法测定上述生物化学物质的方法学评价以及其方法的历史演变。

酶促反应（Enzyme catalysis）又称酶催化或酵素催化作用，指的是由酶作为催化剂进行催化的化学反应。酶促反应法测定生物化学物质是以酶作为试剂测定与酶促反应相关物质的一类方法。酶促反应方法具有以下优点：①实验过程简单，因酶特异性高的特点，在检测成分复杂的血清等体液样品不需进行预处理即可直接测定，简化了实验程序；②反应时间较短，提高了工作效率；③安全性高，试剂酶的化学本质大多是蛋白质，且酶促反应的条件温和，避免了化学药品毒性对操作人员的危害和对环境的污染；④可用于自动化分析。

扫码“学一学”

测定生物化学物质的酶促反应法可分为平衡法和速率法两类；根据速率法吸光度升高和下降可再分为正向反应和负向反应。在酶促反应全过程中，分析仪均以一定间隔时间测定全程吸光度值，测定吸光度的时间点称为测光点，用于计算结果的测光点称为读数点。因此，自动生化分析仪的分析方法可以统称为定时法（fixed time assay）。在临床实际操作中，如在此期间待测物消耗 $<5\%$，只需测定两个固定时间点之间吸光度的差值，就可以采用标准浓度对照法计算待测物浓度，这种方法称为固定时间法（fixed assay）或称为两点定时法。临床大多数测定生物化学物质的酶促反应法均采用固定时间法。

第一节　酶反应前后光吸收变化测定法

一、血清尿酸的测定

血清尿酸（UA）的酶法测定包括：尿酸氧化酶法、尿酸酶紫外法、尿酸氧化酶传感器检测法等。由于各种方法受试剂、仪器等不同的影响，各方法之间的检测结果偏差较大，结果之间缺乏可比性，其中用尿酸酶还原尿酸比色法测定血清尿酸含量，特异性强，灵敏度高。目前，临床上主要采用尿酸氧化酶法和酶紫外法测定。本节所讲酶反应前后光吸收变化测定法是尿酸紫外法测定。

（一）尿酸紫外法

1. 测定方法　尿酸在 282 ~ 292nm 处有特异吸收峰，在尿酸酶作用下，生成的产物在此波长范围无吸收峰，因此，根据此波长下测量酶作用前后的吸光度之差，便可计算血清

尿酸的含量，该法为目前临床实验室的最佳诊断方法。

尿酸 $+O_2+H_2O$ —尿酸酶→ 尿囊素 $+CO_2+H_2O_2$

2. 方法学评价 尿酸酶紫外法测定的特异性和抗干扰性好，标本用量少，无需制备无蛋白滤液，而且方法简便快速；该方法在使用紫外分光光度计前需对其波长进行校正，且对石英比色皿要求较高，同时还应注意控制反应条件，即温度、时间及溶液的 pH 值等；自动生化分析仪通常不具备 290nm 左右的检测波长，因此，限制了该方法在临床实验室的应用。目前，大多数实验室都采用尿酸氧化酶法测定尿酸。

（二）尿酸氧化酶法测定

1. 测定方法 血清尿酸在尿酸酶的作用下生成尿囊素及 H_2O_2，生成的 H_2O_2 与 4 - 氨基安替比林（4 - AAP）和 TOOS 在过氧化物酶（POD）的作用下最终生成紫红色的醌亚胺，其最大吸收峰为 505nm，在可见光范围内比色，其吸度度大小与尿酸含量成正比。

$$尿酸 + H_2O + O_2 \xrightarrow{尿酸酶} 尿囊素 + CO_2 + H_2O_2$$

$$H_2O_2 + 4 - AAP + TOOS \xrightarrow{POD} 紫红色醌亚胺 + H_2O$$

2. 方法学评价 利用过氧化物酶（POD）为指示系统已广泛用于葡萄糖、肌酐、尿酸、胆固醇、甘油三酯等项目的测定。其共用的指示反应 Trinder 反应中形成的紫红色的醌亚胺类化合物，最大吸收峰为 505nm，在可见光范围内比色，易于在临床自动生化分析仪中使用，为避免溶血等色素干扰，提高有色基团溶解度、产物的灵敏度和色泽的稳定性，目前发展为红色或蓝色醌类。具体评价见本章第三节。

二、血清胆红素测定

1. 测定方法 胆红素呈黄色，在 450nm 处有最大吸收峰，胆红素氧化酶催化胆红素氧化形成胆绿素，随着胆红素被氧化，胆红素在 450nm 处吸光度下降，下降程度与胆红素被氧化的量相关。在 pH 为 8.0 的条件下，未结合胆红素及结合胆红素均被氧化，因而检测 450nm 吸光度的下降值反映的是总胆红素的含量。

胆红素 $+ O_2$ —胆红素氧化酶→ 胆绿素 $+ H_2O$

2. 方法学评价 酶法特异性高，重复性较好；该法解决了长期以来用重氮反应法测定

胆红素条件的不同，包括试剂种类和浓度不同以及反应时间不同而造成测定值变异大的问题；特别是对于CB，由于BOD仅对血清CB进行选择性氧化，而不对δ－胆红素和UB发生氧化反应，因此反应具有较好的特异性。

第二节 脱氢酶指示系统测定法

脱氢酶指示系统测定法（dehydrogenase indicator system assay methods）是常用的测定生物化学物质的方法之一。体内许多生物化学物质可以直接或间接地在脱氢酶的催化下发生氧化还原反应，辅酶参与其中。待测物氧化时脱下氢传递给氧化型辅酶，使其还原为还原型辅酶；待测物被还原时需要的氢由还原型辅酶提供，使其转化为氧化型辅酶，由此即可根据其在340nm处吸光度的变化，计算以NAD（H）或NADP（H）为辅酶的酶促反应中待测物的浓度。该类方法最大的缺点是血浆中有许多以NADH为辅酶的脱氢酶，采用NADH进行反应时易发生负反应而干扰测定。为解决这种情况常加入高浓度的丙酮酸抑制以LDH为主的内源性脱氢酶的干扰；也可使用双试剂法来消除干扰；并且所使用的试剂酶中的杂酶应低于允许范围。

一、单酶反应直接测定法

如待测物可直接发生脱氢酶反应，并产生可检测的信号，称为单酶反应直接测定法。此方法是最简单的脱氢酶指示系统测定法。

（一）血清乳酸与丙酮酸测定

1. 测定方法 血清乳酸测定的方法有乳酸氧化酶法、酶电极法和乳酸脱氢酶法。乳酸氧化酶法是根据乳酸在乳酸氧化酶催化下氧化生成丙酮酸和H_2O_2，后者参与Trinder反应生成红色醌亚胺类物质。氧化酶法无需制备无蛋白滤液，操作简便、快速，适宜常规应用。酶电极法是利用乳酸氧化酶催化产物H_2O_2，经铂电极催化电离并在铂－银电极间形成微电位差和微电流，其强度与乳酸浓度成正比。酶电极法快速、简便、准确，适合于床旁、出诊及运动医学中的测定，但该检测需要专用仪器。血清丙酮酸的酶法测定主要包括乳酸脱氢酶法和丙酮酸氧化酶法。丙酮酸氧化酶法因其特异性不高，易受到许多还原性物质的干扰而影响结果的准确性，故临床血清乳酸与丙酮酸测定大多采用乳酸脱氢酶法。

2. 乳酸脱氢酶法测定原理

（1）乳酸测定 乳酸在乳酸脱氢酶（LDH）催化下脱氢生成丙酮酸，氧化型NAD^+接受氢转变成还原型NADH。加入硫酸肼可捕获产物丙酮酸促成反应完成。生成的NADH与乳酸为等摩尔量，于340nm波长测定NADH的吸光度，可计算出血清中的乳酸含量。反应式如下。

$$\text{乳酸} + NAD^+ \xrightleftharpoons{LDH} \text{丙酮酸} + NADH + H^+$$

$$\underset{\text{乳酸}}{HO-\overset{\overset{\displaystyle COOH}{|}}{\underset{\underset{\displaystyle CH_3}{|}}{C}}-H} + NAD^+ \xrightleftharpoons{LD} \underset{\text{丙酮酸}}{\overset{\overset{\displaystyle COOH}{|}}{\underset{\underset{\displaystyle CH_3}{|}}{C}}=O} + NADH + H^+$$

（2）丙酮酸测定 为乳酸测定的逆反应。丙酮酸在LDH作用下结合NADH传递的氢，

还原为乳酸并生成 NAD^+。根据 NADH 吸光度的下降值可测定样品中的丙酮酸。通常情况下该反应在 pH7.5 条件下进行。反应式如下。

$$\text{丙酮酸} + NADH + H^+ \xleftrightarrow{LDH} \text{乳酸} + NAD^+$$

$$CH_3\text{-}CO\text{-}COOH\ (\text{丙酮酸}) + NADH + H^+ \xleftrightarrow{LD} CH_3\text{-}CH(OH)\text{-}COOH\ (\text{乳酸}) + NAD^+$$

3. 方法学评价 乳酸脱氢酶法抗干扰能力强，操作简便，是目前临床检验科测定血清中乳酸和丙酮酸的首选方法。

测定血清中乳酸和丙酮酸时应注意：①酮体易受饮食影响，剧烈运动时乳酸可在短时间内明显增加，因此，抽血前患者应保持空腹和完全静息至少 2h；②血中丙酮酸极不稳定，血液抽出后 1min 就会减低，如用偏磷酸沉淀蛋白后放 4℃时可稳定 8d；③丙酮酸标准应用液会发生聚合反应，其聚合体的酶促反应速率与非聚合体不同，故丙酮酸标准应用液必须新鲜配制；④本方法使用的偏磷酸易被氢离子催化成正磷酸而失去沉淀蛋白的作用，偏磷酸溶液在 4℃时仅能稳定 1 周；⑤抗凝剂用肝素 - 氟化钠较好。

（二）血浆 β - 羟丁酸测定

1. 测定方法 血浆 β - 羟丁酸的测定方法有酸氧化比色法、气相色谱法、酶法和毛细管等速电泳法等。酸氧化比色法操作费时且缺乏特异性。气相色谱法是测定 β - 羟丁酸在氧化反应过程中生成的丙酮，特异性高，只需少量样品，但操作费时，需要做内源性的校正。毛细管等速电泳法具有快速、直接而敏感的优点，但所需的仪器设备昂贵，若 pH 控制不严，会带来较大的误差。酶法灵敏度高、速度快、样品用量少，不需提纯或预处理便可直接测定，并适用于各类生化自动分析仪测定。因此，脱氢酶法是血浆 β - 羟丁酸测定的常用方法。

2. β - 羟丁酸测脱氢酶法测定原理 在 NAD^+ 存在的条件下，β - 羟丁酸在 β - 羟丁酸脱氢酶的作用下被氧化生成乙酰乙酸，同时 NAD^+ 被还原为 NADH，此反应在 pH 8.5 时 340nm 波长下测定 NADH 吸光度值与血浆中 β - 羟丁酸的浓度。反应式如下。

$$\beta\text{-羟丁酸} + NAD^+ \xrightarrow{\beta\text{-羟丁酸脱氢酶}} \text{乙酰乙酸} + NADH + H^+$$

$$CH_3\text{-}CH(OH)\text{-}CH_2\text{-}COOH\ (\beta\text{-羟丁酸}) + NAD^+ \xrightarrow{\beta\text{-羟丁酸脱氢酶}} CH_3\text{-}CO\text{-}CH_2\text{-}COOH\ (\text{乙酰乙酸}) + NADH + H^+$$

3. 方法学评价 由于易受饮食影响，原则上应空腹取血，β - 羟丁酸避免在室温放置，4℃可以稳定 30d。试剂中如含有草酸，可以抑制内源性 LD 对乳酸的氧化反应。

（三）血氨测定

1. 测定方法 血氨的测定主要有两类：①两步法，先从血浆中分离出氨，再进行测定，如离子交换树脂法；②一步法，即不需要分离就可以直接测定，如酶法和离子选择电极法。

离子交换树脂法是血氨测定的参考方法；氨电极法由于氨气敏电极选择性较高，所以方法特异性好，准确度高，但耐用性差，且电极的稳定性受温度、渗透压、中介液等多种因素影响。目前，酶法由于方法简单、特异性高而被广泛应用。

2. 谷氨酸脱氢酶法测定原理　在谷氨酸脱氢酶（GLDH）作用下，血浆中氨与α－酮戊二酸和NADPH反应，生成谷氨酸和$NADP^+$，NADPH在340nm吸光度的下降程度与反应体系中氨的浓度呈正比关系。反应式：

$$\alpha-\text{酮戊二酸}+NADPH+NH_4^+\xrightarrow{GLDH}\text{谷氨酸}+NADP^++H_2O$$

$$HOOC-CH_2-CH_2-CO-COOH\ (\alpha\text{-酮戊二酸})+NADPH+NH_4^+\xrightarrow{GLDH}HO-\underset{\underset{O}{\|}}{C}-\overset{H_2}{C}-\overset{H_2}{C}-\underset{NH_2}{\overset{H}{C}}-\overset{\overset{O}{\|}}{C}-OH\ (\text{谷氨酸})+NADP^++H_2O$$

3. 方法学评价　该法特异性强、快速，是较为理想的氨分析方法；在pH7.0以上时，ADP是GLDH的稳定剂和激活剂，能加速反应；用NADPH取代原来的NADH，既可缩短反应时间，又能防止假阳性（因为血浆中LDH，AST等也能利用NADPH，影响血氨测定的准确性）；床旁取血后应立即分离血清并尽快进行测定，防止外源性氨的污染。

二、酶偶联脱氢酶指示系统测定法

当待测物不能直接进行脱氢酶促反应时，可通过一个或多个辅助酶反应，使其产物可发生脱氢酶反应，并产生可检测的信号。

（一）尿素测定

1. 测定方法　尿素的测定方法可分为化学比色法和尿素酶法两大类。化学比色法最常用的是二乙酰一肟显色法，该方法遇光后易褪色，结果不稳定，线性范围小，而且其中的试剂有毒性和易腐蚀性，重复性不佳。尿素酶法简单、快速、准确、特异性强，易于自动化。

2. 脲酶偶联脱氢酶法测定原理　尿素酶催化尿素分解产生氨，氨在谷氨酸脱氢酶（GLDH）的作用下使NADH氧化为NAD^+，然后在340nm下测定吸光度的降低值，用标准对照速率法即可计算出血清尿素的含量。反应式如下。

$$\text{尿素}+H_2O\xrightarrow{\text{脲酶}}CO_2+2NH_3$$

$$NH_3+\alpha-\text{酮戊二酸}+NADH+H^+\xrightarrow{GLDH}L-\text{谷氨酰胺}+NAD^++H_2O$$

$$H_2N-\overset{\overset{O}{\|}}{C}-NH_2\ (\text{尿素})+H_2O\xrightarrow{\text{尿素酶}}CO_2+2NH_3$$

$$NH_3+HOOC-CH_2-CH_2-CO-COOH\ (\alpha\text{-酮戊二酸})+NADH+H^+\xrightarrow{GLDH}$$

$$HO-\underset{\underset{O}{\|}}{C}-\overset{H_2}{C}-\overset{H_2}{C}-\underset{NH_2}{\overset{H}{C}}-\overset{\overset{O}{\|}}{C}-OH\ (L\text{-谷氨酸})+NAD^++H_2O$$

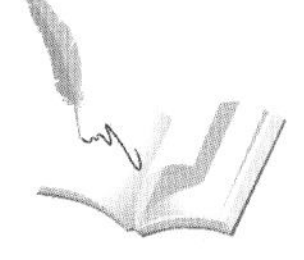

3. 方法学评价 该法测定尿素简便、快速，适用于临床常规分析，但该法存在内源性氨和外源性氨，以及内源性脱氢酶和还原型辅酶的干扰，需采用含LD抑制剂（如高浓度丙酮酸）的双试剂法来测定，否则测定结果偏高。

（二）肌酐

1. 测定方法 肌酐脱氢酶法测定主要有肌酐亚氨酸水解酶偶联谷氨酸脱氢酶法和酶偶联肌氨酸氧化酶法两种。酶偶联肌氨酸氧化酶法是根据肌酐在肌酐酰胺基水解酶的作用下水解成肌酸，后者又被肌酸脒基水解酶水解成肌氨酸和尿素，肌氨酸被氧化，其产物 H_2O_2 与4－AAP、TOOS在肌氨酸氧化酶及POD的作用下，最终生成紫红色的醌亚胺，其吸光度变化值与肌酐含量成正比。反应式如下。

$$\text{肌酐} + H_2O \longrightarrow \text{肌酸}$$

$$\text{肌酸} + H_2O + O_2 \longrightarrow \text{肌氨酸} + \text{尿素}$$

$$\text{肌氨酸} + H_2O + O_2 \xrightarrow{\text{肌氨酸氧化酶}} H_2O_2 + 4-AAP + TOOS \xrightarrow{POD} \text{醌亚胺} + H_2O$$

该方法由于易受还原性物质影响，其特异性没有肌酐脱氢酶法高。但酶易获得，故可利用双试剂法即先去除还原性物质，再测定肌酐。

2. 肌酐脱氢酶法测定原理 肌酐在肌酐亚氨基水解酶（CRDI）的作用下水解为 *N*－甲基－乙内酰脲和 NH_4^+，NH_4^+ 与NADPH和α－酮戊二酸在GLDH的作用下，生成L－谷氨酸和 $NADP^+$，记录340nm处吸光度的下降，进而计算出标本中肌酐的浓度。反应式如下。

$$\text{肌酐} + H_2O \xrightarrow{CRDI} N-\text{甲基}-\text{乙内酰脲} + NH_4^+$$

$$NH_4^+ + \alpha-\text{酮戊二酸} + NADPH \xrightarrow{GLDH} L-\text{谷氨酸} + NADP^+ + H_2O$$

肌酐 + H_2O —CRDL→ *N*–甲基–乙内酰脲 + NH_4^+

NH_4^+ + α－酮戊二酸 + NADPH —GLDH→

$HO-C(=O)-CH_2-CH_2-CH(NH_2)-C(=O)-OH$ $+NADP^+ + H_2O$

谷氨酸

3. 方法学评价 肌酐脱氢酶法与参考方法高效液相色谱法具有良好的相关性，精密度好、准确度高、线性范围宽，不受黄疸、乳糜血、溶血和临床常用治疗药物及体内代谢物的干扰，结果更趋于真值，易于自动化分析，可用于血液及尿液的检测。该方法的主要缺点是试剂不够稳定，且肌酐酶来源困难，使得试剂盒价格昂贵，影响其在临床实验室的普遍使用。相比之下，肌氨酸氧化酶法具有灵敏度高、线性范围宽、试剂稳定性好等优点。

（三）血浆碳酸氢根

1. 测定方法 血浆 HCO_3^- 测定方法主要有离子选择电极法、滴定法和酶速率法等。离子选择电极法是利用酸度差原理，将 CO_2 的全部存在形式（H_2CO_3、HCO_3^-、CO_2）加酸生成 CO_2 气体，然后根据 pH 和 PCO_2 计算 HCO_3^- 的浓度。电极法快速、准确，适用于急诊检验，但价格较高，维护保养烦琐，需定期更换，使用范围受到限制。滴定法是基于 HCO_3^- 与 HCl 反应生成 CO_2 的原理来测定的，其手工操作烦琐，操作人员熟练程度和判断终点的经验在一定要求，且试剂稳定性差，结果可靠性差，已经被淘汰。酶速率法为 HCO_3^- 直接参与化学反应，操作简单，反应特异，更适合临床常规检测。

2. 血浆碳酸氢根酶法测定原理　血浆中的 HCO_3^- 在磷酸烯醇式丙酮酸羧化酶（PEPC）催化下，与磷酸烯醇式丙酮酸（PEP）反应，生成草酰乙酸和磷酸；草酰乙酸和苹果酸脱氢酶（MDH）反应，生成苹果酸，同时将 NADH 氧化成 NAD^+；在 340 nm 波长处吸光度的降低与样品中 HCO_3^- 含量成正比。反应式如下。

$$\text{PEP} + HCO_3^- \xrightarrow{\text{PEPC} + Mg^{2+}} \text{草酰乙酸} + H_3PO_4{}^-$$

$$\text{草酰乙酸} + \text{NADH} + H^+ \xrightarrow{\text{MDH}} \text{苹果酸} + NAD^+$$

$$\text{PEP} + HCO_3^- \xrightarrow{\text{PEPC+}Mg^{2+}} \text{草酰乙酸} + H_2PO_4^-$$

PEP　　　　　　　　草酰乙酸

$$\text{草酰乙酸} + \text{NADH} + H^+ \xrightarrow{\text{MDH}} \text{苹果酸} + NAD^+$$

草酰乙酸　　　　　　　　苹果酸

3. 方法学评价　在准备试剂和收集标本时，应严格密封，以最大限度地减少干扰如标本中 CO_2 的挥发。试剂浑浊或试剂空白吸光度小于 1.0 时都不能使用。内源性丙酮酸和 LDH 对反应产生干扰，此干扰可由草氨酸钠消除。干粉或液态的 NADH 均不稳定，易被氧化分解，尤其是在酸性条件下。故应尽量维持缓液在碱性条件下，如通过加入底物葡萄糖和葡萄糖脱氢酶以维持 NADH 还原性。值得注意的是再生性的酶反应必须控制在一定范围内，否则会干扰主反应。

第三节　过氧化物酶指示系统测定法

过氧化物酶指示系统是临床生物化学物质最常用的测定方法之一。体内许多生化物质可以直接或间接地在氧化酶的作用下生成 H_2O_2，故可用 Trinder 反应指示终点。此类方法在可见光范围内，易于自动化分析，广泛应用于临床。

临床生化许多检测项目都应用了 Trinder 反应，如葡萄糖（GLU）、甘油三酯（TG）、胆固醇（TC/CHO/CHOL）、尿酸（UA）、高密度脂蛋白（HDL/HDL－C）、低密度脂蛋白（LDL/LDL－C）。该反应过程主要存在两方面干扰或影响：一是受到标本中数十种药物和胆红素等物质干扰。其中影响最大的药物为抗坏血酸（维生素 C），它能还原反应过程中所产生 H_2O_2。使其生成的红色醌亚胺化合物减少，结果呈负干扰。应用抗坏血酸氧化酶使样本中的维生素 C 干扰得以完全排除。胆红素也能还原反应过程中所产生 H_2O_2，可加适量胆红

素氧化酶来排除干扰。二是 POD 为一种非特异性的酶，可以采用双试剂法来消除其非特异性的干扰。

一、葡萄糖测定

葡萄糖的检测方法可归纳为氧化还原法（无机化学法）、缩合法（有机化学法）和酶法（生物化学法）三类。

酶法包括葡萄糖氧化酶（GOD－POD）法、己糖激酶（HK）法、葡萄糖脱氢酶法和葡萄糖氧化酶－氧速率（GOD－POR）法。

（一）葡萄糖氧化酶法（GOD－POD）

1. 测定原理 根据 GOD 可以高特异性的催化葡萄糖氧化成为葡萄糖酸并同时产生 H_2O_2，生成的 H_2O_2 参与 Trinder 反应，生成醌亚胺色素，在 505nm 波长下比色检测，生成的吸光度与葡萄糖浓度成正比。反应式如下

$$\text{葡萄糖} + O_2 \xrightarrow{GOD} \text{葡萄糖酸} + H_2O_2$$

$$H_2O_2 + \text{4-氨基安替比林（无色）} + \text{酚} \xrightarrow{POD} \text{醌亚胺类（红色）} + 4H_2O$$

2. 方法学评价 ① GOD 仅高特异的催化 β－D－葡萄糖，而葡萄糖中 α 型约占 36%，因此葡萄糖的完全氧化需要使 α 型变旋为 β 型。②现在的试剂大多含有变旋酶，可促进 α 型向 β 型的转变，延长孵育时间也可以达到自发变旋。

葡萄糖的测定结果受饮食影响，故常规检测葡萄糖时需要要求被测试者空腹，且空腹时间不宜超过 12 小时。GOD－POD 法可检测血清和血浆中葡萄糖含量，当标本置于室温时，全血中的葡萄糖仍将继续被血细胞分解代谢，因此采血后需要立即分离出血浆或血清。该方法可测定脑脊液葡萄糖，但不能测定尿液葡萄糖，因此尿中还原性干扰物质浓度高，影响结果准确性。

扫码“看一看”

二、糖化血清蛋白测定

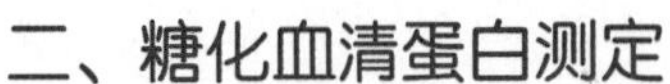

（一）测定方法

血清清蛋白在高血糖情况下会发生糖基化，主要是清蛋白肽链 189 位的赖氨酸与葡萄糖结合形成的高分子酮胺结构，该结构类似于果糖胺，因此糖化血清蛋白（GSP）的测定也称为果糖胺的测定。GSP 的常用测定方法有硝基四氮唑蓝（NBT）化学比色法和酮胺氧化酶（KAO）法。NBT 法基于酮胺结构可以在碱性环境中与 NBT 反应生成蓝紫色的化合物。与 NBT 法相比，KAO 法的精密度和准确度更高。

（二）酮胺氧化酶法测定糖化血清蛋白

1. 测定原理　GSP 在蛋白酶 K 的作用下可形成糖化蛋白片段，该片段在 KAO 的作用下分解为氨基酸、葡萄糖和 H_2O_2，生成的 H_2O_2 即可用 Trinder 反应测定。反应式如下。

$$\text{糖化血清蛋白}\xrightarrow{\text{蛋白酶 K}}\text{糖化蛋白片段}$$

$$\text{糖化血清片段}\xrightarrow{\text{铜氨氧化酶}}\text{氨基酸}+\text{葡萄糖}+H_2O_2$$

$$\underset{\text{（无色）}}{\text{色原}}+H_2O_2\xrightarrow{POD}\underset{\text{（蓝紫色）}}{\text{显色物}}+H_2O$$

2. 方法学评价　KAO 法稳定，特异性强，具有酶法的基本优点；样本在 4℃可保存 3 周，－20℃保存 5 周。当患者血浆蛋白低于 35g/L 时，GSP 偏低。

三、血清甘油三酯测定

（一）测定方法

血清甘油三酯（TG）测定方法有物理化学法（放射性核素稀释－质谱法）、化学法和酶法三类。其中放射性核素稀释－质谱法是决定方法；化学法包括：氯甲烷变色酸显色法和正庚烷－异丙醇抽提乙酰丙酮显色法等，化学方法操作复杂、技术要求高，故已逐步被酶法取代。

酶法是目前临床测定血清 TG 的常规方法。常用的酶法有甘油磷酸脱氢酶（GDH）法和 GDH 偶联 NBT 的比色法，以及甘油磷酸氧化酶偶联 Trinder 反应法。

（二）甘油磷酸氧化酶法测定血清甘油三酯

1. 测定原理　血清 TG 可被 LPL 水解为甘油和脂肪酸，生成的甘油被甘油激酶（GK）及 ATP 磷酸化后形成 3－磷酸甘油，磷酸甘油氧化酶（GPO）氧化 3－磷酸甘油产生 H_2O_2，生成的 H_2O_2 参与 Trinder 反应而被测定。反应式如下。

$$TG+3H_2O\xrightarrow{LPL}\text{甘油}+\text{脂肪酸}$$

$$\text{甘油}+ATP\xrightarrow{GK}3-\text{磷酸甘油}+ADP$$

$$3-\text{磷酸甘油}+O_2+2H_2O\xrightarrow{GPO}\text{磷酸二羟丙酮}+2H_2O_2$$

$$H_2O_2+4-AAP+4-\text{氯酚}\xrightarrow{POD}\text{苯醌亚胺}+2H_2O+HCl$$

甘油三酯 + $3H_2O$ $\xrightarrow{LPL}$ CH_2OH—CHOH—CH_2OH（甘油）+脂肪酸

CH_2OH—CHOH—CH_2OH（甘油）+ ATP $\xrightarrow{GK}$ CH_2OH—CHOH—CH_2O（3-磷酸甘油）+ADP

$$\underset{\text{3-磷酸甘油}}{CH_2OH-CHOH-CH_2O} + O_2 + 2H_2O \xrightarrow{GPO} \underset{\text{磷酸二羟丙酮}}{CH_2OH-C(=O)-CH_2O} + 2H_2O_2$$

$$H_2O_2 + \underset{\text{4-APP}}{\text{4-APP}} + \text{4-氯酚} \xrightarrow{POD} \text{本醌亚胺}+2H_2O+HCl$$

2. 方法学评价 该法通常被称为GPO－PAP法，结果比GDH法约低3%；可采用血清或血浆标本，若采用血浆，应将结果乘以标准系数1.03，并在报告单上注明；由于乳糜微粒含有大量的TG，可影响检测结果，因此需空腹12h以上采血，如无法及时检测，样本置于2～8℃，可存放1周，－20℃可长期稳定保存。与GDH法相比，该方法易受到还原性物质的干扰，但是由于方法稳定，测定简单，仍然是目前主要采用的检测方法。

由于GPO－PAP法测定的血清TG包括TG、FG以及少量单酰甘油和二酰甘油。为消除FG的干扰，可使用GPO－PAP两步酶法，作为血清TG常规测定方法。将GPO－PAP试剂分为两部分，由LPL和4－APP组成试剂Ⅱ，其他试剂为试剂Ⅰ，待测标本加入试剂Ⅰ后，因没有LPL存在，TG不会水解成甘油，而FG则可以在GK和GPO的作用下产生H_2O_2，从而消除了FG的干扰。目前GPO－PAP法作为临床实验室常用检测方法。反应式如下。

$$\text{甘油} + ATP \xrightarrow{GK} \text{3－磷酸甘油} + ADP$$

$$\text{3－磷酸甘油} + O_2 + 2H_2O \xrightarrow{GPO} \text{磷酸二羟丙酮} + 2H_2O_2$$

$$H_2O_2 + \text{还原型受体} \xrightarrow{POD} \text{氧化型受体} + 2H_2O\text{（此过程不显色）}$$

加入试剂Ⅱ后，TG可最终显示为红色醌亚胺。

$$TG + 3H_2O \xrightarrow{LPL} \text{甘油} + \text{脂肪酸}$$

$$\text{甘油} + ATP \xrightarrow{GK} \text{3－磷酸甘油} + ADP$$

$$\text{3－磷酸甘油} + O_2 + 2H_2O \xrightarrow{GPO} \text{磷酸二羟丙酮} + 2H_2O_2$$

$$H_2O_2 + \text{4－AAP} + \text{4－氯酚} \xrightarrow{POD} \text{苯醌亚胺} + 2H_2O + HCl\text{（此过程显紫红色）}$$

四、血清总胆固醇测定

（一）测定方法

血清总胆固醇（TC）测定方法种类繁多，主要有放射性核素稀释－质谱法、化学法和酶法。酶法的主要方法为胆固醇氧化酶（COD－PAP）法。

（二）胆固醇氧化酶法测定血清总胆固醇

1. 测定原理 根据GOD可以高特异性的催化葡萄糖氧化成为葡萄糖酸并同时产生H_2O_2，生成的H_2O_2参与Trinder反应，生成醌亚胺色素，在505nm波长下比色检测，生成的吸光度与葡萄糖浓度成正比。反应式如下。

$$胆固醇酯 + H_2O \xrightarrow{CEH} 游离胆固醇 + 游离脂肪酸$$

$$胆固醇 + O_2 \xrightarrow{COD} \Delta^4 胆甾烯酮 + H_2O_2$$

$$H_2O_2 + 4-AAP + 4-氯粉 \xrightarrow{POD} 苯醌亚胺 + 4H_2O$$

2. 方法学评价　COD－PAP 法标本用量小，结果可靠；同血清 TG 检测一样，血浆的结果比血清约低 3%；因此若采用血浆作为检测标本，应将结果乘以标准系数 1.03，并在报告单上注明；样本若未及时检测，置 2～8℃冷藏可稳定 1 个月，－20℃冷冻可稳定 1 年。

五、血清高密度脂蛋白胆固醇和低密度脂蛋白胆固醇测定

（一）测定方法

国外将常规测定 HDL－C 的方法分为 3 代：第 1 代为化学沉淀法；第 2 代为硫酸葡聚糖－镁（DS－Mg^{2+}）分离法；第 3 代为匀相测定法。国内的检测方法也可分为 3 代：第 1 代为电泳法；第 2 代为化学沉淀法，1995 年中华医学会检验分会曾在国内推荐磷钨酸－镁（PTA－Mg^{2+}）法作为 HDL－C 测定的常规方法；第 3 代为目前广泛使用的匀相测定法。

血清 LDL－C 的测定相对比较复杂，临床实验室通常采用间接计算方法来确定 LDL－C 的浓度，如 Friedewald 公式法、Planella 公式法；聚乙烯硫酸盐（PVS）沉淀法是目前中华医学会推荐的 LDL－C 测定方法；该法的精密度中等，易受到血清中高 TG 的影响，引起 LDL 沉淀不完全而导致结果偏低。美国 CDC 测定 LDL－C 的参考方法为超速离心法（β－脂蛋白定量法）。其缺点是设备昂贵、操作复杂、费时且技术要求高，因此普通实验室难以开展。相较于上述方法，匀相法可以更好地避免血清中 TG、TC 对测定结果的干扰，值得注意的是，匀相法由于 LDL－C 具有不同的组分，可能会使 LDL－C 结果偏低 。

（二）匀相法测定原理

1. HDL－C 测定　血清 HDL－C 匀相法测定包括 PEG 修饰酶法、选择性抑制法、抗体法和过氧化氢酶法等。HDL－C 匀相法测定的基本原理是除 HDL－C 外，CM、VLDL、LDL 在反应促进剂（合成的多聚物/表面活性剂）的作用下可形成可溶性复合物，先将 CM、VLDL、LDL 或其反应产物清除，然后加入一种特殊的选择性表面活性剂，使 HDL 颗粒形成可溶状态，其释放的胆固醇和胆固醇酯与 CEH 及 COD 反应，生成的 H_2O_2 用 Trinder 反应测定。反应式如下。

第一步：

$$CM，LDL，VLDL + 反应促进剂 \longrightarrow 可溶性复合物$$

$$游离胆固醇 + O_2 \xrightarrow{COD} \Delta^4 胆甾烯酮 + H_2O_2$$

$$H_2O_2 \xrightarrow{POD} H_2O + O_2$$

第二步：

$$HDL + 选择性表面活性剂 \longrightarrow 胆固醇酯$$

$$胆固醇酯 + H_2O \xrightarrow{CEH} 游离胆固醇 + 游离脂肪酸$$

$$胆固醇 + O_2 \xrightarrow{COD} \Delta^4 胆甾烯酮 + H_2O_2$$

$$H_2O_2 + 4-AAP + 4-氯酚 \xrightarrow{POD} 苯醌亚胺 + 4H_2O$$

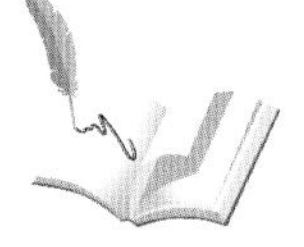

2. LDL－C 测定 同 HDL－C 一样，血清中除 LDL－C 外，HDL、CM 和 VLDL 等在某些表面活性剂的作用下，可改变其脂蛋白结构并解离，释放出来的微粒化胆固醇分子与胆固醇酶试剂反应后生成 H_2O_2，因此也需要进行前处理后，剩下完整 LDL 的颗粒进行下一步反应。LDL－C 匀相法包括表面活性剂清除法、环芳烃法、保护性试剂法、可溶性反应法和过氧化氢酶清除法等。以表面活性剂清除法为例，先采用反应促进剂改变 HDL、CM 和 VLDL 结构式并使之解离，所释放的游离胆固醇与胆固醇酶反应产生的 H_2O_2 在缺乏偶联剂时被消耗而不显色，未水解的 LDL－C 表面颗粒在表面活性剂及偶联剂的作用下，解离释放胆固醇，参与 Trinder 反应。反应式如下。

第一步

$$\text{CM，LDL，VLDL} + \text{反应促进剂} \longrightarrow \text{可溶性复合物}$$

$$\text{游离胆固醇} + O_2 \xrightarrow{\text{COD}} \Delta^4\ \text{胆甾烯酮} + H_2O_2$$

$$H_2O_2 \xrightarrow{\text{POD}} H_2O + O_2$$

第二步

$$\text{LDL－C} + \text{选择性表面活性剂} \longrightarrow \text{胆固醇酯}$$

$$\text{胆固醇酯} + H_2O \xrightarrow{\text{CEH}} \text{游离胆固醇} + \text{游离脂肪酸}$$

$$\text{胆固醇} + O_2 \xrightarrow{\text{COD}} \Delta^4\ \text{胆甾烯酮} + H_2O_2$$

$$H_2O_2 + 4-\text{AAP} + 4-\text{氯酚} \xrightarrow{\text{POD}} \text{苯醌亚胺} + 4H_2O$$

（三）方法学评价

匀相法测定血清中的 HDL－C 和 LDL－C 的最主要区别在于第一步反应时加入的反应促进剂不同，其目的都是使除了待测物质以外的其他干扰物质被清除掉，从而使测定结果仅仅反映的是待测物质的含量。

该法具有较好的精密度和线性范围，干扰物质较少，而且样品用量少且无需预处理，自动化程度高，结果精确度、准确度高，因而近来在临床上得到了越来越广泛的应用；缺点是成本相对较高。

第四节　酶循环测定法

酶循环测定法（enzymatic cycling assay methods）采用两类工具酶进行循环催化反应，使被测物放大扩增，从而使检测灵敏度提高。目前临床上已应用于总胆汁酸的测定。为了简化操作过程，并使酶试剂得以方便或反复使用，已有许多研究将水溶性的酶通过吸附、包埋、载体共价结合或通过酶分子间共价交联等方法固定在支持物上，并保持其原有的活性，这样制备的酶称为固相酶（或固定酶，immobilized enzymes）。近些年来，固相酶技术发展迅速，特别是固相酶膜的应用使临床生化检验进入了干化学的时代，一些测定变得更加方便、快速。酶电极、酶探针等也在不断研制开发中，相信此类技术将成为临床生化发展的一个新方向。

酶循环法是一种可以大大提高待测物测定灵敏度，减少共存物质干扰，达到高灵敏度和高特异度测定要求的一类技术。

根据试剂酶的结合方式和辅酶的用法，可以将酶循环法分为底物循环法和辅酶循环法。

根据反应方式的不同又可将底物循环法分为氧化酶脱氢酶反应法和脱氢酶辅酶反应法等。

一、血清胆汁酸测定

1. 测定方法　血清总胆汁酸（TBA）的测定方法包括层析法、放免法和酶法等。酶法又可分为酶荧光法、酶比色法和酶循环法。目前推荐的方法是酶循环法，该法灵敏度高、特异性好，已得到广泛应用。

2. 底物循环－脱氢酶－辅酶系统测定血清胆汁酸测定原理　3α－羟基类固醇脱氢酶（3α－HSD）可催化胆汁酸和3－酮类固醇之间的反应，正反应对辅酶硫代氧化型辅酶Ⅰ（thio－NAD⁺）的亲和力远远大于辅酶Ⅰ（NAD⁺），而逆反应对还原型辅酶Ⅰ（NADH）的亲和力大于硫代还原型辅酶Ⅰ（thio－NADH），当反应系统中有足够的thio－NAD⁺和NADH时，少量胆汁酸生成少量的3－酮类固醇，并在两者之间构成循环，不断产生黄色的硫代还原型辅酶Ⅰ（thio－NADH），反应速度与待测物胆汁酸浓度呈正比。反应式如下。

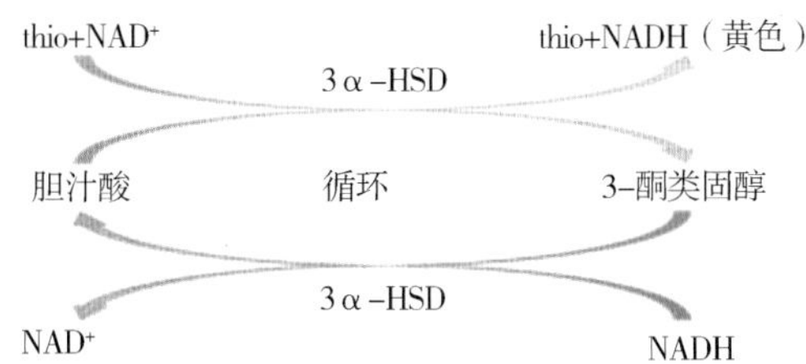

3. 方法学评价　由于胆汁酸在体内的浓度只有微摩尔水平，因此常规方法难以测定，采用此循环反应，其灵敏度可增加数十倍，只要NADH足够多，时间越长产物越多，直到系统中某一反应物耗尽为止。

循环酶法测定血清胆汁酸检测的是395～415nm波长时反应中氧化型thio－NAD⁺转化为还原型thio－NADH的增加速度。

二、血清同型半胱氨酸测定

1. 测定方法　检测Hcy的方法主要有高效液相色谱法（HPLC）、全自动的荧光偏振免疫测定（FPIA）和CMIA。HPLC法操作步骤繁琐，检测周期长，仪器设备要求高，现除了在某些专门的实验室可以测定外，普及较困难，近年来已逐渐被FPIA和CMIA所取代。PIA和CMIA因其精密度好、敏感性高、线性范围宽、自动化程度高和检测速度快，在临床上应用越来越广泛，但由于该方法需要专门的荧光偏振免疫分析仪和配套的原装试剂，导致检测成本高，患者经济负担较重。

循环酶法是利用酶的底物特性，放大靶物质（被测物）的检测方法，此法具有快速、简便、灵敏度高，易于自动化等特点。

2. 底物循环－脱氢酶－辅酶系统测定血清同型半胱氨酸测定原理　在三－乙－羧乙基膦（TCEP）作用下，结合型Hcy转化为游离型Hcy，游离型Hcy与*S*－腺苷甲硫氨酸（SAM）在Hcy甲基转移酶催化下，形成蛋氨酸（Met）和*S*－腺苷同型半胱氨酸（SAH），SAH被SAH水解酶水解成腺苷和Hcy，形成的Hcy可以循环加入反应，从而放大检测信号，腺苷（Ado）水解为次黄嘌呤（inosine）和氨，氨在谷氨酸脱氢酶的作用下，使NADH转化为NAD⁺，样本中的Hcy的浓度与NADH的变化成正比。

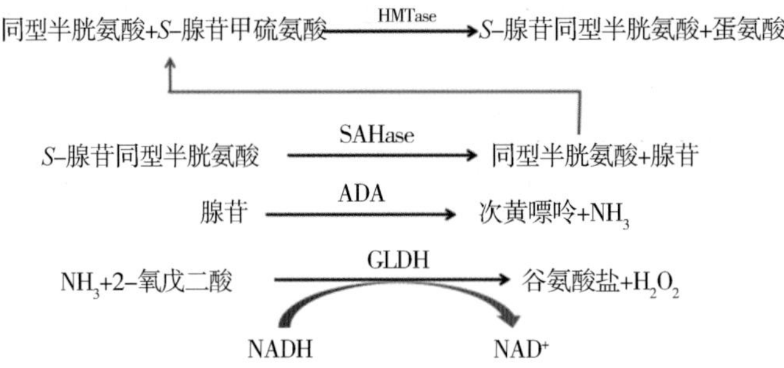

3. 方法学评价 酶循环法是目前临床测定血清 Hcy 新的一种化学方法，与以前免疫化学法、电泳法、色谱法等相比，具有操作简单，可自动化等优点。

随着对同型半胱氨酸临床研究的深入，其定量测定意义越来越受到重视，因此本实验的检测方法及试剂具有很高的推广及应用价值。

三、血清甘油测定

1. 产物循环－氧化酶－脱氢酶系统测定血清甘油原理 甘油和 ATP 在甘油激酶（GK）催化下形成甘油－3－磷酸（G－3－P），后者可被磷酸甘油氧化酶（GPO）氧化为磷酸二羟苯酮（DHAP），而甘油－3－磷酸脱氢酶（G－3－PD）又可将 DHAP 还原回 G－3－P，在此过程中伴有 NADH 向 NAD^+ 的转化，反应反复循环。

ATP　ADP　　NAD+　NADPH+H+

甘油 —GK→ 甘油-3-磷酸 ⇄(G-3-PD / GPO) 磷酸二羟丙酮

O_2　H_2O_2

2. 方法学评价 在反复循环中 G－3－P 和 DHAP 的量不变，而产物 H_2O_2 则随着每次循环不断递增，同时 NADH 不断递减。在规定时间 t 内，H_2O_2 累计的量决定于 t 和每分钟循环次数，因此其灵敏度大大超过一般的酶法分析。

检测的指示系统有：①用连续检测法测定 NADH（340nm）的变化速率。②产物 H_2O_2 可偶联 POD，通过 Trinder 反应比色测定。

四、血清 NH_4^+ 测定

1. 氨循环－合成酶－脱氢酶系统测定血浆 NH_4^+ 的测定原理 靶物质 NH_4^+ 和脱氨－NAD 在 NAD 合成酶和 Mg^{2+} 存在下可被催化生成亮氨酸和 NH_4^+，亮氨酸经亮氨酸脱氢酶催化形成氧化异己酸和 NH_4^+，同时将 NH_4^+ 转化为 NADH，生成的 NH_4^+ 进入循环往复反应，在 340nm 处测定 NH_4^+ 形成 NADH 吸光度的增加即可计算出 NH_4^+ 的含量。

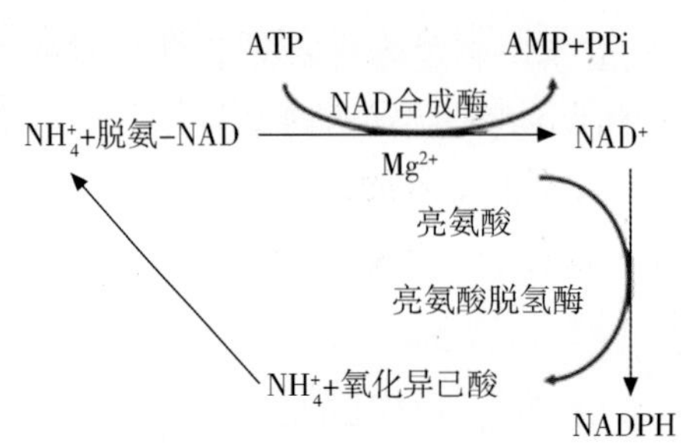

2. 方法学评价　该法测定血浆 NH_4^+ 具有快速、特异性高、微量的特点；在技术上酶法不需预先分离氨，没有碱水解步骤，减少了阳性偏差。

第五节　酶激活和酶抑制测定法

一、无机离子测定

（一）丙酮酸激酶法测定钾离子

1. 测定原理　磷酸烯醇式丙酮酸和 ADP 在丙酮酸激酶（PK）的催化下，可生成丙酮酸和 ATP，丙酮酸又与 LDH 系统偶联，经 LDH 催化生成乳酸的同时，NADH 氧化成 NAD^+，钾离子的存在可使 PK 活性显著增强，故 NADH 在 340nm 吸光度的变化可间接反映血清钾离子的浓度。反应式如下。

$$\text{PEP} + \text{ADP} + \text{K}^+ \xrightarrow{\text{PK}} \text{丙酮酸} + \text{ATP}$$

$$\text{丙酮酸} + \text{NADH} + \text{H}^+ \xrightarrow{\text{LDH}} \text{NAD}^+ + \text{乳酸}$$

2. 方法学评价　酶激活剂法在检测无机离子时与其他传统测定方法相比具有较为明显的优势和更为广阔的应用前景，它具有酶法常有的优点且抗干扰能力较强；测定钾离子需要注意的是：当氨离子在有锰或镁离子存在时对 PK 有显著的激活作用，故需用 GDH 消除 NH_4^+ 的干扰。

（二）β－半乳糖苷酶法测定钠离子

1. 测定原理　邻硝基苯－β－D－半乳糖（ONPG）在钠依赖性 β－半乳糖苷酶作用下生成半乳糖和邻硝基苯酚，后者的生成速率与标本中钠离子的浓度成正比，在 405nm 波长处检测邻硝基苯酚的变化可计算出钠离子的含量。反应式如下。

$$\text{ONPG} + \text{Na}^+ \xrightarrow{\beta-\text{半乳糖苷酶}} \text{半乳糖} + \text{邻硝基苯酚}$$

2. 方法学评价　目前临床上测定钠离子的常规分析方法是离子选择电极法。该法的优点是样本用量少、快速、准确，但测定成本比较高，仪器比较昂贵，电极会自动老化，有效期长短不一，而且不能自动测定，限制了其临床应用。

酶法测定钠离子一般要求双试剂，适合较大型的全自动生化分析仪。由于血清中钠离子浓度高，不适宜直接测定，需要加入离子载体络合一部分钠离子，使之浓度适当降至测定的线性范围内。故离子载体选择是该测定方法关键问题，其作用是将钠离子调整到一个合适的范围内，从而使试剂获得更好的敏感性、准确性和稳定性。

在实际操作过程中应注意几点：①比色杯一定要干净，特别是使用塑料比色杯时，要注意挑选和定期更换，以保证结果的准确性；②冲洗水要用去离子水，以减少水中钠离子的干扰；③工作液的使用效期是 2 周，不同批号的试剂不能混用；④上机测定顺序的编排要注意和含有钠离子试剂的项目隔开，以免交叉污染。

（三）淀粉酶法测定氯离子

1. 测定原理　α－淀粉酶（α－AMY）可催化 2－氯－4－硝基苯－α－D－麦芽三糖苷（CNP－G3）解离生成 2－氯－4－硝基苯（CNP）和麦芽三糖（G3），CNP 的最大吸收峰在

405nm，连续监测405nm吸光度变化可直接反映CNP生成量，其与酶活力成正比。氯离子是α－淀粉酶的激动剂，因此反应速率的变化可反映氯离子的浓度。反应式如下。

$$CNP-G3 + Cl^{-} \xrightarrow{\alpha-AMY} CNP + G3$$

2. 方法学评价 淀粉酶法测定氯离子时所需底物分子量小、用量少和不需加用辅助酶，测定成本相对较低，同时其线性范围较宽，特异性与稳定性好，其突出优点是表现在抗干扰方面，不易受卤族元素溴、碘及硫氰酸等阴离子的干扰。

（四）异柠檬酸脱氢酶法测定镁离子

1. 测定原理 在适当浓度的两种金属螯合剂EDTA和乙二醇二乙醚二胺四乙酸（GEDTA）中，用镁离子作为激活剂，通过异柠檬酸脱氢酶（ICD）催化异柠檬酸脱氢，使$NADP^{+}$还原成NADPH。在同样的条件下，与镁的标准液比较，即可求得血清镁的含量。反应式如下。

$$\text{异柠檬酸} + Mg^{2+} + NADP^{+} \xrightarrow{\text{异柠檬酸脱氢酶}} \alpha-\text{酮戊二酸} + CO_2 + NADPH + H^{+}$$

2. 方法学评价 该法操作简便、安全、精确，测定尿镁时无需稀释，适合自动生化分析仪，其优点是只用一种工具酶即可测定，缺点为测定时受标本中钙的影响，测定体系中必须加掩蔽剂掩蔽钙。

二、微量元素测定

（一）超氧化物歧化酶法测定铜离子

1. 测定原理 黄嘌呤（xanthine）在黄嘌呤氧化酶（XO）的作用下可以生成O_2^-，该物质可将四氮唑蓝还原为蓝色的甲臜，后者在560nm处有强吸收，而SOD可清除O_2^-，从而抑制了甲臜（NBT formazan）的形成。反应液的颜色（蓝色）越深，说明SOD活性愈低，间接的反映血清中Cu_2^+离子的浓度，吸光度与浓度成反比。反应式如下。

$$xanthine + O_2 \xrightarrow{XO} H_2O_2 + 2O_2^- + \text{尿酸}$$

$$O_2^- + NBT \longrightarrow NBT-fromazam（\text{蓝色}） + 2O_2$$

$$O_2^- \xrightarrow{SOD} O_2 + H_2O_2$$

2. 方法学评价 超氧化物歧化酶法相比于化学法而言，方法简便，灵敏度高，特异性好。但O_2^-的生成速率对于方法的灵敏度有较大的影响。经预处理后血清、发样、尿液均可采用此法检测。

（二）碳酸酐酶法测定锌离子

1. 测定原理 将标本加入试剂中，标本中的锌即与无活性的碳酸酐酶结合，形成有活性的碳酸酐酶，催化醋酸对硝基酚生成黄色的对硝基酚，在405nm附近有吸收峰。在一定反应时间内，生成的对硝基酚吸光度变化速率大小与锌浓度成正比。反应式如下。

$$\text{醋酸对硝基酚} \longrightarrow \text{对硝基酚} + CH_3COOH$$

2. 方法学评价 碳酸酐酶法测定生物样品中锌含量的方法克服了化学比色法测定锌所具有的试剂空白吸光度高、干扰因素多、准确度差以及水合氯醛、氰化钾等试剂具有毒害性等方法学缺陷，试剂稳定，各项方法学性能均达到所规定的要求，适合于自动生化分析

仪检测。

三、有机磷测定

1. 测定方法　目前检测有机磷农药残留量方法有色谱法、波谱法和酶抑制法。酶抑制法操作简便，速度快，适合现场检测和大批样品筛选检测，因此可作为测定有机磷最常用的方法。

2. 酶抑制剂法测定有机磷原理　乙酰胆碱酯酶催化底物水解生成乙酸和胆碱，后者与5,5－二硫代－双－2－硝基苯甲酸反应，生成黄色产物5－硫代－2－硝基苯甲酸，它在410nm处有最大吸收，测定它在单位时间内的生成量，即可测得乙酰胆碱酶的活性。当待测物中含有机磷时反应受到抑制，乙酰胆碱酯酶活性降低，吸光度与有机磷浓度成反比。反应式如下。

$$\text{乙酰胆碱} \xrightarrow{\text{乙酰胆碱酯酶}} \text{乙酸} + \text{胆碱}$$

$$\text{胆碱} + 5,5-\text{二硫代}-\text{双}-2-\text{硝基苯甲酸} \longrightarrow 5-\text{硫代}-2-\text{硝基苯甲酸}$$

3. 方法学评价　人们对食品安全性的关注越来越高，需要不断更新和完善有机磷的快速检测才能满足人类对健康的要求，而酶抑制法检测有机磷农药相对于传统的波谱法在简便、快速和检测成本等方面有比较大的优越性。

小结与展望

酶促反应法测定生化物质广泛应用于临床生化检验中，具有反应速度快，易操作，易自动化等特点。

常用的酶促反应法测定生化物质的方法有：①酶反应前后光吸收变化测定法；②脱氢酶指示系统测定法；③过氧化物酶指示系统测定法；④酶循环测定法；⑤酶激活剂和抑制剂测定法等。

扫码“练一练”

酶反应前后光吸收变化测定法，是利用待测物质本身在特定的波长范围具有特异的吸收峰，经过酶的催化反应后，在此波长下吸光度下降，测定酶作用前后吸光度的变化，即可根据吸光度的差值计算出该物质的含量。

脱氢酶指示系统测定法，是利用辅酶Ⅰ或者辅酶Ⅱ其还原型和氧化型在340nm处吸收紫外光的能力不同，当被测物在酶的作用下生成产物后，即可根据其340nm处吸光度的变化，来计算以NAD（H）或NADP（H）为辅酶（底物之一）的酶促反应中被测物的浓度。该类方法的缺点是血浆中有许多以NADH为辅酶的脱氢酶，用NADH时易产生负反应，干扰测定。为解决这种情况，常加入高浓度的丙酮酸来抑制以LD为主的内源性脱氢酶的干扰；也可使用双试剂法来消除干扰；此外，所使用的试剂酶中的杂酶也应低于允许限。

过氧化物酶指示系统测定法的原理：H_2O_2在POD的作用下可将无色的还原型色原还原为有色的氧化型色原，在可见波长下进行比色后，吸光度值与物质的含量成正比，即可得到待测物质的浓度。方法的关键在于怎样将待测物质，通过直接或间接氧化酶反应生成H_2O_2。应注意POD非特异性的干扰和标本中还原性物质的影响。

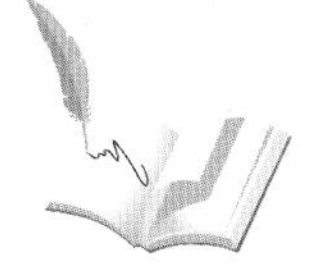

酶循环测定法利用底物和辅酶的反复反应，使待测物的酶促反应产物不断扩增，减少

了共存物质的干扰，达到高灵敏度和特异度的要求，故其灵敏度超过一般的酶法分析。

酶循环测定法检测的物质主要是体内含量较低，不宜用常规方法检测的物质包括血清甘油、血清胆汁酸、血清 NH_4^+ 等。酶激活剂和抑制剂法是根据一些物质可以激活和抑制酶的反应来间接检测血液中这些物质含量的方法，该方法多用于一些无机离子的检测，如钾、钠、氯、钙、磷、镁等。

（袁丽杰）

第十一章　自动生化分析仪分析技术

教学目标与要求

掌握　自动生化分析仪的分析原理，平衡法与连续监测法等分析方法的吸光度变化特点、结果计算方法和基本分析参数的设置。

熟悉　分立式生化分析仪的结构组成、特殊分析参数、基本操作步骤、主要的维护保养和分析仪性能验证。

了解　干化学分析系统的分析原理，生化分析仪硬件系统的性能检定。

自动生化分析仪（automatic bio - chemical analyzer）是以紫外 - 可见分光光度法为主要分析技术，由计算机控制将取样、加试剂、混匀、保温反应、吸光度检测、结果计算、可靠性判断、数据显示、数据传输、清洗等步骤实现自动化的仪器，主要用于常规生化指标的检测，在疾病诊断、治疗监测、预后判断和健康评估等方面发挥着重要作用。自动生化分析仪的发展和使用不但提高了临床生化检验的质量和效率，降低了劳动强度和成本，而且有利于标准化的实现。

扫码“学一学”

第一节　临床自动生化分析仪概述

自动生化分析仪可分为连续流动式（continuous flow style）、离心式（centrifugation style）、分立式（discrete style）和干片式（dry reagent style）等类型。1957 年美国 Technicon 公司依据 Skeggs 医生提出的反应和检测原理成功地生产了世界上第一台连续流动式自动生化分析仪，以此为基础发展出分立式生化分析仪；1969 年开发出离心式生化分析仪；20 世纪 80 年代美国柯达公司推出了干片式生化分析仪。连续流动式和离心式生化分析仪目前已较少使用，现在应用最普遍的是分立式生化分析仪，而干化学（dry chemistry）分析系统在急诊领域应用较普遍。生化分析仪配备分析前、分析后自动化处理模块等装置后，则可构成实验室自动化系统。

一、分立式生化分析仪

分立式分析仪是按手工操作的方式编排程序，并以有序的机械操作代替手工，按预设程序依次完成各项操作的生化检测设备。它由机械部分和电脑控制单元所组成，机械部分包括标本盘、取样装置、反应杯、试剂分配装置、混匀装置、温控装置、清洗站、试剂仓、比色系统等。各检测项目在各自独立的反应杯中进行，反应杯具有试管功能，同时又兼作比色杯，其形式多样、灵活、交叉污染小，是现在各种自动生化分析仪的基础形式，已被普遍应用。

（一）标本盘和标本架

标本盘（specimen disc）和标本架（specimen rack）是放置标本杯（specimen cuvette）

或不同规格采血试管的装置。标本盘可放置标本数量多，通过标本盘转动控制不同标本到特定位置进样。一台分析仪有许多标本架，每个标本架可放置5或10只标本杯或采血试管，标本架经传送带移动标本到特定位置进样。标本杯或采血管外壁可贴上条形码，而分析仪上可安装条形码阅读器，读取条形码上关联的信息。

（二）试剂室和试剂瓶

试剂室（reagent chamber）具有冷藏功能，内部装有可放置试剂瓶的转盘（试剂盘），试剂盘转动可使某个试剂瓶到达特定的试剂吸取位置。试剂室也有按试剂架形式设计，以放置大容量任意形状的试剂瓶，试剂瓶不能转动，但由每个试剂瓶内引出一条试剂管路及其喷嘴，故不同试剂间无交叉污染。大型分析仪通常有第一和第二试剂室，以便于检测某项目时使用双试剂盒，个别分析仪还有加入第三试剂的功能。

（三）反应杯和反应盘

反应杯（reaction cuvette）由透光性好的硬质塑料或石英玻璃制成，容量160～500 μl不等，厚度0.5～1 cm，是标本与试剂进行化学反应的场所，同时也用作比色杯。有些分析仪具有内、外两圈反应杯，众多的反应杯围成一圈组成一个反应盘（reaction disc），反应盘作恒速圆周运动。

（四）取样和加试剂装置

1. 取样装置 由取样针（sample probe）、取样臂、取样管路、取样注射器和阀门组成，能定量吸取标本并加入到反应杯中。取样容量一般为1.6～35μl，步进0.1μl。取样针具有液面感应功能和随量跟踪功能。探针上的感应器还设有防碰撞报警功能，遇到障碍时取样针立即停止运动并报警。某些取样针还具有阻塞报警功能。取样注射器采用陶瓷活塞非触壁式吸量器设计，保证吸样的准确性和精密度。

取样针在吸取不同标本时可能产生携带交叉污染，因此所有的自动生化分析仪均采用了防交叉污染（crossing contamination）的措施。绝大多数采用水洗方式，在吸取另一个标本前对样品针内外壁进行冲洗；也有的采用空气隔绝或化学惰性液（chemical inertia fluid）等措施防止交叉污染。

2. 加试剂装置 用于定量吸取试剂加入反应杯，取试剂量一般为20～380 μl，步进1～5μl不等，取样精度在±1μl左右。加试剂装置有两种类型：一种是组成部件与取样装置类似，试剂针的液面感应系统能检测剩余试剂高度，利用规定试剂瓶的横断面计算试剂余量，试剂针也具备液面感应、防碰撞功能并有防止试剂间携带交叉污染的措施。另一种为灌注式加试剂装置，每种试剂单独使用一条液体管路和喷嘴，可避免各试剂间的交叉污染。大型自动生化分析仪多具有两组加试剂装置，可分别吸取同一个检测项目的第一和第二试剂。有些分析仪的试剂臂里还装有试剂预热部件，可对试剂进行预热。

（五）混匀装置

反应杯里的标本与试剂的混匀方式有机械振动、搅拌和超声混匀等，目前多数通过搅拌棒（stirring rod）搅拌混匀。搅拌棒形状为扁平棒状或扁平螺旋状，表面涂有特氟隆（Teflon）不粘层，常采用多头回旋技术减少泡沫产生；并可设置防止搅拌棒在不同反应液之间携带交叉污染的清洗程序。超声混匀可避免搅拌带来的携带污染，混匀强度可以选择。

（六）温浴系统

分析仪的反应杯需浸浴在规定的恒温（一般固定在37℃）中，要求温度波动不能大于

±0.1℃。温浴方式有：①水浴式恒温。其优点是温度均匀、稳定；缺点是升温较慢，开机预热时间长，需加防腐剂来保持水的洁净，并要定期更换循环水和比色杯。②空气浴恒温。其优点是升温迅速，保养简单；缺点是温度不稳定，易受外界环境影响。③恒温液循环间接加热法。用很小缝隙的空气把比色杯与恒温液隔开，兼具有空气和水浴的优点。④固体直热。类似于恒温液循环间接加热，只不过反应杯直接置于传热效率高、热容量大的固体杯座中而直接被加热，其优点是升温快，保养简单。

（七）光学检测系统

1. 光源　目前多数生化分析仪采用卤素钨丝灯（halogen tungsten filament lamp）作为光源。卤钨灯在部分紫外光区和整个可见光范围内产生较强的连续光谱，噪声低，漂移小。工作波长为 325 ~ 850 nm，寿命较短。氙灯寿命长，发光强度高，可在紫外光区产生一定强度的连续光谱，工作波长为 285 ~ 750 nm，适合紫外检测；在可见光区也可提供有用的光强，寿命长，但其噪声成为整台仪器噪声的限制因素。

2. 单色器　通常采用光栅（raster）分光系统，在 340 ~ 800nm 范围内选择 10 ~ 12 种固定的单色光，一般应具备的单色光是 340nm、380nm、405nm、450nm、470nm、520nm、570nm、600nm、700nm、750nm 和 800nm。

无相差蚀刻凹面光栅是当今最先进的全息光栅，每毫米划线条数可达 4000 条。光栅分光有前分光和后分光两种方式，目前以后分光方式为多见。后分光光路系统为：光源⟶反应液⟶分光元件⟶单色光⟶检测器。分光后取多个固定单色光同时通过各自的信号传送通路（如光导纤维）传输到对应的信号检测器。后分光的优点是单色器中没有转动部分，提高了检测精度和速度。

3. 信号检测系统　光敏二极管（或其阵列）接收光学系统产生的光信号，将其转变为电信号，由放大电路放大，再通过模数转换电路将模拟信号转换成数字信号，传送到微处理器，后者按各测定项目的分析参数选择其中一个或两个波长的吸光度值，用于计算标本结果。吸光度线性范围可达 0 ~ 3.2。

（八）清洗系统

生化分析仪的清洗包括加样清洗和测定清洗。前者主要是对取样针、试剂针等进行清洗以防止交叉污染和携带污染；而后者主要是采用机内清洗反应杯方式以实现循环使用。反应杯的清洗过程包括吸干反应液、注入酸性清洗液、吸干酸性清洗液、注入碱性清洗液、吸干碱性清洗液、注入去离子水（可能有多次）、吸干去离子水、干燥反应杯等步骤，然后进行反应杯的空白吸光度检查，通过检查后则此反应杯继续循环使用。

（九）计算机控制系统

生化分析仪的控制多采用 Windows NT 技术平台、配有图形界面的软件。部分操作系统固化了检测程序；部分操作系统则采用开放式设计，用户可自行设定各项分析参数。控制系统按预设的程序控制仪器自动运行，完成自动开机、系统自检、试剂检测、仪器校准、自动进样、质控测定、标本测定、结果计算、报告传输、数据存储、自动维护等功能，并具有远程通讯功能。

二、干片式生化分析仪

干化学分析技术是将测定一个项目所需的试剂固定在具有一定结构的载体上，形成固

相试剂，称为干片试剂（dry reagent）。在载体上滴加液态标本，标本中水分将载体上的试剂溶解，试剂与标本中待测成分发生反应，利用反射光检测该反应的产物，通过反射光强度来判定待测物的浓度。“干化学”技术是相对于经典的“湿化学”技术而言，实际上还是在一定潮湿状态下进行化学反应。

（一）干片式生化分析仪

干片式生化分析仪与配套试剂组成一个检测系统，主要结构包括进样器、取样装备、干化学试剂载体、保温器、检测器、微处理器、功能监测器、打印机等。干片式生化分析仪的加样装置与分立式全自动生化分析仪基本相同，但无加试剂装置，不同仪器随试剂检测原理不同采用不同监测器。

（二）干化学试剂片

试剂载体由最简单的二层结构、稍加改进的三层结构发展至比较完善的多层膜。多层膜分为三种类型：一种是基于反射光度法的多层膜；另一种是基于差示电位法的离子选择电极多层膜；第三种是基于荧光技术和竞争免疫技术的荧光反射多层膜。

（三）干片式生化分析仪的检测原理

1. 反射光度法　主要采用比色/速率法干片，适用于常规生化项目的测定。其多层膜结构主要分为5层（图11－1），从上至下依次为：①渗透扩散层，其毛细网状结构能使标本溶液快速、均匀地分布到下层。它不仅可阻留细胞、结晶和其他小颗粒，还可根据需要让大分子（如蛋白质等）滞留，消除溶液中影响检测反应的干扰物质。②反射层，为白色不透明层，下侧涂布反射系数 >95% 的物质如 $BaSO_4$，能隔离渗透扩散层中有色物质。③辅助试剂层，主要作用为去除血清中的内源性干扰物，例如尿酸干片辅助试剂层含有抗坏血酸氧化酶，用于将维生素 C 转化，消除其对 Trinder 反应的干扰。④试剂层，即反应层，固定了该检测项目所需的试剂。可由数层功能试剂层组成，按照反应的顺序涂布不同的化学试剂，使反应依次进行。反应区的功能是将待测物通过物理、化学或生物酶学等反应转化为可与显色剂结合的化合物。⑤支持层，为透明的塑料基片，允许反射光完全透过，而标本浓度与反射光强度成反比。另外，在试剂层和支持层之间，可加一吸水层，能加快标本和试剂的渗透速度。

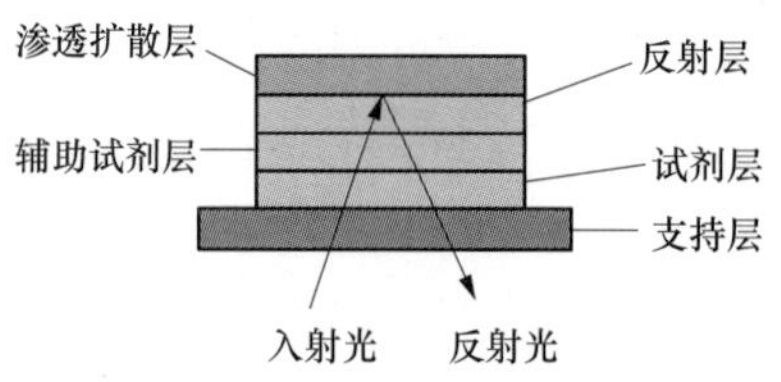

图 11－1　多层膜试剂片结构示意图

检测时从仪器内部光源发出一束光透过透明支持层，光在试剂层被有色化合物部分吸收后，在扩散层提供的反射面被反射，反射光经滤光装置后到达光度检测器被读数。透过光由此被转化为电压读数，并计算出分析物浓度。

2. 差示电位法　主要用于离子法干片。基于离子选择电极法（ISE）原理，适用于无机离子（K^+、Na^+、Cl^-）和 CO_2的测定。多层膜片包括两个完全相同的“离子选择性电极”，两者均由离子选择敏感膜、参比层、氯化银层和银层组成，并以一纸盐桥相连。其中

一个为“标本”电极，另一个为“参比液”电极。测定时取 10 μl 血清和 10 μl 参比液分别加入两个并列而又分开的电极构成的加样槽内，即可通过电位计测定此两者差示电位的值，从而计算出待测离子的浓度。

3. 荧光反射光度法　主要用于免疫速率法干片。基于荧光技术和竞争免疫反应的原理，适用于药物浓度和微量蛋白质检测。其结构包括扩散层、光屏层、信号层和基片层。扩散层内含有缓冲剂、表面活性剂等，只允许小分子物质如半抗原通过；光屏层内含有氧化铁，可阻止游离的荧光标记半抗原被激发；而信号层内有固相抗体与荧光标记半抗原结合的复合物；基片层起支持作用。标本通过扩散层和光屏层，进入信号层，竞争性地结合固相抗体上的结合位点，从而使一部分荧光标记半抗原被置换下来成为游离荧光标记半抗原，并从信号层扩散到渗透层。在激发光的激发下，由于光屏层的阻挡作用，仅信号层的荧光标记半抗原可被激发而产生荧光，荧光强度与标本中待测半抗原浓度呈负相关，从而确定待测半抗原的浓度。

三、实验室自动化系统

实验室自动化系统（laboratory automation systems，LAS）是指利用计算机控制技术、网络技术对实验室的自动检测设备、标本处理设备进行整合，实现分析前、中、后的一系列步骤如标识、分装、去盖、离心、分类、装载、检测、输出、加盖、储存等的自动化；同时结合临床实验室信息系统（laboratory information system，LIS）和医院信息系统（hospital information system，HIS），使整个医院快速共享检验信息。LAS 主要由标本前处理系统、标本运送系统、标本分析系统、实验数据/结果处理系统、标本后处理系统和计算机硬件等组成，实现实验室工作的自动化、标准化、系统化、一体化和网络化。

1. 标本前处理系统　自动化标本前处理系统能独立工作，或连接在自动生化分析仪之前，由标本投入部、离心分离部、开盖部、在线分注部、条形码（barcode）生成及粘贴部等组成。该系统能避免血清分离、分装、识别等环节的差错，并对标本的质量进行监测。

2. 标本运送系统　利用连接轨道、无线射频识别（radio frequency identification，RFID）等技术使标本在各分析单元之间实现有序自动传递和样品追踪，便于快速检测。

3. 标本分析系统　20 世纪 90 年代中期，仪器制造商开始推出模块式分析系统，将如血细胞系统、凝血系统、生化系统、免疫系统等相同或不同的多个分析模块组合连接在一起。各分析模块既有各自控制系统又有共用的控制系统，自动完成所有项目的测定。

4. 实验数据/结果处理系统　通过计算机系统，建立数据库，结合专家诊断系统等对检测数据自动检查、处理，按照规定的格式形成结果报告。

5. 标本后处理系统　可将检测完毕的标本进行加盖并低温储存，由闭盖部、标本收存部、标本接收部等构成，需要时可快速准确地找到所需的某个标本。

LAS 代表着医学检验全程自动化的一个方向，使整个过程标准化，降低人员被感染的风险，提高整个实验室的效率。理想的 LAS 应具有：①开放性，可以与其他厂家的分析仪进行连接。②完整性，具有完整的“分析前－分析中－分析后”硬件及软件支持，信息系统完整。③灵活性，系统可以根据场地要求，实现多种摆放方式。④智能性，高度智能与人性化的系统设计。⑤独立性，各功能单元既相互协作又相对独立，可独立运作。

第二节　临床自动生化分析仪的分析技术

自动生化分析仪是融合了光学、电化学、电子学、机械学、计算机学等技术为一体的先进仪器设备，其中分光光度技术是其实现定量测定的重要技术。

一、自动生化分析仪的分光光度技术特点

基于 Lambert - beer 定律的单波长分光光度技术的应用非常广泛，但它仍难于克服浑浊标本对光的散射和比色杯的背景吸收，使其在高精度测量中受到一定的限制，而后分光和双波长技术可以较好地弥补这一缺陷。

（一）后分光技术

后分光技术则是直接以光源灯所发出的混合光作为入射光照射待测溶液，经溶液吸收后的出射光再用全息光栅进行分光，然后将纯度很高的不同波长的单色光折射到光电二极管矩阵上（图 11 -2）。由于位置不同，矩阵上的每一个光电二极管只接收某个特定波长的单色光。这种仪器在编制程序时（厂家或用户）已预先设定好某项试验选用某个波长，仪器工作时在微机的控制下只接收所选波长的光电管上产生的电信号，并将其转变成相应的吸光度。其优点是可同时选用双波长进行测定，大大降低噪声；光路中无可动部分，无需移动仪器的任何部件，大大降低了因波长引起误差的可能性。

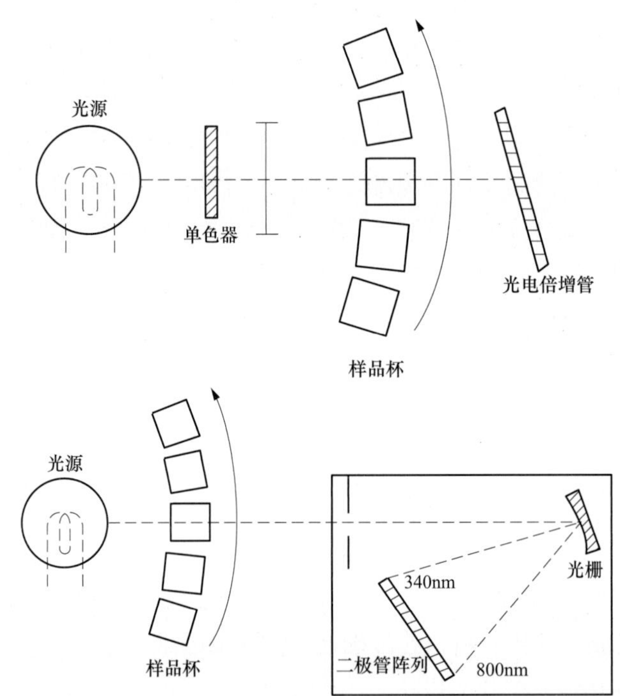

图 11 -2　前分光（上）与后分光（下）生化分析仪测光原理

（二）双波长测定技术

1. 双波长分光光度法的原理　双波长分光光度法的理论基础是差吸光度和等吸收波长，它采用测量波长（又叫主波长 λ_p，primary wavelength）和参比波长（又叫次波长 λ_s，sec-

ondary wavelength）同时测定某个标本溶液，以提高测定结果的精密度和准确度。

通过双波长或多波长可减少溶液浑浊的影响、共存组分吸收谱线的叠加干扰、比色杯的光学不均一、电源波动造成的影响等。它的差吸光度在2.5以内时，线性范围良好。

2. 选择双波长的方法　正确选择双波长是应用双波长测定技术的关键。常用的方法有3种：①根据待测溶液的吸收光谱曲线，选择最大吸收峰对应的波长为λ_p，吸收曲线下端较为平坦的某一波长为λ_s。②选待测溶液最大吸收峰对应的波长为λ_p，选等吸收点的对应波长为λ_s。等吸收点是指对于某个波长，尽管待测溶液的浓度不同，但对该波长的光吸收均相等；等吸收点所对应的波长叫等吸收波长。对于吸收光谱具有吸收峰的物质，同浓度下吸光度相等的两个波长，也是等吸收波长。等吸收波长是双波长测定的理论基础之一。应用这一方法的必要条件是能准确地测定出等吸收点，否则将造成明显的误差。③选反应产物最大吸收峰的波长为λ_p，选显色剂的最大吸收峰对应的波长为λ_s，即双波长增敏法：当向一定浓度的显色剂溶液中加入待测物时，由于产物浓度的增大，其吸光度也随之增大；而显色剂则由于不断消耗，其吸光度逐渐减小。如果以λ_p为测定波长，λ_s为参比波长，测得的差吸收光度就是产物吸光度与消耗的显色剂的吸光度之和，从而提高测定的灵敏度。

3. 双波长技术在仪器上的应用　自动生化分析仪在整个反应的全程监控中，主副波长同时监测，全过程每点主波长吸光度值都同时减去同点副波长吸光度值，结合凹面光栅进行后分光，分光后的各波长由8~16个固定检测器同时接收，对其中的2个波长λ_1、λ_2的信息用两个前置放大器进行对数放大，进而求出其吸光度差。

二、自动生化分析仪的常用分析方法

自动生化分析仪一般具有两类最基本的分析方法：平衡法（终点法）和连续监测法（速率法），每类又可分为吸光度升高的正向反应和吸光度下降的负向反应两种；而定时法（fixed time assay）可以看成终点法或连续监测法的特殊形式。不管采用哪一类方法，在化学反应全过程，分析仪均以一定间隔时间测定吸光度值，测定吸光度的时间点称为测光点。吸光度随时间变化的曲线称为时间-吸光度曲线，见图11-3。

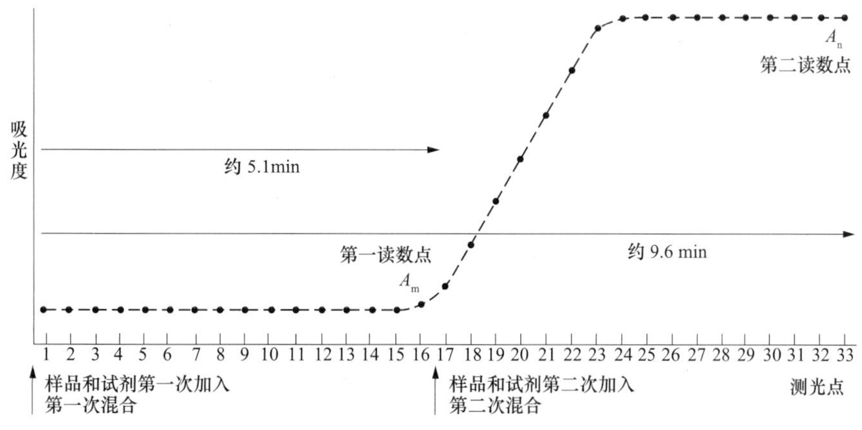

图11-3　平衡法时间-吸光度曲线

（一）平衡法

被测物质在反应过程中被转变为产物后，化学反应达到平衡点（或称终点），根据平衡点（终点）吸光度的大小求出被测物浓度，称为平衡法（终点法）。实际上被测物并没有

完全被转化，而是与产物达到一个动态的化学平衡。从时间－吸光度曲线上看（图 11－3），到达反应平衡点或终点时，吸光度将不再变化。多数被测物经化学反应后的产物在某一波长处具有光吸收，吸光度升高，称为正向平衡法；少数被测物本身在某波长具有光吸收，经化学反应后吸光度下降，称为负向平衡法。抗原和特异性抗体产生浊度反应，形成的抗原－抗体大分子复合物具有光吸收能力，在生化分析仪中称为透射比浊，采用平衡法。

1. 一点终点法（one point end assay） 又称一点平衡法，在反应到达平衡点即在时间－吸光度曲线上吸光度不再改变时选择一个测光点计算待测物浓度。用于计算结果的测光点称为读数点，如图 11－3 中取第 33 点为读数点。计算公式：$C_u=(A_u)_n\times C_s/(A_s)_n$。式中，$C_u$、$C_s$ 分别为待测物和校准液浓度，$(A_u)_n$、$(A_s)_n$ 分别为待测物和校准液终点吸光度值；$C_s/(A_s)_n$ 为校准 K 值（参见本节二校准参数部分）。

2. 两点终点法（two point end assay） 又称两点平衡法，常应用于具有双试剂的测定项目中。多数第一试剂通常只含缓冲液等成分，它与标本一般不起特异性反应，因此在第二试剂加入前选择一个测光点作为第一读数点，此时的吸光度相当于标本空白。加入第二试剂后与待测物起反应，并经过一定时间反应到达平衡点，此时选择第二个读数点，两个读数点吸光度之差用于计算待测物浓度。如图 11－3 中，第二试剂在第 16 点和 17 点之间加入，则通常取第 16 点 A_m 为第一读数点，第 33 点即最后 1 个测光点 A_n 为第二读数点。计算公式：$C_u=[(A_u)n-a\times(A_u)m]\times$校准 K 值。式中，a 为反应液体积校正系数，$a=(V_s+Vr_1)/(V_s+Vr_1+Vr_2)$，其中 V_s、Vr_1、Vr_2 分别表示标本、第一试剂和第二试剂的体积。目前全自动生化分析仪均具有自动校正反应液体积的功能，不必手工进行校正。校准 K 值 $=C_s/[(A_s)_n-a\times(A_s)_m]$。

两点终点法能有效减轻标本溶血（hemolysis）、黄疸（icterus）和脂浊（lipo－turbid）等造成的光吸收干扰（图 11－4）。目前，大多数代谢物测定试剂盒为双试剂型，能在加入第二试剂后的 2～5 分钟内到达反应终点，因此可设定两点终点法。单试剂型的生化测定项目，只能选择一点终点法。

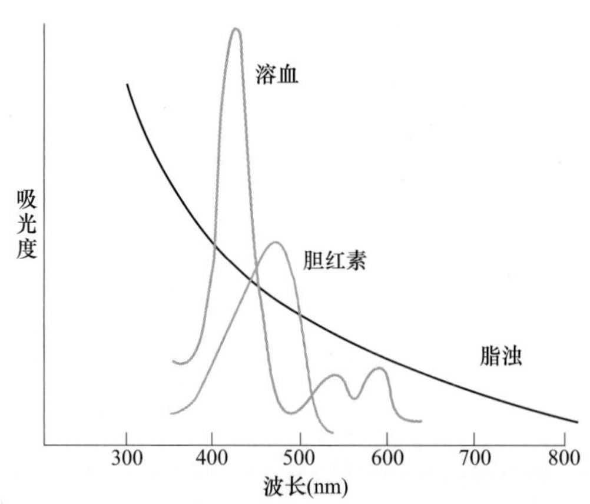

图 11－4　溶血、黄疸和脂浊的光谱吸收曲线

定时法是指在时间－吸光度曲线上选择两个读数点，此两点既非反应初始吸光度亦非平衡点吸光度，这两点的吸光度差值用于结果计算。其计算公式与两点终点法相同。定时法可解决某些化学反应的非特异性问题。如苦味酸法测定肌酐，反应的最初 30 秒内，血清中快反应干扰物（如维生素 C、丙酮酸、乙酰乙酸等）能与碱性苦味酸反应；30 秒后的一

段时间碱性苦味酸主要与肌酐反应，且此段时间 - 吸光度曲线的线性较好（故也可用连续监测法测定肌酐）；在 80 ~ 120 秒及其以后，碱性苦味酸可与蛋白质以及其他慢反应干扰物质发生反应。故选定反应的 30 ~ 80 秒作为测定时间，有利于提高肌酐分析的特异性和准确度。

（二）连续监测法

连续监测法（continuous monitoring assay）又称速率法（rate assay），是在测定酶活性或用酶法测定代谢产物时，连续选取时间 - 吸光度曲线中线性期内 4 个以上测光点作为读数点，并以其单位时间吸光度变化值（$\Delta A/\text{min}$）计算结果，见图 11 - 5。所谓线性期就是测定时间段内各测光点之间的吸光度差值相等，如图 11 - 6 所示，图中 δ_1 及 δ_5 值偏小，而 $\delta_2 = \delta_3 = \delta_4$，故 A_1 点至 A_4 点为线性段。此线性期对酶促反应的底物而言属零级反应，期间的 $\Delta A/\text{min}$ 即为酶促反应的初速度，其大小与被测酶活性成正比。连续监测法的优点即是可以确定线性期，准确计算酶活性，使自动生化分析仪在酶活性测定的准确度方面明显优于手工法。连续监测法也可用于测定呈线性反应的代谢物浓度，一般是采用酶法测定的代谢物。

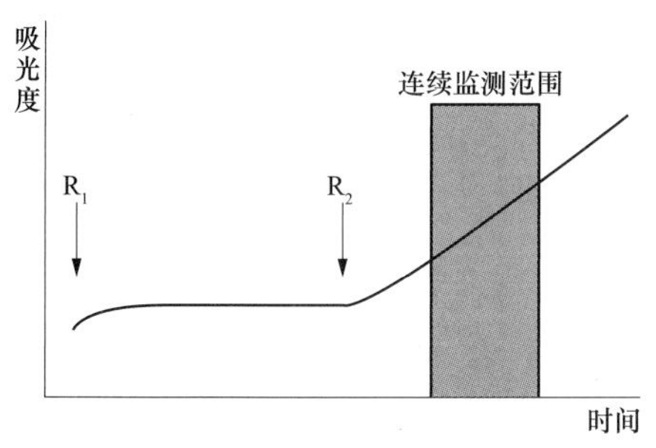

图 11 - 5　连续监测法的线性期

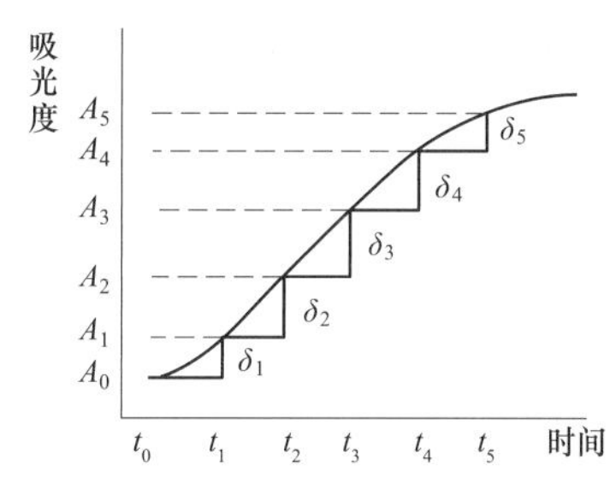

图 11 - 6　单位时间吸光度的变化

连续监测法所测物质的浓度可通过简单的计算公式获得：待测物浓度（或酶活性）= $\Delta A_u/\text{min} \times K$ 值。酶活性测定的 K 值包括理论 K 值、实测 K 值和校准 K 值三种。①理论 K 值是由酶活性的国际单位定义推算得到的一个常数，又称计算因子，可作为分析参数输入到分析仪中，在没有酶校准物的情况下，可采用理论 K 值来计算标本中酶的活性。②实测 K 值受标本和试剂的加量准确度、比色杯光径准确度，尤其是 ε（摩尔吸光系数）的影响，而 ε 受波长、温度的影响较大。因此，在所用生化分析仪的实际波长和温度等条件下，设计特定的实验生成精确浓度的反应指示物如 NADH 等，通过测定此指示物在该生化分析仪上的吸光度变化而计算得到的 K 值称为实测 K 值。③校准 K 值是用已知酶活性浓度的酶校准物在自动生化分析仪按预设检测程序测定其吸光度变化后通过自动计算获得的 K 值。酶活性测定过程中的分析条件如温度、标本和试剂加注量以及吸光度检测等，可能发生波动或偏差；但若同时进行校准物测定，则会同等程度地影响校准物和待测标本。使用校准 K 值通常优于理论 K 值和实测 K 值。实测 K 值的得出较麻烦，且一般仅做一次性测定。目前，可溯源的酶校准物已越来越多，包括 ALT、AST、LDH、ALP、GGT、CK、AMY 等，但应与相应的试剂配套使用。

三、自动生化分析仪常用分析参数的设置

自动生化分析仪进行项目测定时，都有与手工操作类似的分析参数（analysis parameters），如标本量、试剂量、分析波长、分析方法等。某些品牌的分析仪使用配套试剂时，其分析参数已经存储在控制电脑的硬盘中，用户不能更改，甚至无法看见，这些分析项目称为封闭通道；而允许用户修改或设定分析参数的分析项目称为开放通道。分析参数可分为基本分析参数和特殊分析参数，没有基本分析参数无法测定项目；而特殊分析参数即使不设定也能测定项目，但它们与保证测定结果的准确性有关，在不同分析仪上差别很大。

（一）基本分析参数

扫码“看一看”

1. 试验名称　试验名称（test name）是测定项目的标示，常用项目的英文缩写来表示。

2. 分析方法　分析方法（anaytical method）或方法模式（assay mode）的基本方法为终点法和连续监测法，其他方法均与这两类方法有关。

3. 测定波长　可选择单波长或双波长。

（1）主波长　主波长是被检测物吸收峰所处的波长，应选择在距被测物最大吸收峰附近，尽量避开来自试剂光吸收等的干扰。

（2）次波长　使用次波长目的是：①消除噪音干扰。②减少杂散光影响。③降低标本脂血、黄疸和溶血等干扰。采用双波长测定时，两种波长检测产生的噪音基本上相同，所以能消除噪音干扰。次波长设置原则是使干扰物在主、次波长处有尽可能相同的光吸收值，而被测物在主、次波长处的光吸收值有较大差异。次波长一般大于主波长100nm，主要是考虑降低脂浊干扰。因脂浊的吸收光谱无特异吸收峰，波长越长，吸光度越低，与主波长相差较小（即100nm）时，两波长因脂浊引起的光吸收比较接近。免疫比浊法测定时，次波长的选择则是距离主波长越远越好，以提高检测的灵敏度。

酶活性测定若采用理论 K 值时，部分指示物在次波长也有明显的光吸收，ε 必须进行修正，见表11-1。

表11-1　几种常见指示物的摩尔吸光系数

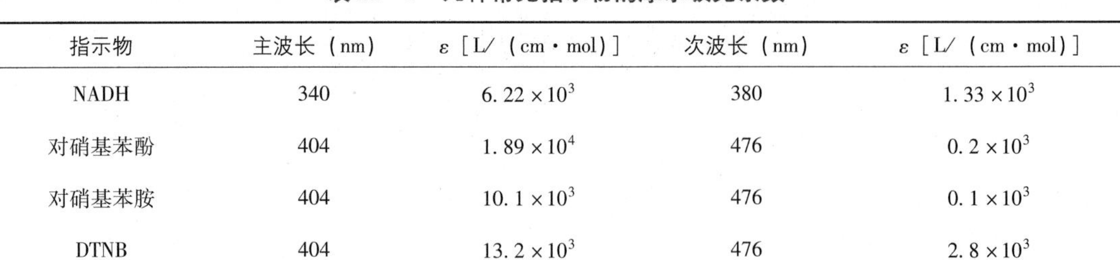

指示物	主波长（nm）	ε［L/（cm·mol）］	次波长（nm）	ε［L/（cm·mol）］
NADH	340	6.22×10^3	380	1.33×10^3
对硝基苯酚	404	1.89×10^4	476	0.2×10^3
对硝基苯胺	404	10.1×10^3	476	0.1×10^3
DTNB	404	13.2×10^3	476	2.8×10^3

4. 反应方向　按吸光度的上升或下降可将反应方向（response direction）分为正向反应和负向反应。

5. 标本量与试剂量　生化分析仪的最小反应总体积通常为80～500μl不等。标本量和试剂量的设置主要由标本体积分数（sample volume fraction，SVF）来决定。SVF是标本体积（V_s）与反应总体积（V_t）的比值，即 $SVF = V_s/V_t$，V_t 包括所用的标本、标本稀释液、试剂、试剂稀释液体积之和。SVF不宜随意修改，如将高浓度酶标本稀释，SVF减小，酶可能发生变性失活、抑制或激活、聚合或解离等，但酶活性改变并不与SVF成正比例。总反应液量的确定一般选择其允许范围的中值，同时兼顾成本因素和标本量的范围。

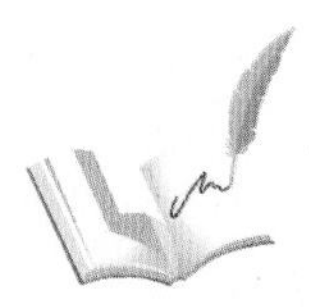

6. 反应时间　标本和第一试剂（R1）加入时间通常固定在反应开始时。某些分析仪的第二试剂（R2）只在一个固定时间点加入；有些分析仪的 R2 加入时间点可选；有些生化分析仪甚至可以设定加入第三试剂（R3）的时间点。而一点终点法的读数时间通常取时间－吸光度曲线的最后一个测光点；两点终点法的两个读数点通常分别取 R2 加入前的测光点和时间－吸光度曲线的最后一个测光点。速率法测定如果存在内源性干扰或某些抑制剂，则需要设定延迟时间，并在线性反应期内设置读数时间点。试剂盒说明书中终点法会给出反应达到终点的时间，两点法会给出 t_1 和 t_2，连续监测法会给出反应需要的延迟时间和线性反应时间。生化分析仪操作人员必须将试剂盒规定的测定时间正确地转换为仪器的时间参数。

7. 校准参数　自动生化分析仪以紫外－可见分光光度法为分析技术，根据朗伯－比尔定律，待测物浓度需与校准品浓度相比较而确定。校准品浓度或酶活性已知，对校准品参与的反应的吸光度进行测定并计算得到校准 K 值的过程称为校准（calibration）。校准分为线性校准和非线性校准。

（1）线性校准　当校准曲线呈直线且通过坐标零点时，可采用一个浓度的校准品；若呈直线但不通过坐标零点，应使用两个以上的校准品。校准方程如下。

终点法：校准系数 $K = \dfrac{C_s}{A_s}$　　　$C_u = a \times K \times A_u + b$

速率法：校准系数 $K = \dfrac{C_s}{\Delta A_s/\text{min}}$　　$C_u = a \times K \times \Delta A_s/\text{min} + b$

式中，C_u 为待测标本浓度；A_u 为待测标本吸光度；C_S 为校准品浓度；A_S 为校准品吸光度；a 为斜率；b 为截距。

（2）非线性校准　校准曲线呈非线性者，必须使用 3 个以上的校准品。非线性校准曲线若呈抛物线型（图 11－7），多考虑采用 logit 方式拟合曲线，根据校准品的个数来选择 logit（3p）、logit（4p）或 logit（5p）；当校准曲线类型不确定或呈图 11－8 所示的 S 型时，则多考虑用 splain（样条函数）方式拟合。

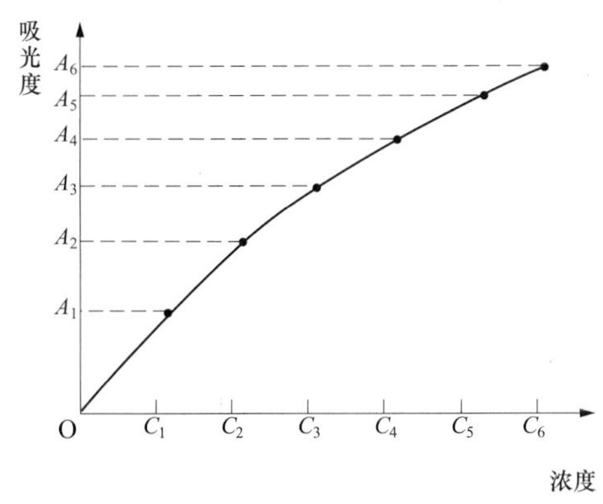

图 11－7　非线性校准类型（抛物线型）

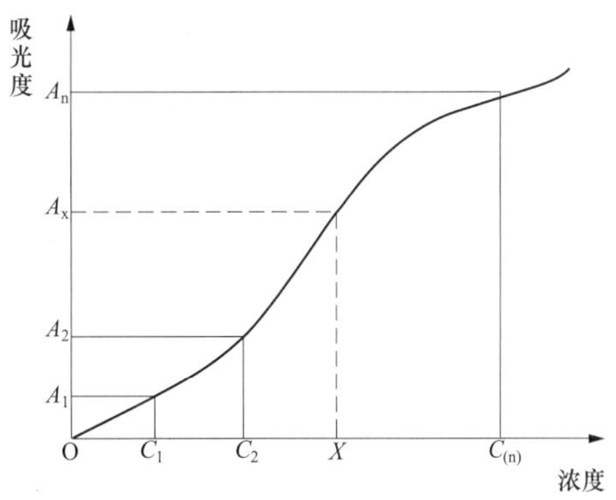

图 11－8　非线性校准类型（S 型）

8. 质控参数　开展生化定量检测时都应进行室内质控，需将质控品放置位置、质控品的名称、批号、测定项目的靶值和标准差等信息设置于生化分析仪中。

9. 线性范围和可报告范围　按说明书提供的参数将线性范围的高、低限设置到生化分析仪中，超过方法的线性范围（linearity range）时仪器可以给出提示或报警信号，此时应增加标本量、减少标本量或稀释样本进行重测。

10. 小数点位数 有些仪器需设置检测结果的小数点位数（decimal point digit）。

11. 参考区间 设定该区间后，生化分析仪可在测定结果处于参考区间之外自动提示。

（二）特殊分析参数

1. 试剂空白（吸光度）的检查

（1）试剂空白吸光度　是检查试剂质量的一个指标，试剂空白吸光度的改变往往提示该试剂的变质。试剂可因色素原底物分解、氧化变质、久置浑浊等造成吸光度变化，通常试剂空白吸光度的波动在很窄的范围内，其设置一般以试剂说明书为准。将该波动范围输入分析仪，经核查发现试剂空白超限，则报警或“拒绝”。

（2）试剂空白速率监测　采用连续监测法，试剂在反应温度下，可能发生较为明显的自身分解等变化，影响测定结果的准确性。校准 K 值越大，则影响结果越明显。如设置了此参数，便能在待测物反应的吸光度变化速率中减去试剂空白速率，从而消除或减少这类误差。

2. 线性检查 线性检查（linear check）主要用于连续监测法，设定一个非线性度对监测期内的吸光度变化进行线性判断。通过对相邻读数时间点的吸光度差值进行线性回归，计算各点的方差，根据方差值的大小来判断该读数时间是否处于线性期。有些分析仪在此基础上增加了“线性范围扩展”功能，又称自动线性延伸，即对仪器读数时间段内的各个测光点进行自动搜寻，剔除不符合线性的读数点，寻找符合线性的读数时间段来计算结果，可减少高浓度标本的重复或稀释后检测的情况。

3. 反应限检查 该检查可以避免因底物耗尽出现报告低浓度结果的假象。“底物耗尽”是指高浓度的标本在反应的早期或主要读数区间之前就将反应底物耗尽，随后反应的吸光度表现为相对稳定的现象，在速率法中可以看到曲线由陡峭突然变得平缓（图 11－9）。故在连续监测法中应设置底物消耗限值（substrate exhaust limit），即反应后吸光度升高（正反应）或下降（负反应）的限值，以监测在读数时间段内是否有足够的底物使反应处于零级反应期。反应限检查是临床生化分析中特别重要的功能，不正确设置或是无视仪器反应限检查的报警，会直接将极高浓度结果（如肌酸激酶）误报为正常结果。

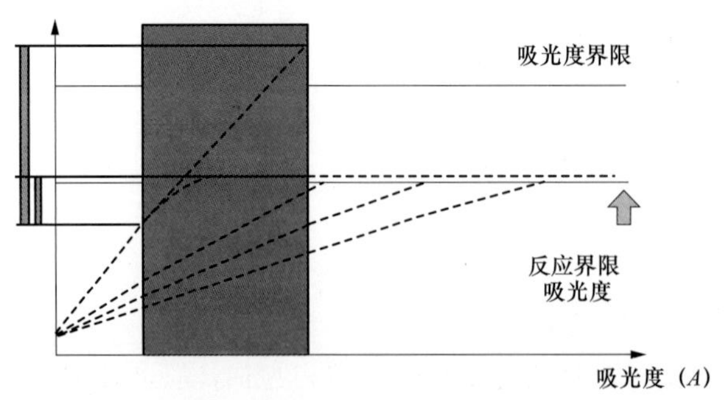

图 11－9　反应限检查（底物耗尽吸光度界限）示意图

4. 校准检查 每次校准时分析仪都会给出校准报告的提示信息，包括双份重复性核查、敏感度检查、离散度检查和校准因子核查等。①双份重复性核查是在做校准包括试剂空白时，分析仪通常都重复两次并计算两次吸光度的差值，若差值超过设定，则提示分析仪状态不良。②敏感度检查是指在分析系统稳定的情况下，一定浓度校准

品的吸光度测定值与 A_B（空白吸光度）之差应相对恒定在某一设定范围内。若差值变小，低于敏感度检查下限，可能是 A_B 过高，或者是校准品降解而使其吸光度下降。③离散度检查是指非直线及多点校准的校准曲线中，校准品各浓度在拟合曲线中的吸光度与实测吸光度之差，这一偏移值若大于设定值，仪器便报警提示。④校准系数检查是在每次校准完成后的校准 K 值与上次的校准 K 值进行比较。正常状态下，K 值应在较小的范围内波动，超过设定范围，分析仪会自动报警，有些分析仪已设定该范围为 ±20%。

5. 带现象检查　一般用于免疫透射比浊法测定。抗原抗体反应在抗原过剩时所形成的免疫复合物反而逐渐减少，其典型的校准曲线呈 S 形。常导致高值标本出现显著偏低的结果，这是免疫透射比浊方法固有的缺陷。大部分生化分析仪都针对这一潜在问题设置核查。不同仪器核查方式不一，分别采用抗体二次加入法、抗原二次加入法、反应完成率法、限额参数法等不同的方法来监测是否存在前带现象。

6. 血清指数检查　溶血（hemolysis）、脂血（lipemia）或黄疸（icterus）的标本会对测定结果产生干扰。生化分析仪可根据血红蛋白、脂类及胆红素各自的光谱吸收特性，采用比例双波长法对血清中的干扰物质进行相对定量，一般是测定标本在 600 nm/570 nm、700 nm/660 nm 和 505 nm/480 nm 吸光度比值的大小来分别判断标本溶血、脂浊和黄疸程度，即血清指数（LIH 指数）。血清指数在临床上主要有两个方面的应用：①在报告单中提示这些影响因素，帮助临床医生判断结果的可靠性。②由分析仪根据补偿系数对不同测定项目的结果计算时进行矫正。补偿系数主要取决于方法学性能，对不同项目影响不一，一般在配套试剂时才使用。

7. 标本预稀释　设置标本量、稀释剂量和稀释后标本量，以便在分析前自动对标本进行一定倍数的稀释。

8. 方法学补偿系数　用于纠正不同分析方法或不同测定系统间测定结果的不一致性，有斜率和截距两个参数。

第三节　临床自动生化分析仪的操作程序

一、自动生化分析仪基本操作步骤

（一）仪器运行前操作

生化分析仪检测前要完成一系列的基本设置。

1. 试验项目设置　对试验项目的名称、编码，试验组合（profile）、试验轮次（round），必要时包括试验顺序等进行设置。

2. 项目参数设置　设定所有测定项目的参数，包括试验间比值、结果核对等参数。

3. 试剂设置　根据有关试验参数，设置各试验的试剂位、试剂瓶规格，必要时设定试剂批号、失效期等。

4. 校准品设置　设置校准品的位置、浓度和数量等。

5. 质控设置　根据质控要求，设置质控物个数、质控规则、质控项目及相应质控参数等。

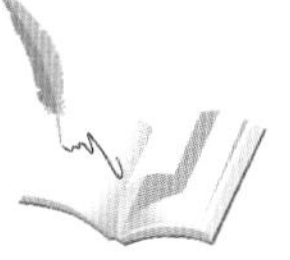

6. 标本管设置　设置标本管类型、残留液高度（死体积）、识别方式等。

7. 数据通讯格式设置 设置数据传输方式，如标本管识别模式（按序列号还是条码识别）、结果传输（采用批量传输还是实时传输）等。

8. 其他设置 如结果报告格式、复查方式及复查标准等。

（二）标本检测常规操作流程

1. 开机 正常开机后应进行预热，并进行检测前检查，如纯水供给是否正常、试剂是否充足、清洗剂是否足够等，并进行系统自检，以确认光路与检测系统是否处于正常状态。

2. 设置开始条件 设置日期时间索引、轮次、标本起始号等。

3. 试剂空白检测 以高质量去离子水代替待测标本，测定各项反应的零点吸光度，与该项目定标时所测得的试剂空白进行比较，观察其变化大小是否超出一定的允许范围，以决定是否重新校准。

4. 分析仪校准 根据不同检测项目的稳定性确定不同的校准频度，如每日校准、每周校准、每月校准、每两月校准，甚至每六个月进行一次校准等。但在下列情况下必须进行校准：①改变试剂的种类或者更换试剂批号（如果实验室能确认改变试剂批号并不影响测定结果，可以不进行校准）。②分析仪进行大的预防性维护或者更换了关键部件。③室内质控出现失控，采取一般性纠正措施后，不能识别和纠正时。设置当日需校准的项目、校准品的放置位置及校准品浓度，并将校准品、纯水空白等置于正确的位置即可进行校准，校准完成后应检查校准是否有效。

5. 质量控制 每批标本测定均应有质控物同时监测。生化分析仪的批测定是指一批标本从开始测定到完成测定后停止的整个过程。一般情况下，24 小时作为 1 个生化分析批长度是可以接受的；但其间如果添加或更新了试剂、进行过有可能改变吸光度的维护等操作，均应增加质控物的检测，以便及时监测到分析系统的改变。将质控品准备就绪后置于正确位置即可进行质控品测定，随后检查质控结果是否在控。

6. 患者标本测定 为了操作方便，通常在完成室内质控品的检测并确认结果在控后开始患者标本检测。如果没有 LIS 支持双向通讯的功能，需预先编制每个标本的检测项目工作菜单，可以采用逐项输入、组合输入或批量输入的方式。如果 LIS 支持条形码识别双向通讯，则可将准备好的带条形码的标本原始管放置到进样架或标本盘中，由分析仪自动识别所需检测的项目并完成检测。

7. 急诊检验 几乎所有自动生化分析仪都具备“急诊优先”的功能。分析仪可采用急诊标本专用标本架或预留专用进样位以及专用标本号段以便随时优先插入急诊生化标本。在急诊标本位置放好标本，并输入急诊检验项目后，分析仪就会优先对该标本进行检测。

8. 测定过程监控 在生化分析仪连续工作的过程中，操作人员应注意观察试剂消耗情况，观察分析已完成的测定结果，检查数据传递是否正确、及时等。

9. 日常保养 完成当日标本检测后，按照保养内容有序完成应做的维护。

（三）测定结果审核与报告

1. 检查分析过程中有无出现警示符，依据各种警示符号的含义与作用帮助发现问题和解决问题。

2. 检查校准曲线图形、各校准点吸光度值、计算 K 值等的波动情况，并与以往进行比较。

3. 运用仪器的相关操作屏（界面），如反应过程监测、反应时间进程曲线、校准追踪、

统计、分析数据编辑等对测定结果进行检查、处理。

4. 目测观察或用血清指数了解标本性状，结合反应时间进程曲线及数据、临床资料及疾病诊断等分析患者结果。

5. 确认患者数据的有效性和可靠性后，核发报告。

二、自动生化分析仪主要的维护保养

自动生化分析仪的维护保养对确保检验结果的准确性和日常工作的顺利进行、延长仪器的使用寿命至关重要。在这里以某品牌的生化分析仪的维护保养为例，进行简单说明。

1. 每日维护　①每天用消毒水擦拭仪器的表面，以防止灰尘对仪器的干扰。②检查各种清洗液是否正确放置以及容量是否充足。③将仪器设置为每日自动开机，开机后自动执行空气排空、孵育池水更换、试剂灌注、光度计检查。④将要擦拭的针（包括标本探针、试剂探针、搅拌针）选择到水平方向，用带75%酒精的干净纱布擦拭，再用带蒸馏水的干净纱布擦拭。⑤检查标本是否符合要求，有无纤维蛋白及血凝块；如果有，应重新处理标本以免堵塞加样针。⑥每日实验结束后用绿色冲洗架放入去离子水对加样针进行冲洗；执行自动清洗程序，保持各液路系统管道通畅。

2. 每周维护　①每周执行空气排空、试剂灌注、比色杯冲洗、比色杯空白检查、孵育池水更换、光度计校准。②用干净的纱布蘸上蒸馏水擦拭ISE排水口的结晶。

3. 每月维护　①每月月初，在关机后用纱布擦洗孵育池、反应杯的外壁以及过滤网，必要时更换反应杯。②清洁水箱以及冰箱压缩机的过滤网。③清洗样本针、试剂针、搅拌针、冲洗站。

4. 每季维护　更换注射器垫圈。

5. 年度维护　整机内部清洁、除尘、润滑，进行年度校准。

6. 不定期维护　对一些易磨损的消耗部件进行检查与更换：①检查进样注射器是否需要更换、各冲洗管路是否畅通、各机械运转部分是否正常。②彻底清洗比色杯和比色杯轮盘，检查比色杯是否需要更换。③更换光源灯泡。④更换样品探针和试剂探针、搅拌棒。⑤更换电极、蠕动泵管等。

第四节　临床自动生化分析仪的性能验证

自动生化分析仪与相应的试剂、校准品组成分析系统，在准备投入临床应用之前，应对其进行性能验证或评价。

一、自动生化分析仪的性能

1. 准确度和精密度　准确度是一台分析仪器最重要的性能，它取决于自动生化分析仪、试剂、校准品所共同组成的检测系统，而分析仪的结果重现性（精密度）是准确度的前提。分析仪的结构合理性，加标本、加试剂系统的准确性，温控系统的稳定性与准确性，计时的精确性，光路系统的性能，都是影响检测精密度的重要因素。标本加液系统和试剂加液系统和搅拌棒的交叉污染，反应杯的液体残留，也是精密度和准确度的重要影响因素。

2. 分析效率　分析效率是指单位时间内完成的测试总数，用tests/h来表示。分析效率与加样周期长短和测试循环有关，不同分析仪的分析效率相差甚远。

（1）加样周期 加样周期是指样品针从采集前一个标本开始到采集下一个标本开始所需的时间。采用双针加样、双圈反应盘的分析仪有两套阵列式光电检测器，能同时进行内、外圈反应杯加样。加样周期越短，分析速度越快。目前单个分析单元的常规项目理论测试速度可达 2000 tests/h。

（2）测试循环 测试循环是指反应杯从这一次使用开始到下一次使用时所需的时间。这个循环与总反应时间有关，一个项目的总反应时间越短，则分析速度越快。

3. 标本携带污染与试剂交叉污染 标本携带污染是指生化分析仪在连续测定过程中，因样品针清洗不彻底，刚检测高值标本随即又检测低值标本，而导致低值标本的测定结果偏高的现象。这对样本针的制造技术和工艺、清洗程序的设置、清洗剂的质量提出了更高的要求。而试剂交叉污染是指在连续测定时，前一个测试项目的试剂中含有某一化学物质，因试剂针清洗不够彻底，该化学物质会被携带加入到后一个测试的反应体系中，干扰待测物质的反应，造成后一个测定结果出现明显异常。如总蛋白、酸性磷酸酶试剂中均含有较高浓度的钾离子，若紧随这些项目采用酶法测定血钾离子浓度，如果试剂针清洗不彻底，将会使后者的测定结果明显偏高。

4. 临床适用性 仪器通道数（测定项目数）、试剂盒剂型和组分、波长个数、反应时间、首结果报告时间、开放程度、最小标本量、试剂量和比例、最小反应体积、标本预稀释、测试原理、消耗品价格、用水量、保养成本、标本管要求、急诊功能、复查功能、软件的交互性等都是影响生化分析仪临床适用性的因素。

二、自动生化分析仪的性能验证

生化分析系统的性能包括测定结果的精密度、准确度、线性范围、灵敏度、抗干扰性能等。试剂、校准物配套齐全的生化分析系统投入临床应用前应进行精密度、准确度和线性范围等最基本的性能验证，以证实其达到制造商声明或使用地区的相关法规的性能要求。

1. 精密度验证 可以参照美国国家临床实验室标准化研究所（CLSI）的 EP5 - A2 文件进行精密度验证。在室内质控在控的情况下，每天测定 2 批质控物，每批之间至少间隔 2 小时，每批同一浓度的质控物做双份测定，连续测定 20 天，获得 40 对共 80 个测定结果。根据相应的公式可计算出批内不精密度、批间不精密度、天间不精密度和总不精密度。总不精密度可以较客观地反映分析仪的性能和保养情况，也能证实其使用性能是否符合日常临床工作的质量要求。

2. 准确度验证 理论上准确度的验证可以采用回收实验的方法，但在实际工作中，临床实验室较难获得待测物质的分析纯标准物质。即使获得纯的标准物质，也可能因定量添加后反应体系的基质效应问题而与真正临床标本的反应不尽一致。因此可以通过测定正确度验证质控物，分析其测定结果是否处于允许的误差范围内来判断分析系统的准确度，但因该种质控物价格昂贵、较难获得，一般临床实验室基本无法开展。目前在国内较为可行的办法是通过参加临床检验中心组织的正确度验证计划，判断检测系统的准确度是否符合要求。

3. 线性范围验证 可以参照 CLSI 的 EP6 - A 文件进行线性范围验证。选择患者高值血清以及低值血清，将高值与低值按比例进行线性稀释。通过高值和低值血清以不同比例混合，等距离划分各水平间浓度（也可以不是平均划分），采用厂商指定的或者由实验室证实的推荐稀释液准确稀释患者高值血清形成 5 ~ 7 个浓度，每个浓度 2 支复管。在质控结果在

控的情况下，短时间内采用随机排列的方式对稀释好的标本进行测定。检查有无明显的误差点，剔除离群点后运用多项回归法处理数据，估计非线性度和随机误差，比较其是否超出预设的允许误差范围，从而判断在高、低值的浓度范围内该项目的检测是否符合线性。

三、自动生化分析仪的硬件性能检定

我国于2018年4月1日正式实行国家食品药品监督管理总局颁布的《中华人民共和国医药行业标准：全自动生化分析仪（YY/T0654－2017）》，可据此对生化分析仪的硬件性能进行检定，主要的内容如下。

1. 杂散光　用去离子水作参比，在340 nm波长处测定50g/L亚硝酸钠标准溶液的吸光度；也可采用空气作参比，在340 nm处测定JB400型截止型滤光片的吸光度，其值应不小于2.3。

2. 温度准确度测定　用高精度测温仪连续测定20次比色杯中去离子水温度，求平均温度与温度波动度（20个测定值的最大值与最小值之差）。平均温度应在设定值的±0.3℃内，波动度不大于±0.2℃。

3. 吸光度线性范围测定　对分析仪340 nm和450～520nm范围内任一波长进行线性范围测定。将橙黄G（orange G）色素原液稀释成11个浓度梯度，每个浓度梯度在分析仪上重复测定5次，计算平均吸光度。以相对浓度为横坐标，吸光度平均值为纵坐标，画散点图。先用最小二乘法对前4个点进行线性拟合，再计算5～11点的相对偏倚。相对偏倚在±5%范围内的最大吸光度应不小于2.0。

4. 吸光度稳定性测定　以去离子水作参比测定340 nm和600～700 nm波长范围内任一波长的吸光度稳定性。以吸光度为0.5的橙黄G或硫酸铜标准溶液作样本和试剂，测定时间设为最长反应时间或10分钟，测定间隔为仪器的读数间隔或30秒，测定上述溶液的吸光度值，计算其最大与最小值之差，其值应≤0.01。

5. 吸光度准确度测定　以去离子水作空白，340nm处重复3次测定吸光度分别约为0.5和1.0（允许偏差为±5%）的重铬酸钾标准溶液，计算3次测量值的算术平均值与标准值之差。吸光度为0.5的允许误差为±0.025，吸光度应为1.0的允许误差应为±0.07。

6. 吸光度重复性测定　以340nm吸光度为橙黄G标准溶液同时作为标本和试剂，加入量为分析仪的最小反应体积，反应时间为分析仪的最长反应时间或10分钟，连续测定20次，计算其吸光度的变异系数CV，应≤1.5%。

7. 加样准确度与重复性测定　采用称量法或比色法检测。前者在恒温恒湿的实验室内按照防蒸发的要求，以分度值为0.01 mg的电子天平重复称量试剂针或样本针加入一定体积的蒸馏水20次，求出均值并除以当时温度下蒸馏水的密度得到实际加入量（μl），计算加样误差：

加样误差＝（实际加入量－规定加入量）/规定加入量×100%

比色法则采用橙黄G高浓度原液，分别按仪器样本量设定范围设置规定加样量，各5次加注到不同比色杯中；手工将比色杯内色素原液用纯水回收到容量瓶中定容，在分光光度计上（478±1nm）测定定容后吸光度。通过与色素原液精确稀释一定倍数后的吸光度进行比较，计算加样误差和变异系数，结果应用标本和试剂加样器加入最小体积，误差不超过±5%，CV≤2%。

8. 标本携带污染率测定　用正常人血清溶解适量橙黄G，配制340nm处吸光度约为

200 的原液（通过准确稀释获得该原液在 340nm 相对于去离子水的理论吸光度）。以去离子水为试剂，以橙黄 G 原液（A）和去离子水（B）为标本，标本的加入量按最大标本量，按照 A、A、A、B、B、B 的顺序为一组标本，测定反应结束时的吸光度，共进行 5 组标本测定。每一组测定中，第 4 个标本的吸光度为 A_{i4}，第 6 个标本的吸光度为 A_{i6}，i 为该测定组的序号，按照下列公式计算携带污染率，5 组的平均携带污染率应≤0.1%。

$$K_i = (A_{i4} - A_{i6})\left[A_{原} \times \frac{V_s}{(V_r + V_s)} - A_{i6}\right]$$

9. 临床项目批内精密度测定　采用正常值质控血清或新鲜患者血清，针对不同的检测项目，每个项目测定 20 次，计算不同项目的变异系数，如总蛋白为 50.0～70.0 g/L 时 CV≤2.5% 方可满足要求。

小结与展望

扫码“练一练”

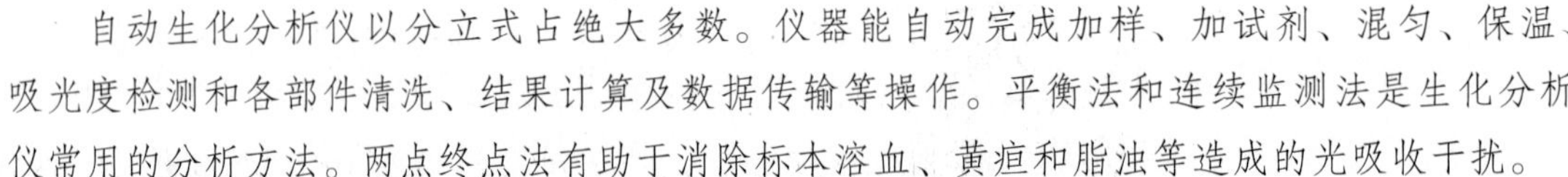

自动生化分析仪以分立式占绝大多数。仪器能自动完成加样、加试剂、混匀、保温、吸光度检测和各部件清洗、结果计算及数据传输等操作。平衡法和连续监测法是生化分析仪常用的分析方法。两点终点法有助于消除标本溶血、黄疸和脂浊等造成的光吸收干扰。

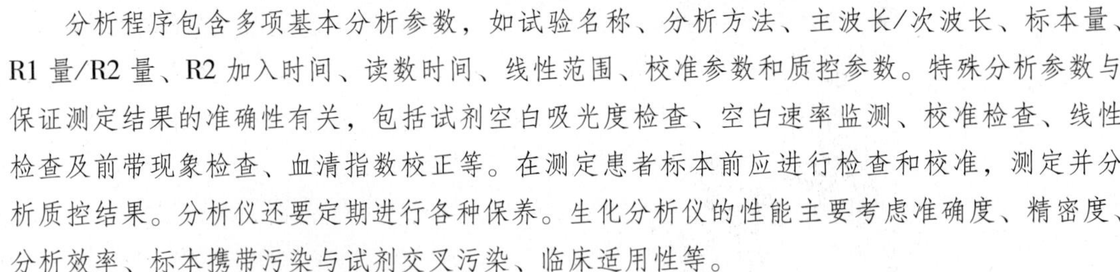

分析程序包含多项基本分析参数，如试验名称、分析方法、主波长/次波长、标本量、R1 量/R2 量、R2 加入时间、读数时间、线性范围、校准参数和质控参数。特殊分析参数与保证测定结果的准确性有关，包括试剂空白吸光度检查、空白速率监测、校准检查、线性检查及前带现象检查、血清指数校正等。在测定患者标本前应进行检查和校准，测定并分析质控结果。分析仪还要定期进行各种保养。生化分析仪的性能主要考虑准确度、精密度、分析效率、标本携带污染与试剂交叉污染、临床适用性等。

自动生化分析仪最基本的性能验证包括准确度、精密度、线性范围等。对分析仪硬件系统的性能检定可依照行业标准——《全自动生化分析仪（YY/T0654－2017）》进行，主要包括杂散光、吸光度稳定性与准确度及线性范围、温度准确度与波动度、标本和试剂加样的准确度与重复性、标本携带污染率、临床项目的批内精密度等。

（曾方银）

第十二章　临床生物化学专用仪器分析技术

教学目标与要求

掌握　免疫浊度、电解质、血气和电泳自动化分析技术的基本原理和分析方法。

熟悉　免疫浊度、电解质、血气和电泳自动分析仪的结构组成及工作原理，临床应用、性能验证和注意事项。

了解　免疫浊度、电解质、血气和电泳自动分析仪的分类。

临床生物化学检验标本的检测，除使用光学自动生化分析仪分析技术外，还涉及免疫浊度分析、电解质分析、血气分析、电泳分析等专用分析技术，它们也是临床生化检验常规分析技术的重要组成部分。

第一节　免疫浊度自动化分析技术

扫码“学一学”

溶液中悬浮物或胶体物对光线透过时产生阻碍的程度被称为浊度（turbidity）。通过检测溶液浊度大小，对溶液中某种物质含量进行分析的方法称为浊度分析（turbidity analysis）。在临床生物化学检验中，浊度分析常用于对体液中单个特定蛋白质成分的检测，具有准确、快速、敏感和简便的特点。

一、免疫浊度分析的基本原理和方法

（一）免疫浊度分析的基本原理

1. 浊度的产生　浊度分析法可分为化学浊度法和免疫浊度法。免疫浊度分析的基础是液相内沉淀试验，即在一定条件下，可溶性抗原与抗体在液相中特异性结合，形成一定大小的抗原 - 抗体免疫复合物，并产生浊度。

2. 浊度光学分析　胶体溶液中的胶体颗粒具有独特的光学性质，即当光线通过胶体溶液时，胶体颗粒对光具有反射、折射、散射（或衍射）和吸收等作用，因此通过测量胶体溶液的透射光或散射光信号的强弱，从而推算出浊度大小或被测物的含量。

（二）免疫浊度分析的基本方法

1. 光信号检测方法

（1）透射免疫浊度法（turbidimetric immunoassay）　指在光源的光路 0° 角方向测量透射光强度，并研究其与被检测溶液微粒浓度的关系的方法。其关系可用朗伯 - 比尔定律表示：$A = KLC$。式中，K 为常数，溶液的吸光度值 A 与光线通过溶液的距离 L 和溶液的浓度 C 成正比。该方法简单、方便，可在分光光度计及自动生化分析仪上进行测定。

（2）散射免疫浊度法（nephelometric immunoassay）　指在光路的 $5^\circ \sim 90^\circ$ 角的方向测量散射光强度，并研究其与被测溶液中微粒浓度关系的方法。散射光的强度受入射光的波长

大小、偏振度，胶体溶液中颗粒的大小、浓度、质量等因素的影响。当微粒为小颗粒（直径<1/10 入射光波长）时，微粒对入射光的散射作用为雷莱（Rayleigh）散射，散射光强度与颗粒的浓度和分子量均成正比关系。若颗粒直径略小于入射光波长时发生 Debye 散射，颗粒直径等于或大于入射光波长则为 Mie 散射。因此，临床上应依据胶体溶液中颗粒的大小选择适当的入射光波长和测光角度。

由于检测的散射光信号单纯，其灵敏度和特异度优于透射免疫浊度法，但该方法需在专用的浊度分析仪器上进行。免疫浊度分析法测定光路图见图 12-1。

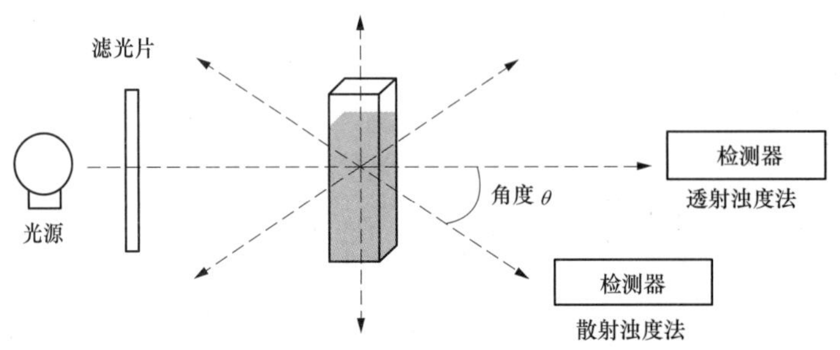

图 12-1　免疫浊度分析法测定光路图

2. 光信号变化量的分析方法

（1）终点浊度法　抗原与抗体混合的瞬间便可引发抗原抗体结合反应，经过至少数秒钟的延迟时间后，反应速度加快，最后反应趋于平稳而达到反应终点。检测反应终点与起始点之间浊度信号变化的方法称为终点浊度法。该方法通常是在抗原抗体反应进行到一定时间时检测其浊度，故又称定时浊度法或固定时间浊度法。

（2）速率浊度法　速率指在抗原抗体结合反应过程中，单位时间内两者结合形成复合物的速度。速率浊度法是指在抗原与抗体反应速率的最高峰时测定其复合物的形成量，该峰值的高低与抗原的量成正比。该方法通常应用于散射免疫浊度分析仪上，故常称为速率散射浊度法。

扫码“看一看”

3. 免疫浊度形成的方法

（1）沉淀反应免疫浊度法　为免疫浊度分析的经典方法。抗原抗体在特殊缓冲液中快速形成免疫复合物，使反应液出现浊度。免疫复合物的形成有时限性，即当抗原抗体相遇后首先立即结合成小复合物，几分钟到数小时进一步形成可见的大复合物。若在反应体系中加入促聚剂，如 4% 聚乙二醇（Mw 6000 ~ 8000），可使免疫复合物的形成过程在 3 ~ 10 分钟完成。

（2）粒子强化免疫浊度法　为一种带载体的免疫浊度法，其灵敏度较高。该方法选择一种大小适中、均匀一致的胶乳颗粒，先吸附或交联抗体；当它们遇到相应抗原时，则发生聚集。单个胶乳颗粒在入射光波长之内，光线可透过。当两个或更多胶乳颗粒凝聚时，透过光减少；光减少的程度与胶乳凝集量成正比。

（3）速率抑制免疫浊度法　是一种竞争性结合或竞争性抑制试验，主要用于半抗原和药物等小分子物质的测定。

4. 免疫浊度定量分析方法　其基本定量方法为标准比较法。免疫浊度分析的校准曲线为非线性曲线。

二、免疫浊度分析仪的结构组成及工作原理

用于免疫浊度分析的仪器有分光光度仪、自动生化分析仪和散射浊度分析仪。

1. 分光光度仪　用于浊度分析的分光光度仪主要由光源、单色器、比色池、光电转换装置和显示器等部分组成。免疫复合物在近紫外光（400～500nm）处有一吸收峰，采用终点法可获得定量数据（A 值）。

2. 自动生化分析仪　目前较流行的大型多通道自动生化分析仪多为开放分立任选式，检测速度快，仪器专门编有或可自编透射浊度分析程序，并可选用许多自动校正和计算方式，提高检测的精密度与准确度。

3. 散射浊度分析仪　临床上常称为特种蛋白分析仪。自动散射浊度分析仪主要由分析系统、计算机系统组成。分析系统用于完成加样、稀释、保温和测试等程序，一般包括加液系统、试剂转盘、样品转盘、卡片阅读器、散射测浊仪以及软盘驱动器等结构；计算机系统用于输入患者数据、选择程序菜单、计算校准曲线和储存测试结果，包括计算机主机、CRT 显示屏和键盘等部件。

三、免疫浊度分析的临床应用与注意事项

（一）免疫浊度分析的临床应用范围

浊度分析已经广泛应用于体液中各种特定蛋白以及一些小分子治疗性药物的检测。血浆中已被分离的蛋白质约200 多种，这类来源于组织细胞，发挥着重要的生理功能，在疾病状态时又有着特定的病理生理意义的蛋白质，临床上常称为特定蛋白（special protein，prospec）。对特定蛋白的检测具有重要的临床意义。免疫浊度分析临床常规检验项目见表 12－1。

表 12－1　免疫浊度分析临床常规检验项目

应用领域	检验项目
免疫功能	IgA、IgG、IgM、IgG 亚型、IgM 亚型、轻链 κ、轻链 λ、补体 C3、补体 C4 等
风湿及类风湿	ASO、类风湿因子、C－反应蛋白等
肾脏功能	微量清蛋白、转铁蛋白、β_2－MG、α_1－MG、IgG 等
炎症状况	C－反应蛋白、α_1－酸性糖蛋白、触珠蛋白、铜蓝蛋白、α_1－抗胰蛋白酶等
多发性骨髓瘤	免疫球蛋白轻链 κ、免疫球蛋白轻链 λ
营养状况	清蛋白、前清蛋白、转铁蛋白等
脑脊液特定蛋白	α_2－巨球蛋白、IgG、IgA、IgM
凝血及出血性疾病	转铁蛋白、触珠蛋白、抗凝血酶－Ⅲ
心血管疾病	载脂蛋白 A1、载脂蛋白 B、脂蛋白（a）、C－反应蛋白
新生儿相关项目	C－反应蛋白、前清蛋白、IgA、IgG
药物浓度	阿米卡星、卡马西平、庆大霉素、苯巴比妥、苯妥英、普鲁卡因胺、奎尼丁、茶碱、妥布霉素、丙戊酸、普里米酮等

（二）免疫浊度分析仪的性能

免疫浊度分析仪在其购置和使用过程中必须对仪器的性能进行评估，以保证仪器的正常运行和使用，确保检验结果的准确可靠。在选购仪器时，应根据使用单位的实际情况购置具有相应使用性能和分析性能的仪器，其主要性能指标包括：检测原理、检测项目、检

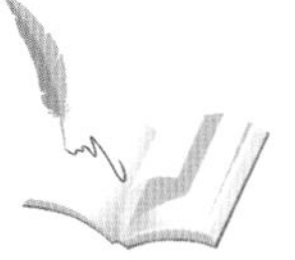

测速度、试剂消耗、重复性、准确度、携带污染率等。在仪器启用或使用过程中，还应选择相应的检验项目，对浊度分析系统进行校准和性能验证，并形成校准和性能验证报告。

1. 校准报告 主要评估仪器的校准过程是否符合要求，仪器状态是否合格。其报告主要内容如下。①仪器外周环境监测：包括环境温度、湿度、电源、接地、插座、水质和废液排放状况等。②仪器保养执行情况：包括样品针、试剂针、冲洗站的保养；反应杯清洗更换；反应盘内灰尘清洁等。③仪器状态监测：包括电源、压力、真空、温度、洗液水平、废液水平等。④校准品、试剂和质控品使用情况。⑤校准品对相应测试项目校准情况。⑥高中低值质控品运行情况等。

2. 验证报告 主要评价仪器的分析性能是否符合要求，其主要指标包括：精密度、正确度、线性、灵敏度、干扰等，具体方法参见相关章节内容。

（三）免疫浊度分析的注意事项

1. 抗原过剩监测 免疫浊度分析的基本要求是始终保持反应体系中抗体适量过剩，当样本中的抗原过剩时，则会出现钩状效应，影响检测结果的准确性。抗原过剩的监测方法如下。①抗原抗体反应曲线监测法：当抗原过剩时，反应曲线呈现走平或向下变化。②抗体（或抗原）追加法：追加抗体或抗原时，如果浊度继续增大（或降低）则提示抗原过剩（图 12－2）。③不同稀释度标本比较法：浓度高的样本浊度反而降低则提示抗原过剩。

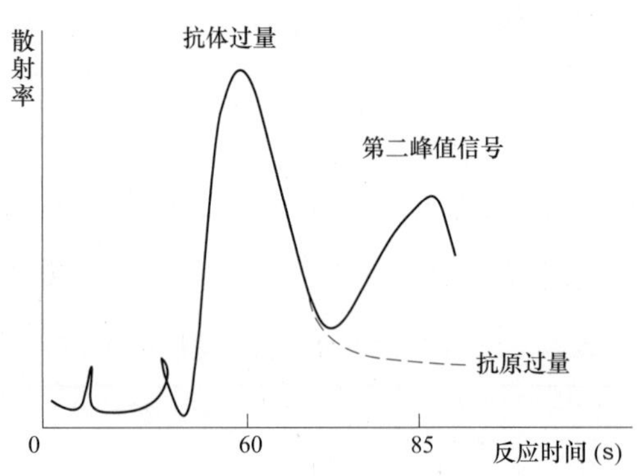

图 12－2 速率法监测抗原过量反应曲线图

2. 减少伪浊度 在反应体系中，除待测抗原抗体免疫复合物产生的浊度外，其他可引起透射光或散射光发生变化的浊度均称为伪浊度。减少伪浊度的方法如下。

（1）标本 采用新鲜、合格标本。标本应彻底离心，避免血清中混有血细胞；尽量避免脂血、溶血、黄疸、浑浊，以及反复冻融的标本。

（2）检测体系 保持比色杯和稀释杯清洁，尽量一次性使用。

（3）试剂 使用合格的抗体试剂，避免使用抗体效价过低、含有交叉反应性抗体的试剂。避免使用过期变质试剂、保存不当落入灰尘的试剂。

（4）增浊剂浓度 严格控制增浊剂的浓度。不适当地加大增浊剂浓度，可造成伪浊度，如3.5% PEG 可沉淀复合物，也可使 IgM、α_2－巨球蛋白、脂蛋白等发生沉淀；而 12% PEG 可沉淀 IgG，20% 以上 PEG 可沉淀清蛋白。

3. 选择合适的入射光波长 无论是散射浊度法还是透射浊度法，入射光波长的选择原则都是除了抗原抗体免疫复合物外，反应体系中的其他成分对入射光的干扰应为最小。如果反应体系中其他成分吸收了部分入射光，透射比浊法测定结果将使抗原浓度偏高，而散

射比浊法测定将使抗原浓度偏低。

4. 仪器校正 校准曲线为非线性曲线，其形状取决于抗体和促聚剂的浓度的选择，也与所用免疫浊度法类型、校正方法及校准品的质量有关。应选择合适的校准品，绘制校准曲线。推荐5点或6点校准，选择适当的数学方法进行曲线拟合。更换一批试剂时应重新制作校准曲线。

第二节 电解质自动化分析技术

在临床生物化学领域中，电解质主要指体液中最常测定的 Na^+、K^+、Cl^-、Ca^{2+}、Mg^{2+}、HCO_3^- 和无机磷等。电解质在机体中具有许多重要的生理功能，及时、准确分析体液中的电解质浓度，是临床生物化学实验室的重要工作内容。基于离子选择性电极（ion selective electrode，ISE）的电解质分析仪（electrolyte analyzer）由于测量方法简便、快速、不需对样品作预处理、易于自动化等优点，现广泛应用于各级各类临床实验室中。

一、电解质分析的基本原理和方法

（一）电解质分析的基本原理

1. ISE 基本结构 离子选择性电极是一类用特殊敏感膜制成，对溶液中某种特定离子具有选择性响应的电化学传感器。ISE 通常由电极管、内电极、电极内充溶液和电极膜（或称敏感膜）四个部分组成。ISE 电极膜和电极内充溶液均含有与待测离子相同的离子。膜的内表面与具有相同离子的固定浓度电极内充溶液接触，膜的外表面与待测离子接触（图 12－3）。

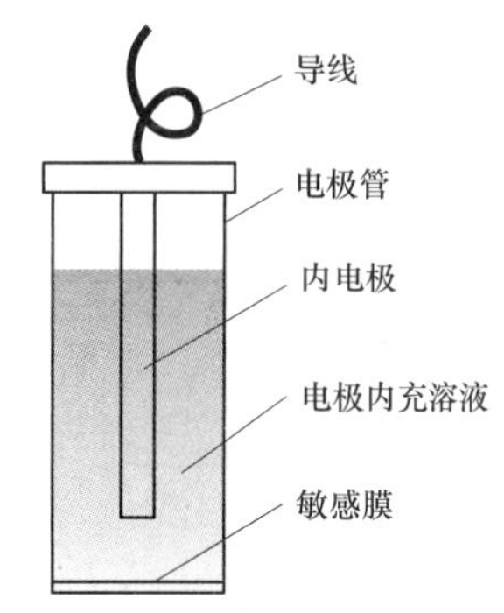

图 12－3 离子选择性电极的基本结构

2. 电极电位产生 大多数电极膜电位的产生是基于膜材料与溶液界面发生的离子交换反应。当电极置于溶液中时，由于离子交换和扩散作用，改变了二相中原有的电荷分布，因而形成双电层，其间产生一定的电位差即膜电位。由于内电极的电位固定，所以 ISE 的电位（E_{ISE}）与待测离子的活度（α_i）相关联，并符合 Nernst 方程式：

$$E_{ISE} = K \pm \frac{2.303RT}{nF} \times \lg\alpha_i$$

式中，K 值因不同的电极而异，当测定条件一定时，K 为常数。±号对阳离子为正号，对阴离子为负号；R 为气体常数，T 为绝对温度，n 为离子电荷数，F 为法拉第常数；α_i 为被测离子活度（$\alpha_i = C_i f_i$，C_i 为离子浓度，f_i 为离子活度系数）。

3. 电极电位测量 ISE 的 E_{ISE} 值不能直接测定，必须将 ISE 与参比电极共同浸入待测样品中组成一个原电池，通过测量电池电动势（$E_{电池}$）来测定 E_{ISE} 值。参比电极通常为负极，常用的有甘汞电极和银－氯化银电极；ISE 为正极，电池的电动势如下。

$$E_{电池} = K' \pm \frac{2.303RT}{nF} \times \lg\alpha_i$$

式中，$K' = K - E_{参}$。上式表明，在一定条件下，原电池的电动势与被测离子活度的对数呈线性关系。因此，只要通过测量电池电动势即可求得被测离子活度（或浓度）。

此外，还有一些ISE与待测离子没有直接的交换平衡，而是通过如沉淀或络合平衡，影响膜上有关离子的活度，从而产生膜电位的变化，其电极电位亦符合Nernst方程式。

（二）电解质分析的基本方法

1. 标本测定方法

（1）直接法　指样本不经稀释直接用电极测量离子活度。优点是可采用全血测定，测定过程迅速，方便，结果准确，不会因样本中水体积所占比例改变而影响结果。

（2）间接法　指样本经一定离子强度缓冲溶液稀释后用电极测量离子活度。与直接法相比，间接法样品用量少；由于样品预先进行稀释，不易堵塞管道；降低了血脂、不溶性蛋白质对电极的污染和损耗，使其寿命延长。但间接法比直接法测定的结果低2%~3%。

2. 定量分析方法　其基本方法是用标准溶液与待测溶液在相同条件下测定电位值，经与标准溶液比较求得待测溶液的浓度。

（1）标准比较法（或直读法）　适用于少量样本的分析，有些能直接读出待测溶液离子浓度，其方法是选择一个与待测溶液浓度接近的标准溶液，用同一支ISE在相同测定条件下，测定两溶液的电动势，根据Nernst方程，计算待测物浓度。计算公式如下。

$$E_x - E_s = \pm \frac{2.303RT}{nF} \times \lg(\alpha_x - \alpha_s)$$

（2）标准曲线法　适用于大批量的样本分析。首先制作标准曲线或工作曲线：即用纯物质按浓度递增的规律配制一系列标准溶液，测出各浓度相应的电动势E，以E为纵坐标，对应的$\lg C_i$为横坐标，作图；然后在相同的条件下测定待测溶液的电动势，从标准曲线上即可查到待测溶液的活度（或浓度）。

（3）标准加入法　当待测溶液组分较复杂，很难控制相同的离子强度时，选用标准加入法。基本方法是先测定待测溶液的电动势E_x，然后测定加入标准溶液后的电动势E_s，最后通过比较加入标准物后溶液电动势的变化值ΔE、待测物浓度的变化值ΔC，计算待测物的浓度。

此方法要求标准液加入至待测液后，待测液中的离子强度基本保持不变。

二、电解质分析仪的结构组成与工作原理

电解质分析仪种类繁多，按自动化程度分为半自动和全自动电解质分析仪，按工作方式分为湿式和干式电解质分析仪，按仪器的功能可分为电解质分析仪、含电解质分析的血气分析仪、含电解质分析的自动生化分析仪等。

湿式电解质分析仪一般由离子选择性电极组、液路系统、电路系统、程序控制模块和显示操作系统等组成，其结构与工作原理见图12-4。

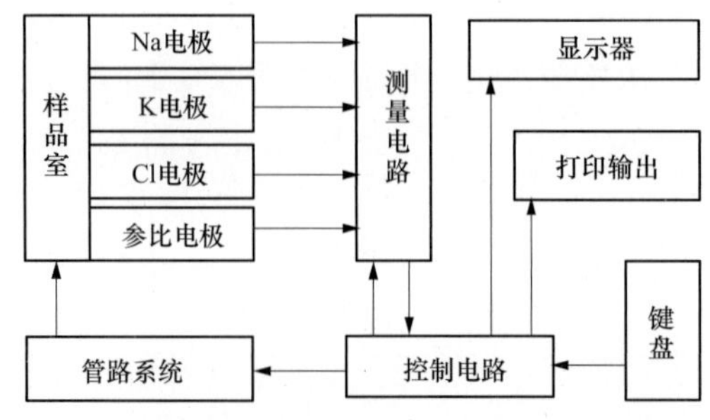

图12-4　湿式电解质分析仪结构与工作原理方框图

1. 离子选择性电极组　ISE 组是电解质分析仪的核心部件，它决定了电解质测定结果的准确度和灵敏度。电极组包括指示电极和参比电极。指示电极包括 pH、Na^+、K^+、Li^+、Cl^-、Ca^{2+}、Mg^{2+}等 ISE。参比电极一般为银/氯化银电极。ISE 的构成通常采用流动式毛细管结构，即在毛细管的侧壁开多个小孔，孔里插入各种离子选择性电极。在真空泵的负压作用下，待测样本被吸入毛细管中，与插入的电极接触，并将溶液浓度的变化转换成电极电位的变化，因此，一次进样可完成多个参数的测量。

2. 液路系统　通常由标本盘、溶液瓶、驱动电机、采样针、电极系统、蠕动泵、三通阀、管道等组成。主要用于将待测样品、校准液和缓冲稀释液等按工作要求输送至电极管道中，并完成电极管道冲洗、废液排除等工作。

3. 电路系统　一般由微处理器模块、信号放大及数据采集模块、蠕动泵和三通阀控制模块、输入输出模块、电源电路模块等五大模块组成。共同完成对仪器各部件的动作进行控制，并将运算、处理后的结果送显示单元显示或打印输出。

4. 程序控制系统　程序控制软件是控制仪器运作的关键，主要包括仪器微处理系统程序、仪器设定程序、仪器测定程序和自动清洗程序等。

5. 显示操作系统　在仪器板面上都具有人机对话的轻触键盘和液晶显示器。轻触键盘用于控制仪器工作和输入数据。液晶显示器用于显示输出测量结果、仪器操作提示等。

三、电解质分析的临床应用与注意事项

（一）电解质分析的临床应用范围

电解质分析结果对于评估机体电解质代谢紊乱状态具有重要价值，如血钠、血钾、血氯测定可提示其增高和减低。此外，还可用于计算阴离子间隙。临床应用详见体液与酸碱平衡紊乱章节。

（二）电解质分析仪的性能

在选择和使用电解质分析仪的过程中，除对电解质分析仪的使用性能和分析性能，如自动化程度、检测速度、准确度、精密度、线性、稳定性和携带污染率，以及电极的性能，如电极电位选择系数、Nernst 响应、线性范围和检测下限、响应斜率、响应时间、温度系数和等电位点、内阻、稳定性、重现性及寿命等进行评价外，还应定期对仪器进行校准和性能验证。

1. 电极电位选择系数　任何一个 ISE 对一特定离子的响应都不是绝对专一的，溶液中某些共存离子也可能会产生响应。ISE 的电位选择系数的大小表明了 ISE 抵抗其他干扰离子的能力，其值越小，ISE 的选择性越好。

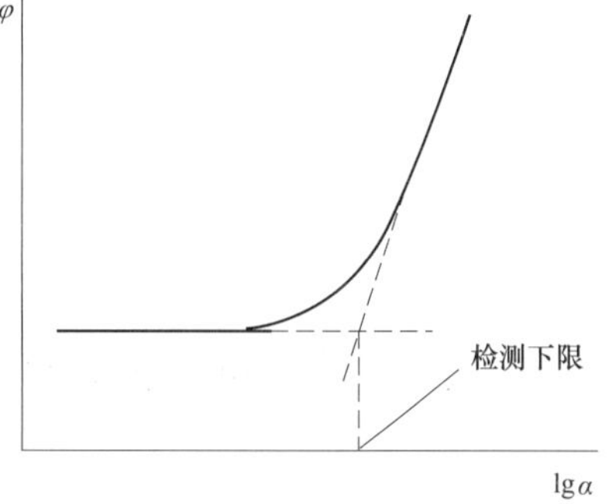

图 12－5　离子活度与电极电势图

2. Nernst 响应和线性范围及检测下限　电极电位（E_{ISE}或 φ）随离子活度或浓度变化的特性称为响应，若这种响应符合 Nernst 方程式则称为 Nernst 响应。在实际测量中，以 φ 对 $\lg\alpha_i$作图（图 12－5），所得的曲线称为校准曲线。对阳离子来说，当待测离子的活度降低到某一定值时，曲线开始偏离 Nernst 方程的线性。校准曲线的直线部分所对应的离子活度范围称为 ISE 响应的线性范围。直线部分与水平部分延长线的交点所对应的离子活度称为 ISE 的检测下限。

通常电极线性响应范围越宽越好，目前一般电极的响应范围在 4 ~7 个数量级之间。电极检测下限是离子选择电极能够有效检测被测离子的最低浓度，其大小主要取决于构成电极膜的材料，一般为 10^{-5} ~10^{-7}mmol/L。

3. 响应斜率 校准曲线线性响应部分的直线斜率即离子选择性电极在 Nernst 响应范围内，被测离子活度变化 10 倍所引起的电位变化值称为 ISE 的实际响应斜率，*S* 也称为级差。按照 Nernst 响应，直线斜率应为 2. 303RT/nF。

4. 稳定性 电位漂移情况与膜稳定性、电极结构、绝缘性能有关。

5. 重现性及寿命 离子选择电极使用一段时间后会逐渐老化，此时电极响应时间增加，斜率下降，逐渐失效。电极寿命除取决于电极制作材料、结构、使用与维护外，还与被测物浓度有关。

（三）电解质分析的注意事项

1. 抗凝剂与药物的影响 血样不能使用 EDTA、柠檬酸盐或草酸盐等抗凝剂。这些抗凝剂能与 Ca^{2+}、Mg^{2+} 等离子形成络合物，ISE 对这些络合物没有响应。即使用肝素，其浓度通常也不超过 20U/ml 血样。因此，临床电解质分析常采用血清作为样本。药物对测量结果的影响有两方面：①药物及其代谢产物能引起患者体内被测物的浓度发生改变，如利尿剂促进 K^+、Na^+、Cl^- 从肾脏排出，使血液中 K^+、Na^+、Cl^- 浓度降低。②药物直接对 ISE 的响应产生影响，如水杨酸盐对 Cl^- 电极响应有干扰，维生素 C 对 K^+ 电极响应有干扰等。

2. 仪器安装环境 仪器要求安装在干净、平稳的工作台上，尽可能避免潮湿和阳光直射；实验室的供电必须符合要求，必要时需连接稳压电源；周围不得有强电磁干扰源（如离心机等），并确保仪器外壳接地良好。

3. 电极保养 各电极敏感膜的选择性响应特性和稳定性直接影响到测量结果，所以电极使用一段时间后就需要保养。

4. 结果审核 出现异常测量结果时，要认真分析复查，必要时与临床取得联系，重新采血检验。如果血糖、HCO_3^- 过低，同时伴钾离子过高，往往是血样未经分离而放置时间过长所致；若多项检测结果过低，往往提示样品稀释比例不对，样品中有纤维蛋白凝块或吸样针部分堵塞导致吸样量不足。

第三节 血气自动化分析技术

血气分析仪（blood gas analyzer）是应用电化学分析技术和原理，采用电极对血液中的 pH 值、$PaCO_2$ 和 PaO_2 进行测定的临床分析仪器，是大中型医院临床检验，特别是危重患者救治中必不可少的医疗设备之一。

一、血气分析的基本原理和方法

（一）血气分析的基本原理

1. pH 电极 属玻璃膜电极，由钠玻璃或锂玻璃熔融吹制而成，内参比电极是 Ag/AgCl 电极，电极内充磷酸盐和 KCl 的混合液。pH 检测时通常需与参比电极构成一个电化学电池，通过测量该电池的电动势 *E* 而获得相应溶液的 pH 值。pH 电极与甘汞参比电极的结构图见图 12 –6。

根据 Nernst 方程式，在一定温度下，玻璃电极的电极电位 $E_{玻}$与待测溶液的 pH 有线性关系：

$$E_{玻} = K_{玻} - \frac{2.303RT}{nF} \times \mathrm{pH}$$

式中，R 为气体常数；F 为法拉第常数；T 为热力学温度；$K_{玻}$在测量条件恒定时为常数。

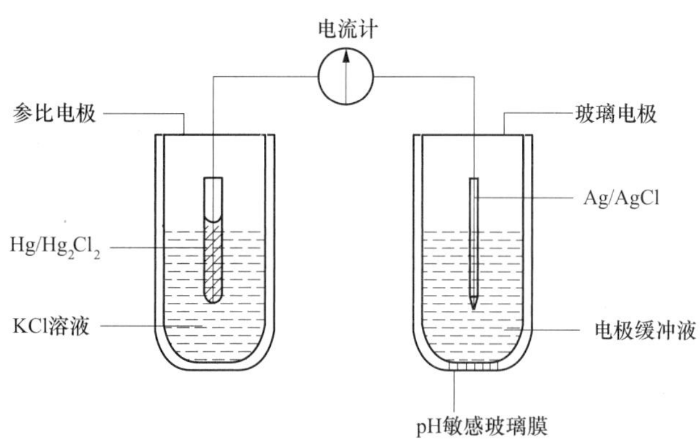

图 12－6　pH 电极与甘汞电极结构图

2. $PaCO_2$电极　属气敏电极，该复合电极由内电极、Ag/AgCl 参比电极、渗透膜、尼龙网和外缓冲液组成。内电极为 pH 玻璃电极。内电极装在有机玻璃圆筒中，塑料套上有气体渗透膜，内装 $PaCO_2$电极外缓冲液（含 $NaHCO_3$－NaCl）。渗透膜为聚四氟乙烯膜、聚丙烯膜或硅橡胶膜，它将血液样本与 $PaCO_2$电极外缓冲液隔开，只允许血液样品中 CO_2分子通过，样品液中 H^+和其他带电荷的离子不能进入膜内溶液。气体 CO_2分子在内溶液中酸化后引起 pH 下降，且 pH 的变化与 lg $PaCO_2$有线性关系。$PaCO_2$电极结构见图 12－7。

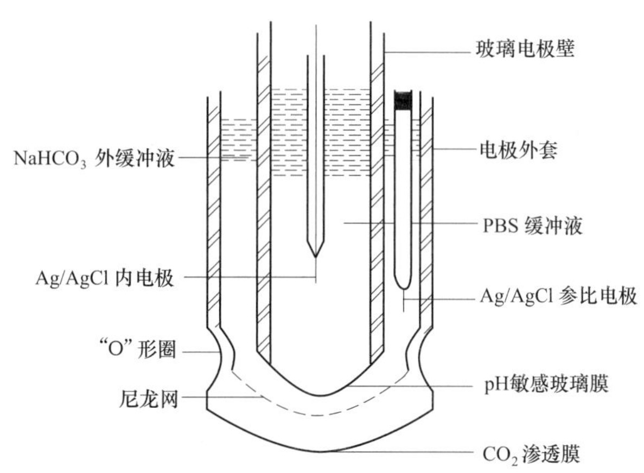

图 12－7　$PaCO_2$电极结构图

3. PaO_2电极　一种气敏电极，属氧化还原电极，它基于电解氧的原理实现对氧的测量。PaO_2电极由铂丝阴极与银－氯化银阳极组成。铂丝被封闭在玻璃柱中，前端暴露作为阴极；Ag/AgCl 为电极阳极，位于玻璃柱的后端。玻璃柱装在一个有机玻璃套内，套的一端覆盖着 O_2渗透膜，套内空隙充满 PaO_2电极缓冲液。O_2渗透膜为约 20μm 的聚丙烯膜或聚四氟乙烯膜，膜外为测量室（图 12－8）。

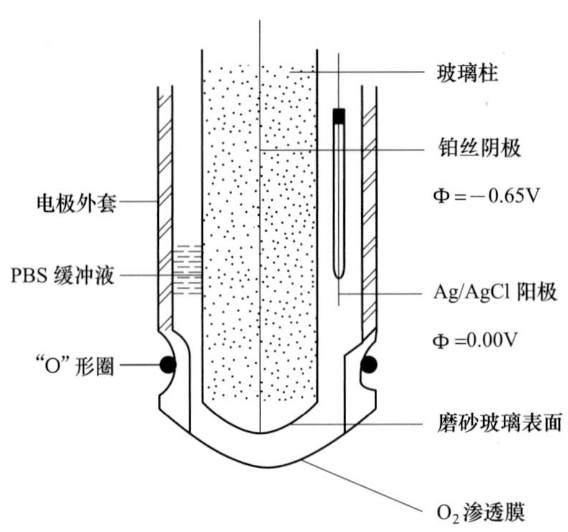

图 12－8　PaO_2 电极结构图

待测溶液中的 O_2 依靠 PaO_2 梯度透过具有选择性通透的电极膜而进入电极。O_2 在铂丝阴极上被还原产生浓度极化现象，在 0.65V 的极化电压下，电极电流的大小取决于铂阴极表面 O_2 量，其线性斜率一般在 2～10pA/mmHg PaO_2 左右。

O_2 在铂阴极表面发生的反应如下：

$$O_2 + 2H_2O \rightarrow 2H_2O_2;\ H_2O_2 + 2e \rightarrow 2OH^-$$

当 O_2 浓度扩散梯度相对稳定时，就产生一个稳定的电解电流，称之为极限扩散电流。极限扩散电流的大小决定于渗透到阴极表面氧的多少，后者又取决于膜外的 PaO_2。因此，通过测定电流变化即可测定血液标本中的氧分压。

（二）血气分析的基本方法

1. 依据标本类型不同，可分为动脉血、静脉血和毛细血管血血气分析。不同类型样本血气分析结果的临床意义不同。

2. 定量分析的基本方法为标准比较法，校准方法参见本节注意事项。

二、血气分析仪的结构组成与工作原理

血气分析仪虽然生产厂家的种类型号很多，但其工作原理基本一致，与电解质分析仪的工作原理相似。血气分析仪的结构组成与工作原理框图见图 12－9。

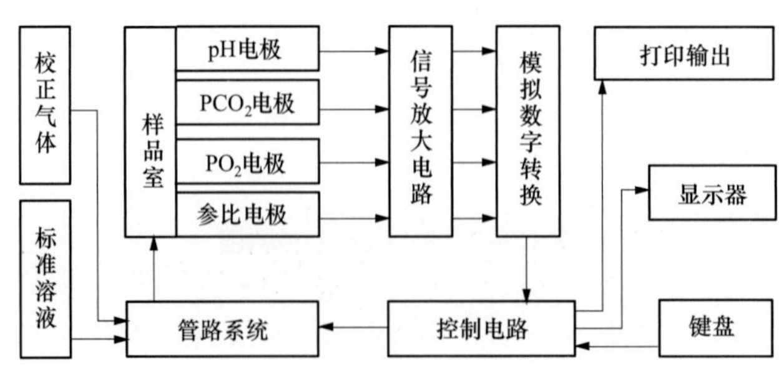

图 12－9　血气分析仪的结构组成与工作原理框图

血气分析仪的结构由电极系统、管路系统和电路系统三大部分组成。

1. 电极系统　即血气分析仪的测量系统。样本室内的测量毛细管壁上通常有四个孔，孔内分别插有 pH、PCO_2 和 PO_2 三支测量电极和一支参比电极。待测血液样本进入测量毛细

血管后，样本中的 H^+ 浓度、CO_2 分压和 O_2 分压同时被这些电极所感应，电信号经放大、模数转换后由微机处理系统运算，即可分别产生 pH、PCO_2 和 PO_2 三项参数的结果。

2. 管路系统　该系统比较复杂，通常由溶液瓶、气瓶、正压泵、负压泵、电磁阀、转换装置和连接管道等部分组成。泵体和电磁阀的开、闭、转、停，以及校准气、校准液的供、停等，均由微机进行控制或监测，主要完成自动校准、自动测量、自动冲洗等功能。

（1）气路系统　主要用来提供 PaO_2 和 $PaCO_2$ 两种电极校准时所需的两种标准气体。依据配气方式，气路系统可分为以下两种类型。①外配气方式：又叫压缩气瓶供气方式。仪器由两个压缩气瓶提供校准气，一个含有 5% CO_2 和 20% O_2；另一个含 10% CO_2，不含 O_2。气瓶上装有减压阀，经过减压后的输出气体，经过湿化器饱和湿化后，再送到测量室中，对 PaO_2 和 $PaCO_2$ 电极进行校准。②内配气方式：又叫气体混合器供气方式。仪器本身配备有气体混合器，以产生校准气。来自空气压缩机产生的压缩空气和气瓶送来的纯 CO_2 气体由气体混合器进行配比、混合，产生符合要求的校准气体。

（2）液路系统　该系统一般需要四个溶液瓶，分别盛放缓冲液 1、缓冲液 2、冲洗液和废液。液路系统具有两种功能：①为 pH 电极系统提供校准缓冲液。②管道冲洗。

3. 电路系统　血气分析仪电路系统将仪器测量信号进行放大和模数转换，对仪器实行有效控制、显示和打印结果，通过键盘输入指令。

三、血气分析的临床应用与注意事项

（一）血气分析的临床应用范围

血气分析广泛应用于呼吸系统和循环系统疾病、物质代谢和酸碱平衡紊乱、昏迷、休克、严重外伤等危急患者的临床抢救、外科手术的监测、临床效果的观察和研究等。血气分析仪提供的常见指标分类如下。

1. 反映肺呼吸功能的指标　①通气功能：PAO_2、$PACO_2$、$PaCO_2$。②换气功能：PaO_2、$PA-aO_2$、PaO_2/FiO_2、PaO_2/PAO_2、V/Q、shunt。

2. 反映血液运输功能的指标　①总气体量：ctO_2、$ctCO_2$。②物理溶解量：PaO_2、cdO_2、$PaCO_2$、$cdCO_2$。③化学结合量：HbO_2、sO_2、P50、$cHCO_3^-$。

3. 反映细胞呼吸功能的指标　PvO_2、$Pa-vO_2$、svO_2、cvO_2。

4. 反映血液酸碱平衡紊乱的指标　pH、pH_{NR}、$PaCO_2$、SB、AB、BB、BE、TCO_2、AG。

（二）血气分析仪的性能

血气分析仪的性能指标除仪器的稳定性、精密性、重复性、线性、测量室温度的稳定性，以及电极性能、血气分析常用指标外，还应注意定期对血气分析仪进行校准和性能验证。

1. 校准报告　主要评估仪器的校准过程是否符合要求，仪器状态是否合格。其报告主要内容如下。①仪器外周环境监测：包括环境温度、湿度、电源、接地等。②执行仪器保养情况。③仪器各部件状态监测：包括电极信号（含 pH、$PaCO_2$、PaO_2 和参比电极）、加热器温度、血氧单元信号；液体传感器、液体阀状态等。④校准液、试剂和质控物使用情况等。

2. 验证报告 主要评价分析性能是否符合要求，其主要为准确度、精密度等。常用指标的 CV% 范围分别为：pH $<0.5\%$、$PaO_2<5\%$、$PaCO_2<3\%$、tHb $<2\%$、$sO_2<2\%$，具体评价方法参见相关章节内容。

（三）血气分析的注意事项

1. 样本采集及注意事项 参见相关章节。

2. 校准 血气分析方法是一种相对测量方法。在测量样品之前，需用标准液及标准气体制作 pH、PaO_2 和 $PaCO_2$ 电极系统的工作曲线。通常把这一制作或校正工作曲线的过程称为校准（calibration）。

（1）校准物质 pH 系统校准使用 7.383 和 6.840 两种标准缓冲液。PaO_2 和 $PaCO_2$ 电极系统校准使用两种混合气体，第一种混合气体中含 5% 的 CO_2 和 20% 的 O_2；第二种含 10% 的 CO_2，不含 O_2。也可将上述两种气体混合到两种 pH 缓冲液内，然后对三种电极一起校准。

（2）校准方式 pH、$PaCO_2$ 和 PaO_2 均包括两点校准和一点校准。两点校准目的在于确定测量电极的实际斜率，以建立测量电位与被测物浓度的数学关系；一点校准目的是通过测量某一个标准浓度的电位，监控电极测量性能的稳定性，并且用于实际血样测量中相应物质浓度的计算。

（3）校准频率 两点校准、一点校准可以手动或自动执行，其频率由所用仪器类型及仪器状态而定。当仪器开机时，必须进行校准，否则不能进样检测；仪器连续运转过程中，中途应多次进行校准，以保证结果的可靠性。现代血气分析仪有自动校正程序，在微处理器的控制下，标准气体或缓冲液按一定时间进行循环校正校准。

3. 质量控制

（1）质控物的使用 血气分析的参考试剂按基质不同分为水剂缓冲液、全血、血液基质、血代氟碳化合物 4 种，使用最多的是水剂缓冲液，该质控物用安瓿封存，具有稳定、使用方便等优点。

水剂质控物是用 Na_2HPO_4、KH_2PO_4 及 $NaHCO_3$ 配成不同的 pH 缓冲液，再与不同浓度的 CO_2 和 O_2 平衡，加入防腐剂贮存，有高、正常、低 3 种水平规格。质控物用安瓿装，液体并未充满整支安瓿，液相为水及缓冲物质，气相则由 O_2、N_2、CO_2 等组成。根据物质运动规律，气相与液相之间不停地作分子交换，维持动态平衡。使用时，需在室温平衡后，再用力振摇 2～3 分钟，使气相与液相重新平衡。

（2）质控要求 临床实验室每天应测定质控品，并绘制质控图，检测仪器的运行状态和精密性。主动参加各级临检中心组织的室间质评活动，以发现室内质控不易解决的系统误差问题。

第四节 电泳自动化分析技术

带电粒子在电场中的移动现象称为电泳（electrophoresis）。利用这种现象对化学或生物化学组分进行分离分析的技术称为电泳技术。目前，电泳技术已广泛用于各种生物分子，如氨基酸、多肽、蛋白质、酶、脂类、核苷、核酸等的分离分析。

一、电泳分析的基本原理和方法

（一）电泳分析的基本原理

1. 荷电性质与移动方向　机体中的许多生物分子都是两性物质，其荷电性质受介质 pH 的影响。当 pH 在生物分子等电点（isoelectric point，IP）以下时，带正电荷，以上时带负电荷。物质带电性质不同，在电场强度中移动的方向不同。在某个设定的电场中，带电粒子在支持介质中可向与其所带电荷相反的电极方向移动，即带有负电荷的粒子向正极方向移动，带有正电荷的粒子向负极方向移动。

2. 移动的速度与迁移率　假设有一电荷量为 Q、半径为 r 的粒子，在电场强度为 E、黏度为 η 的溶液中移动。粒子运动的动力或电场力 $F = QE$，粒子受到的阻力或黏滞力 $F' = 6r\eta v$。当 $F = F'$时，粒子恒定移动速度 $v = QE/6\pi r\eta$。

迁移率（μ）指单位电场强度下带电粒子的运动速度，它与带电粒子关系如下。

$$\mu = \frac{v}{E} = \frac{Q}{6\pi r\eta}$$

从上式可见，粒子带净电荷量愈多、直径愈小、愈接近球形，在电场中移动速度愈快。

（二）电泳分析的基本方法

1. 电泳的主要分离模式　依据工作原理的不同，电泳分离模式分为移动界面电泳、区带电泳（zone electrophoresis）、稳态电泳（或称置换电泳）等。其中，区带电泳、稳态电泳是临床检验领域中常用技术。常用的电泳分析方法包括：醋酸纤维素薄膜电泳、凝胶电泳、等电聚焦电泳、双向凝胶电泳、毛细管电泳等。

2. 电泳图谱的定量分析　临床生化检验常用的电泳系统中，除电泳单元、染色单元外，还有分析检测装置，如由计算机控制的光密度扫描仪，可对样本电泳、染色后的电泳条带直接扫描，绘制曲线图、计算相对面积，得出各电泳条带的相对百分比等。

二、电泳仪的结构组成与工作原理

临床生化检验常用的电泳系统通常为支持物电泳（区带电泳），依据自动化程度的不同可分为普通电泳仪和自动电泳仪。

1. 普通电泳仪　普通电泳仪的自动化程度低，其电源、电泳槽以及电泳条带分析装备（或扫描仪）等组成部分结构分离，加样、电泳、电泳后的染色和脱色等均需手工操作完成。

2. 自动电泳仪　自动电泳仪将电源、电泳槽、烘箱、染色缸等组合在一起，采用计算机对电泳过程进行控制，部分乃至全部操作由仪器自动完成。依据自动化程度分半自动或全自动电泳仪。全自动电泳仪主要由迁移/烘干/培养模块、染色/去色/烘干模块、键盘、荧光屏、电源装置和 PC 主板等部分组成。

（1）电泳整流器　电泳时供给一定电流和电压，并可根据试验要求作调整。特点是电泳完毕时具有及时报警功能；调节器可调节电泳的电压和时间，使电泳迁移长度标准化，并使电泳自动停止；当电流短路或超负荷时具有保护功能，还具有屏幕指示功能。

（2）电泳槽　有机玻璃制成的水平式电泳槽，多采用半干式水平电泳，使用生产厂家提供的专用电泳凝胶片。无需缓冲液和滤纸搭桥，将胶片倒置放上后，即可进行电泳，一般可于 1 小时内完成。

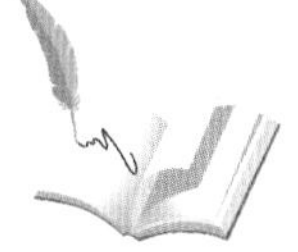

（3）烘箱　是对各种电泳凝胶片（如免疫电泳、免疫固定电泳等）快速处理的一种装置。较强的加热吹风喷射系统，使该箱温度快速上升并十分均匀，烘干时间大大减少。

（4）染色缸　有多个容器用于染色、脱色和固定。

（5）扫描仪　自动电泳仪所配备的光密度扫描仪，由计算机控制，可以分析多达30种不同的电泳条带，有些还可采用荧光法分析电泳条带。先进的光密度扫描仪还设计有多种扫描方式和打印装置，并有质量控制和统计功能，结果可存储和传输。

三、电泳分析的临床应用与注意事项

（一）电泳分析的临床应用范围

临床实验室常见的电泳以区带电泳应用最为广泛，主要有血清、尿液和脑脊液样本的蛋白质电泳、同工酶电泳等。

1. 蛋白质电泳

（1）血清蛋白电泳　许多疾病可使血清蛋白浓度和组分比例发生改变，形成具有一定特征的血清蛋白电泳图谱。如妊娠时 α_1 区带增高，伴有 β 区带增高；肾病综合征、慢性肾小球肾炎时呈现清蛋白下降，α_1、β 球蛋白升高；缺铁性贫血时，由于转铁蛋白的升高而呈现 β 区带增高；慢性肝病或肝硬化呈现清蛋白显著降低。

（2）免疫固定电泳　可对各类 Ig 及其轻链进行分型，最常用于临床常规 M 蛋白的分型与鉴定。一般用于单克隆 Ig 增殖病、本周氏蛋白和游离轻链病、多组分单克隆 Ig 病、多克隆 Ig 病的诊断和鉴别诊断。免疫固定电泳参见图 12－10。

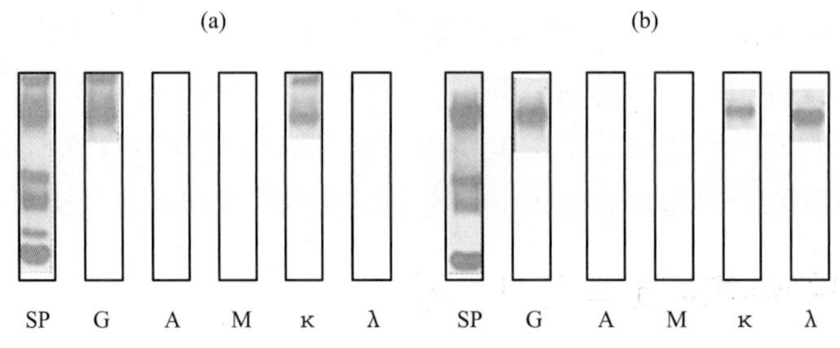

图 12－10　免疫固定电泳

（a）κ 型 IgG 双单克隆 M 蛋白；（b）κ 型 IgG 和 λ 型 IgG 单克隆 M 蛋白

SP 为患者本身的血清蛋白电泳对照；G、A、M、κ、λ 分别代表含抗 IgG、抗 IgA、抗 IgM、抗 Igκ 和抗 Igλ 抗血清

（3）脂蛋白电泳　主要用于高脂血症的分型、冠心病危险性估计，以及动脉粥样硬化及相关疾病的发生、发展、诊断和治疗效果观察的研究等。

（4）尿蛋白电泳　尿蛋白电泳的主要目的：①确定尿蛋白的来源。②了解肾脏病变的严重程度。尿蛋白电泳图见图 12－11。

2. 同工酶电泳

（1）肌酸激酶同工酶电泳分析　通过电泳分析，CK 同工酶可分为 CK－MM、MB 及 BB 三种组分。当颅骨损伤时，电泳图上出现明显的 CK－BB 峰，一般超过总 CK 的 2%。中度心肌梗死时，CK－MB 峰变得明显，占总 CK 的比例为 5%～12%。典型肝癌、肺癌患者 CK 同工酶图谱明显的特征是 CK－MM 峰表现出“双峰”现象，这个峰除了 MM 组分外，还存在“巨 CK”组分，MM 的比例由原来 95% 以上降到 20%～30%。CK 同工酶电泳图谱

见图 12－12。

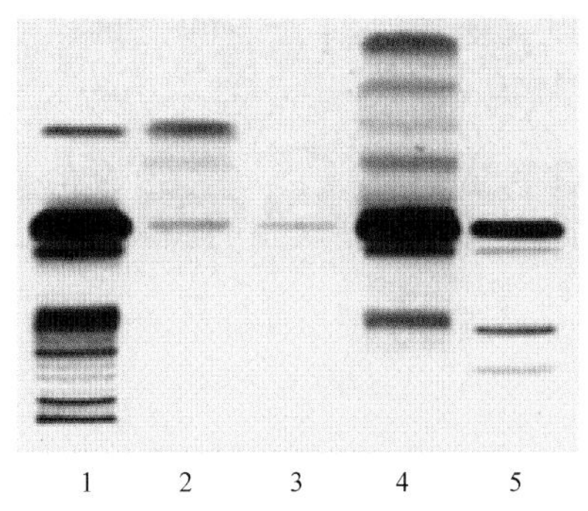

图 12－11　尿蛋白电泳

1. 非选择性肾小球蛋白尿；2. 肾小管蛋白尿；3. 生理性蛋白尿；
4. 混合性蛋白尿；5. 部分选择性肾小球蛋白尿

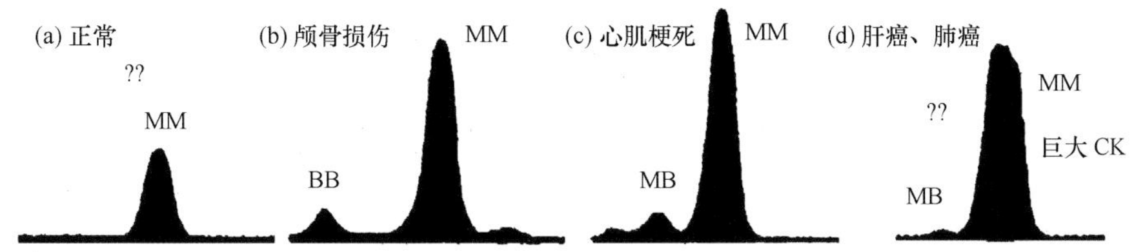

图 12－12　CK 同工酶电泳图谱

（2）CK 同工酶亚型电泳　CK－MM 亚型（$CK-MM_1$、$CK-MM_2$、$CK-MM_3$）和 CK－MB 亚型（$CK-MB_1$、$CK-MB_2$）可采用琼脂糖凝胶高压电泳进行快速分析，主要用于 AMI 的早期诊断，也可用于确定心肌再灌注、溶栓治疗后的病情观察。

（3）乳酸脱氢酶（LD/LDH）同工酶电泳　主要用于急性心肌梗死（AMI）（$LD_1>LD_2$）、肺梗死和急性肝炎等的诊断和鉴别诊断。LDH 同工酶电泳图谱见图 12－13。

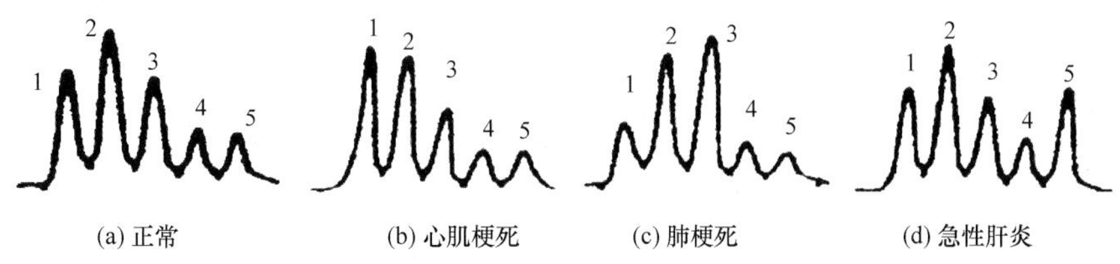

图 12－13　LDH 同工酶电泳图谱

3. 高效毛细管电泳　高效毛细管电泳广泛应用于生物医学，如甄别人类遗传性基因缺陷、基因定量分析、微生物学和病毒学分析等。在临床检验中，主要用于糖、蛋白质和核酸的检测等。

（二）电泳分析仪的性能

小型电泳仪的技术性能指标主要有：输出电压、输出电流、输出功率、电压稳定度、电流稳定度、功率稳定度、连续工作时间、显示方式、定时方式等。对于复杂的电泳仪，还有温度控制、制冷和加热等，以及自动化程度、检测灵敏度、分辨率、样品用量、环境污染等技术指标。为保证仪器的分析性能，应定期对电泳仪校准。主要评估仪器的校准过程是否符合要求，仪器状态是否合格。其报告主要内容包括：①仪器外周环境监测，包括环境温度、湿度、电源、灰尘、烟雾、震动状况等。②仪器保养维护，包括更换和维护配

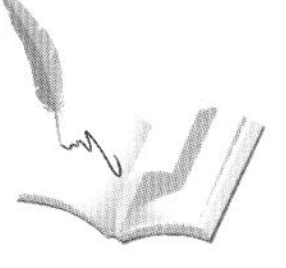

件包、机械调试情况等。③仪器机械运行状态，包括试剂桶、点样架/电极架、电泳仓等；仪器运行后是否有错误信息。④测试结果，包括直流电源、温度、液面感应器、风扇状态等。⑤染色槽状态。⑥光源状态等。

（三）电泳分析的注意事项

电泳分析的自动化，减少了手工操作的误差，但电泳分析与其他临床检验一样，要充分了解影响电泳的因素，开展全程质量控制，保证电泳分析结果的准确可靠。

1. 影响电泳的因素

（1）待分离物质的性质　生物分子所带的电荷、粒子大小和性质都会对电泳有明显影响。一般来说，粒子带的电荷量越大、直径越小、形状越接近球形，则其电泳迁移速度越快。

（2）缓冲液的性质　包括缓冲液 pH 和离子强度。①缓冲液 pH：溶液的 pH 决定了待分离生物分子的解离程度，从而对其带电性质、净电荷量产生影响，不仅影响其电泳方向，还影响其电泳的速度。②缓冲液的离子强度：为了保持电泳过程中待分离生物大分子的电荷以及缓冲液 pH 的稳定性，缓冲液通常要保持一定的离子强度。离子强度过低，缓冲液的缓冲容量必然减小，则不易维持 pH 的恒定；但如果离子强度过高，则会使电泳速度下降。一般最适宜的离子强度为 0.02～0.20mol/kg。

（3）电场强度　也称电位梯度，它是指单位长度的电位降（V/cm）。电压越高，电场强度越大，迁移率越大，带电粒子移动越快。但增大电场强度会引起通过介质的电流强度增大，而造成电泳过程产生的热量增大，引起介质温度升高，对电泳产生影响。

（4）支持介质的性质　包括支持介质的黏性吸附对泳动的阻碍作用、支持介质的分子筛和电渗作用。①支持介质的筛孔：支持介质的筛孔大小对待分离生物大分子的电泳迁移速度有明显的影响。在筛孔大的介质中泳动速度快，反之，则泳动速度慢。②电渗作用：在电场作用下液体对固体支持物的相对移动称为电渗。由于电渗现象往往与电泳同时存在，所以带电粒子的移动距离也受电渗影响，如电泳方向与电渗相反，则实际电泳的距离等于电泳距离减去电渗的距离。在选择支持物时应尽量避免选用具有高电渗作用的物质。

此外，温度升高时，介质黏度下降，分子运动加剧，引起自由扩散加快、区带变宽和分辨率下降。温度每升高 1℃，迁移率约增加 2.4%。缓冲溶液的黏度、缓冲溶液与带电粒子的相互作用等因素也都能影响电泳速度。

2. 电泳分析前质量控制

（1）电泳分析方法的选择　在进行电泳分析前，加强实验室与临床医生的沟通，宣传实验室所开展的电泳技术及应用，全面了解电泳仪的结构和原理、电泳结果的临床意义，合理使用电泳分析方法。

（2）标本的采集与保存　正确采集及保存标本是保证电泳分析结果准确的前提和保证。①标本采集：宜采集新鲜血液，分离血清作为电泳标本；避免标本溶血，否则导致电泳分析异常。脑脊液（CSF）标本也应以新鲜采集为最佳；在做 CSF 免疫固定电泳时，必须是对同一患者同时采集 CSF 标本和血清标本。尿液标本以新鲜的晨尿为佳。②标本保存：不能立即进行电泳分析的血液标本，应先分离血清，再保存。血清、脑脊液和尿液标本，在 2～8℃冷藏保存可稳定 1 周，－20℃冰冻至少可保存 1 个月，－40℃保存可长达 5 年。如血清标本加入 0.2g/L 的叠氮钠，其冷冻保存的稳定性更好。

（3）电泳试剂的保存　自动电泳仪配套试剂均有使用说明书，应按说明书要求保存电

泳试剂，避免因电泳试剂产生误差。大多数厂家使用的电泳载体为琼脂糖凝胶，其保存期至少在半年以上。

3. 电泳分析中的质量控制

（1）标本准备和使用 ①标本是否需要稀释或浓缩，应根据不同电泳要求而定。一般来说，血清蛋白电泳标本不需稀释；但免疫固定电泳标本一般需要稀释；尿液电泳分析时，如果尿中蛋白的浓度达不到15～20g/L，应对尿标本进行浓缩处理。②由于冷冻后的血清标本有时会变得黏稠或浑浊，影响血清的扩散，所以冷冻后的标本在电泳分析前要置于室温中平衡。③由于冷冻后的标本的蛋白或脂蛋白可能降解，故解冻后应予以标记，以便在结果分析时观察是否存在β－脂蛋白向阴极漂移；越陈旧的血清标本，电泳时这种漂移越明显。④标本量要求尽可能做到严格和精确，否则所定出的区带可能不一致或不清晰。

（2）电泳操作 自动化电泳与手工法电泳操作一样，应注意加样、电泳、染色等因素对电泳结果的干扰，如样品是否同时“点”在凝胶片上，电泳方式的选择是否正确，染色液是否足够，扫描胶片是否“对号入座”等。

（3）质控物正确应用 选择使用有效可靠的质控物，是保证电泳结果准确的重要步骤。①质控物应每天插入患者标本中进行操作，以判断电泳过程的可靠性。②自动化电泳分析的质控物已商业化，目前较成熟的商品化质控物主要用于血清蛋白电泳分析。在无合适商品化质控物的情况下，也可以考虑用正常人的血清制备质控物。

4. 电泳分析后的质量控制 电泳后的质量控制主要包括电泳结果的及时发送、对分析结果的正确解释和应用以及电泳分析后自动电泳仪的维护和保养等。

小结与展望

浊度分析法可分为透射浊度法和散射浊度法两大类。散射浊度分析仪主要由分析系统、计算机系统组成。质量控制包括抗原过剩校正、减少伪浊度、选择适宜的入射光波长和仪器校准等。浊度分析多用于特定蛋白含量的测定，临床主要应用于免疫功能、风湿及类风湿、肾脏功能、炎症状况、营养状况的监测等。

扫码“练一练”

电解质和血气分析是应用电化学分析技术和原理，采用电极对血液中Na^+、K^+、Cl^-、pH、$PaCO_2$、PaO_2等进行测定分析。基本定量方法有标准比较法、标准曲线法、标准加入法。分析仪一般由电极组、管路系统、电路系统等组成；仪器的维护保养主要是电极系统和管路系统的保养。质量控制包括分析前、分析中和分析后的质量控制。电解质和血气分析主要用于机体电解质平衡、呼吸功能和酸碱平衡状态的临床实验诊断。

电泳技术主要用于各种生物分子的分离分析。影响电泳的因素包括待分离物质、缓冲液、支持介质的性质和电场强度等。依据自动化程度，电泳分析分为普通、半自动或全自动电泳。电泳仪维护的重点是电极。与其他临床检验一样，电泳分析也应开展全程质量控制。临床实验室常见的电泳主要有血清、尿液和脑脊液样本的蛋白质电泳、同工酶电泳等。

随着仪器材料学、电子技术等学科的飞速发展，及其向生物医学和临床医学的渗透，临床生化分析仪器不断向智能化、模块化和即时检验方向发展。

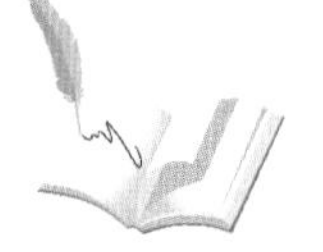

（刘忠民）

第十三章　临床生物化学即时检验技术

教学目标与要求

掌握　POCT概念，POCT的特点及使用原则，POCT的基本原理，便携式血糖检测仪的管理。

熟悉　POCT与传统实验室所用技术区别，POCT的管理要求。

了解　推动POCT快速发展的主要原因，POCT的评价与临床应用。

目前，医学检验已向两方面发展：一方面是各类大型、自动、高效率仪器设备相继问世；另一方面是实验仪器小型化，就是即时检验（point of care testing，POCT），其操作简便化、结果报告即时化的检验模式受到人们的青睐。即时检验是医学检验的一种新模式，以满足了人们在时间上的需求，使患者尽早得到诊断和治疗，也给传统的医疗模式带来新的机遇。

第一节　即时检验技术的定义与特点

一、即时检验技术的定义

扫码“学一学”

美国国家临床生物化学科学院（National Academy of Clinical Biochemistry，NACB）将POCT定义为：在接近患者治疗处，由未接受临床实验室学科训练的临床人员或者患者自己进行的临床实验室检验，即在传统、核心或中心实验室以外进行的一切检验。过去用得比较多的提法是“床边检测”。这个定义表明POCT的检验在本质上与传统、中心实验室所进行的检验在内容与项目上并无差异，两者均进行临床检验，检测结果应该是一致或近似的；但两者在场所和操作人员上又有明显不同，传统、中心实验室由经过训练的专业检验人员进行检验，在专业实验室的质量管理体系中能较好地保证检验结果的质量，而POCT是在未很好建立质量管理体系的非临床实验室场所由未经过检验专业训练的医务人员，甚至由患者进行的检验。

二、即时检验技术的特点

POCT主要特点是利用便携式设备快速得到检测结果。在医院内，POCT可在患者旁进行临床检测。在医院外，POCT可在采样现场即刻进行分析，无需复杂的标本处理，快速得到检测结果。一些特殊项目甚至在家里都可检测。虽然单个标本的测试费可能要高于大型仪器，但快速得出结果、操作简便、容易使用、不占用过多资源，如设备、人员，特别是缩短检测周转时间（turn around time，TAT），为及时诊断赢得时间，从而缩短了病程，总体上可以降低患者的医疗费用，能对患者实施连续监测、诊断、管理和筛查，也是人性化服务的最佳体现。因此POCT的含义理解成“快、边、便”三个字，“快”为快速、即时，

马上就能出检验结果；“边”为床边、身边，可以在患者床边、患者身边进行检测；“便”为简便、方便、便利，操作简便、使用方便、随身（车）携带。现将 POCT 与传统实验室所用技术进行对比，见表 13－1。

表 13－1　POCT 与传统实验室所用技术的区别

项目	传统实验室	POCT
可移动性	差	好
设备复杂性	复杂	简单
检测周转时间（TAT）	较慢	较快
标本鉴定	复杂	简单
标本处理	通常需要	不需要
标本量	相对较多	微量，有的不需要
仪器的操作	复杂	简单
试剂	需配制	即时可用
耗材	种类多	种类少
校准	频率高	频率低
质控	频率高	频率低
检测结果质量	高	一般
检测费用	低	高
对操作者要求	专业人员	非专业人员经简单培训
综合使用成本	高	低

总而言之，POCT 是当前检验医学发展的重要组成部分，是检验科大型仪器集中进行检验之外的补充，两者相辅相成。

第二节　即时检验技术的基本原理

即时检验实际上是缩短标本 TAT 的现场检验。简便快速的检验方法和便携式的小型仪器是其实施的必要条件。如今，临床化学、免疫测定、血液学和微生物学等检验领域均有适用于检测单份标本的仪器和试剂，根据不同的测定原理与应用归类如下。

扫码“看一看”

一、干化学技术

干化学分析技术是相对于湿化学技术而言的，是指将多种反应试剂干燥、固定在纸片上，将液体检测样品直接加到不同项目的干燥试剂条上，以被测样品的水分作为反应介质，引起特定的化学反应，从而产生颜色反应，用肉眼观察（定性）或仪器检测（半定量）。干化学技术结构见图 13－1。

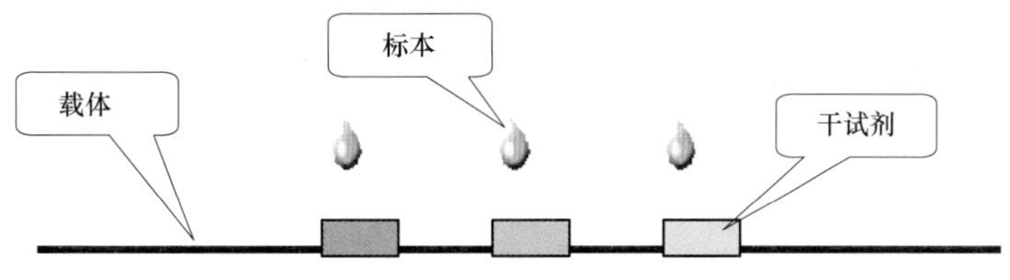

图 13－1　干化学技术结构示意图

干化学测定主要具备以下特点：检验速度快，标本无须预处理，操作简便，一般在 3～4 分钟内即可得出检验结果，无须贮备任何其他试剂或配制任何溶液。它不仅可用于定性检

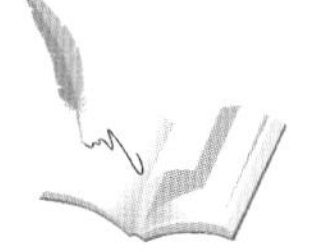

查，还发展成半定量的分析方法，已成为临床检验中一类重要的方法。因此，干化学测定在临床检验中普遍采用，包括单项检测试纸和多项检测试纸。单项检测试纸一次只能测一个项目，如目前被广泛应用的血糖检测试纸、血氨检测试纸、尿糖检测试纸等。多项检测试纸是根据各测试项目的试纸块本身的 pH 和各试纸块的物理、化学性能不同，对其进行分段排列。如尿液分析增至十多项：尿蛋白、尿糖、隐血、胆红素、尿胆素原、酮体、比重、亚硝酸盐和细菌尿等。

二、多层涂膜技术

多层涂膜技术借鉴了干化学技术，从感光胶片制作技术移植而来。将多种反应试剂依次涂布在片基上，制成干片。当标本加到最上层后，样本中的水与待检物质向下一层一层渗透，并将涂层上的化学物质溶解，进而发生颜色变化，以反射光度计进行检测，从而定量分析出待检物质的浓度。采用多层涂膜技术制成的干片，比干化学纸片平整均匀，具有选择性过滤的功能，减少测定过程中干扰物质的影响。因此，多层涂膜技术非常成熟、稳定，在临床检验中应用较普遍，多用于全自动生化分析仪，尤其适合急诊检验。其检测项目也很广泛，如血糖、尿素、肌酐、淀粉酶、胆碱酯酶、胆红素、部分药物等 40 余项目。

三、免疫层析技术

（一）胶体金免疫标记技术

胶体金免疫标记技术又称免疫金标记技术，是即时检验中应用较广泛的方法，用胶体金标记单克隆抗体，可用于快速检测蛋白质类和多肽类抗原。主要有斑点免疫金渗滤法（DIGFA）和斑点免疫层析法（DICA）。配合小型检测仪，可做半定量和定量分析。

1. 斑点免疫金渗滤法 斑点免疫金渗滤法是以硝酸纤维素膜为载体，利用微孔滤膜的可滤过性，使抗原抗体反应和洗涤在一特殊的渗滤装置上，以液体渗滤过膜的方式迅速完成，又称滴金免疫测定法，简称滴金法。该法不需酶参与，更加简便、快速，在临床检验中应用日渐广泛。

渗滤装置是由塑料小盒、吸水垫料和点加了抗原或抗体的硝酸纤维素膜片三部分组成。塑料小盒可以是多种形状，盒盖的中央有一直径约 0.4 ~0.8cm 的小圆孔，盒内垫放吸水垫料，硝酸纤维素膜片安放在正对盒的圆孔下，紧密关闭盒盖，使硝酸纤维素膜片贴紧吸水垫料。渗滤装置又称为滴金法反应板，渗滤装置结构（图 13 –2）。在孔中的 NC 膜上点加 1 ~2 ml 特异性抗体或抗原，室温自然干燥，保存于含干燥剂的密封塑料袋中备用。滴金法试剂盒的三个基本试剂成分是滴金法反应板、免疫金复合物和洗涤液。为了提供质控保证，还应包括参照品。

滴金法的质量控制常采用在硝酸纤维素膜上点加质控点的方法。质控小圆点多位于反应斑点的正下方。有将包被斑点由圆点改成短线条式的，质控斑点横向包被成横线条，如“ –”；反应斑点纵向包被成竖线条，如“ | ”；两者相交成“ +”。这样，阳性反应结果在膜上显示红色的正号（ +），阴性反应结果则为负号（ –），目视判断直观、明了。

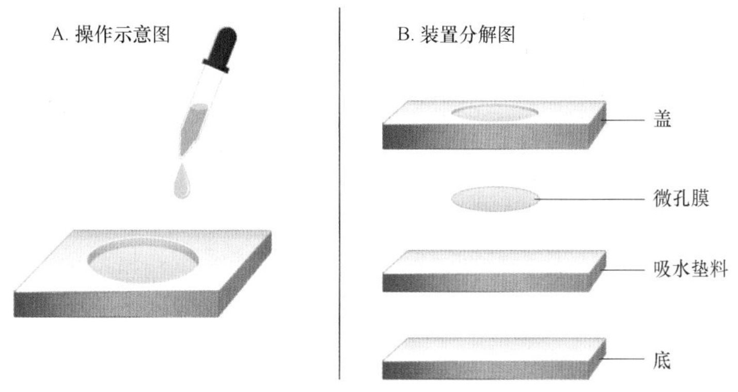

图 13－2　免疫渗滤装置及操作示意图

2. 斑点免疫层析法　斑点免疫层析法（DICA）简称免疫层析法（ICA），也以硝酸纤维素膜为载体，但利用了微孔膜的毛细血管作用，滴加在膜条一端的液体慢慢向另一端渗移，犹如层析一般。在试剂形式和操作步骤上更为简化，只用一个试剂，只有一步操作。

测定时将试纸条下端浸入液体标本中，下端吸水材料即吸取液体向上端移动，流经干片上的免疫金复合物处时使其复溶，并带动其向膜条渗移。若标本中有待测特异抗原，即可与免疫金复合物之抗体结合，此抗原抗体复合物流至测试区即被固相抗体所获，在膜上显出红色反应线条。过剩的免疫金复合物继续前行，至参照区与固相抗小鼠 IgG 结合，而显出红色质控线条。反之，阴性标本则无反应线条，而仅显示质控线条。

上述两种试验的共同特点是：简便、快速、单份测定，除试剂外无需任何仪器设备，且试剂稳定，因此特别适用于急诊检验。但这类试验不能准确定量，所以主要限于检测正常体液中不存在的物质（如传染病的诊断）以及正常含量极低而在特殊情况下异常升高的物质（如 HCG 等）。

（二）免疫荧光技术

免疫荧光技术是用荧光物质标记抗体而进行抗原定位或抗原含量检测的技术。许多新一代 POCT 仪器使用了免疫荧光技术，检测系统由一个荧光读数仪和检测板组成（图 13－3）。检测板使用的是层析法，分析物在移动的过程中形成免疫复合物的形式。通过检测板条上激光激发的荧光，可同时定量检测以 pg/ml 为单位的检测板条上单个或多个标志物。用于心肌损伤试验：肌球蛋白、CK、CK－MB 和肌钙蛋白Ⅰ（cTnⅠ）。由于该方法需荧光测定，因此凡是影响荧光的发生及检测的因素，均可以导致结果的偏差。

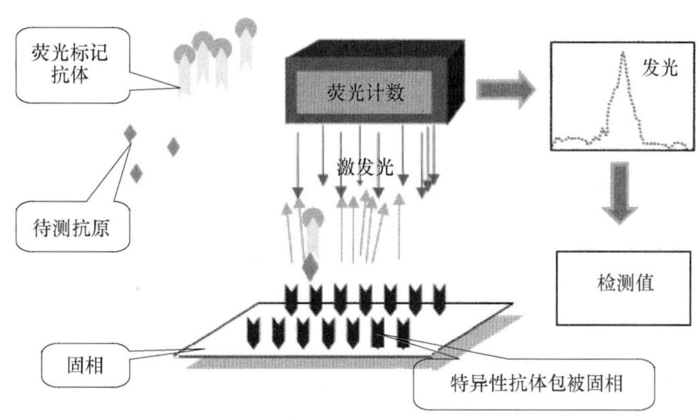

图 13－3　免疫荧光技术实验原理示意图

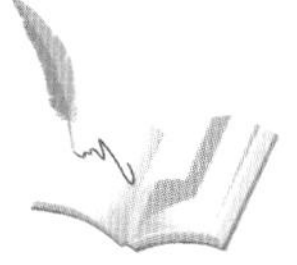

在时间分辨免疫荧光分析（TRFIA）基础上建立的即时检验技术，可应用于疾病的诊断、食品安全和毒品筛查，已成为生物医学研究和临床超微量生物化学检验中常用的分析手段之一。

四、选择性电极技术

选择性电极多层膜法的干片包括两个完全相同的“离子选择性电极”，两者均由离子载体（敏感）膜、内部参比层、银/氯化银层、支持层组成，由纸桥（盐桥）相连（图 13－4）。测定时，待检标本和参比液同时分别滴加到表层相邻的加样槽内，几分钟后再通过高灵敏度的电压计检测两电极的电位差。电位差与电解液离子活度（浓度）的对数值线性相关，采用插入法与校准曲线对比即可获得待测物质的浓度。

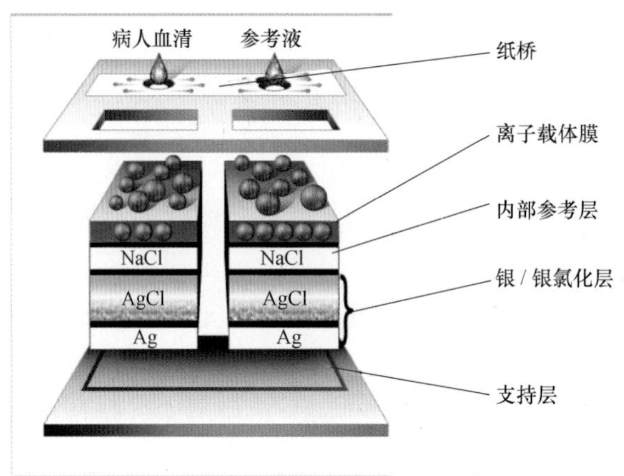

图 13－4　选择性电极多层膜结构示意图

基于差示电极法原理的多层膜片系一次性使用，标本用量少，适合替代湿化学法，用于急诊标本检测。这种多层膜法与传统的离子选择电极法（ISE）检测电解质有较大的差别。

由于电位与测量的电解液活度的对数值呈线性关系，因此测量电位的小误差被放大后导致最后结果的大误差。电化学槽电位测量的不稳定性（ISE 参考电极）和来自电极模式的电子噪声或体外探针改变了电解液阅读的精确性。ISE 对自由阳离子和阴离子的反应也可影响检测结果。自由离子的活性受 pH 影响，pH 影响自由离子和蛋白结合离子的平衡，因为 H^+ 和自由离子竞争蛋白结合位点。例如 pH 改变后影响了 Ca^{2+} 平衡和 Mg^{2+} 平衡，高脂血症或假高钠血症会导致直接测量的错误率上升。

仪器对检测环境的温度和湿度要求高于传统的分析仪器，一旦超过允许范围必须停止检测。试剂储存温度为－20℃，复温时要求室温放置 60 分钟，否则，检测结果会受到影响。

五、红外和远红外分光光度技术

红外和远红外分光光度技术常用于制作经皮检测仪器，用于检测血液中血红蛋白、胆红素和葡萄糖等多种成分。这类床边检验仪器可连续监测患者血液中的目标成分，无需抽血，可避免抽血引起的交叉感染和血液标本的污染，降低每次检验的成本和缩短 TAT。但是，这类经皮检测仪器的准确性有待提高。

非侵入性仪器不需要通过静脉穿刺或手指针来采集血液。除无损伤血糖仪外，另一个非侵入性仪器是用来监测胆红素的仪器，临床已用于监测新生儿高胆红素血症发展的进程。还有一些装置用来测量汗液以排除膀胱纤维变性。应用于体内、体外非侵入性仪器的试验原理中有一些新的方法，如反相离子电渗、联合电位计、电流计和光学方法。可用于检测血气、pH、钠、钾、葡萄糖、胆红素和氧状态等。体内外监测适用于 ICU 和急诊科，从而代替一系列体外血液试验。除了医院，非侵入性仪器也可在家庭中应用。

六、生物传感技术

生物传感技术是一个研究非常活跃的生物技术领域。新一代 POCT 仪器使用生物传感器，是利用离子选择电极、底物特异性电极、电导传感器等特定的生物检测器。用它可以对生物体液中的分析物进行超微量的分析，如电解质的检测。随着抗体固定技术和特异 DNA 序列的应用，生物传感器探针有望很快用于检测激素、药物、苛养菌、结核杆菌、衣原体、病毒（如人类免疫缺陷病毒）。

以干试剂传感器为例，拥有与电流计和光学试验方法相同原理，两种方法合并了膜技术和酶促反应。干试剂传感器中的酶、试剂和缓冲液在试纸条上以非活性干燥的形式存在。当与血液标本结合后，酶被激活。此技术已经用于测量凝血功能，如凝血酶原时间。体外血糖监测系统是干试剂传感器技术的另一个例子。监测器由一个仪表和一个试纸条组成。当试纸条上发生化学反应时，仪表能测量电流的产生和颜色的变化。

另外，组合酶化学、免疫化学、电化学和计算机技术，制成便携式快速检测血气（pH、PCO_2、PO_2等）和电解质（K^+、Na^+、Cl^-等）的仪器，已被广泛应用于临床。

七、生物芯片技术

生物芯片是新技术，将所有试样处理及测定步骤合并于一体，使样品检测和分析连续化、集成化、微型化，分析人员可在很短时间和空间间隔内获取以电信号形式表达的化学信息，以实现对细胞、蛋白、DNA 以及其他生物组分的准确、快速、高通量的检测。其特点是在小面积的芯片上同时测定多个项目。目前已经有基因芯片、蛋白质芯片、细胞芯片和芯片实验室等（图 13－5）。

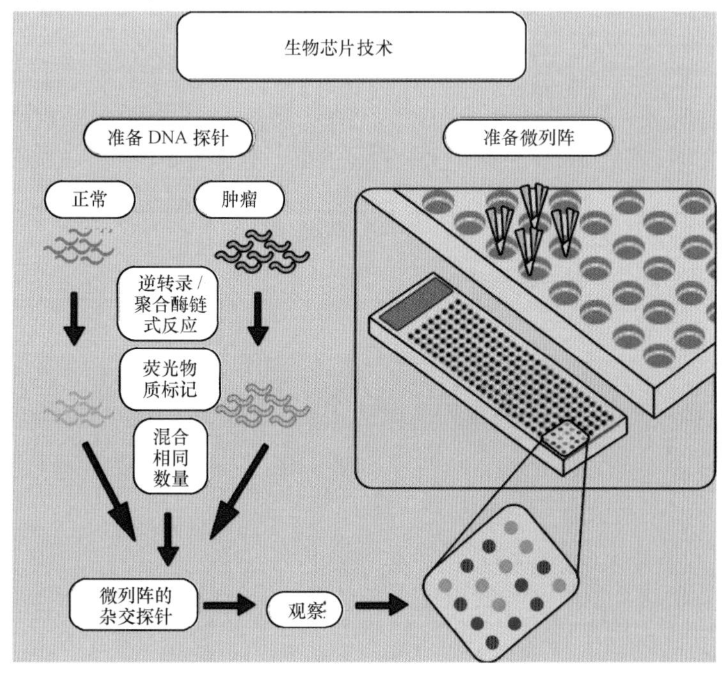

图 13－5 生物芯片技术示意图

生物芯片技术是用微细的加工技术构建的生物传感器芯片。芯片的大小可以是一个镍币大或更小，厚度是几个毫米。有不同材料和合成技术用于生产这种传感器芯片。生物传感器芯片有2个主要组成部分：传感器/电极和通道。用影印石版术将通道浇铸或蚀刻在材料表面，如硅、石英和塑料。通道引导试验标本流向传感器位置。芯片技术的突出优点是使分析仪器微型化。

血气分析仪就是POCT装置整合芯片技术到试验槽的一个例子。传感器是经微细加工的薄膜电极，采用半导体制造工艺技术生产。根据槽的模式和不同的传感器，如ISE电极和电导计电极，被配置在化学敏感膜或含化学试剂薄膜上进行特异试验。一旦标本被加到进样孔，毛细泵吸取样本通过塑料管进入微通道，引导血标本到达试验电极。

芯片技术使分析仪器微型化，让设备成为手提式。芯片技术还具有灵敏度高、分析时间短、高通量等优点。芯片技术目前用于研究实验室聚合酶链式反应（PCR）基因分型、DNA测序、肽和蛋白分析。基因芯片技术可进行基因突变、细菌耐药性分析、遗传病、肿瘤标志物的分析和免疫功能缺陷疾病的诊断。相信在不久的将来，芯片式的POCT仪将逐步应用到各个领域中。

第三节　即时检验技术的应用与管理

一、即时检验技术的应用范围

POCT既可与医疗直接相关，如医疗领域（医院、社区保健站、诊所、疾控中心、血站）、急救医学领域（120救护车、灾害医学救援、野战检验）和健康管理领域（家庭医疗）等，也可与医疗相去较远，如环境监测、食品安全监测、海关检疫、违禁药品筛查、生物反恐等。通过POCT平台的检测项目见表13-2。

表13-2　POCT平台的检测项目

专业	临床检验项目
生化	肝功能、肾功能、血气分析、电解质、血脂、心肌标志物、血糖、胆红素、乳酸盐、骨特异性碱性磷酸酶等
临检	血常规、凝血机制、尿常规、粪便隐血、尿微量蛋白等
免疫	肝炎标志物、HIV、梅毒、过敏原、肿瘤标志蛋白等
微生物	微生物的抗原检测，各种病毒的筛检、血清抗体检测等
其他领域	水、食品、餐具、农药、毒品、激素等

（一）医疗领域

1. 临床对患者血糖水平监测的应用　便携式血糖仪是最具代表性的POCT设备，因其用全血标本进行即时检测，标本无需抗凝、用血量少，无标本前处理过程，可以大大缩短检测周期，是医院、社区保健站、诊所以及家庭等最常用的监测血糖的设备。

2. 在急诊室、胸痛中心对心血管疾病方面诊治的应用　对急诊胸痛患者进行准确、快速的筛选分类是医院内急诊科和检验科医生面临的挑战之一。对于心血管疾病或是怀疑心血管疾病的患者，可用CRP检测仪对患者进行常规检测；在胸痛中心为了评估胸痛发生的原因，首先是进行心电图和心肌标志物的检查以尽快排除AMI，而患者在就诊后9~12小

时，Myo、CK－Mb 和 cTn 这些心肌标志物对急性心肌梗死的排除能提供可靠的依据；一旦确诊心肌梗死，再检测脑钠肽（BNP）对心衰功能进行评估，这有助于临床医生对 AMI 的诊治和对未来心脏事件的风险评估。

3. 在 ICU 内病情监控的应用　在 ICU 病房内 POCT 最能满足患者的危急、重症的病情需求。目前临床已经应用的 POCT 检测项目有血气、血糖、乳酸、电解质、降钙素、渗透压、凝血功能和血细胞比容等，除了胶体渗透压试验以外，其余的试验仅需采集 0.2ml 血，在患者床边 2～5 分钟即可完成，其中包括标本的运输、分析和报告。因外，在 ICU 全天 24 小时配备专职护理人员，进行 POCT 检测能够降低经济成本，缩短报告时间。

4. 在儿科诊断中的应用　POCT 对儿童疾病的诊断具有检测简便、无创伤或创伤性小、样品需求量小、无需预处理、快速得出结果等特点，可以缩短就诊周期。除此之外，儿科还要考虑到儿童父母的满意度。POCT 能较好满足上述要求，如在诊断病情时父母可以一直陪伴在孩子身边，且能更好地与医护人员沟通交流。

5. 在感染性疾病中的应用　POCT 微生物检测的临床效果取决于检测本身的性能参数。检测的灵敏度和特异性及检测的条件决定了检测结果的预期值。实验结果的阳性预期值很高，建议进行诊断的可能性也越高，且治疗能被更快速地和更有把握地实施。此类微生物 POCT 如阴道毛滴虫滋养体湿试剂、疟原虫诊断试剂、人蛲虫试剂条及大多数的 A 族链球菌抗原免疫测定等。这些检测的阳性结果再加上病史和体检的一致结果，就能帮助医生确诊疾病。

（二）急救医学领域

因 POCT 检测仪器具有体积小、便于携带，操作简便，快速获得结果等特点，能有效地指导医生制订治疗方案，患者也能及时了解自己的病情。因此广泛应用于 120 救护车、灾害医学救援、野战检验等非医疗机构。

（三）健康管理领域

在强调以社区卫生服务为基础的医疗体系后，家庭健康护理市场迅速崛起和成长，这些趋势直接促进 POCT 在家庭健康护理市场中的应用。

（四）其他领域

POCT 还应用于如环境监测、食品安全卫生、海关检疫、违禁药品筛查、戒毒中心、生物反恐等。

二、即时检验技术应用的管理

1995 年 CLSI 的前身即美国临床实验室标准化委员会（National Committee for Clinical Laboratory Standards，NCCLS）发表了 AST2－P 文件，即床边体外诊断检验导则（Point of Care in Vitro Diagnostic Testing Proposed－Guideline），对 POCT 进行规范，该导则已被英国、日本、瑞典、丹麦、法国等国家接受和应用。1996 年美国临床化学协会（American Association for Clinical Chemistry，AACC）成立 POCT 分会。我国于 2006 年成立的中国医院协会临床检验管理专业委员会 POCT 分委员会发布了 POCT 实施方法（草案）。

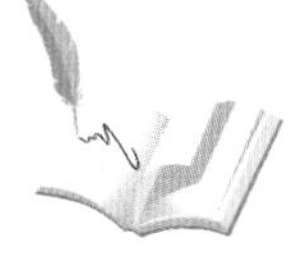

2014 年中国医学装备协会 POCT 装备技术专业委员会也发布了《现场快速检测 POCT 院内管理规范》建议草案和《POCT 专家共识》。POCT 的使用原则如下：①开展 POCT 的

主要目的是方便患者，尽早而又价廉地得到可靠检验结果。②尽管 POCT 可允许非检验人员操作，但任何地方开设 POCT 必须接受政府有关部门的评审，有相应的规章制度、人员培训认可证书、使用仪器的认可、质量保证、质量控制措施、具体记录和检验科的协调等，认证后方可开展。③必须参加政府指定的室间调查评价，随时接受政府有关部门的质量评估，不合格者取消资格。④医院内开展 POCT 必须按照国家、地方及医院相关要求进行，POCT 方法须和医院检验科的检测方法进行方法学对比，认可后方可使用。⑤每项 POCT 都必须有书面操作手册，含试剂、设备校准、质量控制、操作步骤、结果报告、方法局限性、参考区间、注意事项等。

（一）便携式血糖检测仪的管理

糖尿病患者的血糖自我监测（self - monitoring of blood glucose，SMBG）是糖尿病治疗过程中常用的检测内容，有助于及时了解血糖控制情况。采用 POCT 方式的便携式血糖仪在 SMBG 中得到广泛应用。因不同血糖仪检测血糖结果的不精密度较大，所以不一定能适用于糖尿病的诊断和筛查。为规范便携式血糖检测仪的临床使用，提高医疗机构血糖检测质量和检测水平，2010 年 12 月 30 日原卫生部办公厅印发了《医疗机构便携式血糖检测仪管理和临床操作规范（试行）》的通知。

1. 医疗机构血糖仪管理基本要求

（1）社会层面应由第三方检测或认证机构、POCT 行业协会、POCT 管理委员会共同组织管理，同时由国家药品监督管理局监管。

（2）成立院内 POCT 管理委员会，由医院主管领导和医务科负责，各相关部门质量管理科、护理部、检验科以及开展 POCT 的临床科室医生、护士如内科、外科、手术室、急诊科等参与。在医务科等相关科室设立一个 POCT 协调员岗位，具体负责管理工作。

（3）建立健全血糖仪临床使用管理的相关规章制度。应编写血糖仪管理规程并认真执行，操作规程应符合厂商和管理部门相关规定的要求，包括：①标本采集规程（如正确采集标本的详细步骤、适用的标本类型、标本储存要求、防止交叉感染的措施等）。②血糖检测规程。③质控规程（如制订完整的血糖及质控品检测结果的记录及分析）。④检测结果报告规程，特别是对于过高或过低的血糖检测结果，应当提出相应措施建议。⑤废弃物处理规程。应明确对使用过的废弃物（如采血器、试纸条、消毒棉球等）的处理方法。⑥仪器和试剂的贮存、维护和保养规程。

（4）评估和选择合适的血糖仪、相应的试纸和采血器，并对使用的所有血糖仪进行造册管理。血糖仪厂家和型号需相对统一，便于管理。

（5）定期组织医务人员培训和考核，对培训及考核结果进行记录，经培训并考核合格的医务人员方能在临床从事血糖仪的操作。培训内容应包括：血糖检测的应用价值和局限性、血糖仪检测原理、适用范围及特性、仪器、试纸条及质控品的贮存条件、标本采集、血糖检测的操作步骤、质量控制和质量保证、如何解读血糖检测结果、血糖检测结果的误差来源、血糖仪常见故障的排除、安全预防措施等。

（6）建立血糖仪检测质量保证体系。①血糖仪检测结果与本机构实验室生化方法检测结果的比对与评估，每 6 个月不少于 1 次。②每台血糖仪均应有室内质控记录，应包括测试日期、时间、仪器校准、试纸条批号和有效期、仪器编号和质控结果等。管理人员应当定期检查质控记录。③每天检测血糖前，首先应进行质控品检测。当更换试纸条批号、血

糖仪更换电池，或仪器及试纸条可能未处于最佳状态时，应重新追加质控品的检测。每种血糖仪均应有不同浓度葡萄糖的质控品，至少包括高、低两种浓度。④失控分析与处理，如果质控结果超出范围，则不能进行血糖标本测定。应当找出失控原因并及时纠正，重新进行质控测定，直至获得室内质控结果在控后方可进行血糖标本测定。⑤采用血糖仪检测血糖的医疗机构均应参加血糖检测的室间质量评估。

2. 血糖仪的选择　①必须选择符合血糖仪国家标准，经 NMPA 登记注册准入临床应用的血糖仪。②同一医疗单位原则上应当选用同一型号的血糖仪，避免不同血糖仪带来的检测结果偏差。③准确性要求，血糖仪检测与实验室参考方法检测的结果间误差应当满足以下条件：当血糖浓度 <4.2mmol/L 时，至少 95% 的检测结果误差在 ±0.83mmol/L 的范围内；当血糖浓度≥4.2mmol/L 时，至少 95% 的检测结果误差在 ±20% 范围内；100% 的数据在临床可接受区。④精确度要求，不同日期测量结果的标准差（*s*）应当不超过 0.42 mmol/L（质控液葡萄糖浓度 <5.5mmol/L）和变异系数（CV%）应当不超过 7.5%（质控液葡萄糖浓度 >5.5mmol/L）。⑤操作简便，图标易于辨认，数值清晰易读。血糖仪数值应为血浆校准。单位应为国际单位“mmol/L”。⑥血糖检测的线性范围至少为 1.1 ~27.7mmol/L，低于或高于检测范围，应当明确说明。⑦标本适用的红细胞压积范围至少为 30% ~60%，或可自动根据红细胞压积调整。⑧末梢毛细血管血适用于在所有血糖仪上检测。但采用静脉、动脉和新生儿标本检测血糖时，应当选用适合于相应标本的血糖仪。⑨血糖仪应当配有一次性采血器以进行采血，试纸条应采用机外取血的方式，以避免交叉感染。⑩不同血糖仪因工作原理不同而受常见干扰物的影响也不同。应根据具体应用选用适宜的血糖仪。常见的干扰因素有温度、湿度、海拔高度，以及乙酰氨基酚、维生素 C、水杨酸、尿酸、胆红素、三酰甘油、麦芽糖、木糖等物质。

3. 血糖检测操作规范化流程

（1）测试前准备　检查试纸条和质控品贮存是否恰当；检查试纸条的有效期及条码是否符合；清洁血糖仪；检查质控品有效期。

（2）血糖检测　用 75% 乙醇擦拭采血部位，待干后进行皮肤穿刺；采血部位通常采用指尖、足跟两侧等末梢毛细血管全血，水肿或感染的部位不宜；皮肤穿刺后，弃去第一滴血液，将第二滴血液置于试纸上指定区域；严格按照仪器制造商提供的操作说明书要求和操作规程（SOP）进行检测；结果记录包括被测试者姓名、测定日期、时间、结果、检测单位、检测者签名等；出现血糖异常结果时应采取以下措施：重复检测一次，并通知医生，必要时复检静脉生化血糖。

4. 影响血糖仪检测结果的主要因素

（1）检测标本　①血糖仪检测标本是毛细血管全血葡萄糖，而实验室检测标本是静脉血清或血浆葡萄糖，采用血浆校准的血糖仪检测数值空腹时与实验室数值较接近，餐后或服糖后毛细血管葡萄糖会略高于静脉血糖，若用全血校准的血糖仪检测，数值空腹时较实验室数值低 12% 左右，餐后或服糖后毛细血管葡萄糖与静脉血浆糖较接近。这可能由于餐后或服糖后动脉、毛细血管、静脉血糖梯度差比空腹时大，而全血校准的血糖仪比实验室数值低 11% ~12%，因此全血校准的血糖仪在餐后或服糖后检测毛细血管葡萄糖结果增高正好抵消自身在方法学上与实验室检测标本差距。②由于末梢毛细血管是动静脉交汇之处，因此其标本中葡萄糖含量和氧含量与静脉血样是不同的。③因血糖仪采用标本大多为全血，血糖仪检测毛细血管全血葡萄糖是血浆内葡萄糖，红细胞压积越高，血浆量越少，因此相

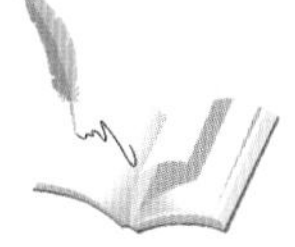

同血浆葡萄糖水平时，随着红细胞压积逐步增加，全血葡萄糖检测值会逐步降低。若有红细胞压积校准的血糖仪可使这一差异值减到最小。

（2）检测技术　目前临床使用的血糖仪的检测技术均采用生物酶法，主要有葡萄糖氧化酶（GOD）和葡萄糖脱氢酶（GDH）两种，而 GDH 还需联用不同辅酶，分别为吡咯喹啉醌葡萄糖脱氢酶（PQQ－GDH）、黄素腺嘌呤二核苷酸葡萄糖脱氢酶（FAD－GDH）及烟酰胺腺嘌呤二核苷酸葡萄糖脱氢酶（NAD－GDH）三种。不同酶有不同的适应人群，应根据不同患者的情况选用不同酶技术的血糖仪。GOD 血糖仪对葡萄糖特异性高，不受其他糖类物质干扰，但易受氧气干扰。GDH 血糖仪无需氧的参与，不受氧气干扰。FAD－GDH 和 NAD－GDH 原理的血糖仪不能区分木糖与葡萄糖，PQQ－GDH 原理的血糖仪不能区分麦芽糖、半乳糖等糖类物质与葡萄糖，经突变改良的 Mut. Q－GDH 原理的血糖仪不受麦芽糖、木糖等糖类物质干扰。

（3）药物　内源性和外源性药物的干扰，当血液中存在大量干扰物时，血糖值会有一定偏差。具体干扰物如前所述。

（4）环境　pH、温度、湿度和海拔高度都可能对血糖仪的检测结果造成影响。

（二）即时检验技术的评价

1. 理想 POCT 仪器所应具备的特点　①仪器小型化，便于携带。②操作简单。③缩短 TAT。④能获得权威机构的质量认证。⑤ 检测费用合理。⑥能自动保存所有记录的微型移动系统。⑦仪器试剂检测后不会对环境产生污染。

2. POCT 发展趋势　技术多样化、体积小型化、结果从定性到定量、管理网络化、需求广泛化。

3. POCT 存在的问题　POCT 缺点：①政策法规不健全。②行政管理不明确。③使用者的质量管理体系不完善。④产品质量和技术要求不统一。⑤检验成本偏高。⑥报告书写不规范。⑦没有循证医学评估等。

扫码“练一练”

小结与展望

POCT 是指可在患者身边或就近进行的检验，不需要太多的时间，也不需要特定的地方，可在实验室以外的场所进行。目前有干化学技术、多层涂膜技术、免疫层析技术、选择性电极技术、红外和远红外分光光度技术、生物传感技术、生物芯片技术等。因其具有快速、方便、准确等优点，广泛应用于临床检验、慢病监测、应急反恐、灾害医学救援、食品安全、毒品检验等公共卫生领域，已成为当前医学检验发展的潮流和热点。

随着生物科技、新材料等高新技术的快速发展，POCT 技术不断向实时、定量和检测设备小型化的方向发展。但新兴的 POCT 技术的应用及其管理有一个发展过程。特别是政策法规不健全、行政管理不明确等问题，相信国内统一的标准出台、网络化的信息沟通、中心实验室全面管理策略、基因芯片等平台发展，POCT 与其他检测技术有效结合，成为社会卫生保健系统的重要补充部分。

（张　瑾）

第十四章 蛋白质和含氮化合物的生物化学检验

教学目标与要求

掌握 血浆中几种重要蛋白质的测定与评价，血浆蛋白质电泳的测定与评价；高尿酸血症和痛风的发生机制。

熟悉 氨基酸的测定、评价与临床应用。

了解 苯丙酮酸尿症、酪氨酸尿症、同型胱氨酸尿症及嘌呤核苷酸代谢紊乱。

蛋白质（protein）是人体生命活动中最重要的物质，许多疾病情况下均有蛋白质代谢紊乱，导致血浆蛋白质的种类与含量发生变化，因而可对其进行分析并用于诊断疾病和监测病情等。氨基酸代谢紊乱则以遗传性为主，其发病率虽然很低，但种类多，对其诊断主要依赖于血、尿等体液的氨基酸分析。嘌呤核苷酸代谢紊乱可引起高尿酸血症和痛风，其发病率近年来逐渐上升。

第一节 血浆蛋白质的生物化学检验

随着检测技术的发展，许多微量血浆蛋白质的分析已变得比较容易，因而血浆蛋白质在临床诊断和病情监测等方面的应用日益广泛。

扫码“学一学”

一、血浆蛋白质概述

1. 前清蛋白 前清蛋白（prealbumin，PA）是由肝细胞合成的一种糖蛋白，因在电泳中迁移在清蛋白之前而得名。在血浆中半衰期很短，约2天，因此在营养不良或早期肝炎时，血浆PA浓度降低，往往早于其他血清蛋白质成分的改变，从而具有较高的敏感性。可作为营养不良的早期指标，亦作为肝功能不全的评价指标，是一种负性急性时相反应蛋白。

2. 清蛋白 清蛋白（albumin，Alb）又称白蛋白，由肝实质细胞合成，在血浆中半衰期约15～19天，是血浆中含量最多且唯一不含糖的蛋白质，占血浆总蛋白的57%～68%。其合成率主要由血浆中Alb水平调节，并受食物中蛋白质含量的影响。

3. α_1－抗胰蛋白酶 α_1－抗胰蛋白酶（α_1－antitrypsin，α_1－AT或AAT）是具有蛋白酶抑制作用的一种急性时相反应蛋白，占血浆中抑制蛋白酶活力的90%左右。在醋酸纤维素薄膜电泳中，是位于α_1区带的主要组分（约90%），血浆中的AAT主要由肝细胞合成，单核细胞、肺泡巨噬细胞和上皮细胞也少量合成，肝外合成的AAT在局部组织损伤调节中起重要作用。

AAT具有多种遗传表型，迄今已分离鉴定的有33种等位基因，其中最多见的是Pi^{MM}型，占人群的95%以上。另外还有两种蛋白称为Z型和S型，可表现为以下遗传分型：Pi^{ZZ}、Pi^{SS}、Pi^{SZ}、Pi^{MZ}、Pi^{MS}，S型蛋白与M型蛋白之间的氨基酸残基仅有一个差异。对蛋白酶的抑制作用主要与血循环中M型蛋白的浓度有关，以MM型的蛋白酶抑制能力作为

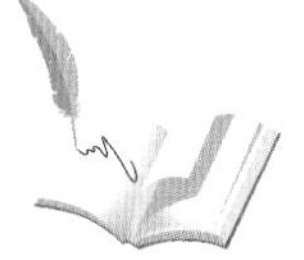

100%，ZZ 型的相对活力仅为 15%、SS 为 60%、MZ 为 57%、MS 为 80%，其他则无活性。

4. α_1 - 酸性糖蛋白 α_1 - 酸性糖蛋白（α_1 - acid glycoprotein，AAG），主要在肝合成，某些肿瘤组织及脓毒血症时的粒细胞和单核细胞亦可合成。AAG 是血浆中含糖量最高、酸性最强的糖蛋白，含糖量达 45%，包括等分子的己糖、已糖胺和唾液酸。AAG 的肽链结构与 Ig 轻链可变区及部分重链区、结合珠蛋白 α 链结构类似，说明 AAG 从 Ig 家系演变而来。AAG 分解代谢首先是其唾液酸分子降解，接着蛋白质部分在肝中很快降解。AAG 是一种典型的急性时相反应蛋白，在急性炎症时增高，与免疫防御功能有关。

5. 结合珠蛋白 结合珠蛋白（haptoglobin，Hp），又称触珠蛋白，也是一种急性时相反应蛋白和转运蛋白。在醋酸纤维膜电泳及琼脂糖凝胶电泳中位于 α_2 区带。Hp 分子是由 α 与 β 链形成 $\alpha_2\beta_2$ 四聚体，α 链有 α_1 及 α_2 两种，而 α_1 又有 α^{1F} 及 α^{1S} 两种遗传变异体；F 表示电泳迁移率相对为 fast，S 表示 slow，两种变异体的多肽链中只有一个氨基酸残基不同。由于 α^{1F}、α^{1S}、α_2 三种等位基因编码形成 αβ 聚合体，因此个体之间可有多种遗传表型，参见表 14-1。

表 14-1 结合珠蛋白的遗传表型

表型	亚单位的结构	组成
Hp1-1	$(\alpha^{1F})_2\beta_2$，$\alpha^{1F}\alpha^{1S}\beta_2$ $(\alpha^{1S})_2\beta_2$	相对分子质量约为 80 000，α 链含氨基酸残基 83 个，β 链含氨基酸残基 245 个
Hp2-1	$(\alpha^{1S}\alpha^2\beta_2)_n$ $(\alpha^{1F}\alpha^2\beta_2)_n$	相对分子质量为 120 000 ~ 200 000 的聚合体，由于 n 不同，可以在电泳中出现多条区带
Hp2-2	$(\alpha^2\beta)_n$ $n=3\sim8$	相对分子质量为 160 000 ~ 400 000，由于 n 不同，可在电泳中出现多条区带

6. α_2 - 巨球蛋白 α_2 - 巨球蛋白（α_2 - macroglobulin，α_2 - MG 或 AMG）是由肝细胞与单核吞噬细胞系统合成，是血浆中相对分子质量最大的蛋白质，半衰期约 5 天，但与蛋白水解酶结合为复合物后清除率加速。α_2 - MG 的主要特性是能与多种离子和分子结合，特别是能与蛋白水解酶如纤维蛋白溶酶、胃蛋白酶、糜蛋白酶、胰蛋白酶及组织蛋白酶 D 结合而影响这些酶的活性，是血浆中主要的蛋白酶抑制剂。

7. 铜蓝蛋白 铜蓝蛋白（ceruloplasmin，CP）是由肝实质细胞合成的一种含铜的 α_2 球蛋白，由于含铜而呈蓝色，故称为铜蓝蛋白。95% 的血清铜存在于 Cp 中，其余 5% 呈可扩散状态。在血循环中 Cp 可视为铜的无毒性代谢库。具有抗氧化作用，能调节铁的吸收和运输。

8. 转铁蛋白 转铁蛋白（transferrin，TRF）主要是由肝细胞合成的一种单链糖蛋白，能可逆地结合多价阳离子，包括铁、铜、锌、钴等，但只有与铁、铜的结合才有临床意义。每一分子 TRF 可结合两个 Fe^{3+}。血浆中 TRF 浓度受食物铁供应的影响，机体在缺铁状态时，血浆 TRF 浓度上升，经铁剂有效治疗后可恢复到正常水平。

9. C - 反应蛋白 C - 反应蛋白（C - reactive protein，CRP）由肝细胞合成，是第一个被认识的急性时相反应蛋白。电泳分布在慢 γ 区带，有时可以延伸到 β 区带，其电泳迁移率易受如钙离子及缓冲液成分的影响。因在急性炎症患者血清中出现的可以结合肺炎球菌细胞壁 C - 多糖的蛋白质而命名。血浆 CRP 指标极为灵敏，在急性心肌梗死、创伤、感染、炎症、外科手术、癌肿浸润时迅速显著地增高，一般在心肌梗死发生后 6 ~ 12 小时升高，

可达正常水平的2000倍。但CRP是一项非特异性指标。

10. 人血清淀粉样蛋白A　人血清淀粉样蛋白A（human serum amyloid A protein，SAA）是一种急性时相反应蛋白，属于载脂蛋白家族中的异质类蛋白质，分子量约12000。在急性时相反应中，经IL－1、IL－6和TNF－α刺激，SAA在肝脏中由被激活的巨噬细胞和纤维母细胞合成，可升高到最初浓度的100～1000倍，但半衰期短，只有50分钟左右。在机体感染，组织损伤、坏死、动脉粥样硬化、免疫性疾病和器官移植后排斥反应中，血清浓度均有变化。测定SAA的变化对临床诊断上述疾病以及监测病情变化和指导临床治疗均有重要意义。

二、血浆蛋白质测定与评价

（一）血清总蛋白质测定

1. 方法学概述　血清蛋白质测定方法很多，常用的有化学法、物理法和染料结合法。化学法包括凯氏定氮法、双缩脲法和酚试剂法。①化学法：凯氏定氮法是1883年Kjeldahl基于蛋白含氮量平均为16%，根据所测定的氮来换算成蛋白质的量，该法是蛋白质测定公认的参考方法。凯氏定氮法操作麻烦，程序复杂，且标本用量大，不适宜临床大批量的常规检测，目前仅用于蛋白质校正品的定值，是临床测定血清总蛋白首选的常规方法。缺点是测定的灵敏度较低且反应速度慢。Lowry法是1922年Folin－Wu提出福林酚试剂法，利用蛋白质中酪氨酸侧链的酚基可使磷钼酸还原而显蓝色定出酪氨酸的量，再根据酪氨酸在蛋白质中的含量，从而计算得到蛋白质的含量。1951年Lowry将该方法进行了改进，提高了方法的灵敏度，达到双缩脲法的100倍左右，可用于脑脊液和尿液中微量蛋白质的测定。由于标本中各种蛋白质所含酪氨酸的比例不一致，所以该法测定的准确性不够可靠，现已很少应用。②物理法：应用较多的是紫外分光光度法，该法是采用280nm和215/225nm紫外吸收值，计算蛋白质的含量。该法易受其他对紫外光具有吸收能力的物质干扰，准确性不如双缩脲法，因而不能作为常规方法广泛应用。但在测定蛋白质时无需加任何试剂，亦无需任何处理，可保留制剂的生物活性，且可回收全部蛋白质，多用于蛋白质的提取纯化。③染料结合法：蛋白质与染料结合的方法是测定蛋白质较灵敏而特异的一类方法，常用的染料有氨基黑、丽春红、考马斯亮蓝、邻苯三酚红钼。

2. 测定原理　双缩脲法测定血清中蛋白质的两个相邻肽键（—CO—NH—）在碱性溶液中能与二价铜离子作用产生稳定的紫色络合物。此反应和双缩脲在碱性溶液中与铜离子作用形成紫红色的反应相似，因此将蛋白质与碱性铜的反应称为双缩脲反应。生成的紫色络合物颜色的深浅与血清蛋白质含量成正比，故可用来测定蛋白质含量。

3. 方法学评价　双缩脲反应对肽键具有较高的专一性，所受的干扰因素小，最主要的干扰物质是右旋糖酐，血清中的右旋糖酐能与反应混合液中的铜和酒石酸结合形成沉淀，影响测定结果的准确度。其他的干扰物质包括胆红素、血红蛋白、脂浊、某些抗生素和铵盐等。在生化分析仪上采用双试剂两点定时法测定，可以有效消除上述的干扰。

（二）血清清蛋白测定

1. 方法学概述　染料结合法是目前临床检测清蛋白最常用的方法，常用的染料有溴甲酚绿（bromcresol green，BCG）和溴甲酚紫（bromcresol puple，BCP），其中BCG法是目前我国临床上测定清蛋白最常用的方法。

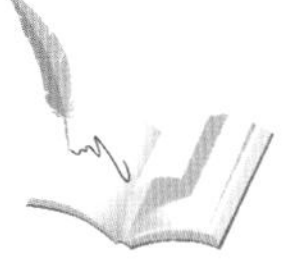

2. 测定原理 溴甲酚绿法测定是清蛋白具有与阴离子染料 BCG 结合的特性，而球蛋白与其染料结合较晚，故可在控制时间下直接测定血清蛋白。血清蛋白在 pH 4.2 的缓冲液中带正电荷，在有非离子型表面活性剂存在时，可与带负电荷的染料 BCG 结合形成蓝绿色复合物，其颜色深浅与清蛋白浓度成正比。与同样处理的清蛋白标准比较，可求得血清中清蛋白含量。

3. 方法学评价 BCG 也能与血清中多种蛋白质成分呈色，但呈色程度远弱于清蛋白，由于在 30 秒内呈色对清蛋白特异，故 BCG 与血清混合后，在 30 秒内读取吸光度，可明显减少非特异性反应。非离子型表面活性剂可增强 BCG－清蛋白复合物的溶解度，消除 BCG 同清蛋白反应时可能产生的沉淀，但其浓度变化可导致敏感度降低和直线性丧失，对测定结果有较大影响。

BCG 法灵敏度高、操作简便、重复性好，既可用作手工操作也可自动化分析，但要注意试剂标准化、标准品的选用、反应时间等，如不严格掌握，将会对测定结果造成严重影响。该法随着显色时间的延长，溶液色泽会加深，因为血清中除清蛋白以外还有与 BCG 迟缓作用的蛋白质，Corcoran 将 BCG 反应时间定为 10 秒（自动化法），就是为了防止非特异反应的干扰。BCG 是一种变色阈较窄的酸碱指示剂，受酸、碱影响较大，故所用的器材必须无酸、碱污染。胆红素和一般脂血对测定无明显干扰，血红蛋白浓度在 1000mg/L 以下无明显的干扰。药物中氨苄西林和安络血可产生明显的干扰反应。BCP 法测定的精密度较好，回收率高，而且不易受溶血、黄疸和脂血等临床常见因素的干扰，但线性范围较窄，与牛、猪等动物血清蛋白的反应性比与人的反应性低，而质控血清往往是动物血清，故其应用受限。

（三）特定蛋白质的测定

血清中的蛋白质因为都是由氨基酸组成，性质相似，故除清蛋白等少数蛋白质有某种特性可利用，因而能使用染料结合法等方法测定外，其他都需制备特异的抗血清，可采用免疫比浊法、免疫扩散法、化学发光免疫法、放射免疫法等方法测定。

目前临床上特定蛋白质多采用免疫比浊法测定，包括散射比浊法和透射比浊法，透射比浊法可在自动生化分析仪中测定，散射比浊法则通常需利用特定蛋白分析仪。目前免疫比浊法可以测定多种血清蛋白质，即 Alb、PA、AAT、AAG、Hp、AMG、CER、TRF、CRP，以及免疫球蛋白 IgG、IgM、IgA 和补体 C_3、C_4，这 14 种蛋白质，目前已有国际公认的标准参考物质。此外，免疫球蛋白轻链 κ 和 λ、甲胎蛋白（AFP）、β_2 微球蛋白等血液和尿液蛋白质也可用上述方法测定。

（四）蛋白质电泳测定

1. 方法学概述 1948 年 Wieland 等建立了区带电泳后，相继出现了滤纸、醋酸纤维素薄膜、淀粉凝胶、琼脂糖凝胶、聚丙烯酰胺凝胶等各种类型的电泳方法，并在临床生物化学检验中得到了广泛应用。1957 年 Kohn 开始将醋酸纤维素薄膜用于血清蛋白电泳分析。现在，醋酸纤维素薄膜或琼脂糖凝胶电泳检测血清蛋白已成为临床常规检测项目，常用染色剂有丽春红 S、氨基黑 10B 等，通过光密度扫描仪对染色的区带进行扫描可进行半定量分析，确定样品中不同蛋白质区带的百分含量。

2. 测定原理 血清蛋白电泳（serum protein electrophoresis，SPE）就是根据血清中各组分蛋白质分子量的不同，将各组分蛋白质分离开，分子大的泳动慢，分子小的泳动快，依次分为清蛋白、α_1－球蛋白、α_2－球蛋白、β－球蛋白（有时出现前 β－球蛋白区带属正

常）和γ－球蛋白5个区带或6个区带。血清蛋白质电泳图谱是了解血清蛋白质全貌的有价值的方法，在某些疾病时可作为较好的辅助诊断指标。

3. 方法学评价　醋酸纤维素薄膜电泳具有电泳时间短、染料吸附少等优点，但电泳时水分容易蒸发，醋纤膜不透光，光密度扫描前需先进行透明处理。低浓度的琼脂糖凝胶电泳相当于自由界面电泳，蛋白质在电场中可自由穿透，阻力小，不被凝胶吸附，使蛋白电泳图谱无拖尾现象，分辨清晰，透明度高，故电泳结束后无须进行透明处理。血清蛋白在醋酸纤维素薄膜电泳、琼脂糖凝胶电泳中能分离出5～6条区带，已能满足临床的一般要求。

三、血浆蛋白质测定临床应用

（一）血清总蛋白

1. 血清总蛋白浓度降低　①蛋白质合成障碍：当肝功能严重受损时，蛋白质合成减少，以清蛋白降低最为显著。②蛋白质丢失增加：严重烧伤，大量血浆渗出；大出血；肾病综合征尿中长期丢失蛋白质；溃疡性结肠炎可从粪便中丢失蛋白质。③营养不良或消耗增加：营养失调、低蛋白饮食、维生素缺乏症或慢性肠道疾病所引起的吸收不良使体内缺乏合成蛋白质的原料；长期患消耗性疾病可导致血清总蛋白浓度降低。④血浆稀释：如静脉注射过多低渗溶液或各种原因引起的水钠潴留。

2. 血清总蛋白浓度增高　①蛋白质合成增加：大多见于多发性骨髓瘤患者，此时主要是异常球蛋白增加，使血清总蛋白增加。②血浆浓缩：如急性脱水、休克、慢性肾上腺皮质功能减退等。

（二）血清蛋白

1. 低Alb血症　可见于下述许多疾病情况。①合成不足：如急性或慢性肝疾病及蛋白质营养不良或吸收不良等。②丢失过多：如各种原因使Alb从肾、肠道及皮肤丢失。③分解增加：由组织损伤或炎症等引起。④分布异常：肝硬化导致门脉高压时，由于Alb在肝合成减少和大量漏入腹腔的双重原因，使血浆Alb显著下降。⑤无Alb血症：是一种罕见的遗传性疾病，属先天性Alb合成缺陷，血浆Alb含量常低于1g/L。

2. 血浆中Alb增高　比较少见，当机体严重脱水时，可表现为相对增高，对监测血液浓缩有诊断意义。

至今已发现有20多种清蛋白的遗传变异类型，这些个体可以不表现病症，在血浆蛋白质电泳分析时清蛋白区带出现2条或1条宽带，有人称之为双清蛋白血症。当某些药物大剂量应用（如青霉素或水杨酸）而与清蛋白结合时，可导致这部分清蛋白电泳迁移率的加快而出现区带形状的改变。

血清蛋白浓度降低，通常与总蛋白降低的原因大致相同。急性降低主要见于大出血和严重烧伤；慢性降低见于肾病蛋白尿、肝功能受损、肠道肿瘤及结核病伴慢性出血、营养不良和恶性肿瘤等。血清蛋白低于20g/L，临床出现水肿。某些患者可同时出现清蛋白减少和球蛋白升高的现象，严重者A/G比值<1.0，这种情况称为A/G比值倒置。文献报道还有极少见的因清蛋白合成障碍，血清中几乎没有清蛋白的先天性清蛋白缺乏症。

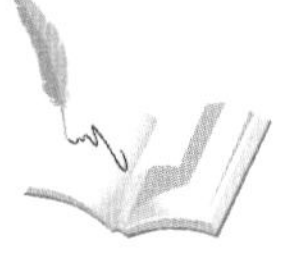

（三）特定蛋白质

临床对特定蛋白质的测定越来越受到了重视。

1. 急性时相反应蛋白 在急性炎症性疾病如感染、手术、创伤、心肌梗死和肿瘤等情况下，AAT、AAG、Cp、CRP、Hp 以及 α_1 - 抗糜蛋白酶、血红素结合蛋白、C_3、C_4、纤维蛋白原等血浆蛋白浓度会显著升高；而血浆 PA、Alb 与 TRF 则出现相应的降低。这些血浆蛋白质统称为急性时相反应蛋白（acute phase reaction proteins，APP），这种现象称为急性时相反应（acute phase reaction，APR）。下降的血浆蛋白质被称为负性急性时相反应蛋白。

2. 急性时相反应蛋白的评价 急性时相反应是对炎症的一般反应，没有疾病的特异性，常伴有体温和白细胞升高。在复杂的炎症防御过程，尤其是在补体和酶活性的调控中，APP 起一定的作用，这是机体防御机制的一个部分，其详尽机制尚未十分清楚。在损伤和炎症时细胞释放某些生物活性介质，即一些小分子蛋白质，如细胞因子，包括白介素，α 及 β 肿瘤坏死因子，干扰素以及血小板活化因子等，可导致肝细胞中 APP 的合成增加，以及 PA、Alb 和 TRF 在肝细胞中的合成减少。APP 中的不同蛋白升高的速度不同，例如单纯的手术创伤，C - 反应蛋白及 α_1抗糜蛋白酶在 6 ~ 8h 内即上升。继之在 12h 内 α_1AG 上升。在严重病例继之可见到 AAT、Hp、C_4及纤维蛋白原的增加，最后 C_3及 Cp 增加，2 ~ 5 天内达到高峰，同时伴有 PA、Alb 及 TRF 的相应下降。如无并发感染，则免疫球蛋白可以没有特殊变化，α_2MG 亦可无变化。因此结合后几项可以作为监测患者有否伴随失水及血容量变化的指标。检测 APP 有助于对炎症进程的监测和治疗效果的判断，尤其是检测那些升高最早和最多的蛋白质。常用的急性时相反应蛋白测定的临床意义见表 14 - 2。

表 14 - 2 常用的急性时相反应蛋白测定的临床意义

项目	临床意义
AAT	①AAT ZZ 型、SS 型甚至 MS 表型常伴有早年（20 ~ 30 岁）出现的肺气肿。低血浆 AAT 还可发现于新生儿呼吸窘迫综合征。②AAT ZZ 型蛋白聚集在肝细胞，可导致肝硬化。③AAT 在炎症、感染、肿瘤、肝病时浓度均显著增加，且与炎症程度相关
AAG	在风湿病、恶性肿瘤及心肌梗死等炎症或组织坏死时，一般增加 3 ~ 4 倍，3 ~ 5 天时出现浓度高峰。AAG 增高亦是活动性溃疡性结肠炎最可靠的指标之一。糖皮质激素增加，可引起 AAG 升高。而雌激素可减少 AAG 的合成。在营养不良、严重肝损害、肾病综合征以及胃肠道疾病致蛋白严重丢失等情况下，AAG 降低
Hp	①Hp 浓度升高可见于烧伤和肾病综合征引起大量清蛋白丢失的情况下，机体代偿性合成 Hp 增加，血浆 Hp 浓度明显增加。②Hp 浓度下降可见于溶血性疾病；严重肝病患者 Hp 合成降低；雌激素使 Hp 减少
α_2MG	低清蛋白血症，尤其是肾病综合征时，α_2MG 含量可显著增高。α_2MG 降低见于严重的急性胰腺炎和进展型前列腺癌治疗前。α_2MG 不属于急性时相反应蛋白
Cp	在肝豆状核变性（Wilson 病）、营养性铜缺乏和遗传性铜缺乏（Menkes 综合征）Cp 浓度减少。Cp 属于一种急性时相反应蛋白，血浆 Cp 在感染、创伤和肿瘤时增加。但在营养不良、严重肝病及肾病综合征时往往下降
TRF	在缺铁性贫血时，血浆铁含量减少，TRF 代偿性合成增加，铁饱和度减低。而铁利用障碍性贫血时，血浆铁含量正常或增高，TRF 正常或减低，铁饱和度增高。在炎症、恶性肿瘤等急性时相反应时，常随着清蛋白、前清蛋白同时下降。在营养不良及慢性肝脏疾病时下降
CRP	①结合病史监测疾病：如评估炎症性疾病的活动度。②监测系统性红斑狼疮、白血病和外科手术后并发的感染。③监测肾移植后的排斥反应等
SAA	在机体感染、组织损伤、坏死、动脉粥样硬化、免疫性疾病和器官移植后排斥反应中，血清浓度均有变化。测定 SAA 的变化对临床诊断上述疾病以及监测病情变化和指导临床治疗均有重要意义

（四）血清蛋白质电泳

1. 血清蛋白质电泳的正常图谱　血清蛋白在醋酸纤维素薄膜蛋白电泳后，由正极到负极可依次分为清蛋白、α_1 - 球蛋白、α_2 - 球蛋白、β - 球蛋白、γ - 球蛋白五条区带参见（图 11 - 1 A）；有时 β - 球蛋白区带中可分出 β_1 和 β_2 区带，β_1 中主要是 TRF，β_2 中主要是 C_3；各个区带中多个蛋白质组分可有重叠、覆盖，如 CP 常被 α_2 - MG 及 HP 所掩盖；两条区带之间也有少量蛋白质，如 IgA 位于 β 和 γ 带之间；某些蛋白质组分染色很浅，如脂蛋白和 AAG，其中的脂质或糖类不能被蛋白染料着色。

血清蛋白电泳各组分的含量通常采用各区带的浓度百分比（%）表示，也可将各区带百分浓度与血清总蛋白浓度相乘后，以绝对浓度（g/L）表示。

2. 血清蛋白质电泳的异常图谱

（1）血清蛋白质电泳的异常图谱分型：根据血清蛋白在电泳图谱上的异常特征，不少学者将其进行分型，使其有助于临床疾病的判断，参见表 14 - 3。

表 14 - 3　异常血清蛋白质电泳图谱的分型及其特征

图谱类型	TP	Alb	α_1	α_2	β	γ
低蛋白血症型	↓↓	↓↓	N↑	N	↓	N↑
肾病型	↓↓	↓↓	N↑	↑↑	↑	↓N↑
肝硬化型	N↓↑	↓↓	N↓	N↓	β - γ↑（融合）	
弥漫性肝损害型	N↓	↓↓	↑↓			↑
慢性炎症型		↓	↑	↑		↑
急性时相反应型	N	↓N	↑	↑		N
M 蛋白血症型		在 α - γ 区带中出现 M 蛋白区带				
高 α_2（β）- 球蛋白血症型		↓		↑↑	↑	
妊娠型	↓N	↓	↑		↑	N
蛋白质缺陷型		个别区带出现特征性缺乏				

在某些蛋白质异常增多的情况下，电泳图谱可出现异常区带。如高浓度的甲胎蛋白可表现为清蛋白与 α_1 区带间呈现一条清晰的新带；C - 反应蛋白异常增高可出现特殊界限的γ区带；单核细胞白血病可出现由于溶菌酶异常增多的γ后区带等。

（2）血清蛋白质电泳典型异常图谱：在以下异常电泳图谱中，肾病综合征、肝硬化较多见，且最具有特征性，在临床上诊断意义较大，见图 14 - 1。

（3）浆细胞病与 M 蛋白：血清蛋白电泳正常图谱上显示的宽 γ 区带的主要成分是免疫球蛋白，而免疫球蛋白由浆细胞产生。当发生浆细胞病（plasma cell dyscrasia）时，异常浆细胞增殖，产生大量单克隆免疫球蛋白或其轻链或重链片段，在患者的血清或尿液中可出现结构单一的 M 蛋白（monoclonal protein），蛋白电泳时即呈现一色泽深染的窄区带，此区带较多出现在 γ 或 β 区，偶见于 α 区。M 蛋白有三种类型：①免疫球蛋白型。②轻链型。③重链型。

3. 各电泳区带的主要蛋白质　血浆蛋白质的性质、功能及其与电泳区带的关系，参见表 14 - 4。

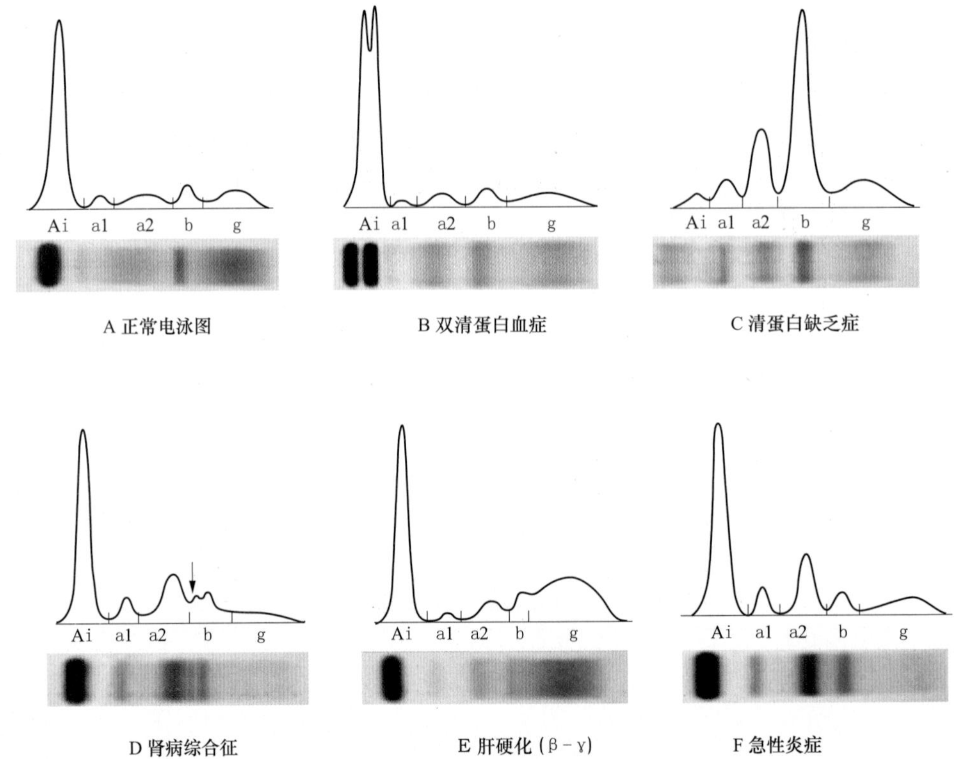

图 14－1　几种典型血清蛋白质电泳图谱及其扫描曲线

表 14－4　血浆蛋白质的性质与电泳区带的关系

电泳区带	蛋白质种类	半寿期（d）	分子量（$\times 10^3$）	等电点	含糖量（%）	成人参考区间（g/L）
前清蛋白	前清蛋白	0.5	54	－	－	0.2～0.4
清蛋白	清蛋白	15～19	66.3	4.7	0	35～55
α_1－球蛋白	α_1－抗胰蛋白酶	4	51	4.8	10～12	0.9～2.0
	α_1－酸性糖蛋白	5	40	2.7～3.5	45	0.5～1.5
	甲胎蛋白		69			3×10^{-5}
	高密度脂蛋白		200			1.7～3.25
α_2－球蛋白	结合珠蛋白	2	85－400	4.1	12	0.3～2.0
	α_2－巨球蛋白	5	725	5.4	8	1.3～3.0
	铜蓝蛋白	4.5	132	4.4	8～9.5	0.1～0.4
β－球蛋白	转铁蛋白	7	79.5	5.5～5.9	6	2.0～3.6
	低密度脂蛋白		300			0.6～1.55
	C_4		206		7	
	β_2－微球蛋白		11.8			0.001～0.002
	纤维蛋白原	2.5	340	5.5	3	2.0～4.0
	C_3		185		2	0.9～1.8
γ－球蛋白	IgA	6	160～170		8	0.7～4.0
	IgG	24	160	6～7.3	3	7.0～1.6
	IgM	5	900		12	0.4～2.3
	C－反应蛋白	0.8	115～140	6.2	0	0.008

第二节　氨基酸的生物化学检验

一、氨基酸代谢紊乱概述

氨基酸代谢紊乱一般分为两类，一是由于参与氨基酸代谢的酶或其他蛋白因子缺乏而引起的遗传性疾病，这是原发性氨基酸代谢紊乱；二是与氨基酸代谢有关的器官如肝、肾出现严重病变导致的继发性氨基酸代谢紊乱。遗传性氨基酸代谢紊乱种类很多，多数是缺乏某种酶引起。当酶缺陷出现在代谢途径的起点时，其催化的氨基酸将在血和尿中增加。当酶的缺陷出现在代谢途径的中间时，则此酶催化反应前的中间代谢产物便在体内堆积，同样使其血和尿浓度增加。当正常降解途径受阻，氨基酸可通过另外的途径代谢，此时血和尿中可能出现这一途径中的产物。表 14－5 列举了一些氨基酸遗传病的名称和体液的检测结果。

表 14－5　氨基酸遗传病的名称和体液的检测结果

疾病名称	缺乏的酶	血浆中增高的成分	尿液中增高的成分
苯丙酮酸尿症	苯丙氨酸羟化酶	苯丙氨酸、苯丙酮酸	苯丙氨酸、苯丙酮酸
Ⅰ型酪氨酸血症	延胡索酸乙酰乙酸水解酶	酪氨酸、甲硫氨酸	酪氨酸、对羟苯丙酮酸等
尿黑酸尿症	尿黑酸氧化酶	尿黑酸（轻度）	尿黑酸
同型胱氨酸尿症	胱硫醚合成酶	甲硫氨酸、同型胱氨酸	同型胱氨酸
组氨酸血症	组氨酸酶	组氨酸、丙氨酸、苏氨酸、丝氨酸等	
甘氨酸血症	甘氨酸氧化酶	甘氨酸	甘氨酸
槭糖尿症（支链酮酸尿症）支链酮酸氧化酶		缬氨酸、亮氨酸、异亮氨酸、相应的酮酸	
胱硫醚尿症	胱硫醚酶	胱硫醚胱硫醚	
Ⅰ型高脯氨酸血症	脯氨酸氧化酶	脯氨酸	脯氨酸、羟脯氨酸
精氨酸琥珀酸尿症	精氨酸琥珀酸酶	谷氨酰胺、脯氨酸、甘氨酸等	精氨酸琥珀酸
精氨酸血症	精氨酸酶	精氨酸	精氨酸、胱氨酸
胱氨酸尿症	（肾小管碱性氨基酸载体）		胱氨酸、精氨酸、赖氨酸、鸟氨酸
二羧基氨基酸尿症	（肾小管酸性氨基酸载体）		谷氨酸、门冬氨酸
亚氨基甘氨酸尿症	（肾小管亚氨基酸载体）		脯氨酸、羟脯氨酸、甘氨酸

二、氨基酸的测定与评价

近年，随着检测技术的进步及方法的改进，氨基酸检测的时间越来越短，灵敏度也越来越高。

（一）氨基酸自动化分析

氨基酸全自动分析仪主要由五个部分组成，即色谱系统、检测系统、加样系统、控制系统和数据处理系统。检测系统包括反应器、比色计或荧光计、记录器。检测系统中的比色法有的被荧光法所取代。所用的荧光试剂是邻苯二醛，它可检出 pmol 水平的氨基酸，但亚氨基酸不发生反应，必须加入某些氧化剂（如次氯酸钠）后才发生荧光反应，使仪器结构复杂化。

（二）氨基酸的纸层析和薄层层析

纸层析和薄层层析又分为单向和双向两种；单向层析一般适用于某一个或一组氨基酸增高时的筛选检测，如异常结果可进一步用双向层析分离，定量方法可用薄层扫描仪扫描计算（方法原理同电泳扫描仪）。

（三）氨基酸的化学法测定

1. 色氨酸测定 色氨酸与甲醛缩合，并被三氯化铁氧化，形成具有荧光的去甲哈尔曼（noreharman），用荧光分光光度计测定其荧光可做色氨酸定量。

2. 羟脯氨酸测定 羟脯氨酸主要以多肽形式存在，是体内胶原蛋白的降解产物。先用盐酸加热使结合型的羟脯氨酸水解成为游离的羟脯氨酸，再用氯胺 T 氧化使成为吡咯类化合物。后者与对二甲氨基苯甲醛作用生成红色化合物。

（四）氨基酸的酶法分析

1. 苯丙氨酸测定 有两类酶法分析，一是用 L－苯丙氨酸氧化酶氧化 L－苯丙氨酸，产生的 H_2O_2 与 4－氨基安替比林和 *N*，*N'*－二甲苯胺生成醌亚胺，550nm 测定吸光度。二是利用 L－苯丙氨酸脱氢酶催化 L－苯丙氨酸，同时 NAD^+ 被还原成 NADH，检测 340nm 吸光度的增加速率可反映苯丙氨酸含量；利用同一个反应的逆反应，检测 340nm 吸光度的下降速率，则能测定苯丙酮酸含量。

2. 谷氨酰胺测定 在谷氨酰胺酶作用下分解为谷氨酸，后者被谷氨酸脱氢酶催化，有 NADH 的生成，因而可检测 340nm 的吸光度。

3. 支链氨基酸测定 包括亮氨酸、异亮氨酸和缬氨酸均可被亮氨酸脱氢酶催化氧化脱氨生成相应酮酸，同时 NAD^+ 被还原成 NADH，可检测 340nm 的吸光度。

4. 酪氨酸测定 酪氨酸在酪氨酸酶的作用下氧化生成多巴醌，用氧电极测定氧的消耗来对酪氨酸进行定量。

三、氨基酸测定的临床应用

（一）原发性氨基酸代谢紊乱

1. 苯丙酮酸尿症 苯丙酮酸尿症（phenylketonuria，PKU）是一种常见的氨基酸代谢病，是由于苯丙氨酸代谢途径中的苯丙氨酸羟化酶缺陷，使得苯丙氨酸不能转变成为酪氨酸，导致苯丙氨酸及其酮酸蓄积并从尿中大量排出。临床主要表现为智能低下，惊厥发作和色素减少。本病属常染色体隐性遗传病。苯丙氨酸转变为酪氨酸的过程参见图 14－2。

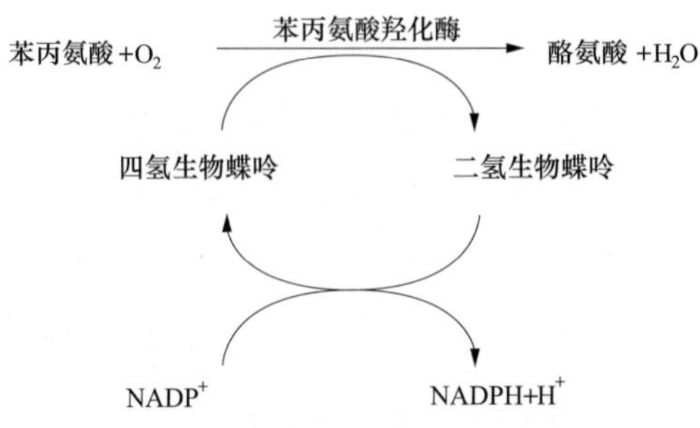

图 14－2 苯丙氨酸转变为酪氨酸的过程

2. 酪氨酸血症　酪氨酸血症可分为Ⅰ型和Ⅱ型，其中Ⅰ型酪氨酸血症（tyrosinemiaⅠ）是由于酪氨酸分解途径中的延胡索酰乙酰乙酸水解酶（fumarylacetoacetate hydrolase）缺乏引起酪氨酸代谢异常所致，另外，对－羟苯丙酮酸氧化酶（p－hydroxyphenylpyruvate oxidase）活性也有下降。酪氨酸在血和尿中水平增加，血中甲硫氨酸浓度也增加；甲硫氨酸增加是由于琥珀酰丙酮抑制甲硫氨酸腺苷转移酶的活性所致。马来酰乙酰乙酸或延胡索酰乙酰乙酸可还原生成琥珀酰乙酰乙酸，后者如再脱羧则成为琥珀酰丙酮，而琥珀酰丙酮可损害肝、肾功能。故Ⅰ型酪氨酸血症又名肝肾型酪氨酸血症。

3. 同型胱氨酸尿症　含硫氨基酸代谢紊乱最多见的是同型胱氨酸尿症（homocystinuria），它是一组以体内同型半胱氨酸增高为特征的代谢紊乱，与胱硫醚－β－合成酶和甲硫氨酸合成酶的缺失密切相关。该症先是同型半胱氨酸增加，随之引起同型胱氨酸增加，因此同型半胱氨酸代谢紊乱与同型胱氨酸尿症密切相关。本病是常染色体隐性遗传病，根据生化缺陷的部分，主要由以下几种原因引起。①胱硫醚－β－合成酶缺乏。②甲硫氨酸合成酶缺乏。③食物营养缺乏。

同型胱氨酸尿症的诊断：新生儿筛选只适用于胱硫醚－β－合成酶缺乏型，可用Guthrie试验检测血浆甲硫氨酸是否升高。但阳性结果的解释应慎重，因为有可能是暂时的，或由于肝损害，酪氨酸代谢病或肝*S*－腺苷甲硫氨酸合成酶的缺失所致。暂时性同型胱氨酸尿症目前由于婴儿服用低蛋白奶制品，发生率已下降。如果未进行新生儿筛选，同型胱氨酸尿症需待症状出现或尿液检测才能被发现。

（二）继发性氨基酸代谢紊乱

继发性高氨基酸血症或氨基酸尿症主要发生在肝和肾疾患、蛋白质－能量营养紊乱以及烧伤等，其氨基酸异常是该类患者机体物质代谢普遍异常的一部分，体液氨基酸测定对诊治有参考意义。

第三节　高尿酸血症的生物化学检验

一、嘌呤核苷酸代谢紊乱概述

扫码“看一看”

嘌呤核苷酸合成和分解中最多见的代谢紊乱是高尿酸血症，并由此导致痛风（gout）。

（一）嘌呤核苷酸的代谢

体内嘌呤核苷酸合成有两条途径，第一是利用5－磷酸核糖、氨基酸、一碳单位和CO_2等为主要原料，经过一系列酶促反应合成嘌呤核苷酸，称为从头合成途径；第二是利用体内游离的嘌呤碱或嘌呤核苷，经过简单的反应过程，合成嘌呤核苷酸，称为补救合成途径，该途径是依赖相关组织细胞直接提供嘌呤碱或嘌呤核苷，重复利用以合成嘌呤核苷酸。两条途径在不同组织中重要性各不相同，从头合成途径是主要合成途径，肝组织进行从头合成途径，脑、骨髓等则只能进行补救途径合成。尿酸（uric acid）是嘌呤核苷酸分解代谢的终产物。

（二）高尿酸血症

高尿酸血症（hyperuricemia）是指37℃时，血清中尿酸含量男性超过420μmol/L，女性超过 350μmol/L，是由尿酸排泄障碍或嘌呤代谢紊乱引起。

1. 尿酸排泄障碍 高尿酸血症的形成主要是由肾的清除减退所致。当肾小球滤过率下降，或近端肾小管对尿酸的重吸收增加或（和）分泌功能减退时，便导致高尿酸血症。

2. 尿酸生成过多

（1）嘌呤合成代谢紊乱 体内 80% 尿酸来源于嘌呤的生物合成，嘌呤合成代谢紊乱可致高尿酸血症。

（2）嘌呤摄入过多 尿酸含量与食物内嘌呤含量成正比。体内 20% 尿酸来源于食物中的嘌呤，摄入的食物内 RNA 的 50%，DNA 的 25% 都要在尿中以尿酸的形式排泄，正常人严格限制嘌呤摄入量可使血清尿酸含量降至 60μmol/L，尿内尿酸排泄可降至 1.2mmol/天。

（3）嘌呤分解增加 内源性嘌呤代谢紊乱较外源性因素更为重要。在骨髓增殖性疾病如白血病、多发性骨髓瘤、红细胞增多症等，有旺盛的细胞合成和分解，从而出现核酸分解亢进，嘌呤和尿酸生成增多。

（三）痛风

1. 痛风的概念 痛风（gout）是长期嘌呤代谢障碍及（或）尿酸排泄减少，血尿酸增高引起组织损伤的一组临床综合征。以高尿酸血症为特点，以及由此引起的痛风性急性关节炎反复发作、痛风石沉积、痛风石性慢性关节炎和关节畸形，常累及肾引起慢性间质性肾炎和尿酸性肾结石。

2. 尿酸结晶与痛风 血浆中尿酸盐以单钠尿酸盐形式存在，其溶解度很低，当血液 pH 为 7.4 时，尿酸钠的溶解度约为 420μmol/L，超过此浓度时血浆尿酸已成过饱和状态。当浓度 >480μmol/L 持久不降，如遇有下列情况即可使尿酸钠呈微小结晶析出：①血浆清蛋白及 α_1、α_2 球蛋白减少。②局部 pH 降低。③局部温度降低。尿酸钠晶体被白细胞吞噬后可促使细胞膜破裂，释放各种炎症介质，引起痛风。

二、尿酸的测定与评价

目前临床上血清尿酸多用尿酸酶 - 过氧化物酶耦联法测定。尿酸的测定与评价详见第二十一章第二节。

三、尿酸测定的临床应用

多种原因可引起高尿酸血症并导致痛风症。

（一）原发性高尿酸血症

原发性肾脏排泄尿酸减少，占原发性中 80% ~90%，为多基因性常染色体显性遗传所致。尿酸产生过多，以从头合成嘌呤过多占主要，占原发性 10% ~20%，也是多基因性常染色体显性遗传；而特异性酶缺陷，如黄嘌呤 - 鸟嘌呤磷酸核糖转移酶（HGPRT）部分缺乏或完全缺乏等，导致鸟嘌呤和次黄嘌呤不能经补救途径合成嘌呤核苷酸，而使尿酸产生过多者，仅占原发性 1%。

（二）继发性高尿酸血症

继发性高尿酸血症可由尿酸产生过多或尿酸排泄减少引起。尿酸产生过多见于骨髓增殖性疾病如各类白血病、多发性骨髓瘤、红细胞增多症、慢性溶血性贫血、全身扩散的癌

症、恶性肿瘤化疗或放疗后和严重的剥脱性牛皮癣等。尿酸排泄减少常由引起肾小球滤过减少和（或）肾小管排泌尿酸减少的肾脏疾病所致。

小结与展望

扫码“练一练”

血浆蛋白质种类和含量很多，其功能也多种多样。血浆蛋白质异常可反映许多病理情况。某些疾病时血清蛋白电泳区带可出现特征性改变，其中肾病综合征、肝硬化较多见，且具有特征性，在临床上诊断意义最大。一些血浆蛋白质在临床上已有较明确的诊断意义：PA 可作为营养不良和肝功能不全的指标；AAT 缺陷者可发生年轻者肺气肿、新生儿或成人肝损害；TRF 主要用于贫血的鉴别诊断；CRP 作为急性时相反应的灵敏指标。

氨基酸代谢紊乱分为遗传性和继发性。遗传性种类很多，多数是缺乏某种酶引起。继发性氨基酸代谢紊乱主要发生在肝和肾疾患等。

嘌呤核苷酸的代谢终产物是尿酸，肾尿酸排泄障碍，或嘌呤的合成、吸收和分解代谢发生紊乱，均可导致高尿酸血症。

临床上血清总蛋白可用双缩脲法测定，血清蛋白多用 BCG 法测定，特定蛋白质多采用免疫比浊法测定。利用氨基酸自动分析仪或高效液相色谱仪可检测出血液中的各种氨基酸，血液中个别氨基酸可用化学法和酶法测定。目前临床上血清尿酸多用尿酸酶－过氧化物酶耦联法测定。血清蛋白琼脂糖凝胶电泳越来越多地利用全自动电泳仪进行检测和分析。

（蒋显勇）

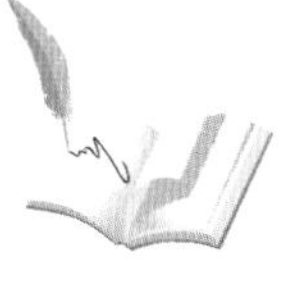

第十五章　糖代谢紊乱的生物化学检验

教学目标与要求

掌握　糖尿病的检验指标：空腹血糖、口服葡萄糖耐量试验、糖化蛋白、尿清蛋白排泄试验、胰岛素、C－肽、胰岛素抵抗、酮体的测定原理、方法学评价。

熟悉　血糖的来源及去路、血糖的调节，糖尿病的定义、诊断与分型，糖尿病检验指标的临床应用。

了解　代谢综合征、低血糖症、先天性糖代谢异常的分类与常见病因，胰高血糖素和胰岛自身抗体的检测方法和临床应用。

扫码“学一学”

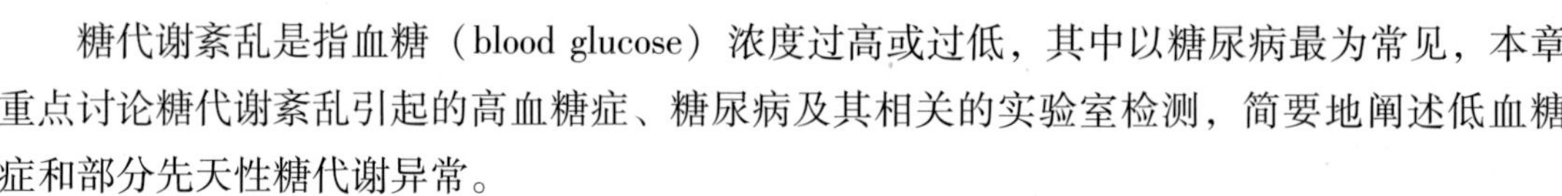

糖代谢紊乱是指血糖（blood glucose）浓度过高或过低，其中以糖尿病最为常见，本章重点讨论糖代谢紊乱引起的高血糖症、糖尿病及其相关的实验室检测，简要地阐述低血糖症和部分先天性糖代谢异常。

第一节　糖代谢紊乱与糖尿病

一、血糖浓度的调节机制

正常情况下空腹血糖（fasting blood glucose FBG）浓度在 3.89 ～6.11mmol/L 范围内。血糖浓度变动受多种因素影响，在神经、激素和肝脏等因素的调节下保持在恒定范围内，对维持机体正常的生理功能有重要的意义。血糖的来源与去路见图 15－1。

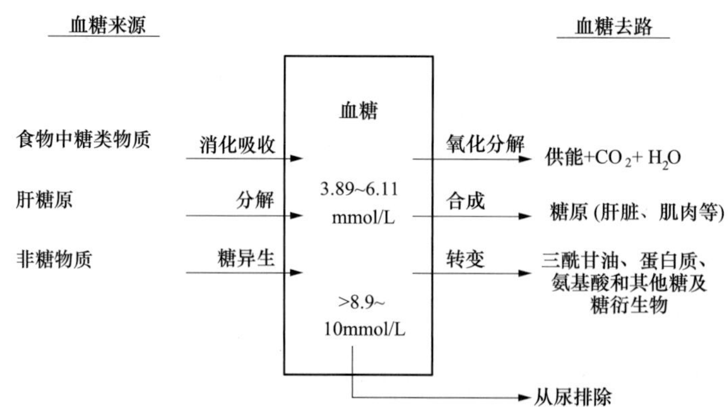

图 15－1　血糖的来源与去路

（一）激素调节

1. 降低血糖的激素

（1）胰岛素　胰岛素（insulin，Ins）是由胰岛 β 细胞合成和分泌。首先合成的是 102 个氨基酸残基的前胰岛素原（preproinsulin）。在内质网中切去前面 16 个氨基酸的信号肽序

列，生成 86 个氨基酸的胰岛素原（proinsulin，PI），输送并贮存在高尔基体的分泌小泡内，PI 是胰岛素的前体和主要的储存形式，生物活性只有胰岛素的 10%，PI 是 21 肽的 A 链和 30 肽的 B 链由两个二硫键相连，A 链的氨基末端和 B 链的羧基末端与 35 个氨基酸组成的多肽相连，胰岛素分泌时，在蛋白水解酶的作用下，将其切下，生成胰岛素和无生物活性的 31 个氨基酸的连接肽（connecting peptide，CP），即 C 肽，CP 与 Ins 等摩尔数分泌入血，其结构见图 15－2。

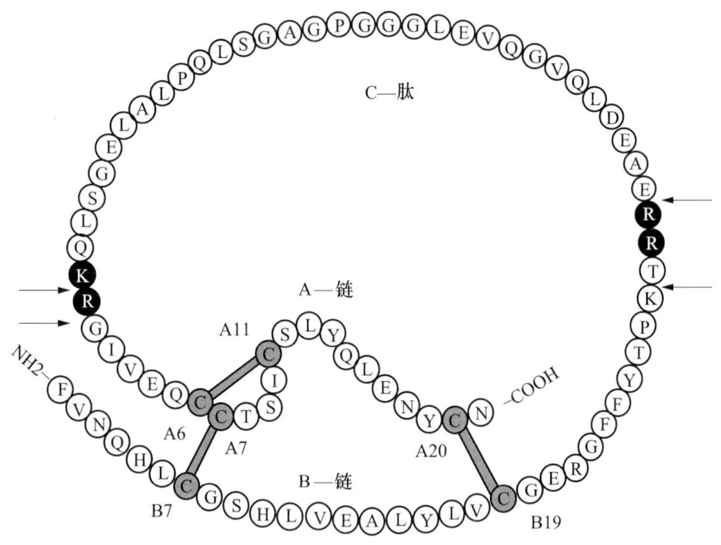

图 15－2　胰岛素结构

胰岛素的生理作用是促进细胞摄取葡萄糖，促进葡萄糖氧化利用、促进糖原合成，抑制糖异生，使血糖降低；促进脂肪和蛋白合成，抑制脂肪和蛋白分解。

（2）胰岛素样生长因子　胰岛素样生长因子（insulin－like growth factors，IGF）与胰岛素结构相似，主要为 IGFⅠ和 IGFⅡ，IGFⅡ的生理作用尚不清楚，IGFⅠ主要在生长激素的调控下由肝脏产生，又称为生长调节素 C，是细胞生长和分化的主要调节因子之一，通过特异的 IGF 受体或胰岛素受体而发挥作用。

此外，生长激素释放抑制激素和肠降血糖素（incretin）也有间接降糖作用。

2. 升高血糖的激素　升高血糖的激素中胰高血糖素（glucagon）最为重要，其次是肾上腺素（epinephrine，E），生长激素、生长抑制素、皮质醇、甲状腺激素也具有拮抗胰岛素升高血糖的作用。

（二）神经系统调节

神经系统主要通过下丘脑－垂体－靶腺轴和自主神经系统调控激素分泌。在下丘脑存在食欲中枢（腹内侧核和外侧核），通过自主神经系统（交感神经和副交感神经），控制激素的分泌从而影响糖代谢途径中关键酶活性，达到调控血糖水平的目的。见图 15－3。

二、糖尿病与分型

（一）高血糖症

血糖浓度高于空腹水平上限 6.11mmol/L 时称为高血糖症（hyperglycemia）。若血糖浓度高于肾糖阈值（>8.88mmol/L），则出现尿糖（urine glucose）。高血糖分为生理性和病理

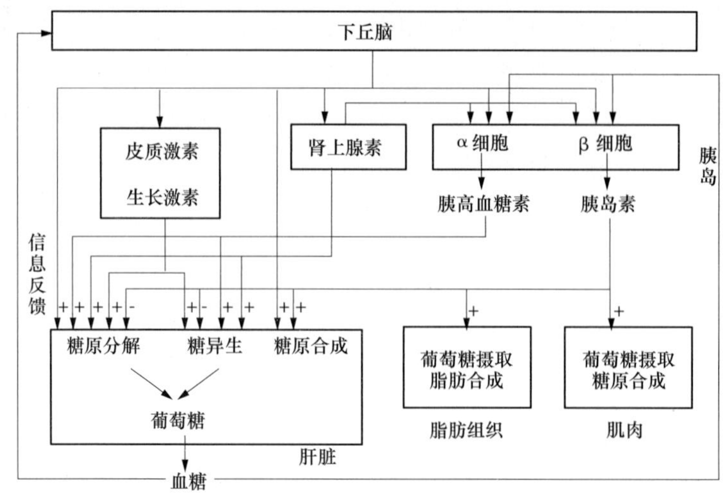

注：+激活或促进；-抑制

图15-3　血糖调节的主要机制

扫码“看一看”

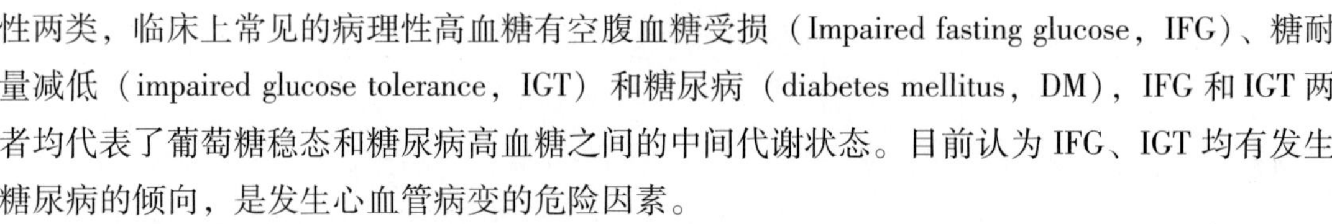

性两类，临床上常见的病理性高血糖有空腹血糖受损（Impaired fasting glucose，IFG）、糖耐量减低（impaired glucose tolerance，IGT）和糖尿病（diabetes mellitus，DM），IFG和IGT两者均代表了葡萄糖稳态和糖尿病高血糖之间的中间代谢状态。目前认为IFG、IGT均有发生糖尿病的倾向，是发生心血管病变的危险因素。

（二）糖尿病

1. 糖尿病定义　糖尿病是一组由胰岛素分泌不足和（或）作用缺陷所引起的以慢性血糖水平增高为特征的代谢性疾病。典型DM常表现的症状是“三多一少”，即多尿、多饮、多食和体重减轻。DM是常见病、多发病，其发病率呈逐年上升趋势，已成为发达国家中继心血管病和肿瘤之后的第三大非传染性疾病。DM的病因和发病机制尚未完全阐明。

2. 糖尿病分型　目前一直沿用1999年WHO糖尿病专家委员会提出的病因学分型标准，共分为四大类型即：1型糖尿病（type 1 diabetes mellitus，T1DM）、2型糖尿病（type 2 diabetes mellitus，T2DM）、其他特殊类型糖尿病（other specific types of diabetes mellitus）和妊娠期糖尿病（gestational diabetes mellitus，GDM），在DM患者中，T2DM占90%～95%，T1DM约为5%～10%，其他类型占比例很少。各种类型糖尿病的主要特点见表15-1。

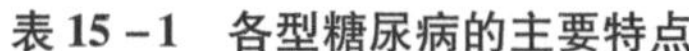

表15-1　各型糖尿病的主要特点

类型	特点
1型糖尿病（5%～10%）	
免疫介导性1型糖尿病 （为自身免疫机制引起的胰岛β细胞破坏，导致胰岛素绝对缺乏，具有酮症酸中毒倾向，其主要原因与遗传因素、环境因素和自身免疫机制有关）	①胰岛β细胞的自身免疫性损伤是重要的发病机制，大多数患者体内存在自身抗体为特征 ②血清胰岛素或C肽水平低 ③胰岛β细胞的破坏引起胰岛素绝对不足，且具有酮症酸中毒倾向，治疗依赖胰岛素 ④遗传因素起重要作用，特别与HLA某些基因型有很强关联 ⑤任何年龄均可发病，但常见于儿童和青少年，起病较急

续表

类型	特点
特发性1型糖尿病（多见于非洲及亚洲人）	具有很强的遗传性，明显的胰岛素缺乏，容易发生酮症酸中毒，但缺乏自身免疫机制参与以及与HLA关联的特点
2型糖尿病（90%～95%）（由多个基因及环境因素综合引起的复杂病。有更强的遗传易感性，并有显著的异质性。环境因素主要有人口老龄化、生活方式改变、营养过剩、体力活动过少、应激、化学物质等）	①常见肥胖的中老年成人，偶见于幼儿 ②起病较慢，在疾病早期阶段可无明显症状，常以并发症出现为首诊 ③血清胰岛素水平可正常或稍高，在糖刺激后呈延迟释放 ④自身抗体呈阴性 ⑤早期单用口服降糖药一般可以控制血糖 ⑥自发性酮症酸中毒较少 ⑦有遗传倾向，但与HLA基因型无关
其他特殊类型糖尿病（很少）	
胰β细胞遗传性缺陷性糖尿病	成年发病性糖尿病、线粒体基因突变糖尿病
胰岛素作用遗传性缺陷性糖尿病	A型胰岛素抵抗、脂肪萎缩型糖尿病等
胰腺外分泌性疾病所致糖尿病	胰腺炎、创伤或胰岛切除、肿瘤、纤维钙化性胰腺病等
内分泌疾病所致糖尿病	肢端肥大症、库欣综合征、嗜铬细胞瘤等
药物或化学品诱导所致糖尿病	吡甲硝苯脲、糖皮质激素、苯妥英钠、烟酸等
感染所致糖尿病	风疹、巨细胞病毒等
不常见的免疫介导性糖尿病	胰岛素自身免疫综合征、抗胰岛素受体抗体等
其他遗传综合征伴糖尿病	Dowm综合征、Wolfram综合征、强直性肌营养不良症等
妊娠期糖尿病（很少）（妊娠前已确诊为DM者不属GDM，后者称为"糖尿病合并妊娠"）	妊娠期首次发生或发现的糖尿病，大部分GDM妇女在分娩后血糖将回复到正常水平，但在若干年后有发生2型DM的高度危险性

三、糖尿病的主要代谢异常

DM患者由于胰岛素的绝对和相对不足，导致机体出现糖、脂肪、蛋白质、水及电解质等多种物质的代谢紊乱。高血糖引起高渗性利尿是多尿的根本原因，而多尿所致的脱水又导致多饮，糖利用障碍所致饥饿感使患者多食，同时大量蛋白质和脂肪分解使患者体重下降。长期高血糖又可引起一系列微血管、神经病变和一些急性并发症，进一步加重体内代谢紊乱。

（一）糖代谢异常

葡萄糖在肝、肌肉和脂肪组织的利用减少，肝糖原分解和糖异生加速，糖原合成减少，引起血糖增高，如超过肾糖阈可产生渗透性利尿，严重高血糖可使细胞外液的渗透压急剧升高，引起脑细胞脱水，出现高渗性高血糖昏迷。

（二）脂类代谢异常

由于胰岛素不足，脂肪合成减少，脂肪分解增加，血中游离脂肪酸和三酰甘油浓度增加。在胰岛素严重不足时，因为脂肪大量分解，生成酮体过多，当超过机体对酮体的利用能力时，造成酮血症，严重时引起酮症酸中毒。

（三）蛋白质代谢异常

由于胰岛素不足，蛋白质合成减少，分解加速，导致机体出现负氮平衡、体重减轻、生长发育迟缓等现象。

（四）糖化蛋白异常

葡萄糖可以和体内多种蛋白质中的氨基以共价键的形式不可逆结合，形成糖化蛋白，此过程不需酶的参与，反应速度主要是取决于葡萄糖的浓度。糖基化过程进行缓慢，所以糖化蛋白主要是用于评估血糖的控制效果，并且对血糖和尿糖波动较大的患者来说，采用糖化蛋白来诊断或追踪病情的发展有其独特的临床意义，临床上测定的糖化蛋白主要是糖化血红蛋白（glycohemoglubin，GHb）和糖化血清蛋白（glycated serum protein，GSP），见图 15－4。

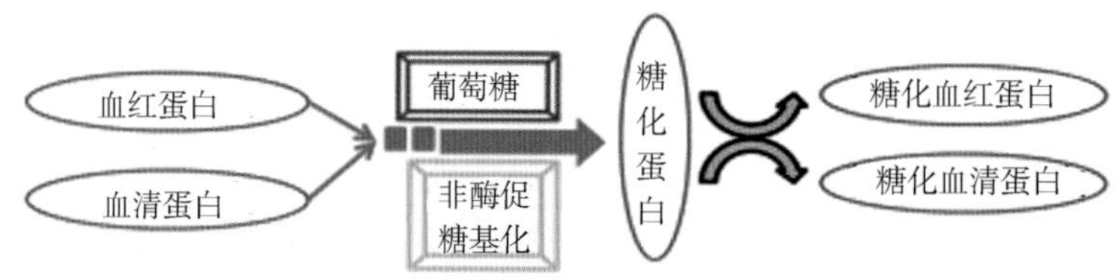

图 15－4　血液糖化蛋白生成的示意图

1. 糖化血红蛋白　血液 GHb 是葡萄糖或其他糖与血红蛋白的氨基发生非酶催化反应的产物。高效液相离子交换层析法将成人血红蛋白分成多种组分，其中 HbA_{1c}是糖化血红蛋白部分，所以，常常把 GHb 叫做 HbA_{1c}，见图 15－5。

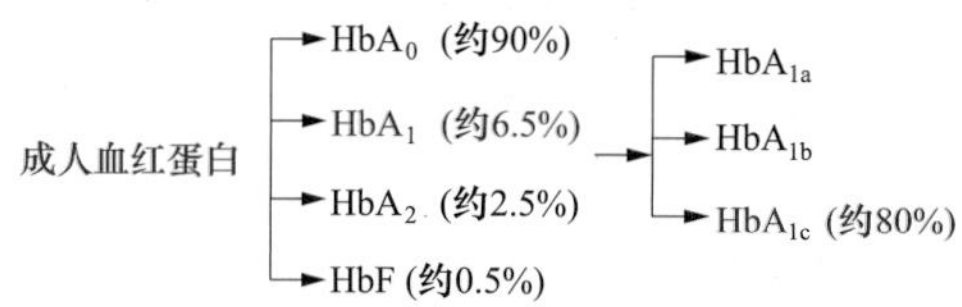

注：HbA_{1C}称为糖化血红蛋白，约占总Hb的4.5%。

图 15－5　Hb 的组成

HbA_{1c}血浓度与红细胞寿命和该时期内血糖的平均浓度有关，红细胞平均寿命约为 90～120 天，因此 GHb 的浓度反映测定日前 2～3 个月内受试者血糖的平均水平，不受每天葡萄糖波动的影响，也不受运动、药物或食物的影响。因此，GHb 在监控糖尿病治疗效果上较为可靠，临床已作为糖尿病患者近 8 ～10 周内平均血糖水平的定量指标。

2. 糖化血清蛋白　GSP 的生成量也与血糖的平均浓度有关，由于清蛋白是血清蛋白最主要的成分，半寿期约为 19 天，所以 GSP 能反映近 2～3 周的平均血糖水平，在反映血糖控制效果上比 GHb 敏感，对 GDM 或治疗方法改变者更为适用，被认为是糖尿病短期监测的最有用方法。

四、糖尿病常见并发症的生物化学变化

（一）糖尿病急性并发症

1. 糖尿病酮症酸中毒昏迷　是 DM 最为常见的急性并发症，T1DM 有自然发生糖尿病酮症酸中毒（diabetic ketoacidosis，DKA）的倾向，T2DM 在一定诱因下也可发生 DKA。DM 患者机体不能很好地利用血糖，各组织细胞处于血糖饥饿状态，于是脂肪分解加速，游离脂肪酸增加，导致酮体生成增加超过利用，血浆中酮体超过 2.0mmol/L 时称为酮血症，此

时血酮从尿中排除，成为酮尿症。酮体进一步积聚，消耗体内的储备碱，血 pH <7.35。此时机体可发生一系列代谢紊乱，表现为严重失水、代谢性酸中毒、电解质紊乱等，血糖多数为16.7～33.3mmol/L、有时更高。病情进一步发展，出现昏迷，称为糖尿病酮症酸中毒昏迷，严重可导致死亡。

2. 糖尿病高渗性非酮症昏迷 糖尿病高渗性非酮症昏迷（hyperosmolar nonketotic diabetic coma），简称高渗性昏迷，本病的特征是血糖常高达 33.3mmol/L 以上，一般为 33.3 ～66.6mmol/L，高血浆渗透压、脱水，无明显酮症酸中毒，患者常常出现不同程度的意识障碍或昏迷。

3. 糖尿病乳酸酸中毒昏迷 糖尿病乳酸酸中毒昏迷（lactic acidosis diabetic coma）患者由于乳酸生成过多或利用减少，使乳酸在血中的浓度明显升高所导致的酸中毒称为乳酸酸中毒。正常血乳酸为 0.56～1.67mmol/L，当乳酸浓度 >2mmol/L 时，肝脏对其清除就会达到饱和而发生乳酸血症。乳酸酸中毒没有可接受的浓度标准，但一般认为乳酸超过 5mmol/L 以及 pH <7.25 时提示有明显的乳酸酸中毒。

（二）糖尿病慢性并发症

可遍及全身各重要器官，目前认为与遗传易感性、高血糖、氧化应激、炎症因子、非酶糖基化等因素有关。各种病症可单独出现或以不同组合同时或先后出现，有时并发症在 DM 诊断之前已经存在，有的患者常常是以一些并发症为线索而发现 DM，由于大血管、微血管和神经损害，患者常常出现眼、肾、神经、心脏和血管病变，患者可死于心、脑血管动脉粥样硬化或糖尿病肾病。

五、其他糖代谢异常

（一）代谢综合征

代谢综合征（metabolic syndrome，MS）是与代谢异常相关的心血管病及多种危险因素在个体内聚集的状态。MS 的基础是 IR，其主要组成成分是肥胖症尤其是中心性肥胖、T2DM 或糖调节受损、血脂异常和高血压。中华医学会糖尿病分会（CDS）建议 MS 的诊断标准见表 15－2，具备表中 4 项中的 3 项或全部者可诊断为 MS。

表 15－2 中华医学会糖尿病分会（CDS）建议代谢综合征（MS）的诊断标准

项目	界值
①超重和（或）肥胖	BMI≥25kg/m^2
②高血糖	空腹血糖（FPG）≥6.1mmol/L 和（或）2hPG≥7.8mmol/L 和（或）已确诊糖尿病并治疗者
③高血压	收缩压/舒张压≥140/90mmHg 和（或）已确诊高血压并治疗者
④血脂紊乱	空腹血三酰甘油≥1.7mmol/L 和（或）空腹血 HDL－C <0.9mmol/L（男），<1.0mmol/L（女）

（二）低血糖症

低血糖症（hypoglycemia）是指血糖浓度低于参考区间下限，临床出现以交感神经兴奋和脑细胞缺糖为主要特点的综合征，一般以血浆葡萄糖浓度低于 2.8mmol/L 时作为低血糖症的标准。低血糖时临床表现的严重程度与低血糖的程度、血糖下降的速度和持续时间、

机体对低血糖的反应和年龄等因素有关。低血糖症分为：空腹低血糖症、刺激性低血糖症和药源性低血糖。

（三）先天性糖代谢异常

糖代谢的先天性异常是因为糖代谢途径中的某些酶发生先天性异常或缺陷，导致某些单糖如半乳糖代谢异常、果糖代谢异常等不能转为葡萄糖而在体内贮积，并从尿中排出。多为常染色体隐性遗传，患者症状轻重不等，可伴有血浆葡萄糖降低。

第二节　糖代谢紊乱指标的测定与评价

一、体液葡萄糖的测定与评价

（一）空腹血糖测定

空腹血糖的测定方法很多，主要分为氧化还原法、芳香胺缩合法及酶法三大类，IFCC推荐的参考方法是己糖激酶（hexokinase，HK）法。我国推荐的常规方法是葡萄糖氧化酶（glucose oxidase，GOD）法。尿糖试纸法定性检测尿糖，快速、廉价和无创伤性，已广泛用于DM的初步筛查，适用于大规模样本的筛选。床旁即时检测（point of care testing，POCT）主要采用便携式血糖仪和尿糖试纸法检测，主要用于住院患者的床旁即时检测和在家患者的自我检测。

1. 葡萄糖氧化酶法

（1）测定原理　GOD催化葡萄糖氧化成葡萄糖酸内酯，并释放出过氧化氢，后者在过氧化物酶（POD）的催化下，与色原性氧受体4－氨基安替比林偶联酚缩合为红色醌亚类化合物，后一步反应即Trinder反应。此化合物的生成量与葡萄糖含量成正比。其反应式如下：

$$\text{葡萄糖} + O_2 + H_2O \xrightarrow{GOD} \text{葡萄糖酸内酯} + H_2O_2$$

$$2H_2O_2 + 4\text{氨基安替比林} + \text{酚} \xrightarrow{POD} \text{红色醌类化合物}$$

（2）方法评价　GOD只能高特异性催化β－D－葡萄糖，而α和β构型葡萄糖各占36%和64%。要使葡萄糖完全反应，必须使α－葡萄糖变旋为β－构型。某些商品试剂中含有变旋酶，可加速变旋过程，也可延长孵育时间，通过自发性变旋来转化，因此新配制的葡萄糖参考物需放置2h后才能应用。该法测定存在两方面问题：一方面GOD催化第一步反应生成的H_2O_2是一种强氧化物，如标本中存在尿酸、维生素C、胆红素、四环素和谷胱甘肽等还原性物质，会消耗H_2O_2，使测定结果偏低。另一方面，POD是一种非特异性酶，在催化H_2O_2同时也催化其他过氧化物，可使测定结果偏高。解决方法是采用双试剂法测定，试剂2只含GOD，试剂1中除含POD、4－氨基安替匹林和酚外，还加入尿酸、维生素C、胆红素等相应的氧化酶，当标本加入试剂1孵育5min后既可消除还原性物质竞争过氧化氢，又可将其他过氧化物先反应掉，以提高测定的特异性。GOD法线性范围可达22.24mmol/L，回收率94%～105%，批内CV为0.7%～2.0%，批间CV为2%左右，日间CV为2%～3%。该方法准确度和精密度均达到临床要求，操作简便，被推荐为血糖测定的常规检验。

GOD 法也适于测定脑脊液葡萄糖浓度，不能直接用于尿标本葡萄糖测定，因为尿中含较高浓度还原性物质如尿酸的干扰，使测定值出现负偏差。

2. 己糖激酶法

（1）测定原理　葡萄糖在 HK 和 Mg^{2+} 存在下，与 ATP 反应生成葡萄糖 -6 - 磷酸和 ADP，生成的葡萄糖 -6 - 磷酸在葡萄糖 -6 - 磷酸脱氢酶（G -6 - PD）催化下使 $NADP^{+}$ 还原成为 NADPH。在 340nm 处测定 NADPH 的生成量，NADPH 的生成量与标本中葡萄糖含量成正比。反应式如下：

$$\text{葡萄糖} + \text{ATP} \xrightarrow{\text{HK}} \text{葡萄糖} - 6 - \text{磷酸} + \text{ADP}$$

$$\text{葡萄糖} - 6 - \text{磷酸} + \text{NADP}^{+} \xrightarrow{\text{G}-6-\text{PD}} 6 - \text{磷酸葡萄糖酸} + \text{NADPH} + \text{H}^{+}$$

（2）方法评价　HK 特异性虽没有 GOD 高，但其偶联的 G - 6 - PD 特异性非常高，只作用于 G -6 - P，因此该法测定的准确度和精密度都很高，是葡萄糖测定的参考方法。该法的线性范围最高可达 40.8mmol/L，回收率为 99.4% ~101.6%，日内 CV 为 0.6% ~1.0%，日间 CV 为 1.3% 左右。轻度溶血、脂血、黄疸、氟化钠、肝素、EDTA 和草酸盐等无干扰。严重溶血致使红细胞内有机磷酸酯及一些酶类释放，干扰本法测定。HK 法也用于尿糖定量。

（二）口服葡萄糖耐量试验

口服葡萄糖耐量试验（oral glucose tolerance test，OGTT），是口服一定量葡萄糖后，做系列血浆葡萄糖浓度测定，以评价机体对血糖调节能力的标准方法。OGTT 诊断 IGT、DM 较 FPG 灵敏，但重复性稍差。

1. 实验方法　WHO 推荐的方法：葡萄糖负荷量为 75g，对于小孩，按 1.75g/kg 体重计算，总量不超过 75g。清晨空腹坐位取血后，用葡萄糖溶于 250ml ~300ml 水在 5min 内饮完，之后每隔 30min 取血 1 次，共 4 次，历时 2h。试验前 3 天每日食物中糖含量应不低于 150g，维持正常活动，影响试验的药物应在 3 天前停用，试验前应禁食 8 ~14h。整个试验期间不可吸烟、喝咖啡、喝茶或进食。临床上常用的方法是：清晨空腹抽血后，开始饮葡萄糖水后 30min、60min、120min 和 180min 分别测定静脉血浆葡萄糖。

2. 葡萄糖耐量曲线　将空腹和服糖后 30min、60min、120min 和 180min 静脉血浆葡萄糖，绘制成糖耐量曲线图，见图 15 -6。

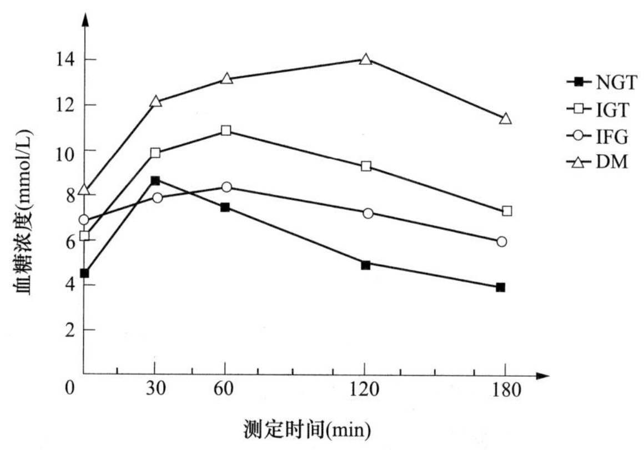

图 15 -6　口服葡萄糖耐量曲线

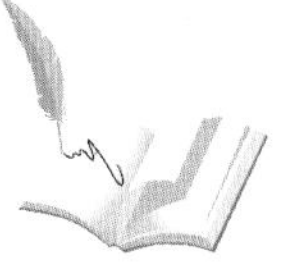

对不能承受大剂量口服葡萄糖、胃切除后及其他可致口服葡萄糖吸收不良的患者，为排除影响葡萄糖吸收的因素，应进行静脉葡萄糖耐量试验（intravenous glucose tolerance test，IGTT）。IGTT 的适应证与 OGTT 相同。当受试者血糖 > 14mmol/L 时，口服 75g 葡萄糖所致的高糖毒性不仅造成胰岛细胞的损伤，同时有诱发酮症的风险。临床上为避免这种情况发生，常改用馒头餐试验，即在 15min 内进食 100g（相当于 75g 葡萄糖）面粉制作的馒头取代葡萄糖粉。

二、糖化蛋白的测定与评价

（一）糖化血红蛋白

1. 方法概述 测定 HbA1c 常用方法有比色法、电泳法、离子交换层析法、亲和层析法和免疫化学法。离子交换层析和亲和层析法都可采用高效液相层析技术（HPLC），目前均已有专用仪器，分析速度快，有恒温控制，结果准确，是目前最理想的测定方法。

2. 糖化血红蛋白测定

（1）亲和层析法 原理是硼酸与 HbA1 分子上葡萄糖的顺位二醇基反应，形成可逆的五环化合物，使样本中的 HbA1 选择性地结合于间氨基苯硼酸的琼脂糖珠柱上，而非 HbA1 则被洗脱。然后用山梨醇解离五环化合物以洗脱 HbA1，洗脱液在 410nm 处测定吸光度，计算 HbA1 的百分比。

（2）高效液相离子交换层析法 采用弱酸性阳离子交换树脂，在一定离子强度及 pH 条件的洗脱液下，由于 Hb 中各组分蛋白所带电荷不同而分离，按流出时间快慢分别为 HbA_{1a1}、HbA_{1a2}、HbA_{1b}、HbA_{1c}和 HbA。HbA_1几乎不带正电荷，依次先被洗脱；HbA 带正电荷，最后被洗脱。得到相应的 Hb 层析谱，其横坐标是时间，纵坐标是百分比，HbA_1c 值以百分率来表示。

（3）免疫化学法 通常采用免疫比浊法，原理是：鼠抗人 HbA_1c 单克隆抗体与结合了 HbA_1c 的颗粒结合，羊抗鼠 IgG 多克隆抗体再与鼠抗人 HbA_1c 单克隆抗体发生结合反应而产生的浊度，在一定波长处检测吸光度大小，与 HbA_1c 结合的颗粒，样品中的 HbA_1c 百分含量成正比。该类方法通常无须额外检测总血红蛋白，适合自动生化分析仪测定；但其精密度和特异性还有待于进一步证明。

（二）糖化血清蛋白

1. 方法概述 硝基四氮唑盐（NBT）还原法（又称果糖胺法）和酶法是目前适用于自动化分析的常规方法，但由于 NBT 法易受 pH、反应温度和还原性物质的影响，目前已少用。酶法特异性较高、干扰少、线性宽，是理想的 GSP 测定方法。

2. 酶法测定糖化血清蛋白 首先使用蛋白酶将 GSP 水解为 GSP 片段，然后利用特异的酮胺氧化酶（KAO）作用于葡萄糖与氨基酸残基间的酮胺键，使两者裂解，并有 H_2O_2生成，最后通过过氧化物酶指示系统生成有色物质，色原的生成量与 GSP 含量呈正比，通过测量 550nm 左右吸光度值，从而求出 GSP 浓度。反应式如下：

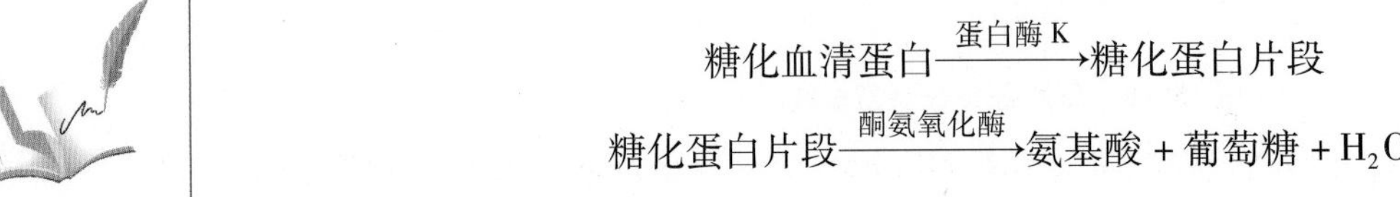

$$\text{糖化血清蛋白} \xrightarrow{\text{蛋白酶 K}} \text{糖化蛋白片段}$$

$$\text{糖化蛋白片段} \xrightarrow{\text{酮氨氧化酶}} \text{氨基酸} + \text{葡萄糖} + H_2O_2$$

$$色原 + H_2O_2 \xrightarrow{POD} 显色物 + H_2O$$

三、血糖调节物的测定与评价

1. 胰岛素和C－肽测定　胰岛素和C肽测定的方法常有放射免疫分析法（radioimmunoassay，RIA）、酶联免疫吸附法（enzyme－linked immunosorbent assay，ELISA）、化学发光免疫分析法（chemiluminescence immunoassay，CLIA）和电化学发光免疫分析法（electro－chemiluminescence immunoassay，ECLIA）等免疫化学方法。

2. 其他激素测定　胰岛素原的测定方法有RIA、ELISA等免疫化学方法。胰高血糖素的测定也多用免疫化学方法。

四、糖尿病并发症相关指标的测定与评价

（一）酮体测定

常用酶法测定血清中β－羟丁酸，原理是在有NAD^+存在时，β－羟丁酸在β－羟丁酸脱氢酶（β－HBDH）的催化下，生成乙酰乙酸和NADH，在波长340nm处，测定NADH的吸光度，NADH与血β－羟丁酸含量成正比。

$$\beta－羟丁酸 + NAD^+ \xrightarrow{\beta－羟丁酸脱氢酶} 乙酰乙酸 + NADH + H^+$$

健康人血β－羟丁酸约为0.03～0.30mmol/L。此法灵敏度高，速度快，标本不需处理可直接测定，适用于各型生化分析仪。

酮体检查片法（Acetest）和尿酮体试纸法（Ketostix）都适于对尿酮体的测定。在DKA时，检测血中酮体的半定量比检测尿酮体更为准确，尽管血酮体浓度与尿酮体浓度不成比例，但尿酮体检测方便，临床常用于DM病情监测。

（二）乳酸和丙酮酸测定

1. 乳酸测定　常用乳酸脱氢酶法测定，原理是碱性条件下乳酸在乳酸脱氢酶（LD）催化下脱氢生成丙酮酸，NAD^+转变成NADH。于340nm波长测定NADH的吸光度，NADH与血乳酸含量成正比。

$$乳酸 + NAD^+ \xrightleftharpoons{LD} 丙酮酸 + NADH + H^+$$

本法操作简单，特异性高。采血时，患者应空腹和静息2h以上，避免干扰，使血中乳酸处于稳态。采血后应立即将全血加入到偏磷酸沉淀蛋白液中，使标本中乳酸稳定。本法线性范围为5.6mmol/L，回收率101%～104%，CV＜5%。

2. 丙酮酸测定　利用乳酸测定的逆反应，原理是在pH7.5的溶液中，丙酮酸在LD和NADH作用下，生成乳酸和NAD^+，从NADH吸光度的变化值来定量样品中的丙酮酸。

血中丙酮酸极不稳定，血液抽出后1min就见减低。采血后应立即加入到偏磷酸沉淀蛋白液中。丙酮酸标准应用液必须每日新鲜配制，因其中丙酮酸会发生聚合，其聚合体的酶促反应速率与非聚合体不同。本法特异性较高，回收率为97%～104%，适用于各种自动分析仪；除α－酮丁酸产生正干扰外，大多类似物质均无干扰。

五、胰岛自身抗体的测定与评价

胰岛自身抗体包括血清胰岛细胞抗体（islet cell cytoplasmic antibodies，ICA）、胰岛素自

身抗体（insulin autoantibodies，IAA）、谷氨酸脱羧酶自身抗体（glutamate decarboxylase autoantibodies，GAD－Ab）等。大多用免疫化学方法检测，目前常用的方法如下。

六、葡萄糖胰岛素钳夹技术

葡萄糖胰岛素钳夹技术（glucose insulin clamp technique，CLAMP）是目前国际公认的评价IR的金标准。该方法复杂、价格昂贵、费时，设备特殊，限制了在临床上的推广和使用。

1. 胰岛素敏感指数 胰岛素敏感指数（insulin sensitivity index，ISI）计算法 ISI＝1/（空腹血糖×空腹胰岛素），ISI低说明存在IR。

2. 胰岛素抵抗指数 胰岛素抵抗指数（immune reactive insulin，IRI）采用稳态模型（homeostasis assessment model，HOMA Model）公式计算。Homa－IRI＝（空腹血糖×空腹胰岛素）/22.5，IRI高说明存在IR。

第三节 糖代谢紊乱指标测定的临床应用

糖代谢紊乱指标有很多，围绕糖代谢全过程中任何一个环节发生改变，或任何一种物质发生变化，都会导致糖代谢紊乱。临床常用的糖代谢紊乱指标主要有血糖、糖基化蛋白类、激素类、代谢产物类、自身抗体类等。新型指标仍在不断出现，基因诊断日新月异，HLA基因、胰岛素基因、受体基因等测定也逐渐应用于临床。

一、糖尿病诊断标准

（一）糖尿病诊断标准

我国目前采用国际上通用的1999年WHO糖尿病专家委员会提出的诊断标准见表15－3。

表15－3 成人和儿童糖尿病的诊断标准

项目*	诊断标准
随机血浆葡萄糖	≥11.1mmol/L（200mg/dl）＋糖尿病症状（如多食、多饮、多尿、体重减轻）
空腹血浆葡萄糖	FPG≥7.0mmol/L（126mg/dl）
口服葡萄糖耐量试验	2h血浆葡萄糖≥11.1mmol/L（200mg/dl）

注：其中任何一种出现阳性结果，需用上述方法中的任意一种进行复查，予以证实，诊断才能成立。mmol/L转换mg/dl为乘以换算系数18

（二）妊娠期糖尿病诊断标准

根据中华医学会制订的《妊娠合并糖尿病诊治指南（2014）》：GDM指妊娠期发生的糖代谢异常，妊娠期首次发现且血糖升高已经达到糖尿病标准，应将其诊断为孕前糖尿病（PGDM）而非GDM。

GDM诊断方法和标准如下：①推荐医疗机构对所有尚未被诊断为PGDM或GDM的孕妇在妊娠24～28周以及28周后首次就诊时行OGTT。②孕妇具有GDM高危因素或者医疗资源缺乏地区，建议妊娠24～28周首先检查FPG。FPG≥5.1mmol/L，可以直接诊断GDM，不必行OGTT；FPG＜4.4mmol/L（80mg/dl），发生GDM可能性极小，

可以暂时不行 OGTT。FPG≥4.4～5.1mmol/L时，应尽早行 OGTT。③孕妇具有 GDM 高危因素，首次 OGTT 结果正常，必要时可在妊娠晚期重复 OGTT。④妊娠早、中期随孕周增加 FPG 水平逐渐下降，尤以妊娠早期下降明显，因而妊娠早期 FPG 水平不能作为 GDM 的诊断依据。⑤未定期检查者，如果首次就诊时间在妊娠 28 周以后，建议首次就诊时或就诊后尽早行 OGTT 或 FPG 检查。

（三）空腹血糖受损和糖耐量减低诊断标准

我国目前采用国际上通用 WHO 糖尿病专家委员会提出的分型标准，见表 15－4。

表 15－4 糖代谢状态分型标准

项目	静脉血浆葡萄糖（mmol/L）	
	空腹血糖	糖负荷后 2h 血糖
正常血糖（NGR）	<6.1	<7.8
空腹血糖受损（IFG）	6.1～7.0	<7.8
糖耐量减低（IGT）	<6.1	7.8～11.1
糖尿病（DM）	≥7.0	≥11.1

注：2003 年 11 月 WHO 糖尿病专家委员会建议将 IFG 的界限值修订为 5.6～6.9mmol/L

二、常用糖代谢紊乱指标的临床应用

（一）空腹血糖

空腹血糖（fasting plasma glucose，FPG）是指 8～10h 内无任何热量摄入时测定的静脉血浆葡萄糖浓度。为糖尿病最常用的检测项目。如 FPG 浓度不止一次高于 7.0mmol/L 可诊断为糖尿病。但是 T2DM，高血糖出现的较晚，仅用 FPG 这个诊断标准将延误诊断，并对 DM 人群的流行情况估计过低。因此对于下述人群建议进行 OGTT 或者 FPG 筛查：所有已年满 45 周岁的正常人，每 3 年重复一次；对较年轻的人群，如有以下情况，应进行筛查：①肥胖个体，体重≥120% 标准体重或者 BMI≥27kg/m^2（亚太地区 BMI≥25kg/m^2 定为肥胖）[BMI 为体重指数＝体重（kg）/身高（m^2）]。② 2 型糖尿病一级亲属。③DM 发病的高危种族（如非裔、亚裔、土著美国人、西班牙裔和太平洋岛屿居民）。④已确诊过 GDM 或有巨大胎儿（体重 >4.5kg）生育史。⑤高血压病患者。⑥HDL 胆固醇≤0.90mmol/L 或 TG≥2.82mmol/L。⑦曾经有 IGT 及（或）IFG 的个体。

（二）口服葡萄糖耐量试验

OGTT 主要用于下列情况：①诊断 GDM。②诊断 IGT。③人群筛查，以获取流行病学数据。④有无法解释的肾病、神经病变或视网膜病变，其随机血糖 <7.8mmol/L，可用 OGTT 评价，即使 OGTT 结果异常，并不代表有肯定因果关系，还应该排除其他疾病。

（三）糖化蛋白

1. 糖化血红蛋白

（1）由于 GHb 的形成与消失均需要数周时间，所以 GHb 的水平不能反映近期的血糖水平，反映的是过去 6～8 周患者的平均血糖水平，是糖尿病病情监控的良好指标，控制的理想目标是 <6.5%。2002 年起美国糖尿病协会（ADA）将 GHb 作为 DM 患者血糖控制的金标准，提出所有 DM 者每年均应至少常规测定 GHb 两次，无论用什么方法来反映血糖的变化，

都要以 GHb 的变化作为最终评价一种药物或一种治疗方案在血糖控制上是否有效的指标。

（2）在有溶血性疾病或其他原因引起红细胞寿命缩短时，GHb 明显减少；同样，如果近期有大量失血，新生红细胞大量产生，会使 GHb 结果偏低。

（3）用胰岛素治疗的 DM 患者，应将 GHb 作常规检测指标，至少每 3 个月一次。在某些临床状态下如 GDM 或调整治疗时，每 4 周测定一次，可及时提供有价值的信息。

2014 年 ADA 修订了糖尿病诊断相关的临床建议，提倡用糖化血红蛋白（HbA1c）这一快捷简便的检查指标来诊断糖尿病，这样有可能减少未确诊患者数量并且更好地分辨糖尿病前期的患者。

2. GSP 应与 GHb 联合应用 当患者有 Hb 变异时，会使红细胞寿命下降，此时 GHb 的测定意义不大，而 GSP 则很有价值。当清蛋白浓度和半衰期发生明显变化时，会对 GSP 产生很大影响，故对于肝硬化、肾病综合征、异常蛋白血症或急性时相反应之后的患者，GSP 结果不可靠。

（四）酮体监测

酮体是由乙酰乙酸、β－羟丁酸和丙酮组成。其中小部分乙酰乙酸自发性脱羧生成丙酮，而大部分则转变为β－羟丁酸。在健康人，β－羟丁酸与乙酰乙酸比值约 2∶1，二者基本构成血清中所有酮体，丙酮是次要成分。在严重 DM，由于机体有大量 NADH 存在，促进了β－羟丁酸的生成，β－羟丁酸/乙酰乙酸的比率可增加，因而此时最好测定血液β－羟丁酸浓度。酮体形成过多会导致其在血中浓度增加，形成酮血症，尿中的排泄量也会增加，形成酮尿，见于饥饿或频繁呕吐等糖来源减少，或 DM 等糖利用率不良的疾病。

（五）乳酸和丙酮酸监测

正常人乳酸和丙酮酸比值为 10∶1，处于平衡状态。乳酸/丙酮酸比例增高及乳酸增加，标志着有氧氧化减少，提示细胞内缺氧。乳酸/丙酮酸比率 <25 还提示糖异生缺陷。

（六）尿清蛋白排泄试验

尿清蛋白排泄率（urinary albumin excretion rate，UAER） 正常情况下尿清蛋白排泄量 <30mg/24h，当尿清蛋白量 >300mg/24h 时尿蛋白定性阳性，尿清蛋白排泄量在 30－300mg/24h 之间时叫微量清蛋白尿（microalbuminuria，MAU）。UAER 是指单位时间内清蛋白在尿液中的排泄量，UAER 是微血管病变的标志，可监测肾脏损害的程度。对 DM 患者，UAER 增高是糖尿病肾病（DN）早期诊断及临床分期的重要指标，UAER 持续 >20μg/min，提示糖尿病患者已存在早期糖尿病肾病；UAER 持续≥200μg/min，提示已进入临床糖尿病肾病。UAER 增加可同时提示眼底等器官的微血管存在损害。UAER 参考范围见表 15－5。

表 15－5 尿清蛋白排泄率参考范围

	排泄率（μg/min）	24h 排泄量（mg/24h）	随机尿（mg/g 尿肌酐）
正常	<20	<30	<30
MAU（微量清蛋白尿）	20～200	30～300	30～300
临床清蛋白尿	>200	>300	>300

（七）血清胰岛素和C肽

1. 胰岛素　健康人在葡萄糖的刺激下，胰岛素呈二时相脉冲式分泌：静脉注射葡萄糖后的1~2min内是第一时相，10min内结束。这一时相呈尖而高的分泌峰，代表贮存胰岛素的快速释放。第二时相紧接第一时相，持续60~120min，直到血糖水平恢复正常，代表了胰岛素的合成和持续释放能力。DM患者随着β细胞功能进行性损害，胰岛素对葡萄糖反应的第一时相将消失，而其他的刺激物如氨基酸或胰高血糖素仍能刺激其产生，所以在大多数T2DM患者仍保留第二时相的反应，而T1DM患者几乎没有任何反应。葡萄糖刺激胰岛素分泌的反应状态见图15-7。

血清胰岛素测定的主要目的：①空腹低血糖评估。②DM分型。③β细胞功能评估，确认DM患者是否需要胰岛素治疗。④预测DM易感人群，预测DM患者病情发展。⑤IR机制研究。

胰岛素释放试验（insulin release test，IRT）的方法与OGTT方法相同：空腹和服糖后30min、60min、120min和180min分别采血测定胰岛素，了解胰岛β细胞的储备功能。健康人服糖后30~60min上升为空腹胰岛素5~10倍，3h后恢复至空腹水平；IGT或DM患者早期空腹胰岛素水平可略高或正常，晚期则往往减低，服糖后胰岛素分泌高峰多延迟在2~3h出现。1型糖尿病无明显反应。

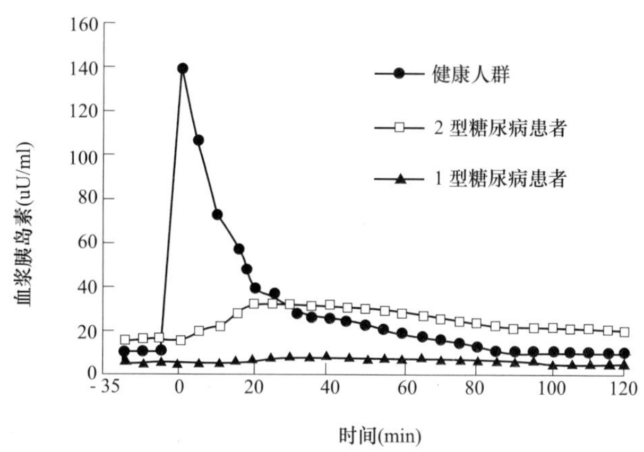

图15-7　葡萄糖刺激胰岛素分泌曲线

2. C肽　胰岛素和C肽以等摩尔数分泌进入血循环，但由于C肽的半衰期比胰岛素长，大约35min，在禁食后C肽浓度比胰岛素高5~10倍；C肽主要在肾脏降解，部分以原形从尿中排泄；C肽不受外源性胰岛素干扰，不与胰岛素抗体反应。所以与血清胰岛素浓度相比，C肽水平可更好地反映β细胞功能。

血清C肽测定的主要目的：①评估空腹低血糖。②评估β细胞功能。③DM分型。④监测胰腺手术效果。当需要连续评估β细胞功能或不能频繁采血时，可测定尿中C肽。24h尿中C肽（非肾衰者，因肾衰可使C肽浓度上升）与空腹血清C肽浓度相关性很好，并与葡萄糖负荷后，连续取血标本的C肽浓度相关性也很好。由于尿C肽个体差异大，限制了作为评价β细胞分泌能力的价值。

C肽释放试验（C-peptide release test，CRT）方法与OGTT相同：空腹和服糖后30min、60min、120min和180min分别采血测定C肽。服糖后30~60min为峰值，为空腹的

5~7倍；试验意义与胰岛素释放试验相同。

（八）血清胰岛素原

PI半衰期比胰岛素长2~3倍，主要在肝脏降解，在禁食后血清的PI水平增高，可达血清胰岛素水平的10%~15%。PI测定主要应用于：①评估IR和胰岛β细胞功能。②评估胰岛β细胞肿瘤。③家族性高PI血症，极少见，原因不明，与PI转化为胰岛素的功能障碍有关。④慢性肾功能不全、肝硬化和甲状腺功能亢进等患者可见PI增加。

（九）血清胰岛自身抗体

胰岛自身抗体对T1DM的鉴别诊断有重要价值，在T1DM发生数年前就可检出：胰岛细胞自身抗体（ICA）、胰岛素自身抗体（IAA）、谷氨酸脱羧酶自身抗体（GADA）和酪氨酸磷酸酶抗体/胰岛瘤相关抗原2抗体（IA-2A）及其异构体。使用异源性胰岛素治疗的DM患者绝大部分产生胰岛素自身抗体，但由于滴度低，通常不会产生胰岛素抵抗作用。但也有少数T2DM患者，抗体滴度较高，抗体与胰岛素结合，降低胰岛素的生物学作用，导致IR。

测定胰岛自身抗体可提供胰岛素治疗的指导。对成人1型糖尿病应动态监测IAA、ICA和GAD-Ab，特别是后者，对诊断和治疗有非常重要的意义，应强调定期检测。对高危儿童随访监测：如ICA和GAD-AB阳性，提示发生1型糖尿病的可能性是67%；而两者均为阴性时，则不可能发生1型糖尿病，可靠性达99.89%。以上自身抗体的监测重点应放在1型糖尿病一级亲属和糖尿病患者人群，并应根据具体情况，如家族史、发病年龄、治疗情况以及其他检查结果等，联合监测、综合分析。

（十）胰高血糖素

血液中胰高血糖素升高多见于胰岛α细胞瘤患者，常伴有体重减轻、高血糖等症状。胰高血糖素浓度降低见于慢性胰腺炎和长期使用磺脲类药物的患者。

小结与展望

血糖主要是指血液中的葡萄糖，在神经、内分泌激素和肝脏等因素的调节下，血糖浓度保持在恒定范围内，维持机体正常的生理功能。

扫码“练一练”

糖尿病是一组由胰岛素分泌不足和（或）作用缺陷所引起，以慢性血糖水平增高为特征的代谢性疾病，根据病因学将糖尿病分为1型糖尿病、2型糖尿病、其他特殊类型糖尿病和妊娠期糖尿病四大类型。糖尿病诊断主要依赖空腹血糖、随机血糖和口服葡萄糖耐量试验，糖化蛋白主要用于评价血糖控制效果；UAER是DM肾病早期诊断及临床分期的重要指标；酮体、乳酸和丙酮酸检测对糖尿病急性并发症的诊断和治疗监测具有较好的价值。低血糖症是指血糖浓度低于参考值水平下限。

血糖测定的常规方法为GOD法和HK法，GHb常规测定多采用各种层析法，GSP采用酶法测定较好，酮体、乳酸和丙酮酸测定可采用酶法，血糖调节激素包括胰岛素、C肽、胰岛素原、胰高血糖素以及胰岛自身抗体多用免疫化学法检测。

糖尿病的发病机制仍未明了，多种炎症因子、脂肪细胞因子在2型糖尿病、MS发生发展过程中具有重要作用，在肥胖、MS、2型糖尿病患者血浆脂联素水平降低，瘦素、抵抗素和肿瘤坏死因子水平增高。目前多种因子的检查处于实验室研究阶段，主要用于发病机制的探讨以及疾病的早期筛查。

（毛达勇）

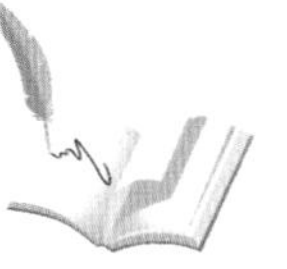

第十六章　脂蛋白代谢紊乱的生物化学检验

教学目标与要求

掌握　血脂检查前应注意的问题；TC、TG、HDL－C、LDL－C、Lp（a）和ApoAⅠ、ApoB的测定方法学与评价；血脂水平分层的划分标准。

熟悉　高脂血症的分型及血液生化特点；各种脂蛋白的组成与结构要点；异常脂蛋白血症的原因；血脂测定项目的合理选择。

了解　脂蛋白、载脂蛋白的种类与生理功能；脂蛋白受体、与脂蛋白代谢有关的酶类和特殊蛋白质；脂蛋白紊乱与致动脉粥样硬化关系；PL、FFA、LP－PLA_2、RLP－C的测定方法与评价；调脂治疗目标值；血脂测定的标准化。

脂蛋白代谢紊乱是冠心病和缺血性脑卒中公认的独立危险因素。目前临床血脂分析主要用于动脉粥样硬化（atherosclerosis，AS）和冠心病的防治，也广泛用于高血压、糖尿病、脑血管病、肾脏疾病等的辅助诊疗。

第一节　血浆脂蛋白代谢紊乱与异常脂蛋白血症

脂蛋白代谢是血中脂质、脂蛋白及其受体和关键酶相互作用的代谢过程。在脂蛋白代谢过程中若有一个或多个环节障碍，则可能导致脂蛋白代谢紊乱和异常脂蛋白血症。

扫码“学一学”

一、脂蛋白与载脂蛋白的分类和组成特征

血脂是血液中脂类物质的总称，包括中性脂肪即三酰甘油（triglyceride，TG）、胆固醇（cholesterol，CH）、磷脂（phospholipid，PL）、糖脂、类固醇和非酯化或称游离脂肪酸（nonesterified fatty acid，NEFA/free fatty acid，FFA）等。胆固醇包括游离胆固醇（free cholesterol，FC）和胆固醇酯（cholesterol ester，CE），两者合称总胆固醇（totel cholesterol，TC）。由于血浆中TG和CH都是疏水性物质，必须与血液中的特殊蛋白质和PL等一起组成一个亲水性的球形大分子，才能在血液中被运输，并进入组织细胞。这种球形大分子复合物称作脂蛋白。脂蛋白中的蛋白质成分称为载脂蛋白（apolipoprotein，Apo）。

（一）脂蛋白的分类和组成特征

脂蛋白的分类经典的方法是超速离心法，将其分为乳糜微粒（chylomicron，CM）、极低密度脂蛋白（very low density lipoprotein，VLDL）、中间密度脂蛋白（intermediate density lipoprotein，IDL）、低密度脂蛋白（low density lipoprotein，LDL）和高密度脂蛋白（high density lipoprotein，HDL）5大类。此外，在LDL和HDL区带之间有一特殊的脂蛋白——脂蛋白（a）[lipoprotein（a），Lp（a）]，密度为1.050～1.100kg/L。临床上常用琼脂糖凝胶电泳分类，将其分为CM（加样原点处）、β－脂蛋白、前β－脂蛋白和α－脂蛋白4大类。

两种分类方法的相应关系见图 16 - 1。

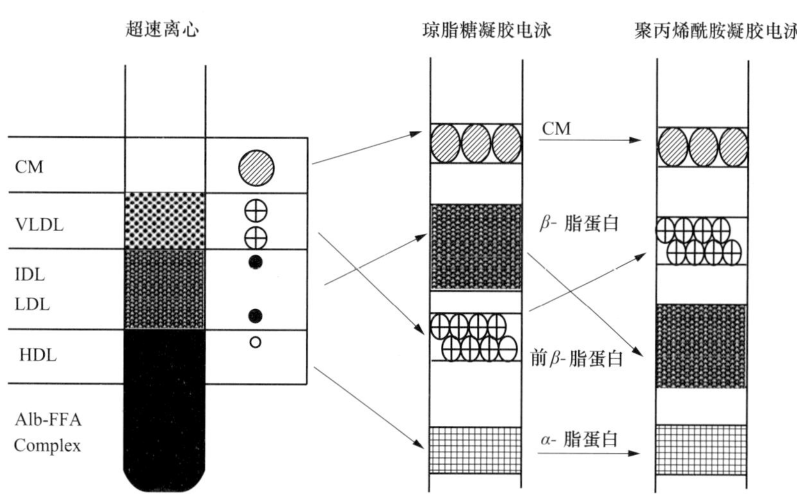

图 16 - 1　超速离心法与电泳法分离血浆脂蛋白的对应关系

人血浆主要脂蛋白的分类与组成见表 16 - 1。CM 主要来源于食物脂肪，颗粒最大，主要功能是转运外源性 TG。血中 CM 的半衰期仅为 10 ~ 15min，进食后 12h 正常人血中几乎没有 CM，TG 恢复至原有水平。VLDL 主要功能是转运内源性 TG。由于 CM 和 VLDL 及其残粒都是以 TG 为主，所以这两种脂蛋白及其残粒统称为富含 TG 的脂蛋白（triglyceride - rich lipoprotein，TRL），也称残粒样脂蛋白（remnant - like particles，RLP）。IDL 是 VLDL 向 LDL 转化过程中的中间产物，正常情况下，血浆中 IDL 含量很低。LDL 的主要功能是将肝合成的内源性 CH 转运至肝外组织。用超速离心法又可将 LDL 可分为数目不等的亚组分（2 ~ 11 种），如小而密 LDL（small dense LDL，sLDL）或称为 B 型 LDL，大而轻 LDL 或称为 A 型 LDL。LDL 还可被氧化生成氧化 LDL（oxidized LDL，ox - LDL）。HDL 是含有 ApoAⅠ、AⅡ、PL 和 CH 的小型脂蛋白颗粒，主要功能是参与胆固醇的逆转运（reverse cholesterol transport，RCT）。HDL 也可进一步分为两个亚类：HDL_2（1.063 ~ 1.125kg/L）和 HDL_3（1.125 ~ 1.210kg/L），两者的差别主要在于 HDL_2 中 CE 含量较多，而 Apo 含量则相对较少，后者也常被称为小而密 HDL（small dense HDL，sHDL）。

表 16 - 1　主要脂蛋白的分类与组成

脂蛋白	密度（kg/L）	颗粒直径（nm）	漂浮率（Sf *）	脂质（%）		主要载脂蛋白	迁移率（琼脂糖电泳）
				TG	胆固醇		
CM	<0.95	80 ~ 1200	>400	90	10	ApoB48	原点
VLDL	0.95 ~ 1.006	30 ~ 80	60 ~ 400	60	20	ApoB100、CⅡ、E	前 β
IDL	1.006 ~ 1.019	23 ~ 35	20 ~ 60	35	35	ApoB100、E	宽 β
LDL	1.019 ~ 1.063	18 ~ 25	0 ~ 20	10	50	ApoB100	β
HDL	1.063 ~ 1.21	5 ~ 12	0 ~ 9	<5	20	ApoAⅠ、AⅡ	α

* Sf 值指血浆脂蛋白在温度为 26℃，密度为 1.063kg/L 的 NaCl 溶液中，达因（dyne）/克（g）力作用下，上浮 10^{-13} cm/s，即为 1Sf 单位 [1Sf = 10^{-13}（cm · g）/（s · dyne）]。

（二）载脂蛋白分类和组成特征

迄今已发现 20 余种 Apo，如 ApoAⅠ、AⅡ、AⅣ、AⅤ、B48、B100、CⅠ、CⅡ、C

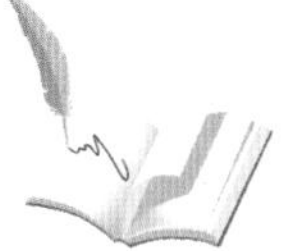

Ⅲ、D、E、H、J 和 Apo（a）等。人 Apo 的氨基酸序列、基因结构特点大多已被阐明清楚。各种 Apo 的特征、分布及生理功能见表 16－2。

表 16－2　各种载脂蛋白的特征、分布及生理功能

载脂蛋白	分子量（KD）	主要合成场所	脂蛋白中分布	染色体定位	生理功能
ApoAⅠ	28	肝脏、小肠	HDL、CM	11	LCAT 辅因子，识别 HDL 受体
ApoAⅡ	17	肝脏、小肠	HDL、CM	1	HL 激活剂；识别 HDL 受体
ApoAⅣ	26	肝脏、小肠	HDL、CM	11	参与 RCT；激活 LCAT
ApoAⅤ	39	肝脏	VLDL、CM、LDL、HDL	11	参与 TG 代谢调节
ApoB100	550	肝脏	VLDL、IDL、LDL	2	参与 VLDL 合成与分解；识别 LDL 受体
ApoB48	275	小肠	CM	2	参与 CM 合成分解；运外源 TG
ApoCⅠ	7	肝脏	CM、VLDL、HDL	19	LCAT 激活剂
ApoCⅡ	9	肝脏	CM、VLDL、HDL	19	LPL 激活剂
ApoCⅢ	9	肝脏	CM、VLDL、HDL	11	LPL、HL 抑制剂；介导 TRL 通过 LRP 摄取
ApoD	33	肝脾、小肠、脑	HDL	3	逆转运 CE
ApoE	34	肝脏、巨细胞、脑	CM、VLDL、IDL、HDL	19	LDL 受体、LRP 配体；参与 RCT；免疫调节等
Apo（a）	280～800	肝脏	LDL、HDL	6	Lp（a）结构蛋白；抑制纤溶酶原

二、脂蛋白受体与脂酶和脂质转运蛋白

脂蛋白代谢不仅涉及脂蛋白分子本身，同时也涉及许多脂蛋白分子以外的因素，如脂蛋白受体、一些关键酶及脂质转运蛋白。

（一）脂蛋白受体

1. LDL 受体　LDL 受体（LDL receptor，LDL－R）亦称为 ApoB/E 受体，由五个不同的区域构成，从细胞膜内到细胞膜外依次为：①配体结合结构域。②上皮细胞生长因子前体结构域。③糖基结构域。④跨膜结构域。⑤胞液结构域。

LDL 或其他含有 ApoB100 的脂蛋白与 LDL－R 结合后，内吞入细胞，经溶酶体酶作用，CE 水解成 FC，后者进入胞质的代谢库，供细胞膜等膜结构利用。这一代谢过程称为 LDL 受体途径。LDL 受体途径具有反馈性地调节细胞内 CH 的作用。血浆 CH 主要存在于 LDL 中，而 65%～70% 的 LDL 是依赖肝细胞的 LDL－R 清除的。LDL－R 主要功能是通过摄取 CH 进入细胞内，用于细胞增殖和固醇类激素及胆汁酸盐的合成等。

2. 清道夫受体　清道夫受体（scavenger receptor，SR）分为 A 类清道夫受体（SR－A）和 B 类清道夫受体（SR－B），其配体类同。清道夫受体的配体谱广泛，对 ox－LDL、LDL、HDL 以及 VLDL 都有较强的亲和性，并参与脂类代谢。研究表明，一方面巨噬细胞的清道夫受体在粥样斑块形成机制中起重要作用，另一方面，巨噬细胞通过清道夫受体清除细胞外液中的修饰 LDL，尤其是 ox－LDL，可能是机体的一种防御功能。

3. LDL 受体相关蛋白　LDL 受体相关蛋白（LDL receptor related protein，LRP）是一种内吞性的多功能受体，能识别多种配体（蛋白酶—蛋白酶抑制剂、毒素的受体、某些病毒、

乳铁蛋白等）并在体内清除之。以肝实质细胞中含量最丰富。在脂蛋白代谢过程中，LRP 是含 ApoE 的 CM 残粒、VLDL 残粒的受体。由于 LRP 上有多个配体结合位点，能同时与多分子 ApoE 结合，使受体与配体结合的亲合性大大提高，从而保证富含 ApoE 的 CM 残粒、VLDL 残粒能从血浆中快速清除。

4. VLDL 受体　VLDL 受体（VLDL receptor，VLDL－R）的结构与 LDL－R 类似，对含有 ApoE 的脂蛋白 VLDL 和 VLDL 残粒有高亲和性，对 LDL 则呈现低亲和性，VLDL－R 在肝内几乎未发现，而是广泛分布在代谢活跃的心肌、骨骼肌、脂肪组织等细胞。与 LDL－R 不同，VLDL－R 不受细胞内 CH 负反馈抑制。在早期 AS 的斑块形成中对由单核细胞而来的巨噬细胞的泡沫化有重要意义。此外，VLDL－R 在脂肪细胞中多见，可能与肥胖成因有关。

（二）脂酶与脂质转运蛋白

1. 脂蛋白脂肪酶　脂蛋白脂肪酶（lipoprotein lipase，LPL）是脂肪细胞、心肌细胞、骨骼肌细胞、乳腺细胞以及巨噬细胞等实质细胞合成和分泌的一种糖蛋白，分子量为 60kD，ApoCⅡ是 LPL 的激活剂，而 ApoCⅢ则是 LPL 的抑制剂。LPL 可催化 CM 和 VLDL 中的 TG 水解，使这些大颗粒脂蛋白逐渐变为分子量较小的残粒，并促使脂蛋白之间转移 CH、PL 及 Apo。

2. 肝脂酶　肝脂酶（hepatic lipase，HL）不需要 ApoCⅡ作为激活剂，但 SDS 可抑制 HL 活性，而不受高盐及鱼精蛋白的抑制。HL 主要作用于小颗粒脂蛋白如 VLDL 残粒、CM 残粒及 HDL，水解其中的 TG 和 PL，在脂蛋白残粒中清除、LPL 的形成和 RCT 中起重要作用。

3. 卵磷脂胆固醇脂酰转移酶　卵磷脂胆固醇脂酰转移酶（lecithin－cholesterol acyl transferase，LCAT）由肝脏合成释放入血液，其作用是将 HDL 中的卵磷脂的 C2 位不饱和脂肪酸转移给 FC，生成溶血卵磷脂和 CE，使 HDL 变成成熟的球状 HDL 颗粒。LCAT 常与 HDL 结合在一起，在 HDL 表面的活性很高并有催化效应，对 VLDL 和 LDL 几乎不起作用。

4. β－羟－β－甲基戊二酰辅酶 A 还原酶　β－羟－β－甲基戊二酰辅酶 A（HMGCoA）是 CH 合成的限速酶。Goldstein 和 Brown 阐明其抑制机制认为，细胞内 CH 可作为 HMGCoA 还原酶的抑制剂，降低其活性，肝细胞膜上的 LDL－R 增加，从血中摄取 CH 也增加，从而使血中 CH 水平降低。目前临床常用的他汀类降脂药是使 HMGCoA 还原酶活性降低，从而使血中 CH 水平下降。

5. 胆固醇酯转运蛋白　胆固醇酯转运蛋白（cholesterol ester transfer protein，CETP）属于脂质转运蛋白（lipid transfer protein，LTP），是由肝、小肠、肾上腺、脾、脂肪组织及巨噬细胞合成的一种疏水性糖蛋白。CETP 是 RCT 系统中的关键蛋白质。周围组织细胞膜的 FC 与 HDL 结合后，被 LCAT 酯化成 CE，移入 HDL 核心，并可通过 CETP 转移给 VLDL 和 LDL，再被肝脏 LDL 及 VLDL 受体摄入肝细胞，这样就使周围组织细胞的 CE 进入肝脏被清除。

目前认为，血浆 CE 的 90% 以上来自 HDL，主要通过 LCAT 和 CETP 的共同作用而生成，其中约 70% 在 CETP 作用下由 HDL 转移至 VLDL 及 LDL 后被清除。当血浆中 CETP 缺乏时，HDL 中 CE 蓄积 TG 降低，无法转运给 VLDL 及 LDL，出现高 HDL 血症，从而使 VLDL、LDL 中的 CE 减少及 TG 增加。

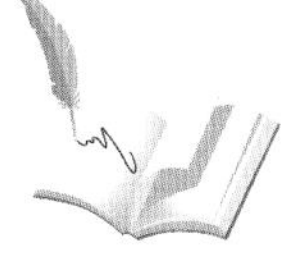

此外，另有一些 LTP 与脂蛋白代谢有关。如磷脂转运蛋白（phospholipid transfer protein，PTP）可促进 PL 由 CM、VLDL 转移至 HDL。微粒体三酰甘油转运蛋白（microsomal triglyceride transfer protein，MTP）在富含 TG 的 VLDL 和 CM 组装和分泌中起主要作用。

三、血浆脂蛋白代谢

人体内血浆脂蛋白代谢是血中脂质、脂蛋白、载脂蛋白、脂蛋白受体、脂酶、脂质转运蛋白之间相互作用的代谢过程，可分为外源性代谢途径和内源性代谢途径。前者是指饮食摄入的胆固醇和 TG 在小肠中合成 CM 及其代谢过程；而后者则是指由肝脏合成 VLDL、VLDL 转变为 IDL 和 LDL，LDL 被肝脏或其他器官代谢的过程，以及 HDL 的代谢过程（图 16-2）。

人体 CH 除来自于食物以外，还可在体内合成，提供内源性 CH 的 90%。TG 水平与种族、年龄、性别以及生活习惯（如饮食、运动等）有关，个体内与个体间变异大，人群调查数据比较分散，呈明显的正偏态分布。

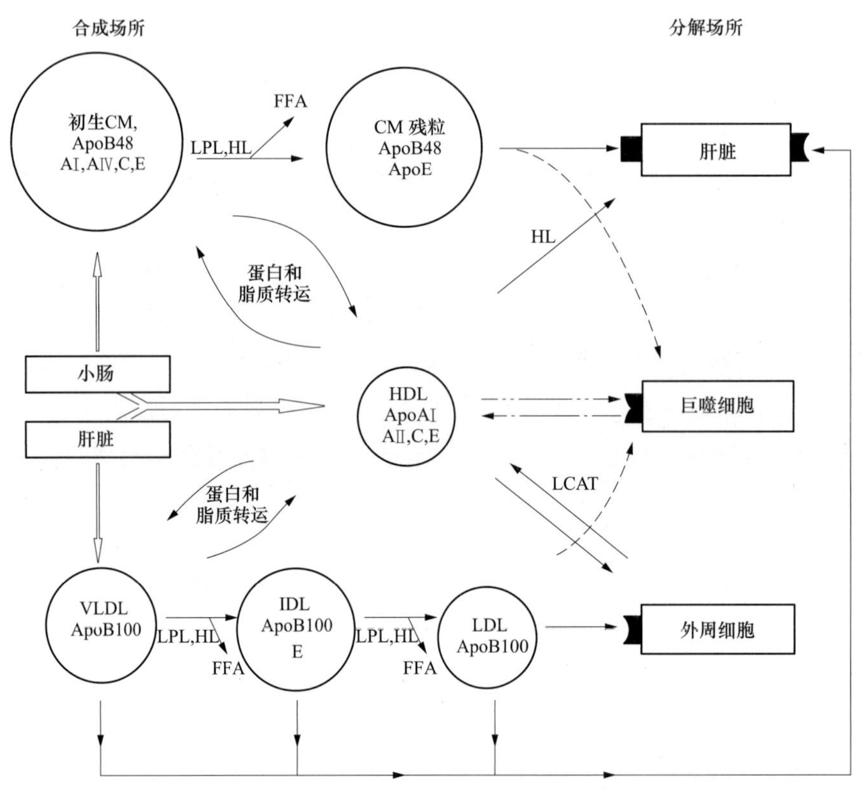

图 16-2　脂蛋白代谢示意图

四、脂代谢紊乱与动脉粥样硬化

AS 斑块的发生、发展至成熟是一个渐进的缓慢过程。AS 的危险因素（risk factor）有近 200 种，主要有高脂血症、高血压、吸烟等因素。AS 病因绝非一种因素所致，可能为多种因素联合作用引起。阐述 AS 发病机制的主要学说中以脂源性学说为国内外所公认。

（一）动脉粥样硬化的脂源性学说

动脉粥样硬化的脂源性学说是 1863 年由德国多名病理学家提出的。他们指出，动脉粥

样硬化病变，主要与脂代谢紊乱密切相关，它的本质是动脉壁对血脂增高的一种反应。目前高脂血症已被公认为是导致动脉粥样硬化和心脑血管各种疾病的最主要原因。

对脂蛋白而言，凡能增加动脉壁 CH 内流和沉积的脂蛋白如 LDL、、ox－LDL 等，是致 AS 的因素；凡能促进 CH 从血管壁外运的脂蛋白如 HDL，则具有抗 AS 作用，称之为抗 AS 因素。

（二）致动脉粥样硬化的脂蛋白

近年来，提出致动脉粥样硬化脂蛋白谱（ALP），从整体上研究脂蛋白与 AS 的关系。ALP 包括高 TG、sLDL 增高和 HDL 水平低下，因此也称脂质三联征（lipid triad）。脂蛋白代谢异常所致脂蛋白量和质的改变在 AS 斑块形成中起有极其重要的作用。

1. 残粒脂蛋白　富含 TG 的 RLP 具有致 AS 作用，其组成和颗粒大小决定其致 AS 的性能。如Ⅲ型高脂血症以异常残粒脂蛋白 β－VLDL 积蓄为特征，因为肝脏的残粒受体（ApoB/E 受体）结合率降低，ApoE2/2 和 ApoE 缺失等使残粒清除减少或 β－VLDL 残粒形成增加，经清道夫受体介导摄取进入巨噬细胞引起 AS 的增强作用。

2. sLDL　sLDL 是 AS 斑块发展及心肌梗死的危险因素。sLDL 的形成除了可能与遗传有关外，还依赖于以血浆 TG 起主导作用的脂蛋白交换。sLDL 与 LDL 受体亲和力较低，在血浆中停留时间较长，所以有更多机会进入动脉内膜下，在内膜下 LDL 必须先被氧化才能被巨噬细胞的清道夫受体清除，而 sLDL 比大而轻的 LDL 更易被氧化，更易促进泡沫细胞形成。

3. ox－LDL　ox－LDL 可通过清道夫受体途径，使巨噬细胞内 CH 大量堆积形成泡沫细胞。ox－LDL 能刺激有丝分裂原激活的蛋白激酶的活性，刺激平滑肌生长，还能介导成纤维生长因子－1 的释放，促进纤维沉积。ox－LDL 对巨噬细胞有毒性，能放大炎性反应并形成进展性斑块的坏死核心，大量细胞外基质的生成和细胞外脂质在坏死中心蓄积，成为 AS 进一步发展的条件。此外 ox－LDL 对循环中的单核细胞有趋化作用，对组织中的巨噬细胞的趋化性有抑制作用。对血小板及凝血系统的作用是促使凝血酶形成，引起血小板聚集，促使血栓形成。

4. Lp（a）　Lp（a）特殊的抗原成分 Apo（a）具有高度多态性，分子量 250～800KD。多态性的来源可能与糖化的程度及其分子多肽键中所含 Kringle 4－2（K4－2）拷贝数 3～40 个不等数目有关，后者是主要的原因。人群中 Lp（a）呈偏态分布，一般以 300mg/L 以上作为病理性增高。对同一个体而言，Lp（a）值极其恒定，新生儿血清 Lp（a）约为成人的 1/10，出生后 6 个月已达成人水平。血清 Lp（a）浓度主要由基因控制，不受性别、年龄、体重、适度体育锻炼和降 CH 药物的影响。Apo（a）分子大小与血浆中 Lp（a）的浓度通常成反比，后者主要决定于 Apo（a）的生成率，高分子量表型的血清 Lp（a）水平低，反之则高。由于 Apo（a）和 PLG 具有同源性，因而许多学者认为 Lp（a）在 AS 和血栓形成两者之间起一个桥梁作用。此外，Lp（a）还可通过氧化修饰成氧化 Lp（a），与 ox－LDL 一样被清道夫受体识别结合，诱导刺激单核细胞分化为巨噬细胞并进一步形成泡沫细胞，参与 AS 形成与发展。

（三）抗动脉粥样硬化的脂蛋白

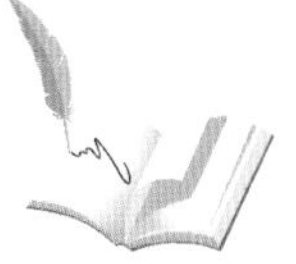

研究发现，血浆 HDL－C 每下降 0.03mmol/L，冠心病事件的相对危险性增加 2%～3%。HDL 可将 CH 从周围组织（包括 AS 斑块）转运到肝脏进行再循环或以胆酸的形式排

泄即RCT。通过RCT，可以减少脂质在血管壁的沉积，起到抗AS作用。RCT过程至少涉及胆固醇外流、胆固醇酯化和胆固醇清除等三个环节。

此外，HDL具有多种非脂代谢功能，起到抗AS作用。例如，HDL含有对氧磷酶（paraoxonase，PON），亦称屏氧酶，具有抗氧化作用，能有效地防止由高价金属离子和细胞诱导的LDL氧化修饰，抑制内膜下ox-LDL生成。HDL还能抑制内皮细胞黏附因素，防止单核细胞黏附，还能诱导内皮细胞一氧化氮（nitric oxide，NO）的合成，减轻AS早期不正常的血管收缩，促进内皮细胞前列环素的合成，抑制ox-LDL引起的单核细胞迁移等。

第二节　血脂和脂蛋白的测定与评价

临床对血脂、脂蛋白和其他脂类物质测定时，要特别重视试剂的合理选择和应用，并且应使测定结果符合一定要求，达到所规定的技术目标。此外，还要注意基质效应（matrix effect）对测定结果的影响。

一、脂质的测定与评价

（一）总胆固醇

1. 方法概述　血清TC测定一般可分为化学法和酶法两大类。化学法一般包括抽提、皂化、毛地黄皂苷沉淀纯化和显色比色4个阶段。其中省去毛地黄皂苷沉淀纯化步骤的化学抽提法——ALBK法为目前国际上通用的参考方法。国内由原卫生部北京老年医学研究所生化室建立的高效液相层析法也推荐作为我国TC测定的参考方法。化学法曾在很长一段时间在临床常规使用，但由于操作复杂，干扰因素多，现多已不用，而由酶法代替。

目前建议酶法如胆固醇氧化酶-过氧化物酶-4-氨基安替比林和酚法（CHOD-PAP法）作为临床实验室测定血清TC的常规方法。此法快速准确，标本用量小，适合在自动生化分析仪上做批量测定。

2. 测定原理（CHOD-PAP法）

$$\text{CE} + H_2O \xrightarrow{\text{CHER}} \text{FC} + \text{FFA}$$

$$\text{FC} + O_2 \xrightarrow{\text{CHOD}} \Delta^4\text{-胆甾烯酮} + H_2O_2$$

$$H_2O_2 + 4\text{-AAP} + \text{酚} \xrightarrow{\text{POD}} \text{醌亚胺} + H_2O$$

上述反应式中CHER、CHOD和POD分别为胆固醇酯酶（cholesterol esterase，CHER）、胆固醇氧化酶（cholesterol oxidase，CHOD）和过氧化物酶（peroxidase，POD）。

3. 方法学评价　对于TC测定，建议不精密度≤3%，不准确度≤±3%，总误差≤9%。酶法测定血清TC时血红蛋白（hemoglobin，Hb）高于2g/L会引起正干扰，胆红素>100μmol/L时有明显负干扰。血中抗坏血酸与甲基多巴浓度高于治疗水平时也使结果偏低。

（二）三酰甘油

1. 方法概述　血清中的TG含量测定，从方法学上大致可分为化学法和酶法两类。目前尚无公认的TG测定的参考方法，三氯甲烷-硅酸-变色酸法（Van Handel-Caslson法）是美国疾病预防与控制中心（CDC）测定TG采用的参考方法。方法是用三氯甲烷抽提TG，同时以硅酸处理去除PL、游离甘油、甘油一酯和部分甘油二酯，然后经过皂化、氧化、变

色酸显色等步骤测定。此法测定值与游离甘油之和可能与决定性方法的总甘油相近。酶法测定血清 TG 的主要优点是操作简便，适合自动分析，线性范围较宽，并且灵敏、精密、相对特异性亦较好，因而目前几乎所有临床实验室均采用此法作为 TG 测定的常规方法。

目前建议甘油磷酸氧化酶 - 过氧化物酶 - 4 - 氨基安替比林和酚法（GPO - PAP 法）作为临床实验室测定血清 TG 的常规方法。

2. 测定原理（GPO - PAP 法）

$$TG + H_2O \xrightarrow{LPL} \text{甘油} + \text{脂肪酸}$$

$$\text{甘油} + ATP \xrightarrow{GK + Mg^{2+}} 3 - \text{磷酸甘油} + ADP$$

$$3 - \text{磷酸甘油} + H_2O + O_2 \xrightarrow{GPO} \text{磷酸二羟丙酮} + H_2O_2$$

$$H_2O_2 + 4 - AAP + \text{酚} \xrightarrow{POD} \text{醌亚胺（红色）}$$

最后一步反应是 Trinder 反应，生成的红色化合物在 500nm 波长处有吸收峰，由于吸收峰较平坦，波长在 480 ~ 520nm 范围均可测定。

式中 GK、GPO 分别为甘油激酶（glycerol kinase，GK）和甘油磷酸氧化酶（glycerol phosphate oxidase，GPO）缩写。

3. 方法学评价　本法为一步 GPO - PAP 法，缺点是结果中包括游离甘油（FG）。为去除 FG 的干扰，可用外空白法（同时用不含 LPL 的酶试剂测定 FG 作空白）和内空白法（双试剂法——将 LPL 和 4 - AAP 组成试剂 2，其余部分为试剂 1）。一般临床实验室可采用一步 GPO - PAP 法，有条件的实验室应考虑开展游离甘油的测定或采用两步酶法。

对于 TG 测定，建议不精密度≤5%，不准确度≤ ±5%，总误差≤15%。酶法测定血清 TG 线性至少应达 11. 3mmol/L；LPL 除能水解 TG 外，还能水解甘油一酯和甘油二酯（血清中后两者约占 TG 的 3%），亦被计算在 TG 中，实际上测定的是总甘油酯；干扰因素与 TC 测定类同，胆红素 >100μmol/L 或抗坏血酸 >170μmol/L 时出现负干扰。血红蛋白的干扰是复杂的，它本身的红色会引起正干扰。溶血后，红细胞中的磷酸酶可水解磷酸甘油产生负干扰。当 Hb <1g/L 时反映为负干扰；>1g/L 时反映出正干扰，但 Hb≤2g/L 时干扰不显著，明显溶血标本不宜作为 TG 测定。血中抗坏血酸与甲基多巴浓度高于治疗水平时也使结果偏低。

（三）磷脂

PL 并非单一的化合物，而是含有磷酸基和多种脂质的一类物质的总称。血清中磷脂包括：①卵磷脂（60%）和溶血卵磷脂（2% ~10%）。②磷脂酰乙醇胺等（2%）。③鞘磷脂（20%）。PL 是脂肪代谢的中间产物，在血液中并非独立存在，而是与其他脂质一起参与脂蛋白的形成和代谢。另外，PL 也是构成和维持细胞膜成分和功能的重要物质。

1. 方法概述　血清 PL 定量方法包括测定无机磷化学法和酶法两大类。化学测定法包括①抽提分离。②灰化。③显色后比色三个阶段。酶法可分别利用磷脂酶 A、B、C、D 等4种酶作用［多用磷脂酶 D（PLD）］，加水分解，测定其产物，对 PL 进行定量。目前建议酶法如胆碱氧化酶（COD） - 过氧化物酶 - 4 - 氨基安替比林和酚法（COD - PAP 法）作为临床实验室测定血清 PL 的常规方法。此法快速准确，标本用量小，适合在自动生化分析仪上做批量测定。

2. 测定原理（COD - PAP 法）　PLD 因特异性不高，可作用于含有卵磷脂、溶血卵磷脂和鞘磷脂以及胆碱的磷脂（这三种磷脂约占血清总磷脂的 95%），释放出胆碱和磷脂

酸，胆碱在 COD 作用下生成甜菜碱和 H_2O_2，在 POD 作用下，H_2O_2，4 - AAP、酚发生反应生成红色醌亚胺化合物，其颜色深浅与血清中 PL 的含量成正比。

3. 方法学评价 推荐采用液体双试剂，高特异性酶促反应，反应能迅速达终点，使用简便，可直接用于自动生化分析仪。以早晨空腹 12 小时采血为宜，在 4℃ 分离血清（浆）尽快测定。如不能及时进行测定可放置 4℃ 3 天，-20℃ 半年。技术要求：具有较好准确度和精密度，批内 CV <5%、批间 CV <10%；线性范围应达 12.8mmol/L；稳定性好，基本不受高胆红素、抗坏血酸、Hb、葡萄糖、尿酸及各类抗凝剂的干扰。

（四）游离脂肪酸

临床上将 C10 以上的脂肪酸称为 FFA 或 NEFA。正常血清中含有油酸（C18∶1）占 54%，软脂酸（C16∶1）占 34%，硬脂酸（C18∶0）占 6%，是其主要的 FFA。另外还有月桂酸（C12∶0）、肉豆蔻酸（C14∶0）和花生四烯酸（C20∶4）等含量很少的脂肪酸。与其他脂质比较，FFA 在血中浓度很低，其含量极易受脂代谢、糖代谢和内分泌功能等因素影响，血中 FFA 半衰期为 1 ~ 2 分钟，极短。血清中的 FFA 是与清蛋白结合进行运输，属于一种极简单的脂蛋白。

1. 方法概述 测定血清 FFA 法有滴定法、比色法、原子吸收分光光度法、高效液相层析法和酶法等。前四种方法为非酶法测定，其中前三种方法准确性差，高效液相层析法仪器太昂贵，不便于批量操作。现一般多以液体双试剂酶法测定（主要用脂肪酶测定），可分别测定产物乙酰 CoA、AMP 或辅酶 A（CoA）。酶法测定简便快速，结果准确可靠，可直接用于自动生化分析仪，易于批量检测。

2. 测定原理（酶法）

$$\text{FFA} + \text{ATP} + \text{CoA} \xrightarrow{\text{乙酰 CoA 合成酶}} \text{乙酰 CoA} + \text{AMP} + \text{PPi}$$

$$\text{乙酰 CoA} + O_2 \xrightarrow{\text{乙酰 CoA 氧化酶}} 2,3-\text{过烯醇酰 CoA} + H_2O_2$$

$$H_2O_2 + 4-\text{AAP} + \text{TOOS} \xrightarrow{\text{POD}} \text{显色}$$

注：TOOS 为 *N* - 乙酰 - *N* - （2 - 羟 - 3 - 硫代丙酰）- 3 - 甲苯胺的缩写。

3. 方法学评价 FFA 测定必须注意各种影响因素，以早晨空腹安静状态下采血为宜，在 4℃ 分离血清尽快测定。贮存的标本仅限于 24h 内，若保存 3 天，其值约升高 30%，使结果不准确。此时标本应冷冻保存。肝素可使 FFA 升高，故不可在肝素治疗时（后）采血，也不可用肝素抗凝血做 FFA 测定。技术要求：批内 CV <5%、批间 CV <10%；线性范围至少应达 3.0mmol/L；稳定性好，基本不受高胆红素、Hb、TG 等干扰物质影响。

二、脂蛋白的测定与评价

（一）高密度脂蛋白胆固醇

1. 方法概述 超速离心结合 ALBK 法为 HDL - C 测定的参考方法。硫酸葡聚糖 - 镁沉淀法（dextran sulfate method，DS 法）结合 ALBK 法被美国胆固醇参考方法实验室网络（The Cholesterol Reference Method Laboratory Network，CRMLN）作为指定的比较方法（designated comparison method，DCM 法）。1995 年中华医学会检验分会曾在国内推荐磷钨酸镁沉淀法（PTA - Mg^{2+} 法），但此法的主要缺点是标本需预先离心处理，结果易受温度、pH 和高 TG 影响。

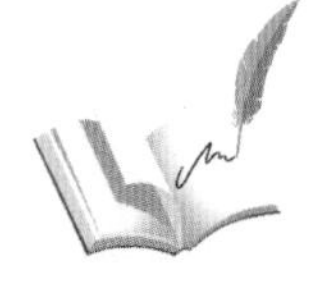

目前建议用双试剂的直接匀相测定法（homogeneous method）作为临床实验室测定血清HDL－C的常规方法。可供选择的方法主要有：清除法（clearance method）包括反应促进剂－过氧化物酶清除法（SPD法）和过氧化氢酶清除法（CAT法），PEG修饰酶法（PEG-ME法），选择性抑制法（PPD法）。免疫分离法（IS法）包括PEG/抗体包裹法（IRC法）和抗体免疫分离法（AB法）。

2. 测定原理（SPD法） 利用脂蛋白与表面活性剂的亲和性差异进行HDL－C测定。加入试剂Ⅰ，在反应促进剂（合成的多聚物/表面活性剂）的作用下，血清中CM、VLDL及LDL形成可溶性复合物，它们表层的FC在CHOD的催化下发生反应生成H_2O_2，在POD的作用下，H_2O_2被清除。加入试剂Ⅱ，在一种特殊的选择性表面活性剂作用下，只有HDL颗粒成为可溶，所释放的CH与CHER和CHOD反应，生成H_2O_2，并作用于4－AAP色原体产生颜色反应。反应式如下：

（1）CM、VLDL、LDL＋反应促进剂→CM、VLDL、LDL的可溶性复合物

$$\text{此可溶性复合物表层 FC} \xrightarrow{\text{CHOD}} H_2O_2；\ H_2O_2 \xrightarrow{\text{POD}} H_2O + O_2$$

（2）$\text{HDL}+\text{选择性表面活性剂} \xrightarrow{\text{CHER + CHOD}} \Delta^4-\text{胆甾烯酮}+H_2O_2$

（3）$H_2O_2+4-\text{AAP}+\text{DSBmT} \xrightarrow{\text{POD}} \text{显色}$

注：DSBmT为N，N－双（4－磺丁基）－间甲苯胺二钠盐的缩写

3. 方法学评价 对于HDL－C测定，建议不精密度≤4%，不准确度≤±5%，总误差≤13%。最小检测水平至少为0.01mmol/L，线性至少应达2.59mmol/L，回收率应为90%～110%，基本不受其他脂蛋白和干扰物质的干扰。

（二）低密度脂蛋白胆固醇

1. 方法概述 超速离心结合ALBK法为LDL－C测定的参考方法。国外LDL－C测定常采用Friedewald公式计算，即LDL－C＝TC－HDL－C－TG/2.2（以mmol/L计）。当血清中存在CM；血清TG水平>4.52mmol/L时；血清中存在异常β脂蛋白时不应采用公式计算。1995年中华医学会检验学会曾在国内推荐聚乙烯硫酸沉淀法（PVS法）作为LDL－C测定的常规方法，但此法的主要缺点是标本需预先离心处理，结果易受高TG影响。

目前建议用匀相测定法作为临床实验室测定血清LDL－C的常规方法。可供选择的方法主要有：表面活性剂清除法（SUR法）、过氧化氢酶清除法（CAT法）、可溶性反应法（SOL法）、保护性试剂法（PRO法）和杯芳烃法（CAL法）。

2. 测定原理（SUR法） 试剂1中的表面活性剂1能改变LDL以外的脂蛋白（HDL、CM和VLDL等）结构并解离，所释放出来的微粒化胆固醇分子与胆固醇酶试剂反应，产生的H_2O_2在缺乏偶联剂时被消耗而不显色，此时LDL颗粒仍是完整的。加试剂2（含表面活性剂2和偶联剂DSBmT），它可使LDL颗粒解离释放胆固醇，参与Trinder反应而显色，因其他脂蛋白的胆固醇分子已除去，色泽深浅与LDL－C量呈比例。反应式如下：

（1）$\text{HDL, VLDL, CM}+\text{表面活性剂1}\rightarrow\text{微粒化胆固醇} \xrightarrow{\text{CHER + CHOD}} H_2O_2$

（2）$H_2O_2+4-\text{AAP}+\text{POD} \longrightarrow \text{不显色}$

（3）$\text{LDL}+\text{表面活性剂2}\rightarrow\text{微粒化胆固醇} \xrightarrow{\text{CHER + CHOD}} H_2O_2$

（4）$H_2O_2+4-\text{AAP}+\text{DSBmT} \xrightarrow{\text{POD}} \text{显色}$

3. 方法学评价 对于 LDL－C 测定，建议不精密度≤4%，不准确度≤ ±4%，总误差≤12%。最小检测水平至少为0.01mmol/L，线性至少应达7.77mmol/L，基本不受其他脂蛋白和干扰物质的干扰。

三、载脂蛋白的测定与评价

（一）载脂蛋白 A Ⅰ 与载脂蛋白 B

1. 方法概述 尚无公认的血清 ApoAI 和 ApoB 测定的参考方法。临床实验室早期多采用火箭电泳法测定血清中 ApoAI/ApoB 的含量，以后相继出现酶联免疫吸附试验（enzyme－linked immunosorbent assay，ELISA）及免疫浊度法包括免疫透射比浊法（immunoturbidimetry，ITA）和免疫散射比浊法（immunonephelometry，INA）。目前建议免疫浊度法作为临床实验室测定血清 ApoAⅠ、ApoB 的常规方法，首选 ITA 法，其次为 INA 法。

2. 测定原理（ITA 法） 血清 ApoAⅠ/ApoB 与试剂中的特异性抗人 ApoAⅠ/ApoB 抗体相结合，形成不溶性免疫复合物，使反应液产生混浊，在波长 340nm 测出吸光度，代表混浊程度，以浊度的高低代表血清标本中 ApoAⅠ/ApoB 的含量。采用符合国际标准（WHO－IFCC）的校准血清多点定标（5～7 点），用 log－logit 多元回归方程所作的剂量－响应曲线计算血清样本中 ApoAⅠ/ApoB 含量。

3. 方法学评价 对于 ApoAⅠ、ApoB 测定，建议不精密度应≤3%，不准确度应≤ ±5%。检测下限至少为0.5g/L，上限不低于2.0g/L，基本不受其他脂蛋白和干扰物质的干扰。与Lp（a）相似，可根据自动分析仪反应进程曲线确定读取终点时间，一般以8～10 min为宜。

（二）脂蛋白（a）

1. 方法概述 Lp（a）测定比较复杂，主要原因是 Apo（a）分子有很大的不均一性。Apo（a）分子的 Kringle 4 结构域 T2 结构的拷贝数在3～40之间变化，导致 Apo（a）分子量不等。目前尚无公认的血清 Lp（a）测定的参考方法。早期检测血浆 Lp（a）多采用电泳法，由于方法灵敏度差，主要用于定性检测。Lp（a）定量方法很多，临床实验室主要用 ELISA 法和免疫浊度法。目前建议免疫浊度法作为临床实验室测定血清 Lp（a）的常规方法。试剂所用抗体应为多克隆抗体或混合数株识别 Apo（a）上不同抗原位点的单克隆抗体。首选 ITA 法，其次为 INA 法。

2. 测定原理（ITA 法） 血清（血浆）中的 Lp（a）与鼠抗人 Lp（a）[Apo（a）]单克隆抗体引起抗原抗体反应，产生浊度。根据其浊度求出 Lp（a）的浓度。采用多点定标（5～7 点），用 log－logit 多元回归方程所作的剂量－响应曲线计算血清样本中 Lp（a）含量。

3. 方法学评价 ITA 法灵敏度高，便于自动化批量检测。此外，测定血浆 Lp（a）中 CH [Lp（a）－C] 的方法，可避免或减少因为 Apo（a）多态性不同所造成的 Lp（a）定量的不准确性。测定方法有超速离心法、麦胚血凝素法和琼脂糖凝胶电泳法，后两种方法在临床应用较广。虽然 WHO－IFCC 以 nmol/L 作为血清 Lp（a）的质量单位，但目前商品试剂盒仍多以 Lp（a）mg/L 表示。

对于 Lp（a）测定，建议不精密度应≤4%，不准确度应≤ ±10%。检测下限至少为5mg/L，上限至少应达800mg/L，基本不受其他脂蛋白和干扰物质的干扰。根据自动分析仪反应进程曲线确定读取终点时间，一般以 8～10min 为宜。

四、其他脂类物质的测定与评价

（一）脂蛋白相关磷脂酶 A_2

1. 方法概述　脂蛋白相关磷脂酶 A_2（lipoprotein－associated phospholipase，LP－PLA_2）是一种在血液和动脉粥样斑块中发现的非钙依赖丝氨酸脂酶，是水解磷脂类的酶家族（超家族）中的重要一员。LP－PLA_2 进入血管壁后通过水解氧化卵磷脂参与 LDL 的氧化修饰，产生溶血卵磷脂和氧化 FFA 而触发炎性反应，促进动脉粥样硬化斑块的形成。可通过测定血清（浆）LP－PLA_2 活性及质量两种方式反映 LP－PLA_2 水平，临床上推荐测定血清 LP－PLA_2 质量，目前已有可供临床检测使用的商品化试剂盒。主要采用有发光免疫测定和 ELISA，分别以上转发光免疫分析、化学发光免疫分析和 PLAC 法为代表。

2. 测定原理（PLAC 法）　采用双抗体夹心 ELISA 法测定血清 LP－PLA_2 水平，包被抗体为鼠抗人 LP－PLA_2（2C10）抗体，酶标抗体为结合有 HRP 的抗人 LP－PLA_2（4B4）抗体。

3. 方法学评价　LP－PLA_2 受生理变异很小，基本不受体位改变和日常活动的影响，故标本采集时无需固定体位和时间，但测定前 2h 应避免剧烈运动。LP－PLA_2 检测样本可采用EDTA－K_2、肝素抗凝血浆、枸橼酸钠抗凝血浆及血清均可。抽血后尽快分离出血浆（清）并及时进行测定，标本 2～8℃可保存 1 周，－20℃可贮存 3 个月。技术指标为：具有较好准确度，批内 CV＜5%、批间 CV＜10%；分析灵敏度达 1.3μg/L；检测范围为 90～897μg/L；基本不受高胆红素、Hb、TG 等干扰物质影响。

（二）残粒样脂蛋白胆固醇

1. 方法概述　残粒样脂蛋白胆固醇（remnant lipoprotein cholesterol，RLP－C）亦称残粒样颗粒胆固醇（remnant－like particles cholesterol），以往常用超速离心法、琼脂糖凝胶电泳或 3% 聚丙烯酰胺凝胶电泳（polyacrylamide gelelectrophoresis，PAGE）或2%～16% 梯度 PAGE分离 TRL/RLP 进行分析。目前临床上多用免疫分离法即按 Apo 免疫特性分离和测定RLP－C,可以快速简便地用于评价脂蛋白残粒的水平。目前已有可供临床检测使用的商品化试剂盒。

2. 测定原理（免疫分离法）　将 ApoB100 单抗（JI－H 抗体，不与 ApoB48 反应）（识别除富含 ApoE 颗粒外所有含 ApoB100 的脂蛋白）和 ApoAI 单抗（可以识别所有的 HDL 和新合成的含 ApoAⅠ的 CM）结合到琼脂糖珠上，当与血浆混合时，所有 LDL、HDL、新生的 CM 和大部分 VLDL 结合到琼脂糖珠上，上清液中仅为富含 ApoE 的 VLDL（VLDL－R）和 CM－R，用高灵敏度的胆固醇或 TG 测定方法可分别测得 RLP－C 与 RLP－TG 含量。已有在此基础上用高灵敏度的酶循环法测定 RLP－C 含量方法报道，并且反应过程可在自动生化分析仪上完成，方法快速简便，适用于临床实验室常规测定。

3. 方法学评价　最好用空腹 12h 静脉血分离血清或血浆（EDTA－K_2抗凝），6h 内完成测定。如不能及时测定可放置 4℃ 3 天，－20℃半年，避免反复冻融。技术指标主要为：具有较好准确度，批内 CV＜5%、批间 CV＜10%；检测线性达 2.44mmol/L，分析灵敏度达 0.05mmol/L，与超速离心法具有良好的相关性；基本不受其他脂蛋白和干扰物质影响。

五、血脂测定的标准化

血脂测定标准化并非要求各实验室统一测定方法，而是要求对同一批标本的血脂测定值取得基本一致，要求测定值在可允许的不精密度（用变异系数 CV 表示）及不准确度（用偏差表示）范围内，以达到血脂测定的标准化要求。

（一）影响血脂准确测定的因素

1. 生物学因素，如个体间、性别、年龄和种族等。

2. 行为因素，如饮食、肥胖、吸烟、紧张、饮酒、饮咖啡和锻炼等。

3. 临床因素，如①疾病继发（内分泌或代谢性疾病、肾脏疾病、肝胆疾病及其他）。②药物诱导（抗高血压药、免疫抑制剂及雌激素等）。

4. 标本收集与处理，如禁食状态、血液浓缩、抗凝剂与防腐剂、毛细血管与静脉血、标本贮存等。

需要注意的是，虽然有人认为 TC 测定可不用禁食，但应注意饱餐后 TC 会有所下降；对于 TG 和其他脂蛋白检测则需至少禁食 12h 采血，推荐采用血清标本且应及时测定，如 24h 内不能完成测定，可密封置于 4℃保存 1 周，－20℃可保存数月，－70℃至少可保存半年；应避免标本反复冻融。此外，抽血前最好停用影响血脂的药物数天或数周，否则应记录用药情况。妊娠后期各项血脂都会增高，应在产后或终止哺乳后 3 个月查血才能反映其基本血脂水平。急性冠状事件发生后，应在 24h 内抽血检查，否则因脂蛋白的结构或浓度改变而影响结果的准确性。

（二）血脂测定的标准化

血脂测定的标准化的核心是量值溯源。即在建立一个可靠的参考系统作为准确性基础的情况下，通过标准化计划将准确性转移到常规测定中去，使常规测定结果可溯源到参考系统所提供的准确性基础上来。

1. 血脂测定的参考系统 目前美国已建立较完整的 TC、TG 测定的参考系统，HDL－C、LDL－C 目前暂没有决定性方法和一级参考物质，只有参考方法和二级参考物质。ApoAⅠ、ApoB 和 Lp（a）测定的标准化问题非常复杂，目前尚无公认的决定性方法与参考方法，仅 CDC 建立了一个 ApoAⅠ测定的 HPLC－MS 候选决定性方法，及 SP1－01（冻干血清）、SP3－07（冰冻血清）及 PRM－SRM 2B 三个二级参考物质。

2. 血脂测定的标准化计划 主要有应用参考物质和应用参考方法两种方式，各有其优缺点。前一方式相对简便，是目前最常用的方式，如 CDC－国家心肺血液研究所（NHLBI）血脂标准化计划和室间质评（EQA）计划等。但受参考物质的影响大，如基质效应、参考物质性质（如浓度、成分）等。应用参考方法，即用参考方法和常规方法同时分析有代表性的、足够数量的、分别取自不同个体的新鲜样品，是最有效的标准化方式，如 CRMLN 血脂标准化计划。但此方式比较复杂，受有无参考方法的限制。ApoAⅠ、ApoB 的标准化计划与 Lp（a）标准化计划类似，所进行的工作主要是一系列的分析系统校准程序（分为 3 个阶段），主要面向试剂或分析系统生产厂家和血脂参考实验室。

第三节　血脂和脂蛋白测定的临床应用

血脂、脂蛋白和载脂蛋白测定是临床生物化学检验的常规测定项目，其临床意义主要在于早期发现与诊断高脂血症，进行 AS 疾患（如冠心病等）的危险评估等。特别需要注意的是，血脂异常指标可用于冠心病的危险评估及防治，但不是冠心病的诊断指标。

一、异常脂蛋白血症

高脂血症（hyperlipidemia）是指血浆中 CH 和/或 TG 水平升高。由于血脂在血中以脂蛋白形式运输，实际上高脂血症也可认为是高脂蛋白血症（hyperlipoproteinemia，HLP）。近年来，已逐渐认识到血浆中 HDL－C 降低也是一种血脂代谢紊乱。因而，有人认为采用异常脂蛋白血症（dyslipoproteinemia）能全面准确反映血脂代谢紊乱状态。由于高脂血症使用时间长且简明通俗，所以仍然广泛沿用。

目前有关高脂蛋白血症的分型方法有多种，临床常用的有下述 3 种。

1. 基于是否继发于全身系统性疾病分型　可分为继发性高脂血症和原发性高脂血症两种。前者是指由于全身系统性疾病所引起的血脂异常，主要有糖尿病、肾病综合征、甲状腺功能减退症，其他疾病有肾功能衰竭、肝脏疾病、系统性红斑狼疮等。此外，某些药物如利尿剂、β－受体阻滞剂、糖皮质激素等也可能引起继发性血脂升高。在排除了继发性高脂血症后，即可诊断为原发性高脂血症。已知部分原发性高脂血症是由于先天性基因缺陷所致，例如 LDL 受体基因缺陷引起家族性高胆固醇血症等。

扫码“看一看”

2. WHO 分型　1967 年 Fredrickson 等用改进的纸电泳法分离血浆脂蛋白，将高脂血症分为 5 型，即Ⅰ、Ⅱ、Ⅲ、Ⅳ和Ⅴ型。1970 年世界卫生组织（WHO）以临床表型为基础分为 6 型，将原来的Ⅱ型又分为Ⅱa 和Ⅱb 两型，如表 16－3 所示。血浆静置实验也有助于分型判断，即将血浆在试管内放置 4℃冰箱 12～24h 后，观察血清混浊程度等情况，再确定分型。若出现奶油上层，即 CM 增加；若下层为混浊，即 VLDL 增加；如果 LDL 增加，血浆仍呈透明状态。

表 16－3　高脂蛋白血症的 WHO 分型及特征

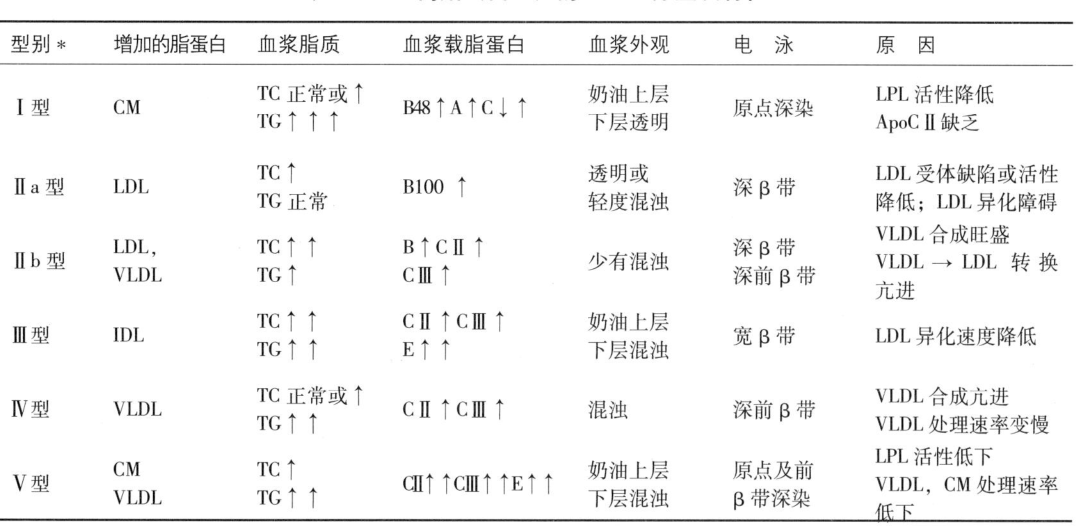

型别*	增加的脂蛋白	血浆脂质	血浆载脂蛋白	血浆外观	电　泳	原　因
Ⅰ型	CM	TC 正常或↑ TG↑↑↑	B48↑A↑C↓↑	奶油上层 下层透明	原点深染	LPL 活性降低 ApoCⅡ缺乏
Ⅱa 型	LDL	TC↑ TG 正常	B100↑	透明或 轻度混浊	深β带	LDL 受体缺陷或活性降低；LDL 异化障碍
Ⅱb 型	LDL， VLDL	TC↑↑ TG↑	B↑CⅡ↑ CⅢ↑	少有混浊	深β带 深前β带	VLDL 合成旺盛 VLDL → LDL 转换亢进
Ⅲ型	IDL	TC↑↑ TG↑↑	CⅡ↑CⅢ↑ E↑↑	奶油上层 下层混浊	宽β带	LDL 异化速度降低
Ⅳ型	VLDL	TC 正常或↑ TG↑↑	CⅡ↑CⅢ↑	混浊	深前β带	VLDL 合成亢进 VLDL 处理速率变慢
Ⅴ型	CM VLDL	TC↑ TG↑↑	CⅡ↑↑CⅢ↑↑E↑↑	奶油上层 下层混浊	原点及前 β带深染	LPL 活性低下 VLDL，CM 处理速率低下

*注：除Ⅰ和Ⅴ型易发胰腺炎外，其余各型均易发冠心病

3. 简易临床分型　WHO 的分型方法对指导临床上诊断和治疗高脂血症有很大的帮助，但也存在不足之处，其最明显的缺点是过于繁杂，难以临床推广。从实用角度出发，血脂异常可简易分为高胆固醇血症、高三酰甘油血症、混合型高脂血症（TC、TG 均升高）及低高密度脂蛋白血症四型。

二、血脂检查的重点对象

1. 有动脉粥样硬化性心血管疾病（ASCVD）病史者。

2. 存在多项 ASCVD 危险因素（如高血压、糖尿病、肥胖、吸烟）的人群。

3. 有早发性心血管病家族史（指男性一级直系亲属在 55 岁前或女性一级直系亲属在 65 岁前患缺血性心血管疾病），或有家族性高脂血症患者。

4. 皮肤或肌腱黄色瘤及跟腱增厚者。

此外，40 岁以上男性和绝经期后女性也建议每年进行血脂检查。

三、血脂水平的划分

近 20 年以来国内外主张以显著增高冠心病危险的水平作为血脂水平异常划分标准，同时也根据危险水平进行干预及制定治疗目标。中国成人血脂异常防治指南修订联合委员会发表《中国成人血脂异常防治指南（2016 年修订版）》，建议采用其中的血脂分层切点（表 16－4）。其中，非高密度脂蛋白胆固醇（Non－high density lipoprotein－cholesterol，非 HDL－C）指除 HDL 以外其他脂蛋白中含有 CH 的总和，可通过计算获得（非 HDL－C = TC－HDL－C）。通常情况下，由于血浆中 IDL、Lp（a）等脂蛋白中 CH 含量较少，故非 HDL－C 主要包括 LDL－C 和 VLDL－C（即非 HDL－C = LDL－C + VLDL－C），其中 LDL－C 占 70% 以上。

表 16－4　我国 ASCVD 一般人群血脂水平分层标准

分层	血脂项目 mmol/L（mg/dl）				
	TC	LDL－C	HDL－C	非 HDL－C	TG
理想范围		<2.0（100）		<3.4（130）	
合适范围	<5.2（200）	2.6～3.4（100～130）		<4.1（160）	<1.7（150）
边缘升高	5.2～6.2（200～240）	3.4～4.1（130～160）		4.1～4.9（160～190）	1.7～2.3（150～200）
升高	≥6.2（240）	≥4.1（160）		≥4.9（190）	≥2.3（200）
降低			<1.0（40）		

由于国内临床实验室生化检验项目繁多，且习惯将许多项目的检验结果集中于同一张检验报告单上，将上表的划分标准全部列入不太实际。建议有条件的单位，最好能将血脂测定结果单独列出，采用上述标准进行报告。目前已有单位进行检验报告单的改革，利用实验室信息系统将血脂指标如 LDL－C 水平分层报告。如果暂时有困难，则可采用表 16－5 的建议，在报告单中列出合适范围。

表 16－5　对检验报告单上血脂“参考区间”的建议*

项目	法定单位	原用单位	单位换算（原用单位→法定单位）
TC	3.1～5.2（或 6.2）mmol/L	120～200（或 240）mg/dl	mg/dl×0.0259→mmol/L
TG	0.6～1.7 mmol/L	50～150 mg/dl	mg/dl×0.0113→mmol/L
HDL－C	1.0～1.6 mmol/L	40～60 mg/dl	mg/dl×0.0259→mmol/L
LDL－C	1.8～3.4 mmol/L	70～130 mg/dl	mg/dl×0.0259→mmol/L
apoAⅠ	1.2～1.6g/L	120～160 mg/dl	mg/dl×0.01→g/L
apoB	0.8～1.2g/L	80～120 mg/dl	mg/dl×0.01→g/L
Lp（a）	0～300mg/L	0～30 mg/dl	mg/dl×10→mg/L

*注：不用“参考值”，可用“期望值”“临界范围”

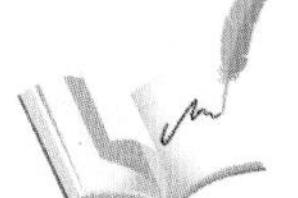

四、血脂测定项目的合理选择与应用

1. 血脂测定项目的选择　目前，国内外均要求临床常规血脂测定中应至少测定 TC、TG、HDL - C 及 LDL - C 这四项，有条件的实验室可测定 ApoAⅠ、ApoB 及 Lp（a）。近年来，随着可供临床使用的商品化 PL、FFA、LP - PLA_2、RLP - C 测定试剂盒的使用，临床可供选择的血脂项目也越来越多。值得一提的是，血浆静置实验、脂蛋白电泳是粗略判定血中脂蛋白是否异常增加的简易方法，可作为高脂血症的一种初筛实验。

2. TC 和 TG 检测的临床意义　高胆固醇血症和 AS 的发生有密切关系，是 AS 的重要危险因素之一。TC 升高可见于各种高脂蛋白血症、梗阻性黄疸、肾病综合征、甲状腺功能低下、慢性肾功能衰竭、糖尿病等。TC 降低可见于各种脂蛋白缺陷状态、肝硬化、恶性肿瘤、营养不良、巨细胞性贫血等。前瞻性研究分析显示高 TG 也是冠心病的独立危险因素。虽然继发性或遗传性因素可升高 TG 水平，但临床中大部分血清 TG 升高见于代谢综合征。TG 降低可见于慢性阻塞性肺疾患、脑梗死、甲状腺功能亢进、甲状旁腺功能亢进、营养不良、吸收不良综合征、先天性 α - β 脂蛋白血症等。还可见于过度饥饿、运动等。

3. HDL - C 和 LDL - C 检测的临床意义　HDL - C 水平和 AS、冠心病的发生发展成负相关。HDL - C 降低还可见于急性感染、糖尿病、慢性肾功能衰竭、肾病综合征等。HDL - C 水平过高（如超过 2.6mmol/L），也属于病理状态，常被定义为高 HDL 血症。LDL - C 是 AS、冠心病的主要危险因素之一。LDL - C 升高还可见于家族性高胆固醇血症、家族性 ApoB 缺陷症、混合性高脂血症、糖尿病、甲状腺功能低下、肾病综合征等。LDL - C 降低可见于家族性无 β 或低 β - 脂蛋白血症、营养不良、甲状腺功能亢进、消化吸收不良、肝硬化、慢性消耗性疾病、恶性肿瘤等。

4. ApoAⅠ检测的临床意义　ApoAⅠ降低主要见于Ⅰ、Ⅱa 型高脂血症、冠心病、脑血管病、感染、慢性肾炎、吸烟、糖尿病、胆汁淤积、慢性肝炎等。一般情况下，血清 ApoAⅠ可以代表 HDL 水平，与HDL - C呈明显正相关。但 HDL 是一系列颗粒大小与组成不均一的脂蛋白，病理状态下 HDL 亚类与组成往往发生变化，则 ApoAⅠ的含量不一定与 HDL - C 成比例，同时测定 ApoAⅠ与HDL - C对病理发生状态的分析更有帮助。如家族性高 TG 血症患者 HDL - C 往往偏低，但 ApoAⅠ不一定低。此外，ApoAⅠ缺乏症（如 Tangier 病）、家族性低 α 脂蛋白血症、鱼眼病等血清中 ApoAⅠ与 HDL - C 极低。ApoAⅠ升高主要见于妊娠、雌激素疗法、锻炼、饮酒。

5. ApoB 检测的临床意义　ApoB 升高主要见于冠心病、Ⅱa、Ⅱb 型高脂血症、脑血管病、糖尿病、妊娠、胆汁淤积、脂肪肝、吸烟、肾病综合征、慢性肾炎等。一般情况下，血清 ApoB 主要代表 LDL 水平，它与 LDL - C 呈显著正相关。但当高 TG 血症时（VLDL 极高），sLDL 增高，与大而轻 LDL 相比，则 ApoB 含量较多而 CH 较少，故可出现 LDL - C 虽然不高，但血清 ApoB 增高的所谓“高 ApoB 脂蛋白血症”，它反映 sLDL 增多。所以 ApoB 与 LDL - C 同时测定有利于临床判断。ApoB 降低主要见于Ⅰ型高脂血症、雌激素疗法、肝病、锻炼及感染等。

6. Lp（a）检测的临床意义　Lp（a）是 AS 的独立危险因素。Lp（a）升高见于急性时相反应如急性心肌梗死、外科手术、急性风湿性关节炎、妊娠等。在排除各种应激性升高的情况下，Lp（a）被认为是 AS 性心脑血管病及周围动脉硬化的一项独立的危险因素。高 Lp（a）伴 LDL - C 增加的冠心病患者心肌梗死发生危险性显著高于 LDL - C 正常者。冠状动脉搭桥手术或

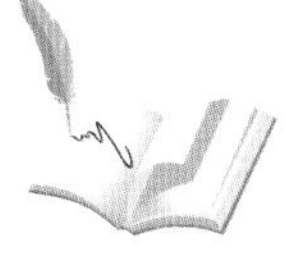

冠脉介入治疗后，高 Lp（a）易引起血管再狭窄。此外，Lp（a）增高还可见于终末期肾病、肾病综合征、1 型糖尿病、糖尿病肾病、妊娠和服用生长激素等，此外接受血透析、腹腔透析、肾移植等时 Lp（a）都有可能升高。

7. PL 和 FFA 检测的临床意义 正常人 CH/PL 比值平均为 0.94，高胆固醇血症时也常有高磷脂血症，但 PL 的增高可能落后于 CH；TG 增高时 PL 也会增高。血清 PL 增高常见于胆汁淤积（可能与 Lp－X 增高有关）、高脂血症、LCAT 缺乏症、甲状腺功能减退、脂肪肝、肾病综合征等。急性感染、甲状腺功能亢进、营养障碍等时血清 PL 会下降。另外，PL 及其主要成分的检测，对未成熟儿（胎儿）继发性呼吸窘迫症出现的诊断有重要意义。正常人血清 FFA 含量低，易受各种因素（如饥饿、运动及情绪激动等）的影响而变动。FFA 增高主要见于：糖尿病（未治疗）、甲状腺功能亢进、肢端肥大症、库欣病、肥胖、重症肝疾患、褐色细胞瘤、急性胰腺炎等。FFA 降低主要见于：甲状腺功能减低、垂体功能减低、胰岛瘤、艾迪生病等。

8. LP－PLA_2 检测的临床意义 LP－PLA_2 是冠心病发生的独立危险因素且具有预测作用，在 AS 高危人群中，LP－PLA_2 对鉴别 LDL－C 低于 3.4mmol/L（130mg/dl）的冠心病患者具有显著作用。LP－PLA_2 水平的升高预示着有斑块形成和破裂、罹患冠心病的危险性增加。LP－PLA_2 和 hs－CRP 互为补充，联合使用可提高预测罹患冠状动脉疾病的能力。同时，血浆 LP－PLA_2 可用于卒中的筛查与诊断及预测，与传统的危险因素无相关性，同时高 hs－CRP 水平和高 LP－PLA_2 水平提示缺血性卒中的危险性更高。

9. RLP 检测的临床意义 研究显示，RLP 与早期 AS 有关，是 AS 性心血管事件的独立危险因素。美国 FDA 最初批准 RLP－C 仅用于Ⅲ型高脂血症的临床诊断，即 1mol RLP－C 与总 TG 之比 >0.23（用 mg/dl 表示时为 >0.1）可以进行诊断。现已批准用于冠心病危险性的评估。RLP－C 水平升高见于家族性高脂血症、冠状动脉疾病、糖尿病、晚期肾病、脂肪肝、颈动脉狭窄、心肌梗死等。近来 Framingham 研究表明，RLP－C 是女性冠心病的独立危险因素，其意义甚至比 TG 更大。RLP－C 也是衡量脂蛋白残粒代谢的指标，特别适合那些代谢异常的患者如肥胖、代谢综合征、2 型糖尿病和晚期肾病等的治疗监测。

10. 其他 目前非 HDL－C 也日益受到临床重视，许多指南或共识将其作为冠心病及其高危人群调脂治疗的次要靶标，适用于 TG 水平轻中度升高，特别是 VLDL－C 增高、HDL－C 偏低而 LDL－C 不高或已达治疗目标的个体。一些特殊检查项目，如其他 Apo（AⅡ、CⅠ、CⅡ、CⅢ和 E）、CETP、LPL、LCAT 测定等，多用于科研或临床特殊病例研究。近年来，sLDL、ox－LDL 等测定已引起国内外学者的广泛关注，但因缺乏可供常规使用的商品化试剂盒而限制了其临床应用。各种 Apo［如 ApoE、ApoB、Apo（a）］、脂蛋白受体（如 LDL 受体、VLDL 受体）和 LTP 和酶（如 CETP、LPL）基因多态性在冠心病中的应用也是目前国内外的研究热点之一，主要关注与冠心病易感性、临床表型和预后及治疗效果等 3 个方面的联系，为临床冠心病的个体化治疗提供依据。

目前各国血脂异常管理指南均强调临床上应根据个体 ASCVD 危险程度，决定是否启动药物调脂治疗，将 LDL－C 作为首要干预靶点，而非－HDL－C 与 ApoB 可作为次要干预靶点。推荐非－HDL－C 与 ApoB 对于极高危者治疗达标值分别 <2.6mmol/L（100mg/dl）、<0.80g/L（80mg/dl）。我国指南设定调脂治疗目标值为：极高危者 LDL－C <1.8mmol/L（70mg/dl），高危者 LDL－C <2.6mmol/L（100mg/dl），中危和低危者 LDL－C <3.4mmol/L（130mg/dl）。此外，血脂异常的治疗过程中要按要求定期复查血脂水平，药物治疗开始后

还要定期监测心肌酶及肝酶（AST、ALT 和 CK），以便观察疗效及调整治疗方案。治疗性生活方式改变（TLC）和调脂药物治疗必须长期坚持，才能获得临床益处。对心血管病的高危患者，应采取更积极的调脂治疗策略。

小结与展望

扫码“练一练”

血脂测定是血脂异常检出和治疗效果评价的重要手段。血脂测定结果的准确，具有可比性是血脂异常防治工作的基本需要。对血脂测定结果的解释，需考虑生物学变异和临床指征，血脂水平在分层标准、开始治疗标准或治疗目标值附近时，需根据多次血脂测定结果作出医学决定。此外，应用血脂检测作为心血管病的危险性预示得到了广泛的共识和应用，在血脂测定项目的选取上经历了由 TC、脂蛋白胆固醇到 Apo 的阶段。随着研究的深入是否会发展到使用 Apo 来取代脂蛋白胆固醇，我们应积极开展这方面的研究。

资料显示血脂检测项目在不同的人群中分布有较大的差异，而且人群和种族间的心血管病流行病学情况不同，在血脂测定标准化的基础上进行我国人群调查和流行病学的评估，从而设立血脂合适水平和不同危险程度的决定水平显得事关重要。此外，脂蛋白相关基因多态型分析也为心血管疾病的个体化医疗奠定了基础，也是目前国内外研究的热点之一。

（鄢盛恺）

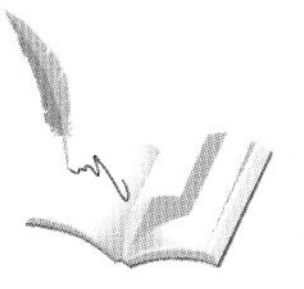

第十七章　微量元素和维生素代谢紊乱的生物化学检验

教学目标与要求

掌握　主要微量元素（铁、锌、碘、铜、硒）和维生素（维生素A、维生素D、维生素B_1、维生素B_{12}、维生素C）的基本概念、测定原理和方法。

熟悉　主要微量元素和维生素的性能评价、临床应用。

了解　微量元素和维生素的代谢、生物学作用。

扫码“学一学”

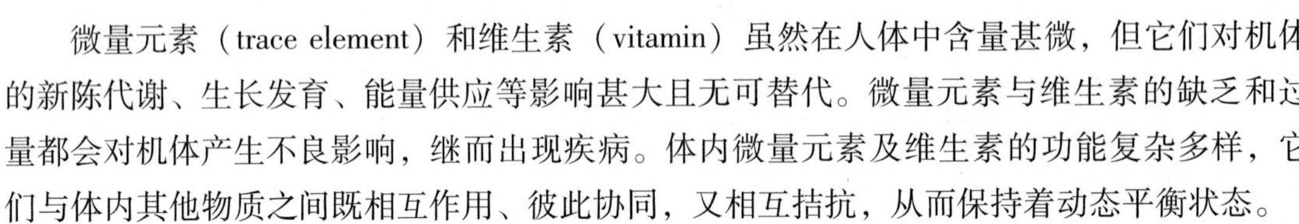

微量元素（trace element）和维生素（vitamin）虽然在人体中含量甚微，但它们对机体的新陈代谢、生长发育、能量供应等影响甚大且无可替代。微量元素与维生素的缺乏和过量都会对机体产生不良影响，继而出现疾病。体内微量元素及维生素的功能复杂多样，它们与体内其他物质之间既相互作用、彼此协同，又相互拮抗，从而保持着动态平衡状态。

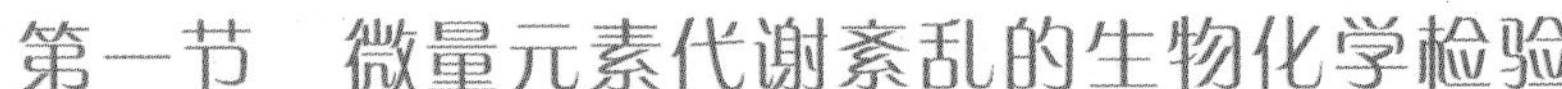

第一节　微量元素代谢紊乱的生物化学检验

一、微量元素的分类、代谢与生物学意义

人体内化学元素有80余种，其中碳、氢、氧、氮、钙、硫、磷、钠、钾、氯和镁11种元素，是人体不可缺少的宏量元素（major element），而占人体总重量的1/10 000以下，每人每日需要量在100 mg以下的元素称为微量元素。微量元素的需求量虽然很小，但种类繁多，且生理作用广泛而重要，可分为必需、非必需、有害微量元素（参见表17－1）。其中对维持人的生命、保持正常生理功能所必需的，缺乏时会导致某种疾病或严重功能不全的微量元素称为必需微量元素（essential trace element）。

表17－1　微量元素的分类

类别	微量元素
必需微量元素	铁（Fe）、铜（Cu）、锌（Zn）、锰（Mn）、钼（Mo）、钴（Co）、钒（V）、铬（Cr）、锡（Sn）、氟（F）、碘（I）、硒（Se）、镍（Ni）、锶（Sr）
可能必需微量元素	硼（B）、铋（Bi）、铷（Rb）、硅（Si）
非必需的无害微量元素	锆（Zr）、钛（Ti）、铌（Nb）、钡（Ba）
有害微量元素	铍（Be）、镉（Cd）、汞（Hg）、铅（Pb）、铝（Al）、砷（As）

（一）必需微量元素

1. 铁

（1）铁的代谢　铁（ferrum，Fe）是人体内含量最多的必需微量元素，总量为3～5 g。约70%的铁存在于血红蛋白、肌红蛋白、血红素酶类、辅助因子及运载铁中，称为功能性铁；其余30%的铁作为体内贮存铁，主要以铁蛋白和含铁血黄素的形式存在于肝、脾和骨

髓中。铁主要通过粪便、肾脏和汗腺排泄，其中 90% 从肠道排出。铁在体内的代谢过程见图 17－1。

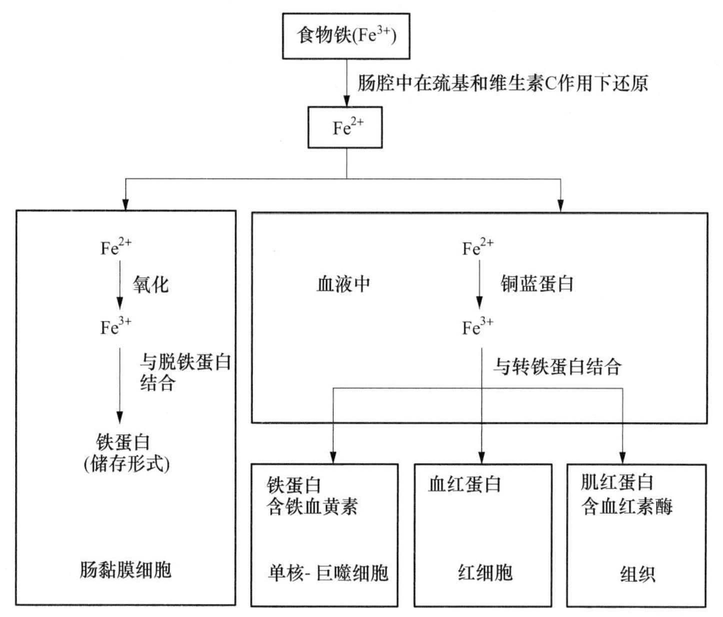

图 17－1　铁的代谢过程

（2）铁的生物学作用　①维持正常造血功能：铁在骨髓造血细胞中与卟啉结合形成高铁血红素，再与珠蛋白结合生成血红蛋白。②参与体内氧的转运、交换和组织呼吸过程。③增强免疫功能。④影响其他微量元素代谢。

2. 锌

（1）锌的代谢　成人体内含锌（zinc，Zn）约 2～2.5g，前列腺、肝脏、肾脏和肌肉含锌量约占体内总量的 50%，其中以前列腺含量最高。血液中的锌约 80% 存在于红细胞的碳酸酐酶内。锌主要由粪便、尿、乳汁及头发排泄，失血也是锌丢失的重要途径。

（2）锌的生物学作用　①锌可作为多种酶的功能成分或激活剂，与 200 多种酶的活性有关。②锌是 DNA 聚合酶的必需组成部分。③锌参与维生素 A 的代谢调节。④锌能增强机体免疫功能。

3. 碘

（1）碘的代谢　正常人体内含碘（iodine，I）约 20～25mg。碘主要从食物中摄入，食物中的无机碘溶于水形成碘离子，以消化道吸收为主。吸收后的碘有 70%～80% 被摄入甲状腺细胞内贮存、利用。碘主要通过肾脏排泄。

（2）碘的生物学作用　碘是通过甲状腺素发挥其生理作用的，甲状腺素具有的生物学作用都与碘有关。

4. 铜

（1）铜的代谢　正常人体内一般含铜（cuprum，Cu）70～100mg，大部分以结合状态存在。铜主要存在于肌肉、骨骼和肝，少量分布于血液中，微量存在于含铜的酶类。铜主要在小肠被吸收，少量由胃吸收。铜主要随胆汁进入肠道排出，少量随尿排泄。

（2）铜的生物学作用　①构成含铜酶和铜结合蛋白，许多含铜酶作为氧化酶。②参与铁代谢和红细胞生成，铜能促进肠道 Fe^{3+} 转变成 Fe^{2+}，增强铁的吸收。铜蓝蛋白具有氧化酶的活性，能将 Fe^{2+} 氧化成 Fe^{3+}，后者与转铁蛋白结合，有利于铁的运输。

5. 硒

（1）硒的代谢　人体内硒（selenium，Se）的总量为 14～21mg。食物中的硒主要在十二指肠吸收，以含硒氨基酸即硒半胱氨酸的形式存在。体内硒主要分布于肝、胰腺、肾和脾等的软组织中。硒大多经尿排出，约占 55%～60%。

（2）硒的生物学作用　①以硒半胱氨酸形式参与多种酶的组成。②参与辅酶 A 和辅酶 Q 的合成。③刺激淋巴细胞产生抗体。④硒的抗氧化作用，可降低氧化损伤。⑤银、汞、镉金属中毒时硒可与其形成复合物而起解毒作用。

其他必需微量元素的生理功能归纳在表 17－2 中。

表 17－2　其他微量元素的生理功能

元素	含量（g）	吸收部位	转运载体	主要生理功能
氟	2.6	小肠上段	红细胞，清蛋白	防龋齿，促生长，参与氧化还原和钙磷代谢
锶	0.32	未明确	红细胞，β－球蛋白	维持血管功能和通透性，骨骼和牙齿组成成分
锰	0.02	十二指肠	转铁蛋白	参与糖代谢，增强蛋白质代谢，合成维生素，防癌
钒	0.018	胃肠道	未明确	刺激骨髓造血，促生长，参与胆固醇和脂肪代谢
锡	0.017	呼吸道，皮肤	未明确	促进蛋白质和核酸合成，促进生长，催化氧化还原
镍	0.01	呼吸道	清蛋白	参与细胞激素和色素的代谢，刺激造血，激活酶
铬	0.006	回肠，十二指肠	运铁蛋白，α_1－球蛋白	增强胰岛素作用，调节胆固醇、糖和脂肪代谢
钼	0.005	呼吸道，消化道	红细胞，钼－铜蛋白	组成氧化还原酶，抗铜贮铁，维持动脉弹性
钴	0.003	十二指肠，回肠	α_1－球蛋白	造血，维生素 B_{12} 的成分，促进核酸和蛋白质合成

（二）有害微量元素

有害微量元素所引起的疾病愈来愈受到人们的重视，特别是由于工业界大量使用或开采金属、合金等而使其暴露在环境中，造成不少职业和环境性疾病。

1. 铅　铅（lead，Pb）是一种具有神经毒性的重金属元素，主要从消化道、呼吸道和皮肤进入人体，随血液循环流至全身。铅主要分布于肝、肾、脾、胆、脑中。大部分铅经肾脏随尿排出。

铅中毒的危害主要表现在对神经系统、血液系统、心血管系统、骨骼系统等的终生性伤害上。铅对多个中枢和外围神经系统中的特定神经结构有直接的毒害作用，使铅中毒者的心理发生变化、智力下降、感觉功能障碍。铅还可引起卟啉代谢紊乱，抑制血红蛋白的合成。

2. 汞　汞（mercury，Hg）俗称水银。有机汞和甲基汞均可通过呼吸道、消化道、皮肤进入人体，蓄积的部位主要是肾脏。汞的排泄主要通过尿液，但排出缓慢。

汞属剧毒物质，其作用主要通过汞与酶的各种活性基团，特别是巯基（－SH）有高度亲和力，可与之结合使酶失活，影响细胞的正常代谢；其次通过激活 Ca^{2+} 介导反应、免疫致病性等造成组织损伤。汞中毒的临床表现主要见于消化道症状和肾脏损伤。

3. 砷　砷（arsenic，As）有多种化合物，其中三氧化二砷（砒霜）是人们最熟悉的。砷本身毒性不大，但其化合物如三氧化二砷毒性甚大。砷经呼吸道、消化道及皮肤吸收。砷主要由尿、粪排泄。

砷化物的毒性作用，主要是与人体细胞内酶分子中的巯基相结合，致使酶功能发生障

碍，影响细胞的正常代谢，引起神经系统、毛细血管和其他系统的功能性和器质性病变。

二、微量元素的测定与评价

（一）标本的采集和预处理

1. 标本的采集 常用于测定微量元素的标本有两类：组织标本包括各器官组织、毛发和指甲；体液标本包括全血、血清、间隙液、尿液和精液。标本的采集一般遵循三个原则：①针对性。②适时性。③代表性。

（1）血液标本 血液是临床上最常用的检测标本，可以按需求选择全血、血浆、血清、白细胞、血小板、红细胞等。常用的是血清，通常为清晨空腹静脉血或毛细血管血，采血后应即刻检测，若需放置，应在4℃冷藏，在－20℃和－80℃超低温可保存更长时间。要防止标本溶血，否则会造成某些微量元素浓度偏高。

（2）尿液标本 尿可反映体内微量元素的代谢和排泄状况，是除血液外临床上用得较多的标本。但尿液标本影响因素较多，且浓度偏低。根据需要可采集24h尿、晨尿、1h尿等。

（3）毛发和指甲标本 包括头发、胡须、腋毛和指甲等，其中头发是常用标本。不同检测点的毛发标本，其测定结果相差几十倍；且头发易和环境的微量元素结合，样本处理的过程对结果影响较大；另外头发只能反映既往某一时间段的变化情况，而不能反映近期变化。因而，以头发、指甲为标本检测微量元素的含量有一定局限性。

（4）唾液标本 唾液反映体内微量元素经机体代谢后被排泄的状况。唾液微量元素受个体、年龄、性别、季节和精神等因素影响，因而采样应在早晨空腹时进行。

影响准确测定微量元素的关键因素之一是污染，严格的防污染措施必须从抽血开始，贯彻包括预处理直到分析过程的始终。

2. 标本的预处理 标本的预处理是微量元素分析过程中质量控制的重要一环，根据检测元素、标本种类，待测元素的性质、含量、仪器性能及测定方法等，选用简便、快速、安全、回收率高、空白值低、重现性好的预处理方法。

（1）稀释法 是最常用的预处理方法之一，常用于血清、唾液、尿液等体液标本，纯水、稀酸溶液、有机溶剂和含体液标本改进剂的溶液都可作为标本的稀释剂。

（2）高温干灰化法 多用于不溶于水的标本，特别是难熔元素的检测。标本在炉中高温下，有机物经氧化挥发被除去，包括微量元素在内的金属元素及其化合物则以灰化形式被保留。本方法操作简单，一般不加试剂，污染小，空白值低，能处理批量标本，临床应用较为广泛。

（3）常压湿消化法 是将标本和混合氧化液置于敞口的容器中，在一定条件下加热煮沸水解或回流消化的方法。该法无需特殊设备，适用于一些难以消化的样品、毛发和组织样品。对含汞、砷、银、镍等的临床样品效果令人满意。

除上述常用方法外，还有高压湿消化法、燃烧法、低温灰化法、水解法、微波消化法等多种处理方法，在临床实际检测中应综合多方面因素选择。

（二）微量元素测定方法

随着微量元素研究和应用的不断发展，人体微量元素的测定向着高灵敏度、高准确度、高精密度、超痕量分析等方面迅速发展。常用分析方法主要有以下几种。

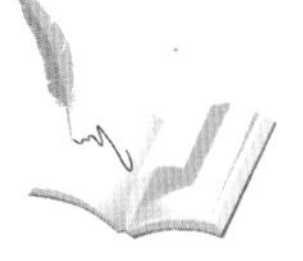

1. 紫外－可见分光光度法 该法操作简便，易于推广，但由于该法在生色过程极易污染，而且灵敏度很低，只能检测少数高含量的元素。

2. 原子吸收光谱法 根据样品中待测元素原子化的方法不同，分为火焰原子吸收光谱法、化学原子吸收光谱法和石墨炉原子吸收光谱法。AAS方法简便、灵敏、准确，应用广泛，已成为目前微量元素检测的最常用方法。其缺陷在于不能直接测定非金属元素，不能同时测定多种元素。

3. 电感耦合等离子体发射光谱法 电感耦合等离子体发射光谱法（inductively coupled plasma－atomic emission spectrometry，ICP－AES），具有灵敏、准确、快速、干扰少，且能进行多元素同时测定的优点，是目前微量元素检测的常用方法，但仪器结构复杂，价格昂贵。

4. 中子活化分析法 中子活化分析法（neutron activation analysis，NAA），是微量元素检测分析中灵敏度最高的一种方法。该方法可对同一样品同时进行多元素测定，试样无需分离，用量小，干扰少，简便快速，但由于中子源放射性强，成本高，故不易推广。

5. 酶活性恢复法 是近年发展最迅速、最简便、最特异的方法，许多微量元素都可以被准确测定。

其他测定微量元素的方法还有：荧光分析法、离子选择电极法、高压液相色谱法和伏安分析法等。

（三）主要微量元素测定

1. 血清铁和总铁结合力测定

（1）方法概述 血清总铁结合力（total iron－binding capacity，TIBC）是指血清中运铁蛋白能与铁结合的总量。正常人血循环中的运铁蛋白约30%被饱和。通常用测定TIBC的方法来间接测定运铁蛋白的水平。血清铁与TIBC同时检测，其临床意义更大。血清铁和总铁结合力的百分比称为铁饱和度。铁饱和度＝血清铁/总铁结合力×100%。

（2）测定原理 亚铁嗪比色法测定血清铁和总铁结合力。血清中的铁以Fe^{3+}形式与运铁蛋白结合成复合物，在酸性介质中铁从复合物中解离出来，再被还原剂还原成二价铁，并与亚铁嗪直接作用生成紫红色复合物，在562nm处有吸收峰，与同样处理的铁标准液比较，即可求得血清铁含量。将过量铁标准液加到血清中，使之与未带铁的运铁蛋白结合，多余的铁被轻质碳酸镁粉吸附除去，然后测定血清中总铁含量，即为总铁结合力。

（3）方法学评价 血清铁的测定方法主要有分光光度法、AAS法和溶出伏安法等。其中AAS法仪器设备复杂、费用昂贵，可靠性较差，很少被实验室用来做血清铁的常规分析。分光光度法是作为测定血清铁的首选方法，其既可以自动化分析也可以手工操作。在测定中应注意：标本不能溶血，标本应及时分离血清；所有试管等都应避免铁污染。

2. 铜测定

（1）方法概述 临床血清铜的测定方法主要有原子吸收分光光度法、比色法和酶法等。

（2）测定原理 双环己酮草酰二腙比色法测定血清铜。加稀盐酸于血清中，使血清中与蛋白质结合的铜游离出来，再用三氯醋酸沉淀蛋白质，滤液中的铜离子与双环己酮草酰二腙反应，生成稳定的蓝色化合物，与同样处理的标准液比较，即可求得血清铜含量。

（3）方法学评价 AAS法灵敏、准确，但仪器昂贵。双环己酮草酰二腙比色法选择性较好，但灵敏度低，血清用量大且需去蛋白质，不易自动化。

3. 锌测定

（1）方法概述　锌的测定方法有比色法、荧光光度法、阳极溶出伏安法、原子吸收法和中子活化法等。

（2）测定原理　碳酸酐酶再激活法。Zn^{2+}是碳酸酐酶（CA）的辅助因子，用吡啶-2，6-二羧酸透析可将CA中的Zn^{2+}去除，得到脱辅基CA（ApoCA）；用5%三氯醋酸沉淀血清蛋白质，上清液采用脱辅基CA与血清Zn^{2+}混合将CA激活，测定脱辅基CA被激活的活性，即可计算血清锌的含量。

（3）方法学评价　原子吸收分光光度法是测定血清锌的推荐方法，结果准确、可靠，但该法因血清用量大、需专用昂贵仪器而难以推广。极谱分析法准确性、可靠性不如原子吸收分光光度法，也需要特定的仪器设备。酶法测定精确、敏感且特异性强，无其他金属离子干扰，与采用AAS法所测得的结果完全一致。

临床其他微量元素测定的常用方法见表17-3。

表17-3　其他微量元素测定的常用方法

元素	标本	检测方法
碘	血清、全血	中子活化法
硒	血清、血浆、全血、尿	荧光光度法、原子吸收法、中子活化法
铝	血清、血浆、全血、24 h尿液	原子吸收法、分光光度法、荧光分析法
锰	血清、血浆和全血	石墨炉原子吸收法、发射光谱法、分光光度法
铬	血清、血浆、全血	石墨炉原子吸收法、中子活化法
镍	血清、血浆、尿液	原子吸收法、电感耦合等离子体发射光谱法、同位素稀释质谱法
钴	血清、血浆、全血、尿液	石墨炉原子吸收光谱法、中子活化法、发射光谱法
铅	手指血、静脉血、尿液	双硫腙络合比色法、原子吸收光谱法、阳极溶出伏安法
钼	血清、血浆、尿液	原子吸收光谱法

目前临床常用的是基于极谱法、火焰原子吸收法或者电位溶出法+溶出伏安法的微量元素分析仪，可同时或单独自动检测锌、铁、钙、镁、镉、铅、铜、锰、磷等，而且可以支持实验室LIS系统。

三、微量元素测定的临床应用

测定人体微量元素，确定必需元素的营养状况，判断有害元素在体内的蓄积，对了解和监视环境质量，探讨病因、评估病情、疾病诊断、治疗以及预防等，都具有十分重要的意义。

（一）铁

1. 铁缺乏症与缺铁性贫血　引起缺铁性贫血的主要原因是机体铁需要量增加、膳食中铁摄入不足及铁吸收障碍。人体缺铁按缺铁的程度不同可分为三期：①铁减少期，体内储存铁减少，血清铁浓度下降，无临床症状。②红细胞生成缺铁期，即血清铁浓度下降，运铁蛋白浓度降低和游离原卟啉浓度升高，但血红蛋白浓度尚未降至贫血标准，处于亚临床阶段。③缺铁性贫血期，此时血红蛋白和红细胞比积下降，并伴有缺铁性贫血的临床症状。

2. 铁中毒　如果铁在体内储存过多也会中毒，铁中毒有急性和慢性之分。急性铁中毒的发生多见于儿童，多因误服铁制剂造成，死亡率达20%左右。慢性铁中毒是长期过量服用铁制剂，或从食物中摄取了过多的铁造成，当人体内铁过量时，则会沉积于肝脏、胰脏、心脏和皮肤，从而引起血色素沉积、肝功能异常、心肌损伤和糖尿病、肿瘤、骨质疏松等。

（二）锌

1. 锌缺乏症 引起锌缺乏的主要原因有：摄入量不足，吸收不良或需求量增大。缺锌可影响核酸和蛋白质的合成和其他生理功能，可造成消化功能减退、生长发育滞后、免疫功能降低和智能发育延迟等。

2. 锌中毒 锌中毒可能发生于大量口服、外用锌制剂，长期使用锌剂治疗，以及空气、水源、食品被锌污染等。临床表现为腹痛、呕吐、腹泻、厌食、昏睡、倦怠、消化道出血等症状。

（三）碘

1. 碘缺乏与地方病 碘缺乏病是指由于长期碘摄入不足所引起的一类疾病。由于这些病具有地区性特点，故称为地方性甲状腺肿和地方性克汀病。地方性甲状腺肿以甲状腺代谢性肿大，不伴有明显甲状腺功能改变为特征。地方性克汀病是全身性疾病，其临床表现是生长发育迟缓、身材矮小、智力低下、聋哑、神经运动障碍及甲状腺功能低下等。

2. 碘过量 碘过量通常发生于摄入含碘量高的饮食，以及在治疗甲状腺肿等疾病中使用过量的碘剂等情况。常见的碘过量有高碘性甲状腺肿、碘性甲状腺功能亢进等。

（四）铜

1. 铜缺乏症 缺铜的主要原因有摄入不足、吸收不良、丢失过多等。铜缺乏易患疾病有：贫血、骨质改变、冠心病、白癜风和女性不孕症等。临床上低铜血症还见于遗传性疾病，如肝豆状核变性和卷发综合征。

2. 铜中毒 急性铜中毒常因为结晶硫酸铜烧伤或意外误服引起，也有因食用被污染的水和食物所致。急性铜中毒开始产生胃肠道刺激症状，溶血作用特别明显，尿中出现血红蛋白，严重时可出现肾功能衰竭及尿毒症、休克。

慢性铜中毒多见于长期接触铜尘、铜烟的工人，可引起咳嗽、咳痰等呼吸系统症状，甚至可引起尘肺；眼睛接触铜盐可发生结膜炎和眼睑水肿；铜尘可致接触性和过敏性皮肤病变。

（五）硒

1. 硒缺乏症 营养不良、硒摄取不足或遗传缺陷等因素可引起硒缺乏症。硒不足常引起人类的多种疾病，如肿瘤、心血管疾病、心肌坏死等，如诱发克山病心肌病变、加重艾滋病患者的免疫缺陷，并且低血硒易致乳腺癌、肝癌、肺癌、大肠癌、皮肤癌等。

2. 硒中毒 急性硒中毒多由于误服或职业接触所致，主要表现为头晕、头痛、恶心、无力、脱发和指甲脱落、高热、手指震颤等。慢性中毒主要由于长期小剂量接触造成。减少职业接触是防止硒中毒的主要办法。

（六）其他微量元素

其他微量元素的缺乏症和过多症归纳在表 17－4 中。

表 17－4　其他微量元素的缺乏症、过多症

元素	主要缺乏症	主要过多症
氟	龋齿，骨质疏松，贫血	氟斑牙，氟骨症，骨质增生
锶	骨质疏松，抽搐症，龋齿	关节痛，大骨节病，肌肉萎缩
锰	软骨，神经紊乱，生殖受抑	乏力，帕金森症，心肌梗死
钒	固醇高，生殖低下，贫血，冠心病	结膜炎，鼻咽炎，心肾受损
锡	抑制生长	贫血，胃肠炎，影响寿命
镍	生长慢，肾衰，磷脂代谢异常	咽痛，皮肤炎，白血病，肺癌
铬	糖尿病，心血管病，高血脂	损伤肝肾，皮肤炎，致癌
钼	心血管病，克山病，生长慢，龋齿	脱毛，痛风，贫血，侏儒症
钴	心血管病，贫血，脊髓炎，气喘	心肌病变，心力衰竭，高血脂

第二节　维生素代谢紊乱的生物化学检验

维生素是调节人体各种新陈代谢过程必不可少的，人体不能合成或合成甚少，必须由食物供给的一类微量低分子有机化合物。常见的佝偻病、口角炎、恶性贫血、夜盲症等都与维生素代谢紊乱有关。

一、维生素的分类与功能

维生素种类很多，目前已确认的有 30 余种，其中对维持人体健康和促进发育至关重要的有 20 余种。按溶解性能可将它们分成两大类：脂溶性维生素和水溶性维生素。

（一）脂溶性维生素

脂溶性维生素均为非极性，具有疏水的异戊二烯衍生物，在食物中与脂肪共存，在肠道中与脂肪共同吸收，在体内往往与脂蛋白或特殊的结合蛋白结合而被运输。一些重要的脂溶性维生素的生理功能见表 17－5。

表 17－5　重要的脂溶性维生素的活性形式和生理功能

脂溶性维生素	英文名称	活性形式	主要生理功能
维生素 A（抗干眼病维生素）	vitamin A，retinol	11－顺视黄醛、视黄醇、视黄酸	参与视紫质的合成，维持视觉；维持上皮生长与分化；促进生长发育；抑癌作用；维持机体免疫功能
维生素 D（抗佝偻病维生素）	vitamin D，calciferol	$1,25-(OH)_2D_3$	促进钙磷吸收，调节钙磷代谢；促进骨盐代谢与骨的正常生长；调节基因转录；对骨细胞具有多种作用
维生素 E（生育酚）	vitamin E，tocopherol	生育酚	抗氧化，维持生物膜结构与功能；维持生育功能；促进蛋白质更新合成；调节血小板黏附和聚集作用
维生素 K（凝血维生素）	vitamin K，phylloquinone	2－甲基－1,4－萘醌	参与凝血因子Ⅱ、Ⅶ、Ⅸ、Ⅹ的合成；参与骨钙代谢

（二）水溶性维生素

水溶性维生素与脂溶性维生素不同，在化学结构上相互差别很大，主要作用是构成酶的辅因子直接影响某些酶的催化作用。一些重要的水溶性维生素的生理功能见表 17－6。

表 17－6　重要水溶性维生素的活性形式和生理功能

水溶性维生素	英文名称	活性形式	主要生理功能
维生素 B_1（硫胺素）	vitamin B_1，thiamin	TPP	是 α－酮戊二酸氧化脱羧酶和磷酸戊糖转酮醇酶的辅酶；抑制胆碱酯酶；维持神经、肌肉功能
维生素 B_2（核黄素）	vitamin B_2，riboflavin	FMN FAD	构成黄素酶的辅酶成分；参与体内氧化－还原反应过程；抗氧化活性
维生素 PP（烟酸＋烟酰胺）	niacin，nicotinic acid，niaciamide	NAD^+ $NADP^+$	构成以 NAD 和 NADP 为辅基的脱氢酶类的成分，参与细胞生物氧化过程；增强胰岛素的效能
维生素 B_6（吡哆醇、吡哆醛、吡哆胺）	pyridoxine pyridoxa，pyridoxamine	磷酸吡哆醛及其胺	参与多种酶反应；构成氨基酸脱羧酶、ALA 合酶和转氨酶的辅酶，参与氨基酸分解、血红素合成
泛酸（遍多酸）	vitamin B_3，pantothenic acid	CoA	构成辅酶 A 的组成成分，参与体内酰基的转移作用
生物素	vitamin H，biotin	羧化酶辅酶	构成羧化酶的辅酶，参与体内 CO_2 的固定和羧化过程
叶酸	folacin，folic acid，folate	FH_4	以 FH_4 的形式参与一碳单位的代谢，与蛋白质和核酸合成、红细胞和白细胞成熟有关
维生素 B_{12}（钴胺素）	vitamin B_{12}，cobalamin	甲基钴胺素 5′－脱氧腺苷钴胺素	与 THFA 协同参与甲基的转移；作为甲基丙二酰单酰辅酶 A 变位酶的成分
维生素 C（抗坏血酸）	vitamin C，ascorbic acid	抗坏血酸	参与羟化反应，促进胶原合成、类固醇的羟化、氨基酸的代谢及神经递质的合成；参与解毒和造血作用；促进抗体的合成、抗病毒和防癌作用

二、维生素的测定与评价

1. 标本处理　维生素的分析是一项较为复杂的工作。在分析过程中应采取一些必要的措施，如避光、冷冻、干燥、隔绝氧气、通入惰性气体以及仔细选择合适的溶剂等。水溶性维生素检测标本处理大体上包括溶剂提取、酶处理、酶提取等步骤；脂溶性维生素检测标本处理一般按萃取、皂化、提取、初纯化四个步骤进行。所有标本提取后应尽快地完成分析测定。

2. 测定方法　维生素测定的主要方法有：①分光光度法。②荧光分光光度法。③高效液相色谱法。④微生物定量法。⑤其他方法，还包括气相色谱法、薄层色谱法、流动注射分析法、毛细管电泳分析等。

3. 主要维生素测定　临床主要维生素的测定方法与评价见表 17－7。

表 17－7　主要几种维生素的测定与评价

检测名称	测定方法	方法评价
维生素 A	分光光度法；荧光测定法；HPLC 法	HPLC 法特异，不受 β－胡萝卜素和六氢番茄红素的干扰。是目前测定视黄醇的推荐方法
25－羟基维生素 D_3	放射竞争性蛋白结合法（RBP）、放射受体结合法、放射免疫法（RIA）、化学发光法、电化学发光法、HPLC 法等	放射竞争性蛋白结合法快速、灵敏、准确、标本用量少，是实验室广泛采用的方法
维生素 E	荧光测定法；HPLC 法	荧光法迅速、灵敏、精密。胆固醇、胡萝卜素和维生素 A 无干扰。HPLC 法比荧光法更精密、更准确

续表

检测名称	测定方法	方法评价
维生素 B_1	血清用 HPLC 法；尿液用荧光测定法	荧光测定法简单、快捷，但铁氰化钾有剧毒
维生素 B_{12}	微生物法、放射配体法、化学发光法、电化学发光法和 HPLC 等	微生物法麻烦费时、需无菌技术。放射配体法敏感、准确、技术简单，适宜于常规使用
维生素 C	分光光度法；荧光法；HPLC 法	分光法以 2，4－二硝基苯肼最常用。HPLC 法能测定氧化形式和还原形式，是推荐方法
叶酸	微生物法、荧光法、HPLC 法、化学发光法、电化学发光法和 RBP 法	RBP 法简单、快速、精密，临床应用最广泛

目前临床上有些维生素测定常采用化学发光法，比如叶酸、维生素 B_{12} 等，已成为临床常规检测项目。

三、维生素测定的临床应用

1. 维生素缺乏症　当维生素供给不足、摄入量不足、机体吸收利用率降低，或需要量相对增高，都会引起维生素缺乏症（表 17－8）。

2. 维生素中毒　水溶性维生素不易引起机体中毒，但非生理性大剂量摄入，有可能干扰其他营养素的代谢。脂溶性维生素大量摄入时，可导致体内积存过多而引起中毒（表 17－8）。

表 17－8　维生素缺乏病及维生素过量的毒性作用

维生素	缺乏	过量
维生素 C	坏血症	无酸的维生素 C 引起的不良反应较少，但过量的维生素 C 会削弱人体的免疫能力，而且滥用维生素 C 可能会加快动脉硬化
生物素	鳞屑皮炎、忧郁	
维生素 B_{12}	恶性贫血、高同型半胱氨酸血症、神经脱髓鞘	哮喘、荨麻疹、湿疹、面部浮肿、寒战等过敏反应
叶酸	巨幼细胞性贫血、同型半胱氨酸血症	损害神经系统
烟酸	糙皮症	由烟酸而不是酰胺引起的皮肤潮红；肝功能不正常；可能有非典型囊样斑状水肿
维生素 B_2	口角炎、舌炎、阴囊炎	肾功能障碍
维生素 B_1	脚气病、末梢神经炎	乏力、头痛等
维生素 B_6	高同型半胱氨酸血症	周围感觉神经病
维生素 A	夜盲症、眼干燥症、皮肤粗糙	神经、肝与皮肤损伤，高脂与高钙血症，骨与软组织钙化
维生素 D	佝偻病、骨软化症、骨质疏松症	高钙血症、高钙尿症、高血压、软组织钙化
维生素 E	未成熟早产儿和某些新生儿的溶血性贫血及接触高压氧引起的溶血性贫血（罕见）	可抑制生长，干扰血液凝固等
维生素 K	低凝血酶原血症	天然的维生素 K_1 是无毒的；合成的维生素 K 的化合物可引起出血，溶血性贫血及其他疾病

扫码“练一练”

小结与展望

微量元素可分为必需微量元素、可能必需微量元素、非必需的无害微量元素、有害微量元素四种。维生素可分为脂溶性维生素和水溶性维生素两大类。脂溶性维生素包括维生素A、D、E、K等，可随脂类一同吸收；水溶性维生素包括维生素B（简称B族）和维生素C等。

微量元素和维生素的缺乏和过量都可能引起疾病，应予以高度重视。在掌握标本的正确采集及处理方式，熟悉各类测定方法的原理及特点基础上，准确进行微量元素和维生素的测定，对了解机体营养状况，判断体内毒性元素的蓄积，辅助预防、探讨病因、评估病情、治疗及判断预后等都是有益且必要的。

微量元素和维生素的重要生化特性、营养作用和生理功能，已引起了医学界的密切关注，成为营养、免疫、遗传、优生优育、儿童及孕妇保健、延缓衰老、健康长寿，以及地方病、心血管疾病等多种临床疾病的预防、诊断和治疗研究的热门课题。

（胡正军）

第十八章　电解质和酸碱平衡紊乱的生物化学检验

教学目标与要求

掌握　电解质 K^+、Na^+、Cl^- 测定的原理与方法学评价，血气分析标本的采集要求，血气分析及其质量保证。

熟悉　电解质和酸碱平衡紊乱的概念和类型，钠、钾、氯平衡紊乱的特点，酸碱平衡紊乱的分类和常用诊断指标的意义，各型酸碱平衡紊乱的实验室诊断。

了解　体液电解质的分布特点，钠、钾、氯平衡紊乱的常见原因，血气分析在呼吸功能判断上的应用。

体液（body fluid）是指机体内存在的液体，组成了人体的内环境，包括水和溶解于其中的物质，如电解质、小分子有机物和蛋白质等。体液可以保持体液容量、电解质、渗透压和酸碱度内环境的相对稳定，为维持细胞生存和正常生理功能提供了重要条件。各种因素的作用超过机体的调控能力时，就会引起体液容量、组成和酸碱度的变化，造成水、电解质和酸碱平衡紊乱。

第一节　电解质代谢紊乱的生物化学检验

体液以细胞膜为界分为细胞内液（intracellular fluid，ICF）和细胞外液（extracellular fluid，ECF）。ECF 因存在部位不同分为血浆和细胞间液（interstitial fluid），后者包括淋巴液。体液中电解质具有维持体液晶体渗透压、保持体内液体正常分布的作用，其中主要阳离子有钠（Na^+）、钾（K^+）、钙（Ca^{2+}）和镁（Mg^{2+}），主要阴离子包括氯离子（Cl^-）、碳酸氢根（HCO_3^-）、磷酸根（HPO_4^{2-}，$H_2PO_4^-$）、硫酸根（SO_4^{2-}）以及有机阴离子（如乳酸、蛋白质），见表 18－1。各部分体液中阳离子当量总数和阴离子当量总数相等，保持电中性。细胞外液的主要阳离子和阴离子分别为 Na^+ 和 Cl^-，K^+ 是细胞内液的主要阳离子。

扫码“学一学”

表 18－1　体液中电解质与水的分布

阳离子成分（单位）	血浆	细胞间液	细胞内液	阴离子成分（单位）	血浆	细胞间液	细胞内液
水（L）	3.5	10.5	28	Cl^-（mmol/L）	103	114	1
Na^+（mmol/L）	142	147	15	HCO_3^-（mmol/L）	27	30	10
K^+（mmol/L）	5	4	150	蛋白质（mmol/L）	16	1	63
Ca^{2+}（mmol/L）	5	2.5	2	有机酸（mmol/L）	5	7.5	-
Mg^{2+}（mmol/L）	2	2	27	$H_2PO_4^-$（mmol/L）	2	2	100
-	-	-	-	SO_4^{2-}（mmol/L）	1	1	20
总阳离子（mmol/L）	154	155.5	194	总阴离子（mmol/L）	154	155.5	194

一、电解质代谢

人体内钠（sodium，natrium）主要分布于细胞外液，钠主要来源于食物中的 NaCl，Na^+是细胞外液主要阳离子，在维持细胞外液容量、酸碱平衡、渗透压和细胞生理功能方面起重要作用。细胞外液中可能由于钠、水任一含量的变化而引起 Na^+浓度的改变，造成钠平衡紊乱，并常伴有水代谢紊乱。

人体内钾（potassium，kalium）主要分布于细胞内液，来自于食物，90%在消化道以离子的形式吸收，80%～90%经肾脏排泄，10%左右经粪便排出，皮肤也可排出少量的 K^+。钾主要参与酸碱平衡的调节、维持细胞内液的渗透压、维持肌肉神经的应激性和参与细胞内物质的合成代谢等作用。

人体内氯（chlorine，Cl）主要分布于细胞外液，来源主要是食物中的 NaCl，肾脏是氯的主要排出途径。氯在体内的变化基本与钠一致，与血清碳酸氢盐水平呈反比。机体为了重吸收碳酸氢盐，通过从尿中排出氯以维持电解质平衡。氯参与调节机体的水、电解质、渗透压和酸碱平衡以及胃液中胃酸的生成。

二、电解质的测定与评价

（一）血清钠测定与评价

1. 方法概述 血清钠测定可选用原子吸收分光光度法（atomic absorption spectrometry，AAS）、火焰分光光度法（flame spectrophotometry，FS）、离子选择电极法（ion selective electrode，ISE）或紫外可见光分光光度法、酶法进行。FS 法具有仪器结构简单、操作方便、特异性好等优点，但存在安全隐患，目前 FS 法在临床上已较少采用。临床实验室常用的是 ISE 和酶法。

2. 测定原理

（1）离子选择电极法　ISE 是利用电极电位和离子活度的关系来测定离子活度的一种电化学技术，其核心是采用对被测离子选择性响应的敏感膜。钠电极离子交换膜的主要成分是硅酸锂，对 Na^+具有高度选择性响应，产生的电位与 Na^+浓度成比例。分析系统的校准是使用含有 Na^+和 K^+的校准液来定出测定电极和参比电极表面电位变化的差值，作为计算因素储存在微处理器记忆中，用作样本的计算。

ISE 法分为直接法、间接法和多层膜干片法。直接法指血清等标本不需任何稀释直接进入仪器与电极接触进行检测。间接法指标本被一定离子强度缓冲液稀释后，与电极接触进行检测。多层膜干片法采用了标本间相互独立的干式离子敏感卡片测定各种离子。

（2）酶法　Na^+是β－半乳糖苷酶激活剂，采用掩蔽剂掩蔽 K^+，β－半乳糖苷酶水解邻－硝基酚－β－D－半乳吡喃糖苷（o－nitrophenyl－β－D－galactopyranoside，ONPG），生成在 420nm 波长有特征吸收光谱的邻－硝基酚。邻－硝基酚的生成速率与 Na^+离子浓度呈正比。

3. 方法学评价

（1）ISE 法误差来源于电极选择性减弱，蛋白质沉积在膜上，以及电解质排斥效应，血浆中固体物质部分（血脂和蛋白质）约占总体血浆的 7%，而水相占 93%，电解质都存在于水相中。间接 ISE 法需要高离子强度的稀释液来稀释样本，可以控制离子的活度系数，

使成为一个常数。直接 ISE 法能够得到与活度相关的浓度而不需要样本稀释。多层膜干片法具有快速无交叉污染、操作灵活、携带方便等特点，而且不存在由于电极寿限及保养带来的消耗。

（2）血清、血浆和其他体液均可作为钠测定的标本。脂血标本采用离子选择电极方法测定，将造成假性低钠血症，可高速离心分离后测定。血清、血浆标本可以在 2 ~ 4℃或冰冻存放，红细胞中的钠浓度仅为血浆中的 1/10，溶血影响不大。

（3）酶法测定钠的优点是不需特殊仪器，与 FS 法相关性良好（r = 0.985），缺点是价格较贵。

（二）血清钾测定与评价

1. 方法概述　血清钾测定同血清钠 AAS、FS、ISE 或紫外可见光分光光度法进行。临床实验室常用的是 ISE 和酶法。

2. 测定原理

（1）离子选择电极法　钾电极采用含有缬氨霉素的中性载体膜，对 K^+ 具有较高的选择性。

（2）酶法　采用掩蔽剂掩蔽 Na^+，用谷氨酸脱氢酶消除内源性 NH_4^+ 的干扰，利用 K^+ 对丙酮酸激酶的激活作用来测定 K^+ 的浓度。K^+ 能增强色氨酸酶的活性，测定该酶活性获得 K^+ 浓度。

3. 方法学评价

（1）血清、血浆和其他体液均可作为钾测定的标本。血浆钾比血清低 0.2 ~ 0.5mmol/L，因为血液凝固时血小板破裂会释放出一部分 K^+。

（2）测定血钾时标本在采血和处理过程中应避免溶血，否则 K^+ 由细胞释出增多。血清或血浆标本应及时分离，如全血标本放置室温，因细胞代谢作用，使血钾进入到细胞内而血钾降低。如果分析前全血标本被冷藏，糖酵解被抑制，红细胞膜上的 Na^+-K^+-ATP 酶不能维持内外平衡，而造成细胞内钾外移，使测定结果增高。

（三）血清氯测定与评价

1. 方法概述　测定血清氯的方法有核素稀释质谱法、库仑滴定法、硫氰酸汞比色法、ISE 法、硝酸汞滴定法和酶法。核素稀释质谱法是氯测定的决定性方法，库仑滴定法为氯测定的参考方法，临床常用的检测方法为硫氰酸汞比色法和 ISE 法。

2. 测定原理

（1）硫氰酸汞比色法　血清中 Cl^- 与硫氰酸汞反应形成非游离的氯化汞和游离的硫氰酸离子，硫氰酸离子再与铁离子反应形成一种浅红色的硫氰酸铁复合物，在 480nm 波长进行比色。

$$2Cl^- + Hg(SCN)_2 \rightarrow HgCl_2 + 2(SCN)^-$$

$$3(SCN)^- + Fe^{3+} \rightarrow Fe(SCN)_3 \text{（红色）}$$

（2）酶法　Cl^- 活化无活性的淀粉酶，活化的淀粉酶作用于 2-氯-4-硝基酚-α-半乳糖基麦芽糖苷（Gal-G_2-α-CNP），使之水解生成 2-氯-4-硝基酚（CNP），在 405nm 检测 CNP 的生成速率可计算出 Cl^- 浓度。

$$\alpha-\text{Amylase（失活）}+\text{EDTA}(Ca^{2+}) \xrightarrow{Cl^-} \alpha-\text{Amylase}-Ca^{2+}+\text{EDTA}$$

$$Gal - G_2 - \alpha - CNP + H_2O \xrightarrow{\alpha - Amylase - Ca^{2+}} CNP + 半乳糖 + 麦芽糖$$

（3）离子选择电极法　氯电极是由氯化银、氯化铁－硫化汞为膜性材料制成的固体膜电极，对标本中 Cl^- 有特殊响应。

3. 方法学评价

（1）硫氰酸汞比色法分析范围为 80～125mmol/L，血清中高球蛋白会产生混浊，吸光度随温度升高而增加。

（2）酶法反应温和无污染，特异性、精密度和线性范围均较好，且测定结果与库仑滴定法和离子选择电极法均有很好的相关性。

（3）ISE 法是目前 Cl^- 最常用的测定方法，具有简便、快速、准确等优点。

三、电解质测定的临床应用

血清钾、钠、氯测定是临床应用较多的组合检测项目之一，有助于电解质平衡和酸碱平衡紊乱的判断。

（一）血清钠

1. 低钠血症　是指血清 $Na^+ < 135$mmol/L 由钠减少或水增多引起。常见原因有：肾性因素如渗透性利尿、肾上腺功能低下、肾素生成障碍以及急、慢性肾功能衰竭；非肾性因素如呕吐、腹泻、肠瘘、大量出汗和烧伤等；ADH 分泌失调；假性低血钠症见于高脂血症（TG 高于 16.5mmol/L）与高球蛋白血症（多见于骨髓瘤）等。

2. 高钠血症　指血清 $Na^+ > 145$ mmol/L。可因摄入钠过多或水丢失过多而引起。

常见原因有：浓缩性高钠血症（即高渗性脱水），细胞内和血清钠浓度增高，见于输入过多高涨盐水，原发性醛固酮增多症、尿崩症。潴留性高钠血症较少见，主要因肾排泄钠减少和（或）钠的摄入量过多所致，如右心衰竭、肾病综合征、急性和慢性肾衰竭、库欣综合征等，临床表现以神经精神症状为主。

（二）血清钾

1. 低钾血症　指血清 $K^+ < 3.5$mmol/L。引起低钾血症的常见原因有钾摄入不足、钾排出增多、细胞外钾进入细胞内和血浆稀释。

低钾血症的临床表现　肌无力为突出表现，腱反射减弱或消失，严重者呼吸肌麻痹。可出现精神异常、昏迷、心率增快、早搏、心力衰竭、心跳骤停、恶心、呕吐、腹胀甚至肠麻痹等。

2. 高钾血症　是指血清 $K^+ > 5.5$mmol/L，体内总钾量可增加、正常或缺乏。引起高钾血症的常见原因有摄入过多、钾排泄障碍、细胞内钾向细胞外转移。

高钾血症主要表现为神经及神经肌肉联接处的兴奋性抑制，可发生心内传导阻滞、心跳变慢及心律不齐，引起循环功能衰竭和纤维性颤动，最后心脏停跳于舒张期。手足感觉异常，疲乏无力，动作迟缓，软瘫，呼吸肌麻痹。

（三）血清氯

血清氯减低在临床上较为多见，常见原因为氯化钠的摄入减少或丢失增加。血清氯增高常见于高钠血症、高氯性代谢性酸中毒、过量注射生理盐水等。

第二节　酸碱平衡紊乱的生物化学检验

机体可以通过血液缓冲系统、呼吸和肾脏等自身的酸碱平衡调节体系，使血液 pH 能够维持在 7.35～7.45 之间，这种调节酸碱物质含量及其比例，维持血液 pH 在正常范围内的过程称为酸碱平衡。在病理生理情况下，体内酸碱物质的产生或丢失超过了机体调节能力，或这种调节机制本身发生障碍，就会导致酸碱平衡紊乱。

一、酸碱平衡

血液的酸碱度通常用 pH 表示，血液 pH 主要是由［HCO_3^-］/［H_2CO_3］缓冲对所决定，据 H－H 公式：

$$pH = pK_a + \lg \frac{[HCO_3^-]}{[H_2CO_3]} = pK_a + \lg \frac{[HCO_3^-]}{\alpha \times PaCO_2}$$

式中 pK_a 值为 6.1（37℃），α（CO_2溶解常数）为 0.03mmol/（L·mmHg）（37℃）。当血浆 HCO_3^- 为 24.0mmol/L，二氧化碳分压（PCO_2）为 40mmHg（5.3kPa）时，血浆 pH 是 7.40。由 H－H 公式可看出，［HCO_3^-］/（α·PCO_2）只要维持在 20/1，血液 pH 即可维持正常。任何原因引起［HCO_3^-］或 PCO_2改变而使该比例变化都将伴随 pH 的改变。

扫码“看一看”

酸碱平衡分析的指标如下：

1. 酸碱度　参考范围：7.35～7.45。血液 pH 处于正常范围，可能有三种情况：①正常人；②代偿性酸碱平衡紊乱；③混合型酸碱平衡紊乱。

2. 二氧化碳分压（PCO_2）指物理溶解在血液中的 CO_2所产生的张力，是衡量肺泡通气情况和酸碱平衡中反映呼吸因素的重要指标。

3. 氧分压（PO_2）指物理溶解在血液中的 O_2所产生的张力，是判断缺氧程度和呼吸功能的敏感指标，肺通气和换气功能障碍可造成 PO_2下降。呼吸衰竭时，PO_2常低于 55mmHg；PO_2低于 30mmHg 可危及生命。

4. 氧饱和度（oxygen saturation，SO_2）指血液在一定的 PO_2下，氧合血红蛋白（HbO_2）占全部 Hb 的百分比，可表示为：

$$SO_2 = \frac{HbO_2}{Hb + HbO_2} \times 100\% = \frac{氧含量}{氧容量} \times 100\%$$

其中血氧含量是指 100ml 血液中与 Hb 实际结合的氧量加上物理溶解的氧量；而氧容量则指血液中 Hb 完全变成 HbO_2时结合的最大氧量及物理溶解的氧量。通常物理溶解在血液中的氧量极少，可忽略不计。

5. 实际碳酸氢盐（actual bicarbonate，AB）与标准碳酸氢盐（standard bicarbonate，SB）　实际碳酸氢盐指血浆中 HCO_3^- 的实际浓度，是代谢性酸碱中毒的重要指标，但也受呼吸因素影响而继发改变。标准碳酸氢盐指在 37℃时用 PCO_2为 40mmHg 及 PO_2为 100mmHg 的混合气体平衡后测定的血浆 HCO_3^- 的含量。正常情况，AB＝SB，当 AB＞SB 时，提示呼吸性酸中毒，当 AB＜SB 时，提示呼吸性碱中毒。AB 和 SB 是反映代谢性酸碱中毒的重要指标。

6. 缓冲碱（buffer base，BB）　指血液中具有缓冲作用的阴离子总和，包括 HCO_3^-、Hb、血浆蛋白及少量的有机酸盐和无机磷酸盐。BB 受血浆蛋白、Hb 以及呼吸和电解质等

多种因素的影响，反映人体对抗酸碱失衡的缓冲能力。BB 有全血缓冲碱（BBb）和血浆缓冲碱（BBp）之分。

7. 碱剩余（base excess，BE） 指在37℃和 PCO_2 为 40mmHg 时，将 1L 全血 pH 调整到 7.40 所需酸或碱的量，正值为碱血症，负值为酸血症。可作为纠正酸碱失衡时估算用药计量的参考。

8. 阴离子隙（anion gap，AG） 指未测定阴离子（unmeasured anion，UA）与未测定阳离子（unmeasured cation，UC）之差。UA 指除 Cl^- 和 HCO_3^- 外其他阴离子，如某些无机酸、有机酸；UC 指除 Na^+ 外其他阳离子如 K^+、Ca^{2+}、Mg^{2+} 等。在血液中阴阳离子的当量数相等，即（Na^+ + UC）=（Cl^- + HCO_3^- + UA），因而 AG 值为：

$$AG(mmol/L) = (UA - UC) = Na^+ - (Cl^- + HCO_3^-)$$

AG 升高表明固定酸增加，但是肠瘘、胆瘘、肾小管病变等由于 HCO_3^- 的丢失而引起代谢性酸中毒时，HCO_3^- 减少由 Cl^- 增加代偿，而 AG 值变化不大，则为高氯型代谢性酸中毒。

9. 肺泡－动脉氧分压差（alveolar－arterial PO_2 difference，A－aDO_2/$P_{A-a}O_2$） 指肺泡气氧分压与动脉血氧分压之间的差值，是判断肺换气功能的一个指标。在心肺复苏中，又是反映预后的一项重要指标。

10. 潜在 HCO_3^- 指排除并存高 AG 代谢性酸中毒的掩盖作用以后的 HCO_3^-。根据电中性原则，即 AG 增加多少，HCO_3^- 即降低多少，因此假如无代谢性酸中毒影响时，潜在 HCO_3^- = 实测 HCO_3^- + △AG。在代谢性碱中毒判断时有重要价值。

二、酸碱平衡指标的测定与评价

酸碱平衡主要通过血气分析仪直接测定血液的 pH、PCO_2、PO_2 三项指标，利用公式推算出其他指标，对酸碱平衡及呼吸功能进行判断分析。

1. 方法概述 pH 电极、PCO_2 电极和 PO_2 电极不断改进，目前已有含电解质（如 K^+、Na^+、Cl^-、Ca^{2+} 等）测定的血气分析仪出现，对酸碱平衡指标的测定也越来越准确高效。

2. 测定原理 其原理是电极电位法。血液抽吸进分析仪样品室的毛细管中，与毛细管壁上的 4 个孔的 pH、pPH 参比电极、PO_2 和 PCO_2 电极感测头接触，电极将它们转换成各自的电信号，经过放大模数转换各自的电信号。

3. 方法评价与质量保证 合格的标本、血气分析仪的维护、质控物的合理使用、电极的特性检验和测定温度的准确性等是获得可靠分析结果的重要保证。

（1）标本对血气分析的影响　血气分析标本为全血。由于静脉血 O_2 已被组织所利用，PO_2 较低，PCO_2 要高 2～8mmHg（0.27～1.06 kPa），pH 要低 0.02～0.05，因此常从桡动脉等处采集动脉血，静脉血一般在动脉血采集困难时才使用。

全血标本收集一般使用无菌的、含肝素的 1～5ml 塑料注射器，避免普通塑料注射器通过管壁造成气体互换。抗凝剂的量为每毫升血 0.05mg 肝素，将足够的液体肝素（500U/ml 或 5mg/ml）吸入注射器，尽可能湿润注射器整个内表面，然后排出液体肝素，只留下注射器死区的肝素（约 0.1ml）即可。

全血标本采集后，严格按要求操作，密封好标本容器，避免标本与空气接触，及时排

除采集时混入血样中的小气泡，检测前将标本充分混匀。大气中的 PCO_2 大约 0.25mmHg，比血液中（40mmHg）少得多，血液暴露在空气中会降低 CO_2 含量和 PCO_2，pH 会升高。大气中的 PO_2（155mmHg）要比动脉血高 60mmHg，比静脉血高 120mmHg。标本暴露到空气中，PO_2 可以升高，而当患者以氧治疗时，可能会使实际 PO_2 降低。

因血细胞离体后继续进行代谢，O_2 不断被消耗，CO_2 不断产生，故应尽可能在短时间内测定，不宜存放。如果血标本采集后 30min 内不能检测，应将标本放入冰水中保存，使其温度降至 0～4℃，但最多也不能超过 2h。

（2）电极的线性　新电极需要验证厂商提供的线性相关数据。线性的验证需要有保证的气体和全血。对于 PCO_2 电极，仪器用 5% 和 10% CO_2 校标后用含 7% CO_2 的气体来测定 PCO_2。PO_2 电极的校正用 0% 和 20% O_2，用 10% O_2 测定 PO_2。这种用于初始化验证的气体可在质量保证程序中用于定期的检查。

（3）温度控制　准确的温度控制是精确测定血气和 pH 的基础，仪器设定限为 37.0 ± 0.1℃。仪器温度超出设定限时将发出报警。

（4）质量控制及比对　实验室及床旁 POCT 血气分析仪均需采用质控品进行室内质控，采用美国实验室标准化委员会 EP9A 文件的比对方案进行血气分析仪的比对。

三、酸碱平衡指标的临床应用

（一）酸碱平衡紊乱的类型

若血浆中［HCO_3^-］/［H_2CO_3］比值 <20/1，则血浆 pH 下降或低于正常值下限 7.35，称为酸中毒（acidosis）；若比值 >20/1，则血浆 pH 升高或高于正常值上限 7.45，称为碱中毒（alkalosis）。由于［HCO_3^-］的改变主要由机体代谢因素变化所致，故将血浆 HCO_3^- 水平下降造成的酸中毒称为代谢性酸中毒（metabolic acidosis），HCO_3^- 增多造成的碱中毒称为代谢性碱中毒（metabolic alkalosis）。同理，由于 H_2CO_3 的改变代表机体呼吸因素的变化，故将 H_2CO_3 增多造成的酸中毒称为呼吸性酸中毒（respiratory acidosis），H_2CO_3 减少所造成的碱中毒称为呼吸性碱中毒（respiratory alkalosis）。

发生酸碱平衡紊乱后，机体如果能调节［HCO_3^-］/［H_2CO_3］比值至正常水平，称为代偿过程。经过代偿，血液 pH 维持在 7.35～7.45 之间，为代偿性酸中毒或碱中毒。如果病情严重超出了机体调节的限度，不能使比值恢复到正常范围，则称为失代偿性酸中毒碱中毒。

1. 单纯性酸碱平衡紊乱

（1）代谢性酸中毒　原发性［HCO_3^-］降低，pH 下降。PCO_2 代偿性降低，BE < -2.5mmol/L。见于长期饥饿、糖尿病、低氧血症、肾衰、休克等。

（2）代谢性碱中毒　原发性［HCO_3^-］升高，pH 升高。PCO_2 代偿性升高，BE 正值增大。见于慢性呕吐，利尿剂导致的低氯性碱中毒，缺钾。呼吸减慢，神志错乱等。

（3）呼吸性酸中毒　原发性 PCO_2 增高 pH 下降。HCO_3^- 正常或稍高。AB > SB，见于慢性呼酸。多见于呼吸中枢抑制，肺部疾患，呼吸肌麻痹，肺通气功能障碍。

（4）呼吸性碱中毒　原发性 PCO_2 下降，pH 升高。HCO_3^- 降低。AB < SB，见于慢性呼碱。多见于肺过度通气，中枢神经病变，神经肌肉兴奋性增强。

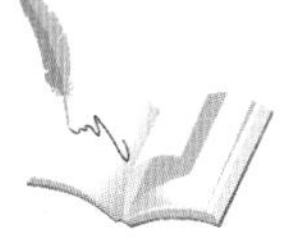

2. 混合性酸碱平衡紊乱　两种或三种单纯性酸碱平衡紊乱同时存在时，称为混合性酸

碱平衡紊乱。通常是未代偿或代偿不充分。

（1）相加型二重酸碱平衡紊乱　指同时存在代谢性和呼吸性的致病因素，pH 明显变化，PCO_2和［HCO_3^-］呈反向变化。① 代谢性酸中毒合并呼吸性酸中毒 pH 降低，［HCO_3^-］原发性降低，PCO_2代偿减少。② 代谢性碱中毒合并呼吸性碱中毒　pH 明显升高，原发性［HCO_3^-］增高，PCO_2增高。

1）如糖尿病酮症酸中毒合并严重肺部感染、严重肺水肿、肺心病、慢性支气管炎并肾损害。

2）见于严重肝病伴呕吐或利尿、败血症、中枢神经系统疾病伴呕吐或明显利尿，长期鼻导管引流伴过度通气。

（2）相抵型二重酸碱平衡紊乱　指一型酸中毒伴有另一型碱中毒。① 代谢性酸中毒伴呼吸性碱中毒：pH 可高可低或正常，［HCO_3^-］与 PCO_2明显同向降低。AG 可轻度或中度升高。② 呼吸性酸中毒伴代谢性碱中毒：［HCO_3^-］与 PCO_2同向明显升高。③ 代谢性酸中毒伴代谢性碱中毒：pH 变化不明显；［HCO_3^-］与 PCO_2变化相反，AG 增高但［HCO_3^-］增高或正常或［HCO_3^-］降低小于 AG 增高，可能为混合性代谢性酸、碱中毒。

1）见于水杨酸中毒、肾衰竭、糖尿病酮症、严重肝病。

2）pH 可高可低或正常。见于慢性肺功能不全伴呕吐、利尿剂，慢性气道阻塞性疾病伴噻嗪类药物。

3）见于肾衰竭和糖尿病酮症酸中毒伴低钾、呕吐。

（3）三重性酸碱平衡紊乱　常见为代谢性酸、碱中毒加呼吸性酸中毒或碱中毒，可分为呼吸性酸中毒型和呼吸性碱中毒型两型。可见于肺功能不全同时使用强利尿剂，严重肝病伴乳酸与酮症酸中毒伴呕吐。

（二）酸碱平衡紊乱的判断

酸碱平衡紊乱的判断有图表法、代偿预估值计算法和计算机软件判断法。图表法简单，正确率低。计算机软件判断法需结合临床。常用代偿预估值计算法。

1. 了解病史　从病史了解酸碱平衡紊乱的原因，分析呼吸因素还是代谢因素引起的，根据病情进展估计酸碱失衡急性还是慢性；用药、给氧、肺功能等情况。

2. 指标初步分析

（1）pH 异常　如 $pH<7.35$ 为酸中毒，$pH>7.45$ 为碱中毒。根据 HCO_3^- 与 PCO_2哪个指标变化方向与或偏离正常均值幅度 pH 的变化相对应来确定代谢性的还是呼吸性的。

（2）pH 正常　HCO_3^- 和 PCO_2中有一个偏离正常，则选择偏离正常者来确定呼吸性的还是代谢性的；HCO_3^- 和 PCO_2都偏离正常，根据 HCO_3^- 与 PCO_2哪个偏离正常均值幅度大来确定呼吸性的还是代谢性的；HCO_3^- 和 PCO_2都正常，则跳过第三步代偿预估值的分析，进入第四步 AG 和电解质的分析。

3. 代偿预估值计算及分析　通过发病时间和代偿性指标预估值计算，可进一步判断酸碱紊乱类型。单纯性酸碱紊乱时的代偿预计值计算公式见表 18－2。

表 18－2　单纯性酸碱紊乱时的代偿预计值

紊乱类型	原发变化	代偿变化	代偿时限	预计值公式	代偿极限
代酸	$[HCO_3^-]$ ↓	PCO_2 ↓	12h～24h	$PCO_2 = 40 - (24 - [HCO_3^-]) \times 1.2 \pm 2$	10mmHg
代碱	$[HCO_3^-]$ ↑	PCO_2 ↑	3～5 天	$PCO_2 = 40 + ([HCO_3^-] - 24) \times 0.9 \pm 5$	55mmHg
急性呼酸	PCO_2 ↑	$[HCO_3^-]$ ↑	几分钟	$[HCO_3^-]^- = 24 + (PCO_2 - 40) \times 0.07 \pm 1.5$	30mmol/L
慢性呼酸	PCO_2 ↑	$[HCO_3^-]$ ↑	5～7 天	$[HCO_3^-] = 24 + (PCO_2 - 40) \times 0.4 \pm 3$	42～45mmol/L
急性呼碱	PCO_2 ↓	$[HCO_3^-]$ ↓	几分钟	$[HCO_3^-] = 24 - (40 - PCO_2) \times 0.2 \pm 2.5$	18mmol/L
慢性呼碱	PCO_2 ↓	$[HCO_3^-]$ ↓	2～3 天	$[HCO_3^-] = 24 - (40 - PCO_2 \times 0.5 \pm 2.5$	12～15mmol/L

注：表中 PCO_2 单位为 mmHg；$[HCO_3^-]$ 单位为 mmol/L

原发呼吸性酸中毒和呼吸性碱中毒分别以 >72h 和 >48h 作为选择慢性代偿公式的依据。经过指标的初步分析确定原发紊乱后，将相应测定值代入代偿公式计算。若测定结果落在代偿范围内，为单纯性酸碱紊乱。如果低于或超过预计代偿范围，为混合性的酸碱紊乱。例如：代谢性酸中毒时，实测 PCO_2 超过代偿预估值上限，判为合并呼吸性酸中毒；低于预计代偿值下限，判为合并呼吸性碱中毒。

如病程已达到或超过代偿器官代偿所需要的时间，可诊断为单纯性酸碱紊乱。而由于病程时间不够而尚未代偿或代偿不充分，则可认为是混合性的酸碱紊乱。例如：代谢性酸中毒在 $[HCO_3^-]$ 下降后病程不到 12h，但 PCO_2 已下降到代偿预估值范围内，说明合并呼吸性碱中毒。

4. AG 值和电解质分析判断　病史分析如存在固定酸增多引起的代谢性酸中毒，pH，HCO_3^- 和 PCO_2 都正常计算 AG 值，AG 值增高，说明同时合并代谢性中毒。或者高 AG 代谢性酸中毒合并高氯性代谢性酸中毒。

5. 三重性酸碱平衡紊乱判断　需根据 pH、PCO_2、HCO_3^- 以及 AG 值、代偿预估值、潜在 $[HCO_3^-]$、电解质和病史综合判断。由于呼吸性酸中毒和呼吸性碱中毒不可能同时存在，故判断三重性酸碱平衡紊乱关键是代谢性酸中毒与代谢性碱中毒共存时的鉴别。判断参考方法如下：①按照前述第 1 和第 2 两步确定呼吸性的酸碱平衡紊乱的类型，并计算其代偿预估值。②根据高 AG 值确定代谢性酸中毒的存在。③计算潜在 $[HCO_3^-]$，如潜在 $[HCO_3^-]$ 大于代偿预估值，则说明同时有代谢性碱中毒的存在。

6. 动态观察综合分析　酸碱失衡的诊断必须多次复查进行动态观察才能做出可靠诊断。

小结与展望

体液以细胞膜为界分为细胞内液（ICF）和细胞外液（ECF）。体液中电解质阴阳离子当量数相等处于电中性，钠是细胞外液主要的阳离子，钾是细胞内液主要的阳离子。血清 Na^+ <135mmol/L 称为低钠血症，Na^+ >145 mmol/L 称为高钠血症。血清 K^+ <3.5mmol/L 称为低钾血症，K^+ >5.5mmol/L 时称为高钾血症。氯在体内的变化基本与钠一致。钠、钾、氯测定多采用 ISE 法或酶法进行。

扫码"练一练"

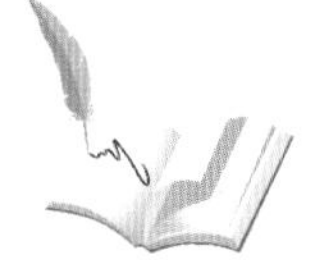

血气分析是指通过血气分析仪直接测定血液的三项指标：pH，PCO_2，PO_2。利用公式推算出其他指标，由此对酸碱平衡及呼吸功能进行判断的分析技术。酸碱平衡紊乱分为单纯性酸碱平衡紊乱和混合性酸碱平衡紊乱。酸碱紊乱的诊断一定要结合病史、血气分析及电解质测定结果和临床有关资料综合分析。

集成电解质分析的血气分析仪具有体积小、携带方便、简便快速等优点，广泛用于急诊和床旁的检测。酸碱平衡紊乱判断的代偿预估值法应用方便，现已有应用计算机技术的判断软件应用于临床。

（鄢仁晴）

第十九章　骨代谢异常的生物化学检验

教学目标与要求

掌握　血清钙、磷、镁和骨矿物质调节激素以及骨形成与骨吸收标志物的测定方法及注意事项。

熟悉　骨组织的组成，骨代谢生化标志物概念，钙、磷、镁代谢异常的机制，成骨作用与钙化，以及溶骨作用与脱钙的关系。

了解　PTH、CT及1，25－$(OH)_2D_3$的合成与分泌及其调节。

骨代谢是破骨细胞吸收旧骨和成骨细胞形成新骨的过程，包括骨吸收和骨形成，循环往复维持骨的相对稳定。骨代谢受到骨矿物质（如钙、磷、镁等）及其调节激素（如甲状旁腺素、活性维生素D_3、降钙素及甲状旁腺激素相关蛋白）的调节，还受许多细胞内、外局部因子的调节，维持骨代谢的动态平衡。因此，血、尿中骨代谢生化指标的检测，对了解骨组织新陈代谢的情况，评价骨代谢状态、诊断分型、预测骨折风险、疗效评价以及流行病学研究等方面具有重要临床意义。

第一节　骨代谢及代谢异常

一、骨组织的组成与代谢

扫码“学一学”

（一）骨组织的组成

骨组织是骨的结构主体，由细胞及基质所组成。骨组织中的细胞包括骨细胞（osteocyte）、成骨细胞（osteoblast）和破骨细胞（osteoclast）。成骨细胞为骨形成细胞，是实现骨骼发育、生长的主要细胞。成骨细胞的主要功能是生成骨组织的纤维和有机基质。破骨细胞为骨吸收细胞，一种巨大的多核细胞，破骨细胞的功能则是破坏并吸收分解的骨组织，在骨的重吸收和改建过程中起主要作用。骨组织的基本组成如图19－1所示。

骨基质包含有机成分和无机成分。骨基质中无机成分称为骨矿物质或骨盐，其中95%是固体钙和磷等矿物质。有机成分包括胶原、非胶原蛋白、蛋白多糖和脂质等成分。胶原占有机成分总量的90%，是一种结晶纤维蛋白原，能维持骨组织的强度和结构完整性。非胶原蛋白包括骨粘连素、纤维粘连素、骨钙素等，对于骨的生长和发育具有重要作用。矿化骨组织中所含的蛋白多糖量很少，约占骨有机物的4%～5%。脂质约占骨有机基质的7%～14%，参与骨的钙化过程。骨的有机成分决定骨的韧性，骨的矿物质决定骨的硬度。

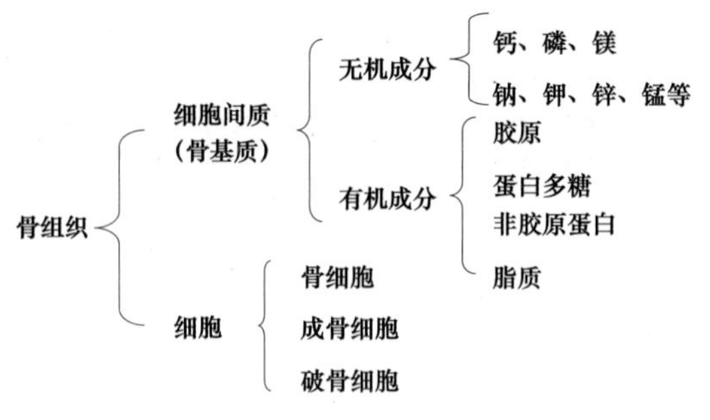

图 19－1　骨组织的基本组成

（二）骨代谢

正常的骨代谢过程是骨组织的旧骨清除（骨吸收）和新骨的生成（骨形成）的不断重复的重建过程，维持骨的正常生长，这种作用称为骨的更新作用。其速率又称为骨转换率。它包括骨形成和骨吸收两个方面。

1. 骨形成　骨形成（osteogenesis）是骨的生长、修复或重建过程，即骨的有机基质形成和骨盐沉积。骨的有机基质形成是成骨细胞分泌蛋白多糖和胶原，由胶原聚合成胶原纤维作为骨盐沉积的骨架；成骨细胞被埋在骨的有机基质中成为骨细胞。骨盐沉积于胶原纤维表面，先形成无定形骨盐（如磷酸氢钙等），继而形成羟磷灰石结晶，这种骨的有机质形成和骨盐沉积过程称为成骨作用。反映骨形成的生化指标主要有以下几种。

（1）骨钙素　骨钙素（osteocalcin，OC）是骨中含量最多的一种非胶原蛋白，又称骨γ－羧基谷氨酸蛋白（bone γ－glutamic acid－containing protein，BGP）。BGP 是由成骨细胞合成和分泌的一种活性多肽，在骨钙代谢调节中发挥重要作用。成骨细胞接受1,25－$(OH)_2D_3$的刺激后合成和分泌 BGP。BGP 与羟基磷灰石有较强的亲和力，约 50% 沉积于骨基质，其余 50% 进入血循环，迅速被肾脏清除，半衰期约 5min。BGP 的主要生理功能是维持骨的正常矿化速率，抑制异常羟磷灰石结晶的形成，抑制软骨矿化速率。血液中 BGP 是反映骨代谢状态的一个特异和灵敏的生化指标，监测血中 BGP 的浓度不仅可以直接反映成骨细胞活性和骨形成情况，而且对骨代谢疾病的疗效监测有很大的参考价值。

（2）碱性磷酸酶　碱性磷酸酶（alkaline phosphatase，ALP）是在碱性条件下催化磷酸酯水解的酶类，血清中的 ALP 约 50% 来自骨组织的成骨细胞，为骨性碱性磷酸酶（bone alkaline phosphatase，BALP）。成骨细胞活性和骨形成增加时，BALP 活性增加。血清中的 BALP 半衰期为 1～2 天，没有昼夜变化，反映成骨细胞活性和骨形成上特异性较高，优于骨钙素。

（3）Ⅰ型前胶原肽　Ⅰ型前胶原肽（procollagen peptide Ⅰ）是由成骨细胞的前体细胞合成，在蛋白分解酶的作用下，从Ⅰ型前胶原两端切断，形成成熟的Ⅰ型胶原、Ⅰ型前胶原羧基端前肽（procollagen Ⅰ carboxy－terminal propeptide，PICP）和Ⅰ型前胶原氨基端前肽（procollagen Ⅰ amino－terminal propeptide，PINP）。三者以等分子数量释放入血，并与肝特异受体结合而被清除，血中半衰期为 6～8min。PICP 和 PINP 分子量分别为 117000 和 70000。当成骨细胞活性增强时，Ⅰ型前胶原合成增多，PICP 和 PINP 释放入血增多，故可反映胶原的合成及成骨细胞活性。

2. 骨吸收　骨吸收（resorption of bone）是骨组织在破骨细胞的作用下的溶解和消失，包括了骨基质的水解和骨盐的溶解（脱钙），又称溶骨作用。破骨细胞释放溶酶体中的蛋白

水解酶，使骨的有机质（胶原）水解；同时破骨细胞还释放出乳酸、柠檬酸和碳酸等酸性物质，使局部酸性物质增加，促进骨盐溶解。溶骨作用增强时，羟脯氨酸和其他胶原降解产物会释放到血液中并部分随尿液排出，导致血液和尿液中的成分增高，因而血液和尿液中这些物质的含量可作为溶骨程度的参考指标。

（1）抗酒石酸酸性磷酸酶　抗酒石酸酸性磷酸酶（tartrate - resistant acid phosphatase，TRACP）是酸性磷酸酶6种同工酶中的第5型，具有抗酒石酸的特性。TRACP主要存在于巨噬细胞、破骨细胞、红细胞、血小板等细胞中，但在肺泡巨噬细胞和破骨细胞中的含量最丰富。在正常人血清中，TRACP以两种不同的糖基化形式存在，即TRACP - 5a和TRACP - 5b，其含量基本相等。血清中的TRACP - 5b则主要来源于骨组织中的破骨细胞，其特异性高，不受昼夜变化、饮食、肝、肾脏疾病的影响，是成熟破骨细胞的主要标志，成为重要的骨吸收生化标记物。

（2）尿半乳糖羟赖氨酸　尿半乳糖羟赖氨酸（glactose hydroxylysine，Gal - Hyl）和葡萄糖基 - 半乳糖基 - 羟赖氨酸（glocose glactose hydroxylysine，Glc - Gal - Hyl）是胶原分子中羟赖氨酸翻译后糖基化产物，前者主要存在于骨胶原中，后者主要存在于皮肤胶原中，是体内胶原降解的两种主要糖苷形式。骨吸收时，胶原降解，Gal - Hyl被释放到血液中，全部从尿中排泄，不被肾小管重吸收或肝脏代谢，且尿中Gal - Hyl浓度不受饮食中胶原的影响。所以尿Gal - Hyl较特异地反映骨吸收状况。

（3）吡啶酚和脱氧吡啶酚　吡啶酚（pyridinoline，Pyr）和脱氧吡啶酚（deoxypyridinoline，D - Pyr）是Ⅰ型胶原分子之间构成胶原纤维的交联物，起稳定胶原链的作用，由成熟胶原降解而来。骨吸收时Ⅰ型胶原被水解，交联物释放入血并从尿中排除，Pyr和D - Pyr是NTX和CTX的终末代谢产物。Pyr存在于各种骨骼和血管等结缔组织，以人体髓核椎间盘、关节软骨含量最高。而D - Pyr只存在于骨和牙齿的Ⅰ型胶原中，因牙齿在整体骨骼所占比例极小，故骨是脱氧吡啶酚主要来源。D - Pyr为降解产物释放到血液循环中，不经肝脏进一步降解而直接排泄到尿中，有更高的特异性和灵敏度。尿中Pyr和D - Pyr的浓度不受饮食和体力活动的影响，是反映骨胶原降解和骨吸收最灵敏和特异的生化指标之一。尿中D - Pyr的含量通常以尿肌酐来校正，所以受肌酐水平影响。

（4）Ⅰ型胶原C - 端肽和N - 端肽　Ⅰ型胶原交联C末端肽（carboxy - terminal telopeptide of type - Ⅰ collagen，CTX）和Ⅰ型胶原交联N末端肽（N - terminal telopeptide of type - Ⅰ collagen，NTX）是Ⅰ型胶原分解的产物。骨吸收增强时，骨胶原溶解释放出Ⅰ型胶原蛋白，并在肝脏中分解成为NTX和CTX。尿中NTX是Ⅰ型骨胶原蛋白，CTX存在于骨、肝、肾等组织的胶原纤维中，其反映骨吸收的特异性低于NTX。NTX和CTX不受饮食等因素干扰，是敏感性和特异性均较好的骨吸收指标。

二、骨矿物质及其代谢

钙、磷、镁是机体骨组织无机成分中的主要元素。血液中这些元素的水平会影响骨组织的代谢和发育，而骨组织中的细胞本身对血液钙、磷和镁的浓度也有重要的调节作用。

（一）钙的代谢

钙（calcium，Ca）是人体内含量最丰富的矿物质，约占人体体重的1.5% ~2.2%，总量达到1200 ~1300g，分布于细胞内外，其中99%存在于骨骼和牙齿中，其余1%存在于体

液及软组织中，骨骼是钙的最大储备库。人体中钙的分布见图 19－2。

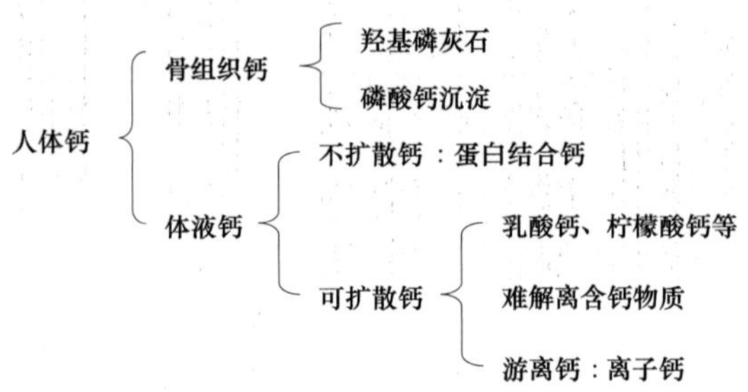

图 19－2　人体钙主要存在形式

1. 钙的吸收和排泄

（1）钙的吸收　正常成人每日摄入钙量在 0.6～1.0g 之间。小肠是钙吸收的主要场所，钙吸收率与年龄成反比。影响钙吸收的主要因素有：①活性维生素 D_3，能促进小肠黏膜细胞合成钙结合蛋白，促进钙、磷的吸收。②酸性环境有利于钙的吸收。③食物中草酸和植酸可与钙形成不溶性盐，影响钙的吸收。③食物中钙磷比例，$Ca^{2+}:P^{3+}=2:1$ 时吸收最佳。④机体对钙的需要增多时，钙的吸收增加。

（2）钙的排泄　人体每日排出的钙，约有 80% 经肠道、20% 经肾脏排出。肠道排出的钙包括食物中未吸收的钙和消化液中未被重吸收的钙。尿钙的排出量受血钙浓度直接影响。

2. 血钙　血浆中的钙约占机体总钙的 0.1%，称为血钙。血钙通常指血清钙，以三种形式存在：①离子钙，约占 50%。②蛋白结合钙，与血浆蛋白（主要是清蛋白）结合，约占 40%，因蛋白结合钙不能透过毛细血管壁，又称非扩散钙。③可扩散结合钙，10% 的血钙与有机酸根离子结合，如柠檬酸钙、枸橼酸钙、磷酸钙等。可扩散结合钙和离子钙可以透过毛细血管壁，称为可扩散钙。

血钙的三种形式受血浆 pH 的影响，pH 下降时，离子钙升高。pH 升高时，离子钙下降，见图 19－3。血浆钙的总量并无明显变化，但离子钙浓度的改变引起临床异常，离子钙浓度下降可引起神经肌肉的兴奋性增高，导致抽搐。而当血浆蛋白明显减少时，蛋白结合钙下降，离子钙仍可正常，不出现手足抽搐。

$$\text{蛋白结合钙}\underset{[HCO_3^-]}{\overset{[H^+]}{\rightleftharpoons}}Ca^{2+}\underset{[HCO_3^-]}{\overset{[H^+]}{\rightleftharpoons}}\text{小分子结合钙}$$

图 19－3　血钙的三种形式与 pH 关系

（二）磷的代谢

磷（phosphorus，P）占成人体重的 **0.8%～1.2%**，其含量仅次于钙，分布于细胞内外，骨骼是最大储备库。

1. 磷的吸收和排泄

（1）磷的吸收　正常成人每日摄取磷约 1.0～1.5g，以有机磷酸酯及有机磷脂为主。磷的吸收部位在小肠上段。人体对食物中磷的吸收率高达 60%～70%，在低磷膳食时，可高达 90%。故临床上因磷的吸收不良而引起的磷缺乏较为少见。但食物中钙、镁、铁、铝等金属离子过多时，可与无机磷酸盐结合形成不溶性磷酸盐而影响磷的吸收。

（2）磷的排泄　肾脏是磷排泄的主要器官，肾脏排磷占磷总排出量的 70%，其余 30% 从粪便排出。

2. 血磷　临床实验室检测的血磷是血清中的无机磷，正常成人血磷浓度为0.97～1.62mmol/L。血磷不如血钙稳定，与年龄密切相关。儿童时期因骨骼生长旺盛，血磷与碱性磷酸酶浓度都会增高，随着年龄的增长，逐渐下降到成人水平。

血钙与血磷的浓度保持着一定的数量关系，正常人钙、磷浓度的乘积在36～40mg/dl之间。当两者乘积大于40mg/dl，钙磷以骨盐形式过度沉积于骨组织中；若小于35mg/dl时，则骨盐溶解增加，会产生佝偻病及软骨病。

（三）镁的代谢

镁（magnesium，Mg）占成人体重的0.03%，约为24g，其中50%分布在骨中，主要以$Mg_3(PO_4)_2$和$MgCO_3$的形式存在，其余镁存在细胞内，含量仅次于钾离子，是细胞内主要阳离子之一。细胞外液镁含量仅占1%，仅次于钠、钾、钙而居于第四位。

1. 镁的吸收和排泄

（1）镁的吸收　镁存在于除脂肪以外的所有动物性食物及植物性食物中，每日摄入量约300mg左右。镁吸收的主要在小肠，吸收率约30%，受多种因素的影响，高蛋白饮食促进吸收，磷酸盐、钙、纤维、脂肪等则可减少镁的吸收。

（2）镁的排泄　肾脏是排泄镁离子的主要器官。正常情况下肾脏仅排出滤过量的3%～5%，其余大部分被肾小管重吸收。肾脏对镁的排泄是决定血镁水平的重要因素。

2. 血镁　正常成人血清镁浓度为0.67～1.04mmol/L。血清镁有三种存在形式：①离子镁，约占55%。②与重碳酸、磷酸、柠檬酸等形成的阴离子结合镁，约占15%。③与蛋白结合镁约占30%。只有离子镁才具有生理活性。临床生化方法测定的是血清离子镁浓度，可大致反映体内镁的代谢动态。红细胞内镁含量约为血清镁的3倍。因此，测血清镁时应防止溶血。

三、骨矿物质代谢调节的激素

钙、磷、镁及骨代谢的平衡需要甲状旁腺激素、甲状旁腺激素相关蛋白、降钙素以及$1,25-(OH)_2D_3$等激素的调节。骨、肠和肾是激素发挥调节作用的主要靶器官。

1. 甲状旁腺激素　甲状旁腺激素（parathyroid hormone，PTH）由甲状旁腺主细胞合成和分泌的一种含有84个氨基酸的单链多肽。PTH作用的主要靶器官是骨骼和肾脏，其次是小肠。PTH总的作用是升高血钙，降低血磷，升高血镁，酸化血液，促进骨吸收。①对骨的作用：促进溶骨，升高血钙。②对肾的作用：促进磷的排出和钙的重吸收，降低血磷，升高血钙。③对小肠的作用：$1,25-(OH)_2D_3$有促进小肠对钙和磷吸收的作用。④参与镁代谢调节的主要激素。PTH可动员骨镁进入血液；促进肠道吸收镁；能直接增加肾小管对镁的重吸收，使血镁升高。总之，PTH对镁的代谢调节类似于对钙代谢的调节作用。要注意的是，由于肾小管对钙和镁的重吸收存在竞争性抑制作用，高钙血症可间接减少肾小管对镁的重吸收，促进镁的排泄。在甲状旁腺功能亢进时，血镁可正常或降低。

2. 甲状旁腺激素相关蛋白　甲状旁腺激素相关蛋白（parathyroid hormone - related protein，PTHrP）是一种多肽类物质，其N端与PTH的N端有类似氨基酸序列，可通过N端与PTH受体结合，发挥PTH样生物学活性，升高血钙，降低血磷。PTHrP由某些肿瘤细胞分泌，在肿瘤相关性高钙血症发病中执行重要作用，导致高钙血症和低磷血症。测定血中PTHrP对诊断由PTHrP引起的高血钙症是有价值的指标。

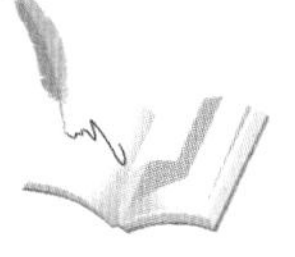

3. 降钙素 降钙素（calcitonin，CT）由甲状腺滤泡旁细胞（parafollicular cell，C 细胞）合成、分泌。CT 的分泌受血钙水平调节，血钙升高时，CT 分泌增加。CT 作用的靶器官主要是骨骼和肾脏，其主要作用是降低血钙和血磷。①对骨的作用：通过抑制破骨细胞产生、降低破骨细胞活性、促进成骨细胞生成，抑制骨吸收，促进骨形成，下调血钙、血磷水平。②对肾的作用：抑制肾小管对钙、磷的重吸收，增加尿钙、尿磷的排泄，降低血磷和血钙；抑制肾小管对镁的重吸收，降低血镁浓度。③对小肠的作用：CT 还可抑制 1，25－（OH）$_2$ D$_3$的生成，降低肠钙的吸收。

4. 维生素 D$_3$ 维生素 D$_3$（vitamin D$_3$）是体内钙磷代谢的主要调节激素。多数高等动物表皮及皮肤组织中的 7－脱氢胆固醇经阳光或紫外线照射后可转化为维生素 D$_3$，无生物学活性。维生素 D$_3$首先在肝脏经过羟基化作用转化为具有部分活性的 25－羟基维生素 D，后者在肾脏 1α－羟化酶的作用下发生羟基化，形成具有生物学活性的 1，25－（OH）$_2$D$_3$，见图 19－4。其在血液循环中的半衰期大约为 5 小时，可通过尿液和粪便排泄。

1，25－（OH）$_2$D$_3$作用的靶器官主要是小肠、骨骼和肾脏。1，25－（OH）$_2$D$_3$对钙、磷代谢的调节作用是升高血钙和血磷，调节骨盐溶解和沉积，促进骨的生长和更新。①对骨的作用：具有双重性，一方面促进钙、磷的吸收，增强成骨细胞活性，促进骨盐沉积和骨的形成；另一方面，当血钙浓度降低时，又能提高破骨细胞活性，促进骨吸收，使血钙浓度升高。另外，1，25－（OH）$_2$D$_3$能增强 PTH 对骨的作用，在缺乏 1，25－（OH）$_2$D$_3$时，PTH 的作用明显减弱。②对肾的作用：促进肾小管上皮细胞对钙、磷的重吸收，其机制是通过增加细胞内钙结合蛋白的生物合成来实现。③对小肠的作用：促进肠黏膜对钙的吸收，使肠细胞内钙浓度升高，同时也促进磷和镁的吸收。

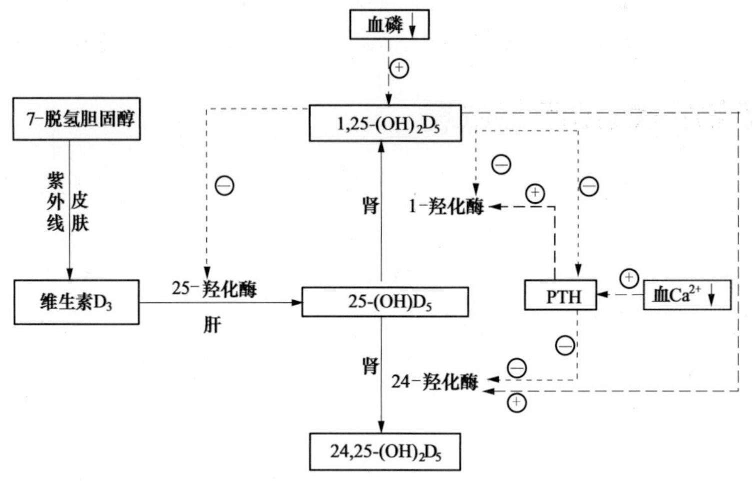

图 19－4 维生素 D$_3$的代谢及调节

第二节 骨代谢生物化学标志物的测定与评价

在骨的代谢过程中，骨形成与骨吸收有关的成分和代谢产物会进入血液和尿液中，反映成骨细胞活性的骨形成指标和破骨细胞活性的骨吸收指标统称为骨代谢生化标志物（biochemical markers of bone metabolism）。它们包括骨代谢相关激素、骨矿物质、反映骨形成和

骨吸收的标志物等，检测骨代谢生化标志物，有助于骨代谢疾病的诊断、预测骨丢失和监测药物疗效等。

一、骨矿物质指标的测定与评价

血清钙测定包括总钙测定和离子钙测定两种方式。在评价钙的生理功能方面，以测定离子钙为佳。在反映机体钙的总体代谢状况上看，总钙测定更为客观、两者不能完全相互替代。

（一）血清总钙测定

1. 方法概述　血清总钙测定有滴定法（氧化还原滴定法、络合滴定法）、比色法（邻甲酚酞络合酮法、甲基麝香草酚蓝法、偶氮胂Ⅲ法等）、火焰光度法、原子吸收分光光度法、同位素稀释质谱法等。滴定法采用目测判断滴定终点，人为误差较大，易受到其他金属离子的干扰，特异性较差，已有被上述各方法取代的趋势。原子吸收分光光度法精密度高，血红蛋白、胆红素、脂类均不明显干扰分析结果，是快速检测血钙的理想方法，主要缺点是仪器价格昂贵，不适合临床常规应用，普及应用受到限制。

国际临床化学联合会（IFCC）推荐的决定性方法为同位素稀释质谱法，参考方法为原子吸收分光光度法。WHO 和我国原卫生部临床检验中心（1997 年）推荐的常规方法为邻甲酚酞络合酮（o－cresolphthalein complexone，O－CPC）法。

2. 测定原理

（1）邻甲酚酞络合酮法　O－CPC 是金属络合指示剂，同时也是酸碱指示剂，在碱性溶液中与钙及镁螯合，生成紫红色的螯合物。该方法原理是用 8－羟基喹啉掩蔽 Mg^{2+}，在 pH 10 环境中，O－CPC 与钙形成紫红色螯合物，在测定 575 nm 波长处吸光度，与同样处理的钙标准比色，可求得钙的含量。

（2）原子吸收分光光度法　血清用盐酸溶液稀释，送入乙炔火焰，基态钙原子吸收来自空心阴极灯的 422.7nm 光，吸光值与火焰里的钙浓度成比例，用检测器测定吸收值，求出样品中待测元素的含量。

（3）甲基麝香草酚蓝法　甲基麝香草酚蓝（methyl thymol blue，MTB）是一种酸碱指示剂和金属络合剂，在碱性溶液与钙螯合后，生成蓝色的络合物，同时加入 8－羟基喹啉，可消除镁、铜及镉离子对测定的干扰，同样处理的钙标准液，612nm 处比色，求得血清总钙含量。

3. 方法学评价

（1）O－CPC 法测定血浆总钙操作简便、快速、稳定，同时适于手工和自动化分析仪。反应体系的 pH 对结果影响较大，要严格控制温度。邻甲酚酞络合酮试剂灵敏度很高，易黏附于管壁，最好采用一次性试管以避免钙污染。如使用普通玻璃试管或器皿，要用稀盐酸泡洗，再用去离子水冲洗干净。溶血及服用抗高血压药物联胺嗪的标本可产生正偏差，而胆红素会引起负偏差。

（2）MTB 是一种优良的金属络合剂，也是酸碱指示剂。其水溶液在 pH 6.5～8.5 为浅蓝色，在 10.5～11.6 为灰色，在 12.7 以上为深蓝色。为保证测定的精密准确，显色反应必须控制在 pH 10～13 之间的强碱环境中进行。为防止微量钙和其他金属离子的污染，最好使用一次性试管，或对所用的玻璃器皿严格清洗。本法的优点是反应条件容易控制，由

于本法不受标本空白本底的影响，溶血和黄疸标本均对检测结果不产生干扰。本法也适合于高脂血、母乳、混浊尿液、奶制品、各种营养液等标本中钙离子的测定。

（二）血清离子钙测定

1. 方法概述 主要有生物学法、透析法、超滤法、金属指示剂法、离子选择性电极（ISE）法。ISE是参考方法，也是目前临床实验室应用最多的方法。它操作简便、快速、重复性好，准确度和敏感性高，影响因素少。

2. 测定原理 离子选择性电极法。在当钙离子与钙离子选择膜结合后，如果钙离子在膜内、外两面分布不匀，产生一个跨膜电位。因为电极内溶液离子钙浓度是恒定的，所以膜电位的变化与样品中离子钙浓度成正比，同样处理的钙标准比较就可计算钙离子的浓度。

3. 方法学评价

（1）测定离子钙的标本最好用血清，可减少纤维蛋白对电极的污染。不能使用EDTA，柠檬酸盐、草酸盐和氟化物抗凝的标本。在急检时，可使用肝素抗凝全血测定Ca^{2+}，以减少血液凝固和离心分离血清的时间。但要控制肝素钠或肝素锂的终浓度在15IU/ml血液，可将肝素结合钙的影响降低至最低水平。

（2）在异常蛋白血症时，离子钙测定较为准确。血浆总钙浓度易受总蛋白浓度的影响，尤其是清蛋白浓度的影响，但蛋白浓度变化一般不影响离子钙的浓度。

（3）血液离子钙受多种因素影响，其中标本pH的改变对离子钙的影响较大。pH降低时，离子钙增加；pH升高时，离子钙减少。

（三）血清磷的测定

1. 方法概述 测定方法有磷钼酸还原法、非还原法、染料结合法、紫外分光光度法、酶法、CV－多元络合超微量法、同位素稀释质谱法、原子吸收分光光度法等。决定性方法是同位素稀释质谱法。WHO推荐的常规方法是比色法。酶法测定是无机磷测定的发展方向，目前较为成熟的方法是黄嘌呤氧化酶法。我国原卫生部临检中心推荐的常规方法是以硫酸亚铁或米吐尔（对甲氨基酚硫酸盐）作还原剂的还原钼蓝法，实验室多采用的是紫外分光光度法。

2. 测定原理

（1）磷钼酸法 无机磷在酸性环境中与钼酸铵结合生成磷钼酸复合物，在340 nm波长处有最大吸收，其吸光度值与溶液中磷的浓度呈正比，与同样处理的磷标准比较，可算出标本中磷的浓度。

（2）黄嘌呤氧化酶法 无机磷与次黄嘌呤核苷在嘌呤核苷磷酸化酶的作用下，生成核糖－1－磷酸和次黄嘌呤，后者被黄嘌呤氧化酶氧化生成尿酸和H_2O_2，在过氧化物酶作用下，生成的H_2O_2与色素原氨基安替比林和EMAE反应生成紫红色的化合物，与磷标准液比较，即可求得待测标本中磷的含量。

3. 方法学评价

（1）磷钼酸紫外分光光度法简便、快速，不需除蛋白，采血后应尽快分离血清，避免溶血，以免因红细胞内磷酸酯释出被水解而使无机磷升高。

（2）血清优于血浆，饮食对结果有影响，血标本应在空腹的清晨采血。

（四）血清镁测定

1. 方法概述 测定方法有比色法、荧光法、离子层析法，离子选择性电极法、酶法、原子吸收分光光度法、同位素稀释质谱法等。决定性方法是同位素稀释质谱法，参考方法是原子吸收分光光度法。我国原卫生部临床检验中心推荐甲基麝香草酚蓝（MTB）比色法、Calmagite 染料结合法作为常规方法。

2. 测定原理

（1）比色法 MTB 是一种金属络合剂，血清钙离子和镁离子在碱性溶液中能与 MTB 结合，生成蓝紫色的复合物，加入乙二醇双（2－氨基乙基）四乙酸（EGTA）可掩蔽钙离子的干扰，在 600 nm 波长处有吸收峰，吸光度的大小与镁离子浓度成正比。

（2）酶法 标本中的镁离子激活异柠檬酸脱氢酶（ICD），催化异柠檬酸脱氢生成 α－酮戊二酸，同时将 $NADP^+$ 还原成 NADPH，导致 340 nm 波长处吸光度升高，升高的速率与标本中的镁离子成正比。

3. 方法学评价

（1）EGTA 为一种金属络合剂，在碱性条件下能络合钙而不络合血镁。

（2）比色法应用最广泛，它具有操作简便，费用低，可用于自动生化分析系统。但试剂空白吸光度高，受胆红素和其他阳离子的干扰，试剂稳定性差及试剂中含有腐蚀性或毒性成分等缺点。

（3）应空腹采血，血标本采集后尽快分离，避免溶血，因红细胞内含镁量为血浆的十几倍。不能采用含有枸橼酸盐、草酸盐、乙二胺四乙酸二钠（$EDTA-Na_2$）等能与镁结合的抗凝剂的血浆。

二、骨代谢相关激素测定与评价

（一）甲状旁腺素的测定

1. 方法概述 PTH 在血液中的存在形式有四种：①完整 $PTH_{1\sim84}$ 片段，占 5%～20%，具有生物学活性。②PTH－N，氨基末端$_{1\sim34}$片段，量很少，具有生物学活性，半衰期为几分钟。③PTH－C，羧基末端$_{35\sim84}$片段，无生物学活性，半衰期长。④PTH－M，中段 PTH，生物学活性，半衰期长。后二者占 PTH 的 75%～95%。目前应用较多的是测定 C 端、中段和完整 PTH。由于血清 PTH 片段组成不均一，采用哪种方法，需要根据不同疾病状态以及 PTH 片段的性质、分布和水平而定。目前 PTH 测定方法主要有 IRMA、ELISA 法、免疫化学发光分析（ICMA）等，国外应用最普遍的是 ICMA 法测定完整的 PTH 分子。国内应用最普遍的是 ICMA 法。ICMA 是新近发展起来的方法，具有快速、灵敏、无同位素污染的优点。

2. 测定原理

ICMA 法：将发光物质与 PTH 抗体直接标记，与标本中的 PTH 进行免疫结合反应，经过孵育后形成抗原抗体结合物，经洗涤分离结合物与游离物，结合物在激发发光剂的作用下分解发光，测定结合物发光的强度，得到 PTH 的浓度。

3. 方法学评价

（1）ICMA 法，方便、快速、灵敏、无放射性、无毒性。溶血时血红蛋白超过 1.5g/L 有干扰。放射免疫法，方便简单，有同位素污染。

（2）血清是测量 PTH 的首选标本，标本储存时间延长可导致 PTH 水平偏高。因血液中 PTH 的不均一性，所用的抗血清和抗原不同，血清 PTH 的参考区间差异较大，各实验室应

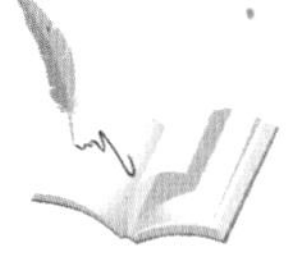

建立自己的参考区间。

(3) 测定时应注意 PTH 不同片段间存在的交叉反应。

(二) 维生素 D 的测定

1. 方法概述 25 - (OH) D_3或 1, 25 - $(OH)_2D_3$的测定没有明确的参考方法。临床上常用酶联免疫分析法、高效液相色谱法 (HPLC)、液相色谱 - 串联质谱 (LC - MS/MS) 法、放射受体法及放射竞争性蛋白结合法等。

2. 测定原理

(1) LC - MS/MS 法 是色谱法中常用的检测方法，样品经处理后采用液相色谱分离，检测器为串联质谱仪，实现分子离子和碎片离子两次质量选择，可同时检测 25 - (OH) D_2和 25 - (OH) D_3，具有较高的特异性。

(2) 酶联免疫分析法 主要为双抗体夹心法测定。用纯化的人 25 - (OH) D_3抗体包被微孔板，制成固相抗体，向微孔中依次加入待测血清 [含 25 - (OH) D_3]，再与 HRP 标记的25 - (OH) D_3抗体结合，形成抗体 - 抗原 - 酶标抗体复合物，洗涤，四甲基联苯胺 (TMB) 显色。TMB 在 HRP 酶的催化下转化成蓝色，并在酸的作用下转化成黄色。颜色的深浅和标本中的 25 羟维生素 D_3 [25 - (OH) D_3] 呈正相关。

3. 方法学评价

(1) RIA 法方法简便，结合蛋白较稳定。测定前需要对 25 - (OH) D_3进行提取纯化。有同位素污染。ELISA 法，分析灵敏度 5nmol/L。

(2) 血清 1, 25 - $(OH)_2D_3$半衰期 4 ~6h，血清浓度较低，测定方法较难，而 25 - (OH) D_3在血中含量相对较高、半衰期较长约 21 天、最稳定，是维生素 D_3在体内的主要储存形式，同时又是合成 1, 25 - $(OH)_2D_3$的前体。因此，临床上一般测定血清 25 - (OH) D_3的水平来反映血液维生素 D_3的浓度。

(三) 降钙素的测定

1. 方法概述 降钙素 (CT) 在血中的含量甚微，测定方法有酶联免疫法和放射免疫法。

2. 测定原理

免疫学方法：采用双抗体夹心法，应用两种不同的抗 - 人降钙素特异的小鼠单克隆抗体。一种抗体用生物素标记，它与降钙素的 11 -23 区域结合；另一种抗体则用辣根过氧化物酶 (HRP) 标记，可特异性结合降钙素的 21 -32 区域。标本与生物素标记抗体和酶结合抗体一起加入链霉亲和素包被的微孔内孵育，形成夹心复合体，洗涤除去孔内未结合的抗体及其他组分，加入底物液 (TMB) 孵育，加入酸性终止液终止反应，测定吸光度。通过标准曲线，计算 CT 浓度。

3. 方法学评价

不同来源抗血清的灵敏度和特异性不同，不同方法和试剂盒间差异较大，各实验室应建立自己的参考区间。

(四) 甲状旁腺激素相关蛋白的测定

1. 方法概述 酶联免疫法、放射免疫法、免疫放射分析法

2. 测定原理 酶联免疫法。用纯化的 PTHrP 抗体包被微孔板，制成固相载体，向微孔

中依次加入标本或标准品、生物素化的抗 PTHrP 抗体、HRP 标记的亲和素，经过洗涤后用底物 TMB 显色。TMB 在过氧化物酶的催化下转化成蓝色，并在酸的作用下转化成最终的黄色。颜色的深浅和标本中的 PTHrP 呈正相关。

三、骨形成标志物测定与评价

反映骨形成的生化指标有骨钙素、总碱性磷酸酶、骨性碱性磷酸酶和Ⅰ型前胶原羧基/氨基端前肽（PICP/PINP）等。

（一）骨钙素测定

成骨细胞合成的骨钙素少部分释放入血，半衰期短，经肾脏清除。血清骨钙素水平基本上能够反映近期成骨细胞的活性和骨形成的情况。完整的骨钙素由 49 个氨基酸残基，相对分子质量为 5800。血清的骨钙素具有多种形式：①完整骨钙素片段，1～49 个氨基酸残基。②氨基端－中段（N－MID）骨钙素片段，1～43 个氨基酸残基。③C 端氨基酸短肽，44～49 个氨基酸残基。

1. 方法概述　有放射免疫法、双位免疫放射法、酶联免疫吸附剂测定法、亲和素－生物素酶免疫法、化学发光免疫法、免疫荧光分析法等。应用最多的是酶联免疫法、化学发光免疫法。

扫码“看一看”

2. 测定原理

（1）化学发光免疫法　双抗体夹心法测定 N－MID 骨钙素片段，其原理是将标本、生物素标记的抗 N－MID 骨钙素单克隆抗体和发光物标记的抗 N－MID 骨钙素单克隆抗体，形成夹心复合物。加入链霉素亲和素包被的微粒，形成的复合物结合到微粒。洗涤分离复合物与游离物，复合物在发光剂的作用下分解发光，测其光的强度，即可得到 BGP 的浓度。

（2）ELISA 法　用抗人骨钙素单克隆抗体包被微孔板，制成固相抗体，标准品和待测标本加入微孔板中，再加入生物素标记抗体和过氧化物酶偶联抗体的混合物。孵育，洗涤，加底物液，加入硫酸终止显色反应，测定吸光度。

3. 方法学评价

（1）ELISA 法和化学发光免疫法具有操作简单、快速、用血量少、无放射性核素污染等优点。但特异性差，定量不准确。

（2）血浆与血清相比，血浆骨钙素浓度较低。血细胞含有的蛋白酶可分解骨钙素，溶血或脂血标本影响测定。女性血清骨钙素浓度高于男性。

（3）完整的骨钙素在外周血中不稳定，羧基端 43～44 间的氨基酸最易被蛋白酶水解，使大多数多价抗体不能识别，不能引起免疫反应，因而完整骨钙素的测定值随样本放置时间延长而下降，而裂解下来的 N－MID 骨钙素片段则稳定得多。针对 N－MID 骨钙素片段的单抗既能测定完整骨钙素的 N－端片段又能测定裂解下来的 N－MID 骨钙素片段，对骨代谢疾病的诊断、监测、治疗效果的观察有较高价值。全段骨钙素在分析前的变异很大，稳定性差，室温下很容易解裂成骨钙素的片段，血清标本应在抽血后迅速处理，否则严重影响测定结果，造成测定结果假性偏低。

（二）骨性碱性磷酸酶

骨性碱性磷酸酶来源于成骨细胞，反映成骨细胞活性和骨形成上特异性较高，优于骨钙素。

1. 方法概述 血清BALP测定可以分为电泳法和非电泳法。非电泳法主要有化学抑制法、亲和沉淀法、免疫法和高效液相色谱法（HPLC）等。HPLC是BALP测定分辨率高的方法。单克隆抗体的免疫分析法，特异性强，敏感高性，操作简便，被认为是鉴别和定量分析BALP的最佳方法。

2. 测定原理

（1）免疫活性测定法 将抗-BALP抗体包被在固相载体上，加入测定血清，BALP与抗体特异性结合，洗涤去除其他的ALP同工酶，结合的BALP催化底物对硝基酚磷酸二钠生成黄色的化合物。405 nm波长处测吸光度，查标准曲线图，即可求出BALP活性。

（2）ELISA法 标本中的BALP与结合物（含有生物素标记的特异性骨碱性磷酸酶单克隆抗体）结合，该结合物同时又与包被在孔壁上的链霉素亲和素反应，形成链霉素亲和素-生物素标记的特异性骨碱性磷酸酶单克隆抗体BALP复合物。洗涤，除去复合物以外的物质，加入酶的底物。底物的消耗量与BALP的含量成正比例，与标准品比较，即可求出血清中BALP的含量。

3. 方法学评价

（1）免疫分析法有较好的灵敏度、重复性，易于推广，是目前定量分析BALP的最常用方法。免疫法的不足是目前检测应用的抗BALP抗体特异性不高，与肝性ALP存在约5%～20%的交叉反应。

（2）ALP胆小管细胞也可产生，可作为胆汁淤积的标志。因此，检测血清总ALP活性评价骨生长时，其特异性和敏感性均不理想。BALP在反映成骨细胞活性和管形成上有较高特异性。

（三）Ⅰ型前胶原肽

1. 方法概述 PINP和PICP测定方法主要采用RIA法、ELISA和化学发光法。血清中的PINP以高分子量和低分子量两种形式存在，用抗PINPα_1链的抗体建立的免疫标记法是测定PINP的主要方法。

2. 测定原理

（1）ELISA法 Ⅰ型前胶原氨基端前肽（PICP）单克隆抗体包被的微孔板，标准品和待测样本加入该微孔板，然后加入生物素标记抗体和过氧化物酶偶联抗体的混合物，形成抗原、生物素标记抗体和过氧化物酶偶联抗体复合物结合于微孔板上。清洗微孔板上未结合物。加入底物，硫酸终止显色反应，测吸光度。

（2）化学发光法 将标本、标准品与生物素化的单克隆PINP特异性抗体结合，加入发光物标记的单克隆PINP抗体和包被链霉亲和素的磁珠微粒进行孵育，形成双抗体-抗原夹心复合物结合在磁珠上，洗去未结合物，测定复合物荧光。

3. 方法学评价

（1）ELISA法简便、快速、准确度和精密度符合临床要求。化学发光法不受黄疸、溶血、脂血和生物素的影响。

（2）因血清中两种高低分子量的PINP分配不均，RIA法不能检测出低分子量的PINP，ELISA/RIA比值常不为1，而约为1.5。

（3）PICP和PINP水平在清晨时达到峰值，不受饮食影响。血中PICP和PINP经肝脏分解 代谢，所以易受肝功能的影响，但不受肾功能影响。

四、骨吸收标志物测定与评价

反映骨吸收的生化指标主要有血抗酒石酸酸性磷酸酶、尿羟赖氨酸糖酸、尿中胶原吡啶交联、Ⅰ型胶原 C－端肽和 N－端肽等。

（一）抗酒石酸酸性磷酸酶

TRACP 主要由破骨细胞分泌、具有抵抗酒石酸抑制的作用，是酸性磷酸酶（ACP）的 6 种同工酶之一，相对分子量为 35000。检测血 TRACP 水平可反映破骨细胞活性和骨吸收状态。TRACP 有 TRACP －5a 和 TRACP－ 5b 两种不同的糖基化形式。血清中的 TRACP －5b 主要来源于破骨细胞。

1. 方法概述　有酶联免疫法、酶动力学方法、电泳法和放射免疫法。

2. 测定原理

（1）ELISA 法　将纯化的人 TRAP 抗体包被微孔板，制成固相抗体，加入标本或标准品，TRACP 与孔内包被的抗 TRACP 单克隆抗体结合，加入底物 pNPP 温育，颜色的深浅和标本中 TRACP 呈正相关，405nm 波长测吸光度，计算标本中 TRACP 的浓度。

（2）酶动力学法　以 L－酒石酸钠为抑制剂，以 4－硝基苯磷酸盐为底物测定酶活性。

3. 方法学评价

（1）纯化的 TRACP 抗体不能完全识别骨性 TRAP，影响敏感性。结果在参考区间，也不能完全排除骨代谢没有异常。因此，检验结果应该结合临床数据和其他的诊断指标来解释。

（2）高浓度脂血有可能降低吸光度，干扰检测结果。

（二）吡啶酚和脱氧吡啶酚测定

1. 方法概述　ELISA 法、RIA 法、纸层析法和 HPLC 法。

2. 测定原理　用纯化的多克隆抗体包被微孔板，制成固相载体，加入标本、HRP 标记的亲和素，经过彻底洗涤后用底物 TMB 显色。450nm 波长比色，计算标本浓度。采用测定尿中游离吡啶交联（Pyr/D－Pyr），同时测定尿中肌酐，求两者的比值。

3. 方法学评价　Pyr 和 D－Pyr 水平存在昼夜节律改变，采集标本应固定在同一时间；Pyr 和 D－Pyr 在强紫外线的照射下分解。

尿液标本不能及时测定应放置 2～8℃冰箱避光保存，长期保存应置于－20℃冰箱，反复冻融不影响测定结果。

（三）Ⅰ型胶原 C－端肽和 N－端肽测定

1. 方法概述　Ⅰ型胶原交联 C 末端肽（CTX）和Ⅰ型胶原交联 N 末端肽（NTX）检测有纸层析法、HPLC 法、ELISA 法和 RIA 法。主要为免疫学方法，商品试剂盒多采用 ELISA 法。

2. 测定原理

（1）CTX 测定的 ELISA 法　用纯化的 CTX 抗体包被微孔板，制成固相抗体，向微孔中加入标本或标准品、生物素化的 CTX 抗体、HRP 标记的亲和素，洗涤，用底物（TMB）显色。通过标准曲线，计算样本中 CTX 浓度。

（2）NTX 测定的 ELISA 法　采用竞争抑制，用 NTX 包被微孔板，标本中的 NTX 和微

孔板的 NTX 竞争与 HRP 标记的Ⅰ型胶原 N 端肽（NTX）抗体结合，标本中的 NTX 的含量与微孔板上结合的抗体量成反比，微孔板经过彻底洗涤后加底物 TMB 显色颜色的深浅和标本中的 NTX 呈负相关。

第三节　骨代谢生物化学标志物的临床应用

骨代谢疾病是骨代谢紊乱所致，并伴随钙、磷、镁等骨矿物质、相关激素和骨代谢生化标志物的变化。因此，检测上述标志物，可为骨代谢疾病的诊断、治疗、疗效监测及预后提供重要依据。

一、骨矿物质指标的临床应用

（一）血清钙

血钙浓度在激素和维生素等多种因素的调节下，处于相对稳定状态。这些调节过程的任何环节出现障碍都可能造成钙代谢异常，包括高钙血症和低钙血症。

1. 低钙血症　血钙浓度低于 2.25 mmol/L 时为低钙血症（hypocalcemia），常见于：①甲状旁腺功能低下，甲状腺手术损伤甲状旁腺、特发性甲状旁腺功能低下，或由于自身免疫和炎症等原因所引起。②维生素 D 缺乏，食物中维生素 D 缺乏、阳光照射少、消化系统疾患等。③慢性肾功能衰竭，可因 1，25－（OH）$_2$D$_3$生成不足而致血钙降低。④新生儿低钙血症，是新生儿时期常见惊厥原因之一，多发生于出生后一周内。⑤长期低钙饮食或吸收不良、严重乳糜泻、严重肝病、急性胰腺炎、肾小管性酸中毒等情况下血清钙可下降。血钙降低还见于佝偻病、软骨病。也可见大量输血后，输入大量枸橼酸盐抗凝剂，与钙结合，使血钙降低。低清蛋白血症时，血清总钙降低，但离子钙多正常，故评价低钙血症时一定要考虑血浆清蛋白水平，必要时可测定离子钙浓度。

2. 高钙血症　由于各种原因引起的血钙浓度超过 2.75 mmol/L 时为高钙血症（hypercalcemia）。高钙血症比较少见，可见于下述情况：①原发性甲状旁腺功能亢进，产生过多的甲状旁腺素，使血钙增高，多见于甲状旁腺腺瘤。②甲状旁腺素异位分泌，某些恶性肿瘤可以分泌甲状旁腺素，如肾癌、支气管癌等。③恶性肿瘤骨转移，多发性骨髓瘤，乳腺癌、肺癌等伴有骨转移时血钙升高。④维生素 D 中毒，多因治疗甲状旁腺功能低下或预防佝偻病，长期大量服用维生素 D 而引起。⑤其他，骨肉瘤病、肾上腺功能不全、急性肾功能不全、酸中毒、脱水等。大约 90% 的高钙血症是由原发性甲状旁腺功能亢进和恶性肿瘤引起。

3. 临床应用评价　在评价钙的生物学活性方面，以测定离子钙为佳。在反映机体钙的总体代谢状况，总钙测定更为客观，两者不能完全相互替代。

（二）血清磷

1. 高磷血症　血清磷成年人大于 1.61 mmol/L，儿童大于 1.90 mmol/L，称高磷血症（hyperphosphatemia）。常见于以下疾病：①甲状旁腺功能减退，临床上常因甲状腺手术损伤及甲状旁腺或其血管而引起。②过量维生素 D 治疗、过量紫外线照射等引起的维生素 D 增多症，促进肠道吸收钙磷，血钙和血磷升高。③慢性肾功能不全或衰竭，磷酸盐排泄障碍而潴留，血磷升高。④多发性骨髓瘤及某些骨病、骨折愈合期、巨人症、肢端肥大症、白

血病、淋巴瘤等疾病时血磷升高。⑤新生儿生理状况下血钙较成人低，而血磷明显高于成人。

2. 低磷血症　血清无机磷浓度小于0.8 mmol/L称为低磷血症（hypophosphatemia）。常见于以下疾病：①甲状旁腺功能亢进，PTH增加，血磷降低。②佝偻病或骨软化症，由于维生素D吸收不足或者缺少日光照射，尿磷排泄增加，血磷降低。③糖利用增加，在连续静脉注射葡萄糖和胰岛素过多症等情况下，旺盛的糖代谢需要大量的无机磷用于磷酸化，血磷降低。④乳糜泻时肠道大量的脂肪抑制钙磷的吸收、肝硬化和肾脏疾病时活性维生素D生成不够、肺心病和使用雌激素、避孕药和苯巴比妥等药物等情况下均可能发生低磷血症。

（三）血清镁

1. 低镁血症　血清镁低于0.75 mmol/L为低镁血症（hypomagnesemia）。常见于以下疾病：①消化道吸收障碍，如吸收不良综合征、慢性腹泻、严重呕吐、手术后的肠道瘘管或胆道瘘管等。②尿路丢失增多，如慢性肾炎多尿期或利尿后。③内分泌疾病，包括甲状腺功能亢进症、甲状旁腺功能亢进症，原发性醛固酮增多症或长期使用皮质激素治疗等内分泌异常的情况下。④其他疾病，包括妊娠，特别是妊娠型高血压；心肌炎、冠心病、风心病、肺心病、急性心肌梗死等心脏疾病；脑血管病；急性胰腺炎等情况下可能出现低镁血症。

2. 高镁血症　血清镁浓度高于1.25 mmol/L时为高镁血症（hypermagnesemia）。常见于以下疾病：①肾脏疾病，在慢性肾衰少尿期、尿毒症、肾功能衰竭等情况下，肾小球滤过功能受损而导致血清镁滞留。②内分泌疾病，如甲状腺功能减退症、甲状旁腺功能减退症、阿狄森病等情况下血清镁明显升高。③其他疾病，痛风、流行性出血热、多发性骨髓瘤、急性病毒性肝炎、慢性阻塞性肺病以及临床镁制剂应用不当等情况下也可能出现高镁血症。

二、骨代谢相关调节激素测定的临床应用

1. 甲状旁腺素

（1）PTH增高　多见于原发性甲状旁腺功能亢进、异位性甲状旁腺功能亢进、继发于肾病的甲状旁腺功能亢进、假性甲状旁腺功能减退等。

（2）PTH减低　多见于甲状腺手术切除所致的甲状旁腺功能减退症、肾功能衰竭和甲状腺功能亢进所致的非甲状旁腺性高血钙症等。

血PTH的浓度受年龄、性别、季节等因素的影响，同时有昼夜节律（夜间完整PTH分泌增多）。因此，应注意年龄、性别、季节、标本采集时间等对测定结果的影响。

2. 维生素D测定临床应用

（1）维生素D缺乏　主要见于日光照射减少，佝偻病，骨质疏松，骨软化病，重症肝脏疾病，慢性肾功能不全，甲状旁腺功能减退等；还诱发高血压、心室肥大、动脉粥样硬化、心肌钙化等；增加Ⅰ型糖尿病、类风湿性关节炎、多发性硬化症等的发生率。

（2）维生素D升高　主要见于维生素D中毒、原发性甲状旁腺功能亢进、肿瘤性高钙血症、妊娠后期等。

25－羟维生素D水平为人体内营养状态评定的最佳标准，为国际公认的维生素D缺乏性佝偻病诊断指标，同时还可联合其他骨代谢指标，广泛用于诊断肿瘤、骨质疏松症和克

罗恩病等疾病。

3. 降钙素测定临床应用

（1）CT 增高　对甲状腺髓样癌的诊断、判断手术疗效及观察术后复发有重要价值。CT 增高也可见于恶性肿瘤，如燕麦细胞型肺癌、结肠癌、乳腺癌、胰腺癌、前列腺癌、严重骨病和肾脏疾病等。

（2）CT 减低　主要见于甲状腺切除术后、重度甲状腺功能亢进症等。

孕妇和儿童因骨骼生长，血清 CT 水平增高，妇女停经以后血清 CT 水平下降。

三、骨形成标志物的临床应用

1. 骨钙素

（1）骨钙素升高　见于儿童生长期、成骨不全、肾功能不全、骨髓炎、骨折、甲状旁腺功能亢进、高转换率的骨质疏松、骨转移癌、低磷血症等。骨钙素与 ALP 同时检测，肾衰时骨钙素增高但 ALP 正常，高转换代谢性骨病时两者都升高，肝衰时骨钙素正常而 ALP 可有升高。

（2）骨钙素降低　见于甲状旁腺功能减退、甲状腺功能减退、肝病、糖尿病、孕妇、使用糖皮质激素治疗或肾上腺皮质功能亢进等。

骨钙素的分泌存在生物节律性，清晨高，下午和傍晚达到最低，后又逐渐上升，直至凌晨 4：00 达到最高点。由于骨吸收过程中，基质中的骨钙素也可释放入血液，因此，骨钙素水平又可作为判断骨转换的指标。骨钙素是评价骨形成和骨转换率的特异性指标。

2. 骨性碱性磷酸酶

（1）B－ALP 增高　常见于甲状腺功能亢进、甲状旁腺功能亢进、恶性肿瘤骨转移、佝偻病、骨软化病、骨折和绝经后骨质疏松症等疾病。肝胆疾病时，血清碱性磷酸酶总活性可升高，但是 B－ALP 正常。

（2）B－ALP 减少　极少见，多发性骨髓瘤患者由于骨髓再造不平衡，血清 B－ALP 活性明显低于正常人。

血清 B－ALP 受昼夜变化的影响，在反映成骨细胞活性和骨形成上有较高特异性，是临床上评价成骨细胞活动状况及骨形成的良好指标，是临床上最常用的评价骨形成和骨转换的指标，对疗效的评价和预后的判断也具有一定作用。

3. Ⅰ型前胶原肽

（1）PICP 增高　常见于儿童发育期、妊娠最后 3 个月、酒精性肝炎、肺纤维化、骨肿瘤，特别是前列腺癌骨转移等。

（2）PICP 降低　在绝经期后骨质疏松患者经雌激素治疗 6 个月后可降低 30%，其降低机制尚不清楚。

血清中 PINP 和 PICP 的水平是反映成骨细胞活性、骨形成以及Ⅰ型胶原合成速率的指标。Ⅰ型胶原同时也存在于骨外的其他组织中，故其评价骨形成的敏感性和特异性不如骨钙素和 B－ALP。在评价 1，25－$(OH)_2-D_3$代谢紊乱及替代治疗的疗效上，Ⅰ型前胶原肽则优于骨钙素和 B－ALP。

四、骨吸收标志物的临床应用

1. 抗酒石酸酸性磷酸酶

（1）血清 TRAP 增高　见于原发性甲状旁腺功能亢进、慢性肾功能不全、骨转移癌、卵巢切除术后、高转换率的骨质疏松患者（绝经后骨质疏松）。

（2）血清 TRAP 降低　见于骨吸收降低的疾病，如甲状旁腺功能降低。

目前尚无完全特异性识别骨性 TRACP 的抗体，无公认的参考区间。

2. 吡啶酚和脱氧吡啶酚

（1）Pyr 和 D－Pyr 增高　见于骨质疏松、Paget 病、原发性甲状旁腺功能亢进和甲状腺功能亢进，以及其他伴有骨吸收增加的疾病的诊断或病情评价。绝经后妇女与绝经前比较，通常比其他吸收和形成标志物增高明显。

（2）Pyr 和 D－Pyr 降低　当药物抑制骨吸收时会导致降低，如绝经后妇女或骨质疏松症用二磷酸盐或雌激素治疗。

D－Pyr 存在于骨、韧带和主动脉，Pyr 存在于软骨中。作为骨吸收的指标，D－Pyr 比其他Ⅰ型胶原交联降解产物有更高的特异性和灵敏度，原因有：①它是由胶原自然形成的物质。②从尿排出前不被代谢。③D－Pyr 的主要来源骨，天然基质的降解产物，不受饮食影响。

3. Ⅰ型胶原 C－端肽和 N－端肽

（1）NTX 升高　尿 NTX 是破骨细胞降解骨Ⅰ型胶原的直接产物，具有较高的特异性和敏感性。常用于绝经后骨质疏松危险因素的筛查，或监测机体对治疗的反应。升高见于骨质疏松、原发性甲状旁腺功能亢进症、甲状腺功能亢进症、畸形性骨炎、肿瘤骨转移和多发性骨髓瘤等。

（2）CTX 升高　见于骨质疏松症、变形性骨炎、多发性骨髓瘤和肿瘤骨转移等。临床应用于抗骨吸收药物治疗的评价，雌激素、雌激素受体调节剂的治疗及二磷酸盐类药物治疗的监测。CTX 水平反映了破骨细胞骨吸收活性，CTX 是以破骨细胞活性显著增强为特点的代谢性骨病的有效标志物。

CTX 的抗原表位包括 α 和 β 两类，其中 α 型来源于新生胶原降解，而 β 型由成熟胶原降解产生，在某些新生骨发生快速骨转换的骨病，如多发性骨髓瘤、肿瘤骨转移和 Paget 骨病中，两种类型 CTX 水平均有所增加。

CTX 和 NTX 是目前使用非常广泛的骨吸收标志物。CTX 同时存在肝、肾等组织的胶原纤维中，其反映骨吸收的特异性低于 NTX。

小结与展望

扫码“练一练”

骨是一个代谢非常活跃的器官，需要不断地进行自我更新与改造。骨吸收和骨形成的平衡有赖于钙、磷、镁代谢的影响，并受 PTH、CT 和 1，25－$(OH)_2D_3$ 等多种激素的严格调控。当骨吸收和骨形成失去动态平衡时，引起骨代谢性疾病。测定骨矿物质和调节激素，以及骨形成和骨吸收的生化标志物，对临床上常见骨代谢疾病的诊断、预测骨丢失和监测药物疗效等，具有重要的临床意义。

目前，骨代谢生化指标测定尚无国际统一参考标准。因此，在进行骨代谢生化指标检测的实验室要做好室内质控工作。期望建立统一的标准，规范检测流程，建立科学的参考区间，减少方法学的误差，使骨代谢生化指标在代谢性骨病的临床应用中发挥重要作用。

（李　艳）

第二十章　肝胆疾病的生物化学检验

教学目标与要求

掌握　胆红素、胆汁酸检测的方法；各型黄疸的代谢特点及其实验室鉴别诊断；常见肝胆疾病的实验室诊断要点；肝功能实验项目选择与组合原则及其评价。

熟悉　黄疸的发生机制；常用酶类测定在肝胆疾病诊断和鉴别诊断中的临床应用价值；胆汁酸的组成代谢与功能。

了解　肝脏的合成功能，糖和脂类物质在肝细胞损伤时的代谢变化。

肝脏是人体消化系统最大和最复杂的多功能实质性器官。当受到体内外各种致病因子侵犯时，其结构和功能将受到不同程度的损害，而引起相应的功能异常和代谢紊乱。本章主要通过肝胆疾病代谢异常阐明其相关指标，以及对其常用指标的检测和评价，直接或间接评估肝脏的功能，这对肝胆疾病的诊断、鉴别诊断、病程监测、疗效观察和预后判断均具有重要作用。

第一节　肝胆疾病的代谢异常

扫码“学一学”

肝脏的功能极为复杂，大致分为以下三大系统：①肝细胞生化系统，与体内的代谢活动有关：包括蛋白质合成、葡萄糖和其他糖类的有氧与无氧代谢、糖原合成与分解、氨基酸和核酸代谢、脂蛋白合成和代谢、药物代谢、激素的合成与清除以及尿素的合成。②肝胆系统，它与胆红素和胆汁酸在肝细胞内的转运和代谢有关。③网状内皮系统，具有防止肠道细菌感染、清除循环免疫复合物及与胆红素升高相关。

一、肝脏的物质代谢及其异常

（一）蛋白质代谢变化

肝脏能合成与分泌除 γ－球蛋白和血管性血友病因子之外 90% 的血浆蛋白质，如清蛋白、凝血酶原、纤维蛋白原、多种载脂蛋白和部分血浆球蛋白等。

1. 总蛋白与清蛋白　广泛的肝组织损伤会使总蛋白和清蛋白水平下降，下降的水平与肝损害的类型、严重程度和持续的时间相关。由于肝脏具备强大的储备能力，各种蛋白质的分泌速度不一，因此半衰期差异较大。①急性肝损害时，血浆总蛋白与清蛋白浓度变化不大，而半衰期短的蛋白质下降明显。②在慢性肝病时，血浆清蛋白降低，而 γ－球蛋白升高，出现清蛋白与球蛋白（A/G）的比值降低，甚至倒置。③肝硬化的患者，门脉高压减少了氨基酸向肝脏的运输，清蛋白合成不足引起血浆胶体渗透压降低，可造成患者出现水肿和腹水。④重症肝炎及急性黄色肝萎缩时，α、β、γ 球蛋白均降低。

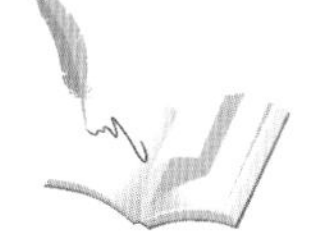

2. 急性时相蛋白　如铜蓝蛋白（ceruloplasmin，CER）、α_1－抗胰蛋白酶（α_1－antitrypsin, AAT）分别在肝豆状核变性（Wilson 's 病）与新生儿肝炎、成人肝损伤中发生明显变化。

3. 凝血因子 肝脏可合成除血管性血友病因子外的其他凝血因子（如维生素 K 依赖的凝血因子Ⅱ、Ⅶ、Ⅸ、Ⅹ）及抗凝物质，后者包括抗凝血酶Ⅲ、β_2－巨球蛋白、α_1－抗胰蛋白酶、C_1酯酶抑制剂、蛋白 C 等。当肝细胞严重损害，会导致凝血因子生成减少，患者呈现出血倾向，甚至出现弥漫性血管内凝血（disseminated intravascular coagulopathy，DIC），这与抗凝因子的合成降低、激活的凝血因子清除减少及肝细胞内组织凝血活酶的释放有关。

4. 氨基酸和血氨 对于晚期肝病患者，血中氨基酸平衡紊乱最突出的表现是血中支链氨基酸浓度明显下降，而芳香族氨基酸等的浓度则显著上升，支链氨基酸和芳香氨基酸的比值下降。严重肝病时，由于肝脏合成尿素以清除氨的能力降低，或由于门－体侧支循环的建立，以致来自肠道的氨不经肝脏解毒，直接进入体循环，导致血氨增高。高血氨的神经毒性作用可引起肝性脑病，血氨浓度的增高与肝性脑病的严重程度呈明显正相关。

（二）糖代谢变化

肝脏是维持血糖浓度的主要器官。糖原的合成与分解、糖异生和其他单糖的转化等均可在肝脏进行，从而维持血糖浓度动态平衡，保障全身各组织，特别是大脑和红细胞的能量供应；同时，肝脏也是人体内糖转化成脂肪、胆固醇及磷脂等的主要场所。一般而言，轻度肝脏损害往往很少出现糖代谢平衡紊乱。当肝细胞发生弥漫性的严重损害时，由于肝糖原合成障碍及贮存减少，表现为空腹时血糖降低，进食后易出现血糖升高并可持续较长时间。

（三）脂类代谢变化

肝脏在脂类的消化、吸收、运输、合成与分解、脂蛋白合成与内部转化中具有重要作用，肝功能紊乱经常导致脂蛋白代谢紊乱。肝脏能合成三酰甘油、磷脂和胆固醇，转化胆固醇为胆汁酸，同时也是体内产生酮体的唯一器官。如发生肝硬化时未酯化胆固醇、磷脂（包括卵磷脂）增加，血浆胆固醇酯含量减少，在胆固醇总量中所占的百分比降低；血浆脂蛋白电泳谱异常，出现低密度脂蛋白（low density lipoprotein，LDL）积累；血清中三酰甘油升高而形成高三酰甘油血症，出现异常迁移β脂蛋白。在慢性肝内外胆汁淤积患者，血胆固醇和磷脂明显增高，可出现异常的 Lp－X。在酒精性肝损伤，酒精导致载脂蛋白 AⅠ（Apolipoprotein AⅠ，ApoAⅠ）的表达增加，HDL 特别是 HDL_3可能升高。

二、胆红素代谢异常与黄疸

胆红素（bilirubin）是胆汁中的主要色素，来源于血红蛋白中血红素（heme）的降解。肝脏通过摄取、转化和排泄等一系列过程在胆红素代谢中发挥重要作用，胆红素代谢的变化通常反映肝功能的异常。

（一）胆红素代谢

胆红素是血红素的主要代谢产物。在脾脏巨噬细胞中，血红蛋白被裂解为游离的珠蛋白和血红素，血红素被微粒体血红素氧化酶氧化产生胆绿素（biliverdin），进而被胆绿素还原酶还原成胆红素。胆红素释放入血时，主要与清蛋白结合经门脉系统运输到肝脏，以共价键与清蛋白结合的胆红素被称为δ－胆红素（delta bilirubin）。当胆红素－清蛋白复合物

到达肝脏后，胆红素与清蛋白解离，在肝细胞膜表面的窦状隙被肝细胞摄取，在 UDPG 转移酶的作用下将葡萄糖醛酸分子转移到胆红素分子上，形成双葡萄糖醛酸胆红素（占 85%）和单葡萄糖醛酸胆红素，被称为结合胆红素（conjugated bilirubin，CB）。结合胆红素通过胆管进入小肠，在小肠细菌的作用下，将胆红素还原为尿胆原（urobilinogen），一部分尿胆原通过小肠黏膜被重吸收经门静脉入肝，其余的尿胆原排入尿中或氧化成粪胆素（urobilin）从粪便排出，粪便的褐色主要是由粪胆素产生的（图 20－1）。

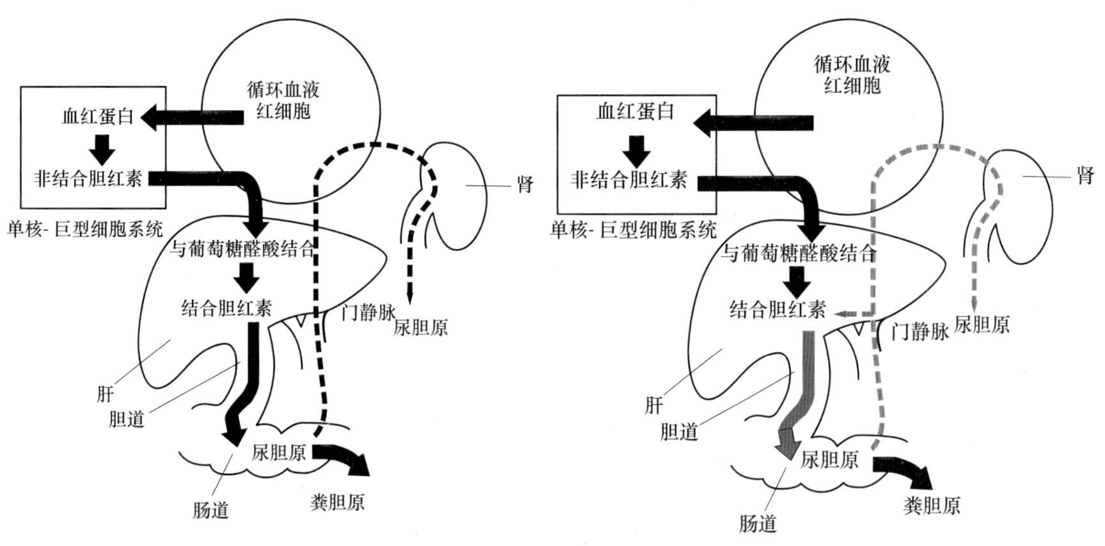

图 20－1　正常胆红素代谢图

图 20－2　溶血性黄疸发生机制示意图

（二）胆红素代谢异常与黄疸

1. 概述　凡引起胆红素生成过多或肝细胞对胆红素的摄取、结合和排泄过程发生障碍的因素均可使血中胆红素升高而出现高胆红素血症（hyperbilirubinemia），当血清中胆红素浓度超过34.2μmol/L,可出现巩膜、黏膜及皮肤发生黄染，临床上称为黄疸（jaundice）。若血清中胆红素浓度超过正常值但是不到 34.2μmol/L，肉眼未见黄疸，则称为隐性黄疸。

黄疸按原因可分为溶血性、肝细胞性和梗阻性黄疸；按病变部位可分为肝前性、肝性和肝后性黄疸；按血中升高的胆红素的类型分为高未结合胆红素性黄疸及高结合胆红素性黄疸；按皮肤黏膜黄染肉眼是否可见分为隐性和显性黄疸。

肝前性高胆红素血症是由于溶血增加和血红素降解增加导致的，常见于镰形细胞贫血和其他溶血性疾病造成的红细胞破坏增多，血红蛋白释放增加，通常是以血清未结合胆红素（unconjugated bilirubin，UCB）增高为主（图 20－2）。

肝细胞性高胆红素血症通常是由于肝细胞内运输或结合胆红素缺陷，造成未结合胆红素增加（如 Gilbert 综合征、Crigler－Najjar 综合征以及新生儿生理性黄疸）。通常表现为未结合胆红素和结合胆红素均增加。（图 20－3）。

肝后性高胆红素血症通常是因运输结合胆红素缺陷和肝脏胆汁排泄障碍所致，主要包括通往十二指肠的肝内小管、肝胆管和胆总管梗阻，也称为梗阻性黄疸。通常结合胆红素增加而非结合胆红素正常。（图 20－4）。

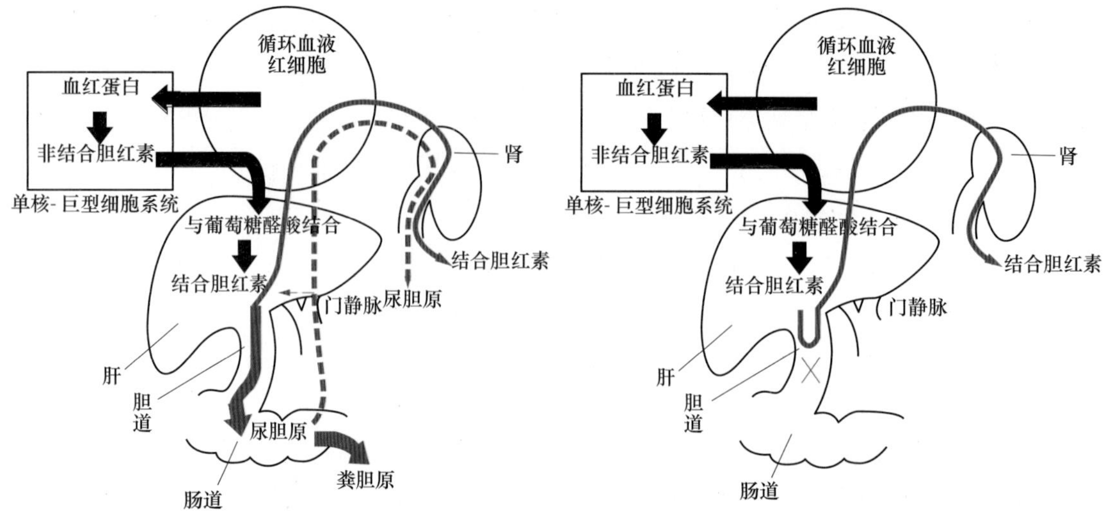

图 20－3　肝细胞性黄疸发生机制示意图

图 20－4　梗阻性黄疸发生机制示意图

2. 黄疸的发生机制

（1）胆红素形成过多　胆红素在体内形成过多，超过了肝脏的摄取、转运以及结合能力，使大量的非结合胆红素在体内聚积而引起的高未结合胆红素血症，如珠蛋白生成障碍性贫血等。

（2）肝细胞处理胆红素的能力下降　肝细胞对未结合胆红素的摄取、转化和排泄能力下降，未结合胆红素和结合胆红素均升高。如临床上常见的新生儿生理性黄疸（icterus neonatorum），是一种短暂的生理现象，主要是因为新生儿体内红细胞溶解致胆红素产生过多；新生儿肝不成熟，肝细胞内 UDP－葡萄糖醛酸基转移酶活性不高；新生儿肝细胞内缺乏 Y 蛋白，摄取胆红素的能力有限；母乳中含有 UDP－葡萄糖醛酸基转移酶活性抑制剂；无效红细胞生成以及肝细胞分泌胆汁能力有限等。

（3）肝细胞功能低下或有功能肝细胞量减少　由于肝脏的肝酶功能低下，或者由于晚期肝硬化，或急性重型肝炎、肝功能衰竭，肝内残存有功能的肝细胞量很少，不能摄取血液中的非结合胆红素，导致非结合胆红素在血液中浓度更为增高而出现黄疸。

（4）肝细胞破坏结合胆红素外溢　由于肝细胞发生了广泛性损害（变性、坏死），致使肝细胞对非结合胆红素的摄取、结合发生障碍，故血清中非结合胆红素浓度增高，而部分未受损的肝细胞仍能继续摄取、结合非结合胆红素，使其转变为结合胆红素，但其中一部分结合胆红素未能排泌于毛细胆管中，而是经坏死的肝细胞间隙反流入肝淋巴液与血液中，导致血清中结合胆红素浓度也增高而出现黄疸。

（5）胆红素在肝外排泄障碍　各种引起胆汁排泄受阻，肝内合成的结合胆红素随胆汁通过破裂的小胆管和毛细胆管流入组织间隙和肝血窦，引起血内结合胆红素增多，可见于结石、肿瘤、炎症、寄生虫等引起的胆道梗阻以及 Dubin－Johnson 综合征等。

三、胆汁酸代谢及其异常

胆汁酸（bile acid，BA）是胆固醇在肝细胞内降解而成，随胆汁分泌到肠道，协助脂类物质的消化与吸收。在肠道中约 95% 的胆汁酸通过肝肠循环被重吸收，剩余的通过粪便排出体外。胆汁酸的合成、分泌、重吸收、加工及转化等与肝脏、胆囊、肠道等器官密切相关。因此，肝脏、胆囊或肠道疾病均可影响胆汁酸代谢；而胆汁酸代谢的异常又必然影响到上述脏器的功能以及胆固醇代谢平衡。

（一）生理情况下的胆汁酸代谢

BA是胆汁的主要成分，是胆汁中一大类胆烷酸的总称。按其来源不同可分为初级胆汁酸和次级胆汁酸，在肝细胞内以胆固醇为原料合成的叫初级胆汁酸，而后在肠道内经肠菌中酶的作用形成次级胆汁酸。按结构不同可分为游离胆汁酸和结合胆汁酸，上述初级与次级胆汁酸均属于游离胆汁酸，它们与甘氨酸或牛磺酸结合称为结合胆汁酸（conjugated bile acids，CBA）。目前临床上反映肝胆疾病的最常用指标是甘氨胆酸。无论游离的或结合型的胆汁酸，其分子内部都是既含亲水基团（羟基、羧基、磺酰基），又含疏水基团（甲基及烃）。它能降低脂、水两相之间的表面张力，促进脂类形成混合微团，这对脂类物质的消化吸收以及维持胆汁中胆固醇的溶解起着重要作用。

正常情况下人体每日合成胆固醇1～1.5g，其中2/5在肝内转化为BA。肝细胞利用胆固醇为原料首先合成初级胆汁酸以及结合型初级胆汁酸。正常情况下分泌到胆汁中的天然胆汁酸99%为结合胆汁酸。它们随胆汁进入肠道，在帮助肠道内脂类物质消化吸收的同时，在肠道细菌的作用下转变成次级胆汁酸。进入肠道的各种BA 90%～95%被肠壁重吸收，其中结合胆汁酸主要在回肠部主动吸收，游离胆汁酸则在肠道各部被动吸收。经肠道重吸收的BA经门静脉回到肝脏，肝细胞将其中的游离胆汁酸再合成为结合胆汁酸，重吸收与新合成的结合胆汁酸再随胆汁进入肠道，此即肠肝循环。

（二）肝实质性病变时胆汁酸的代谢异常

肝胆疾病如：急性肝炎时，由于肝细胞摄取BA减少和BA合成障碍而胆汁酸池变小，胆汁中的BA浓度降低，血清BA增加。在慢性活动性肝炎时，由于肝细胞摄取BA障碍和肝内胆汁淤积而使血清BA增高；当其有复发时，血清BA增高出现于常规肝脏酶学异常之前，因此检测血清BA水平可作为提示慢性活动性肝病病情好转、加重或复发的指标。

（三）胆汁淤积时胆汁酸的代谢异常

由于胆道寄生虫、狭窄、结石或癌肿引起肝内胆汁淤积和肝外胆道梗阻致胆汁淤积时，胆汁出现反流和门脉分流，患者可表现为血清TBA浓度升高，尿中胆汁酸排出也增多。此外，由于结合胆汁酸分泌减少，故血清中增高的主要是游离的胆汁酸，胆汁淤积患者出现瘙痒症即是游离胆汁酸在皮肤中沉着所致。

（四）肠道疾病时胆汁酸的代谢异常

小肠在维持胆汁酸的肠肝循环中起着重要作用。小肠疾病时，如回肠切除、炎症或分流等，因胆汁酸的肠肝循环受阻，胆汁酸回到肝脏的量减少，血清胆汁酸水平降低；同时因反馈抑制减弱，胆汁酸的合成加速，血清胆固醇浓度减低。此外，血清胆汁酸水平还可反映回肠吸收功能状况。餐后胆汁酸水平不升高，提示可能有回肠病变或功能紊乱，该项实验在筛选隐匿性腹部病变（其可能来源于回肠）可能是有价值的。

（五）高脂蛋白血症时胆汁酸的代谢异常

各型高脂蛋白血症，其血浆胆固醇浓度均有不同程度的升高，而胆汁酸的形成是胆固醇代谢的主要通路。主要表现在：①胆汁酸的生成是内源性胆固醇的主要代谢去路。②肝细胞依靠胆汁酸的乳化及其形成的混合微团作用而随胆汁分泌排泄胆固醇。

③胆汁酸协助食物胆固醇的吸收。因此，高脂蛋白血症时的代谢紊乱必然涉及胆汁酸的代谢异常。

第二节 肝胆疾病的生物化学指标测定与评价

肝脏受到体内外各种物理、化学和生物疾病因素侵袭时，可引起肝细胞的功能性或器质性改变。不同的致病因素对肝细胞结构和功能的影响不尽相同，产生的代谢变化也不一致。目前，尚无一种理想的肝功能检查方法能够完整和特异地反映肝功能全貌。临床常做的有蛋白质、酶学、胆红素、胆汁酸和甘胆酸等指标的测定。

一、酶学指标测定方法概述

肝脏是体内最大的酶学器官，体内几乎所有的酶都多少不等的存在于肝细胞中，其中有些酶则仅分布或绝大部分分布于肝内。肝胆疾病时多种血清酶水平会发生明显变化，临床上应用最广的是 AST、ALT、LD、ALP、GGT 等。随着近年研究的深入，谷氨酸脱氢酶（glutamate dehydrogenase，GDH）、α-L-岩藻糖苷酶（α-L-fucosidase，AFU）、5′-核苷酸酶（5′-nucleotidase，5′-NT）、单胺氧化酶（monoamine oxidase，MAO）、腺苷酸脱氨酶（adenosine deaminase，ADA）、胆碱酯酶（cholinesterase，ChE）、亮氨酸氨基肽酶（leucine aminopeptidase，LAP）、谷胱甘肽 S 转移酶（glutathione S transferases，GSTs）、山梨醇脱氢酶（sorbitol dehydrogenase，SDH）等也在临床应用中日渐普遍。

血清酶活性的检测通常用连续监测法测定，连续监测法具有特异性好、精密度高、操作简便、有 IFCC 推荐方法等优点。另外，多种与肝胆疾病有关的酶均存在同工酶，如 AST、ALP、GGT、LD 等。同工酶的测定可帮助判断肝胆损伤的起因、损伤的程度、诊断有无潜在的疾病或进行肝脏疾病的鉴别诊断（肝细胞损伤的定位），其测定可采用同工酶电泳法、免疫抑制法、热失活、酶蛋白定量等方法。

临床工作中还应注意巨酶的存在，它可导致患者甚至是健康人的血清酶活性持续和令人难以置信地增高而不能合理解释。其检测可采用电泳法、热失活试验，亦可采用免疫沉淀法、与 A 蛋白结合、检测活化能等方法，但唯一可能确切鉴定巨酶的方法是检测分子量。

肝胆疾病常用血清酶的测定方法与评价详见第九章。

二、胆红素的测定与评价

1. 方法学概述 血清胆红素测定不仅能反映肝脏损害的程度，对黄疸的鉴别尤其具有重要价值。根据化学反应中胆红素是否直接与重氮试剂反应，可分为直接胆红素（direct bilirubin，DBIL）和间接胆红素（indirect bilirubin，IDBIL）。直接胆红素为葡萄糖醛酸结合胆红素，间接胆红素为未结合胆红素。由于习惯因素，目前临床上将胆红素分为总胆红素（Total bilirubin，TBIL）、直接和间接胆红素。一般情况下只测定总胆红素和直接胆红素，二者之差即为间接胆红素。血清中胆红素除未结合胆红素、结合胆红素外还有共价结合于清蛋白的胆红素（δ-胆红素），但正常人血清 δ-胆红素含量低微，使用 HPLC 法也检测不出，可以使用染料亲和色谱法进行测定。

目前，我国推荐的临床实验室测定血清胆红素的主要方法是改良 J-G 法和胆红素氧化酶法，下面重点阐述这两种方法。

2. 测定原理

（1）重氮试剂法　即改良 J－G 法，也称为对氨基苯磺酸法，是 WHO 和卫生计生委临检中心推荐的方法。血清中的结合胆红素可以直接与重氮试剂反应，产生偶氮胆红素；在同样条件下，游离胆红素在加速剂（咖啡因和苯甲酸钠）作用下破坏氢键后与重氮试剂反应生成偶氮胆红素，醋酸钠维持 pH 的同时兼有加速作用。抗坏血酸（或叠氮钠）破坏剩余的重氮试剂，终止结合胆红素的偶氮反应，防止游离胆红素的缓慢反应；加入碱性酒石酸钠使最大吸光度由 530nm 转移到 598nm，使灵敏度和特异性增加，最后形成的绿色是由蓝色的碱性偶氮胆红素和咖啡因与对氨基苯磺酸之间形成的黄色色素混合而成。反应式如下：

结合胆红素（直接）＋重氮试剂 → 偶氮胆红素

总胆红素（间接）＋加速剂＋重氮试剂 → 偶氮胆红素

未胆红素（含 δ－胆红素）＝总胆红素－结合胆红素

（2）胆红素氧化酶法　胆红素氧化酶（bilirubin oxidase，BO）能催化样品中胆红素氧化生成胆绿素，并进一步催化胆绿素氧化成一种结构未知的淡紫色化合物；在 460nm 波长处，其吸光度的下降值与血清中胆红素浓度成正比。由于 BO 在碱性环境中可氧化所有胆红素成分，这一特性可用于总胆红素测定；而在酸性条件下，单葡萄糖醛酸结合胆红素 mBc（monoglucuronate－bilirubin）、双葡萄糖醛酸结合胆红素 dBc（diglucuronate－bilirubin）和大部分 Bδ（δ－bilirubin）均被氧化，只有 Bu（unconjugated bilirubin）不被氧化，这一特性可用于 Bc（conjugated bilirubin）（结合胆红素或直接胆红素）的测定；故可根据不同胆红素反应的最适 pH 差别，可分别定量测定总/直接胆红素。

3. 方法学评价　改良 J－G 法灵敏度高，精密度和准确度好，能同时检测结合胆红素和未结合胆红素，误差因素少，溶血干扰小，适用于自动化分析。轻度溶血对该法无影响，但严重溶血可使结果偏低。叠氮钠能破坏重氮试剂，凡用其作防腐剂的质控血清可引起反应不完全，甚至不呈色。脂血及脂溶血素对测定有干扰，应尽量取空腹血。本法测定血清总胆红素，在10～37℃条件下不受温度变化影响，呈色反应在 2h 内非常稳定。胆红素氧化法样品和试剂用量小，特异性好、灵敏度高、重复性好，手工操作简便快速，精密度较重氮反应法高；抗干扰能力优于重氮法，溶血干扰小，适合于自动化仪器分析，有可能发展为参考方法。结合胆红素的酶法测定，解决了重氮反应法因试剂种类和浓度不同、复合物反应 pH 和持续时间不同所造成的结合胆红素测定值变异大的问题，提高了结合胆红素分析的特异性和准确度；可根据不同胆红素反应的最适 pH 差别，分别测定 TBIL、Bu 和 Bc。但该方法在黄疸血清或肝素抗凝血浆测定反应中常出现混浊而影响结果，故应避免使用肝素抗凝；酶法测定中胆红素氧化酶容易受到血清蛋白，尤其是清蛋白的影响，可推测与血清蛋白结合的 δ 胆红素在保持清蛋白 α 螺旋链的 pH 范围内对胆红素氧化酶的作用有抵抗性；商品试剂价格较为昂贵。

三、胆汁酸的测定与评价

1. 方法学概述　血清总胆汁酸检测方法主要有酶法、色谱法和免疫分析法等。①酶法，主要有酶比色法和酶循环法。酶循环法最常用，是目前临床推荐的分析方法。②层析法，包括气相层析法和 HPLC 法，气相层析法检测血清总胆汁酸须对标本进行预处理，可作为血清个别胆汁酸的定性分析。高效液相色谱法可对胆酸类化合物进行分离和定量检测。

③免疫分析法，其选择性取决于抗体亲合力，灵敏度取决于标记的特殊活性物质，可以检测个别胆汁酸，标记物多用同位素。

2. 测定原理

（1）酶循环法　血清总胆汁酸在3α羟基类固醇脱氢酶（3α－HSD）的催化下生成3－酮类固醇，同时将硫代氧化型辅酶Ⅰ（Thio－NAD⁺）特异性地氧化形成硫代还原型辅酶Ⅰ（Thio－NADH）。3－酮类固醇在3α－HSD和还原型辅酶Ⅰ（NADH）作用下，形成胆汁酸和氧化型辅酶Ⅰ（NAD⁺）。样本中的胆汁酸在多次酶循环的过程中被放大，同时使生成的Thio－NADH扩增。测定Thio－NADH在405nm处吸光度的变化，求得总胆汁酸的含量。反应式如下：

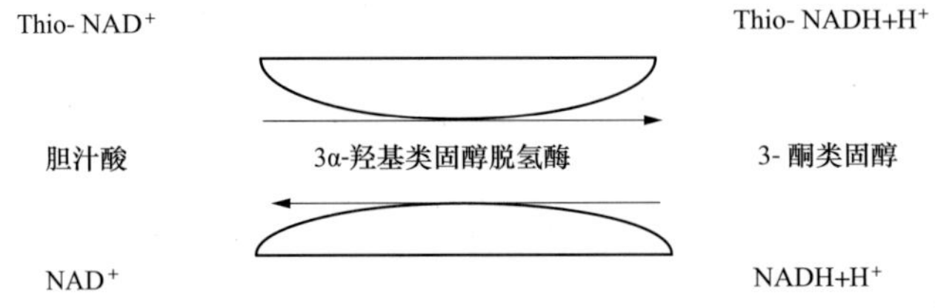

（2）层析法　在Hypersil C18层析柱上，利用新型荧光试剂1，2－苯并－3，4－二氢咔唑－9－乙基对甲苯磺酸酯（BDETS）作柱前衍生化试剂，采用梯度洗脱能对10种胆汁酸荧光衍生物进行优化分离。95℃下在二甲基亚砜溶剂中以柠檬酸钾作催化剂，衍生反应30分钟后获得稳定的荧光产物，衍生反应完全。激发和发射波长分别为λ_{ex}＝333nm，λ_{em}＝390nm。采用大气压化学电离源（APCI）正离子模式，实现了血清中胆汁酸的定性和定量测定。

（3）放射免疫分析法　利用放射性核素标记抗原或抗体，然后与被测的抗体或抗原结合，形成抗原抗体复合物，检测放射性核素来进行分析。

3. 方法学评价　酶循环法简便、快捷，可以手工操作，也能进行自动化分析，是目前临床推荐的分析方法。血清TBA测定的循环法是一种通过脱氢酶－辅酶体系来循环底物的方法。本法灵敏度高，线性范围宽，特异性强，干扰小，是一个具有前途的方法。HPLC检测胆汁酸具有高效、简便、快速、定量准确的优点，近来发展速度快，其线性回归系数均在0.9996以上，线性范围宽，检测限为12.94～21.94fmol。但是，高效液相色谱法仍然具有检测的灵敏度受到检测器的影响，且设备昂贵的缺点。放射免疫分析法具有取材容易，操作简单，灵敏度高，特异性强，能够分别检测各种胆汁酸的优点，但该类方法测定技术复杂且需昂贵的仪器设备，放射免疫检测法还需要使用同位素，因此不适合临床的广泛使用。

四、甘胆酸的测定与评价

在结合胆汁酸中，由胆酸和甘氨酸结合而成的甘胆酸为临床常规检测项目。在正常情况下，外周血中甘胆酸含量甚微，正常人无论空腹或餐后，其甘胆酸浓度都稳定在低水平。当人体肝细胞受损或胆汁淤积时，会引起甘胆酸代谢和循环紊乱，使肝细胞摄取甘胆酸的能力下降，导致血液中甘胆酸含量升高，甘胆酸值高低还与肝细胞损害及胆汁酸代谢障碍的严重程度相关。

1. 方法学概述　目前，应用于体外定量测定甘胆酸含量的方法主要有酶联免疫法

（ELISA）、放射免疫分析法（RIA）、化学发光免疫分析法（CLIA）、胶乳增强免疫比浊法等。下面仅以酶联免疫法为例阐述。

2. 测定原理 整个反应发生在一个液相均相体系中，样本中游离的甘胆酸与葡萄糖6磷酸脱氢酶－甘胆酸偶联物竞争性结合抗甘胆酸特异性抗体位点。样本中游离的甘胆酸越多，竞争结合的抗体位点越多，抗体释放出的酶标偶联物就越多。游离出来的甘胆酸酶标偶联物催化β－烟酰胺腺嘌呤二核苷酸氧化型（NAD^+）转化为β－烟酰胺腺嘌呤二核苷酸还原型（NADH），样本中的甘氨酸浓度与NADH的生成量成正比，通过340nm吸光值的变化即可计算出甘胆酸的含量（图20－5）。

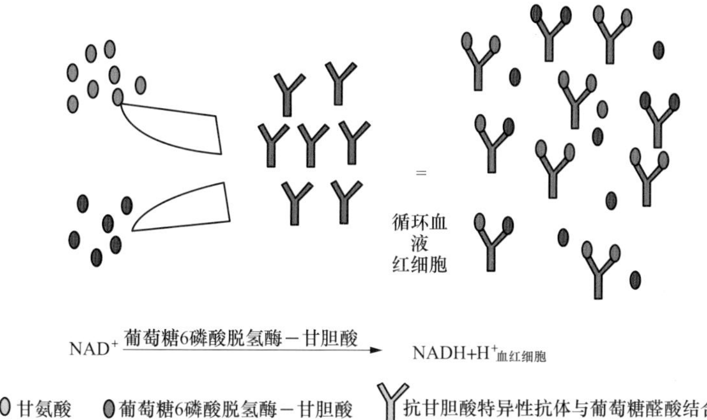

图20－5　ELISA法测定甘胆酸原理

3. 方法学评价 ELISA法可以对甘胆酸进行定性和半定量的检测，并且能够去除本底误差，分析灵敏度高，线性范围宽，准确性、精密度高，稳定性强，是目前估测甘胆酸最佳选择。与其他方法相比（如放射免疫分析法和胶乳免疫比浊法），具有相当高的反应灵敏度，同时克服了同位素的放射性污染和胶乳颗粒污染比色杯的弊端，适合作为生化分析检测甘胆酸的手段。

第三节　肝胆疾病生物化学指标测定的临床应用

肝脏的生理、生化功能极为复杂，为检查肝脏完整性、有无疾病和损伤，从不同角度设计了许多检查肝脏（包括胆道）的实验项目，其灵敏度、特异性与准确度各不相同。任何单项实验室检查仅能反映肝脏功能的某个侧面，并不能概括肝脏功能的全貌，因此常常需要根据诊疗的目的合理地筛选和运用实验室指标。

肝脏病实验室检查的特点可概括为：急性肝炎转氨酶明显升高；肝硬化患者转氨酶正常或轻微升高，常伴总蛋白和清蛋白降低，血氨浓度升高；酒精性肝病的主要变化是血清转氨酶升高，AST/ALT＞2对其诊断有一定的意义；非酒精性脂肪肝病肝功能正常或血清ALT和（或）轻度持续升高，以ALT为主，且ALT/AST＞1；肝后胆管阻塞者胆红素和ALP升高。

一、肝胆疾病血清酶的临床应用

肝功能检测的酶类在肝细胞内常有其特殊定位，位于细胞质内的有LD、AST、ALT；

线粒体酶有 AST 线粒体同工酶（ASTm）；小管酶有 ALP、GGT 及 5′-NT 等。相对于细胞质内的酶，小管酶在肝细胞内的活性明显较低，局部的肝细胞损伤很少导致小管酶水平的明显升高。

（一）氨基转移酶

人体中 ALT 主要分布于肝、肾、心肌等细胞中，以肝脏最高。在肝细胞中，ALT 主要分布于细胞质中，半衰期为 47h。AST 以心脏中含量最高，其次为肝脏，主要分布于线粒体中，在血中的半衰期为 17h。肝细胞内 ALT 与 AST 活性最高，前者大约为血浆活性的 3000 倍，而 AST 约为血浆活性的 7000 倍。维生素 B_6 缺乏时，肝脏合成 ALT 减少，肝纤维化和肝硬化时也发生类似的现象。肝损伤时血清酶活性的变化与细胞内酶活性的高低和酶的半衰期相一致：急性肝炎 ALT 灵敏度和特异度均大于 AST，AST 也显著升高，但升高程度不及 ALT。慢性肝损伤（主要是肝硬化）中，AST 通常较 ALT 高。

1. 肝炎　转氨酶显著升高，可常达 500～1000IU/L。丙型肝炎者可能 ALT 轻度升高，且较 AST 升高更明显。因肝细胞损伤使 LD 轻度升高，多在 300～500IU/L 之间。

2. 肝硬化　ALT 通常较 AST 为高；随着纤维化的进一步发展，ALT 活性明显下降，AST/ALT 逐渐上升，至肝硬化时，AST 常常高于 ALT。但在硬化晚期，两者的活性均下降，可能正常或低于正常。

3. 酒精性肝病　血清转氨酶升高，AST/ALT＞2 对酒精性肝病的诊断有一定的意义。此外，ASTm 与 ALT 相比升高不成比例，前者升高更明显。

综上所述，临床表现肝功能正常或血清 ALT 和（或）AST 轻度持续升高，以 ALT 为主，且 ALT/AST＞1。但 ALT 升高程度与肝组织学改变无相关性，ALT 正常者不能排除脂肪性肝炎及脂肪性肝纤维化可能。AST/ALT 对于急慢性肝炎的诊断、鉴别诊断及转归具有特别价值。急性肝炎时比值≤1，肝硬化时≥2，肝癌时比值≥3。药物性肝病，丙型肝炎病毒感染时也出现升高。ALT 活性检测对非酒精性、无症状患者更为特异。AST 用于具有潜在肝脏毒性药物的治疗监测，超过正常参考上限的 3 倍即应停止用药。

（二）乳酸脱氢酶

LD 是由 M 和 H 两种亚基组成的四聚体，H 亚基对乳酸亲和力高，而 M 亚基对丙酮酸亲和力高。LD_4 和 LD_5 主要存在于肝和骨骼肌，肝细胞内的 LD_4 和 LD_5 约为血浆的 500 倍，半衰期约 4～6h，所以肝炎时 LD 的上升通常是一过性的，当出现临床症状时 LD 往往已恢复至正常。

（三）碱性磷酸酶

ALP 不同类型的同工酶主要来自肝脏，其次来自骨骼、肾脏、肠道以及胎盘等。肝脏 ALP 半衰期约为 3d，位于肝毛细胆管的表面，是胆道功能障碍的实验室指标。生理情况下：ALP 活性增高主要与骨生长、妊娠、成长、成熟和脂肪餐后分泌有关。临床上测定 ALP 主要用于胆汁淤积性黄疸、原发性肝癌、继发性肝癌、胆汁淤积性肝炎等的诊断和鉴别诊断，尤其是黄疸的鉴别诊断。

1. 胆小管细胞的炎症或凋亡坏死　可导致 ALP 升高至 200～350IU/L。

2. 急性药物性肝病　以过敏反应为主时血清转氨酶、胆红素和 ALP 均中度升高；以肝细胞坏死为主时 ALP 明显升高。

3. 胆道梗阻性疾病　ALP升高大致与血清胆红素的升高相平行，通常达参考上限的2倍或更高。部分阻塞时，ALP通常与完全阻塞升高的水平相当，与结合胆红素的升高不成比例（游离性黄疸）。

（四）γ-谷氨酰氨基转移酶

γ-谷氨酰氨基转移酶是肝胆疾病检出阳性率最高的酶。其活性在肝炎、肝硬化、酒精性肝病、非酒精性肝病、药物性肝病以及胆道梗阻性疾病中均有不同程度的升高。多数情况下GGT与ALP的变化一致，其主要用途在于鉴别升高ALP的来源。例如，ALP升高且GGT相应升高，则升高的ALP最可能来自于胆道；显著的升高，通常超过参考上限的10倍，可能源自原发性胆汁性肝硬化或硬化性胆管炎。阻塞性疾病和肝脏占位性损伤患者比肝细胞损伤者GGT高。

（五）单胺氧化酶

MAO能够促进结缔组织成熟，在胶原形成过程中参与最后阶段的所谓“架桥”。在急性肝病时由于肝细胞坏死少，纤维化现象不明显，MAO活性正常或轻度上升，但在伴有急性重型肝炎时，由于肝细胞中线粒体被破坏，其中MAO进入血清，血清中MAO活性明显升高。在肝硬化时有大量胶原纤维产生，该酶可在血清中反映出来，且与肝脏纤维化的程度相平行，因此血清中该酶活性测定主要用来检测肝脏的纤维化程度，可以作为早期诊断肝硬化的指标。

（六）5′-核苷酸酶

5′-NT测定主要用于肝胆系统疾病的诊断和骨骼疾病的鉴别诊断。

1. 肝胆系统疾病　在肝胆系统疾病（如阻塞性黄疸、肝癌、肝炎等）中，血清5′-NT的活性升高，且与病情的严重程度呈正相关。

2. 肝肿瘤及消化道肿瘤　5′-NT是诊断肝肿瘤及消化道肿瘤的非常灵敏的酶学指标，在病变早期，当肝功能及有关肝脏检查阴性时本酶的活性已经明显增高，能提高肝癌的检出率。

3. 骨骼系统疾病　在骨骼系统疾病（如肿瘤转移、畸形性骨炎、佝偻病、甲状旁腺功能亢进等）中，通常ALP活性升高，而5′-NT正常。因此ALP和5′-NT同时测定有助于肝胆和骨骼系统疾病的鉴别诊断。

（七）亮氨酸氨基肽酶

LAP是一种在肝内含量很丰富的蛋白酶。与其他指示肝功能的酶不同，LAP还可以在尿液中检出，尿液中LAP的增高常与肾脏损伤相关。

1. 肝病　LAP在肝硬化、传染性肝炎中可中度增高，常为参考上限的2~4倍。

2. 阻塞性黄疸　LAP明显增高，常达参考值5倍以上，并出现在胆红素或ALP升高之前。

3. 肝内外胆淤　LAP活力显著增高，尤其在恶性胆淤时，其活力随病情进展而持续增高。

（八）谷氨酸脱氢酶

GLDH是一种线粒体酶。在急性病毒性肝炎、慢性肝炎、肝硬化血清中GLDH均升高，肝细胞线粒体损伤时其酶活性显著升高，是肝实质损害的敏感指标。在酒精中毒伴肝坏死

时，血清中 GLDH 升高较其他酶敏感，而肝癌、阻塞性黄疸时血清中 GLDH 变化不大。

二、血清胆红素和胆汁酸测定的临床应用

（一）黄疸的实验室鉴别诊断

1. 胆红素代谢实验 比较血、尿、粪中胆红素及其代谢产物异常改变，可对溶血性、肝细胞性和梗阻性黄疸三种类型进行鉴别诊断（表 20－1）。

表 20－1 三种黄疸的实验室鉴别诊断

类型	血液			尿液		粪便颜色
	UCB	CB	CB/TBil	胆红素	胆素原	
正常	有	无或极微	－	阴性	阳性	棕黄色
溶血性黄疸	高度增加	正常或微增	20%	阴性	显著增加	加深
肝细胞性黄疸	增加	增加	35%	阳性	不定	不定
梗阻性黄疸	不变或微增	高度增加	50%	强阳性	减少或消失	变浅或陶土色

注：UCB 未结合胆红素；CB 结合胆红素；TBil（Total bilirubin）总胆红素。

扫码“看一看”

2. 血清酶学检查 黄疸的酶学实验包括：①ALT，胆道梗阻患者 ALT 增高程度明显低于肝细胞损害。临床上根据 ALT 升高的程度、持续时间及其与 ALP 的关系，有助于鉴别肝细胞性黄疸与胆汁淤积性黄疸。在肝细胞性黄疸时 ALP 常温和升高，症状好转时，血清 ALP 活性下降速度小于胆红素下降速度。②ALP 与 GGT：ALP 是判断胆汁淤积较为敏感的指标，骨骼疾病时 ALP 也增高，ALP 同工酶检测有助于提高诊断的特异性。GGT 与 ALP 相比，除骨骼疾病不升高外，多数情况下两者变化一致。③凝血酶原时间：凝血酶原时间在胆汁淤积性黄疸和肝细胞性黄疸时均延长，但前者给予维生素 K 可以纠正。

3. 血脂指标：在肝细胞性黄疸时，总胆固醇和胆固醇酯降低。脂蛋白－X（lipoprotein－X，Lp－X）增加对于诊断胆汁淤积性黄疸有很高的灵敏度和特异性。

4. 血液学指标：主要用于协助溶血性黄疸的诊断。红细胞破坏过多导致血红蛋白和红细胞减少；红细胞代偿性增生引起网织红细胞增多，外周血中出现有核红细胞，且骨髓幼红细胞增生；血管内溶血导致血浆游离血红蛋白增加，有血红蛋白尿出现等。

黄疸相关的主要实验室指标见表 20－2。

表 20－2 肝细胞性黄疸和梗阻性黄疸的实验室鉴别诊断

项目	肝细胞性黄疸	梗阻性黄疸
血清蛋白电泳图谱	清蛋白减少，γ－球蛋白↑	球蛋白明显↑
Lp－X	多为阴性	明显↑
ALT	肝炎急性期↑	正常或增高
ALP	正常或轻度增高	明显升高
LAP	可增高	明显升高
GGT	可增高	明显升高
凝血酶原时间	延长，维生素 K 不能纠正	延长，维生素 K 可以纠正
胆固醇	降低，尤其胆固醇脂明显降低	增高
胆酸/鹅脱氧胆酸	< 1	> 1

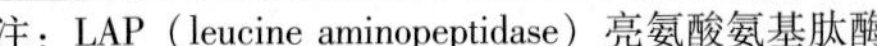

注：LAP（leucine aminopeptidase）亮氨酸氨基肽酶

（二）胆红素测定临床应用

1. 血清总胆红素　含量能准确地反映黄疸的程度，结合胆红素含量对鉴别黄疸类型有较大意义。①在溶血性黄疸，总胆红素轻至中度增高，一般小于85.5μmol/L，以未结合胆红素为主，结合胆红素与未结合胆红素比值<20%。②在肝细胞性及阻塞性黄疸，前者结合胆红素与未结合胆红素比值为40%～60%，后者>60%，但两者之间有重叠。③病毒性肝炎前期血清TBIL往往不高，但DBIL均已经升高。

2. δ-胆红素　是由一种或多种胆红素成分组成，与重氮试剂呈现直接反应，可作为判断严重肝病预后的指标。①急性肝炎恢复良好的指标：在恢复期，TBIL显著下降（尤以BC下降明显），而Bδ由于半衰期长，下降缓慢，故Bδ相对百分比显著升高，最后达TBil的80%～90%。②是判断预后指标：在严重肝衰竭（最终死亡的）患者中，血清Bδ/TBil常<35%，死亡前甚至降到20%以下，而病情好转者则上升到40%～70%，严重肝病患者Bδ/TBil持续或逐渐降低，提示患者预后不佳。③排异的早期诊断指标：有报道称肝移植后动态监测Bδ有助于排异的早期诊断。

（三）血清胆汁酸测定临床应用

血清胆汁酸测定可用于辅助诊断各种引起胆汁酸代谢异常的疾病（见本章第三节）。但在进食后血清TBA可出现一过性生理性增高。临床引起血清胆汁酸升高的主要情况如下。

1. 肝细胞损伤　TBA测定不仅是肝细胞损伤的敏感指标，还有助于估计预后和提示病情复发。急性肝炎、慢性活动性肝炎、乙醇性肝病、中毒性肝病、肝硬化和肝癌时TBA显著增高。急性肝炎时血清TBA显著增高，可达正常人水平的10～100倍，甚至更高；若持续不降或反而上升者则有发展为慢性的可能。肝硬化时，肝脏对胆汁酸的代谢能力减低，血清TBA在肝硬化的不同阶段均增高，增高幅度一般高于慢性活动性肝炎。当肝病活动降至最低时，胆红素、转氨酶及碱性磷酸酶等指标转为正常，血清TBA仍维持在较高水平。乙醇性肝病血清TBA可增高，当乙醇性肝病（包括肝硬化）发生严重的肝损伤时，血清TBA明显增高，而轻、中度损伤增高不明显。另外，血清TBA测定对乙醇性肝病肝细胞损伤诊断的可信度和灵敏度远优于各种酶学检查和半乳糖耐量试验等指标。

2. 胆道梗阻　胆石症、胆道内肿瘤、胆管性肝硬化、新生儿胆汁淤积、妊娠性胆汁淤积等疾病引起肝内、肝外胆管阻塞时胆汁酸排泄受阻，使血清TBA升高。在胆管阻塞的初期，胆汁分泌减少，使血清中的TBA显著增高；肝外阻塞经引流缓解后，血清TBA水平迅速下降，而其他指标则缓慢恢复。同时也多用三羟基胆汁酸/二羟基胆汁酸的比值（主要为CA/CDCA比值）可作为肝胆阻塞性疾病与肝实质细胞性疾病的实验室鉴别指标。当胆道阻塞时，CA/CDCA>1，而肝实质细胞损伤时，CA/CDCA<1。

3. 门脉分流　各种原因引起的门脉分流时，肠道中次级胆汁酸经分流的门脉系统直接进入体循环，使血清TBA升高。肝硬化时，BA不再局限于肠肝循环，导致BA分布异常，血清BA升高并从尿中大量排出。TBA对肝硬化的诊断具有特殊价值，当TBA>30μmol/L时肝硬化可能性很大。

4. 血清胆汁酸异常的程度与肝胆疾病种类的关系　如表20-3所示：

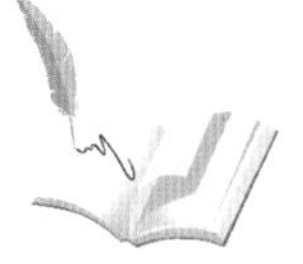

表 20－3　血清胆汁酸异常的程度与肝胆疾病种类的关系

血清胆汁酸轻度增加（10～20μmol/L）	血清胆汁酸中度增加（20～40μmol/L）	血清胆汁酸重度增加（40μmol/L 以上）
急性肝炎（恢复期）	急性肝炎（急性期）	急性肝炎（急性期）
慢性肝炎（非活动期，活动期）	慢性肝炎（活动期）	
肝硬化（代偿期）	肝硬化（代偿期）	肝硬化（代偿期，失代偿期）
肝癌	肝癌	肝癌
体质性黄疸（Gilbert 病 Dubin－Johnson 综合征）		胆汁淤滞性黄疸（肝内、肝外性）重症肝炎

（四）血甘胆酸测定临床应用

甘胆酸检测在诊断肝胆疾病中具有灵敏度高和特异性强等显著优点，可反映肝细胞的受损程度及肝损伤的动态过程，并对肝脏疾病的预后分析提供指导。此外，甘胆酸含量还是反映多种胆道系统疾病、孕妇妊娠期肝内胆汁淤积症、酒精性肝损伤等的重要指标。

三、其他指标测定的临床应用

除以上主要的检测指标外，肝脏疾病诊断时还有一些其他指标。例如原发性胆汁性肝硬化（primary biliary cirrhosis，PBC）时，患者血清中存在针对肝、肾、胃或甲状腺组织的自身抗体。抗线粒体 M_2抗体是一种直接针对线粒体内膜抗原（M_2）的循环抗体，对 PBC 的特异性为 100%；原发性硬化性胆管炎（primary sclerosing cholangitis，PSC）时可检测到抗中性粒细胞胞浆抗体（antineutrophil cytoplasmic antibodies，ANCA）及循环核周抗中性粒细胞胞浆抗体（perinuclear antineutrophil cytoplasmic antibodies，p－ANCAs）。

多种病毒均可导致肝脏损伤，80%～90% 的急、慢性肝炎均由病毒导致，大多数的肝炎均由 A、B、C、D、E 五种肝炎病毒引起。另一些病毒如 EBV、CMV、VZV、HSV、HH6、HIV、腺病毒、埃可病毒等也可导致肝损伤，可通过检测血清学标志物帮助诊断。

四、肝功能检查指标的选择

（一）肝脏功能检查的目的与应用

肝脏功能检查的目的主要是了解肝脏损伤程度、判断肝脏功能状态、寻找肝病的病因和病原、观察病情、监测疗效和评估预后以及健康检查。其主要应用见表 20－4。

表 20－4　肝功能实验的应用

应用类型	内容
疾病诊断	识别肝病存在与否 鉴别诊断　肝肿大、黄疸、腹水、胃肠道出血 检测药物或工业物质对肝脏的毒性
病情监测与评估	识别非肝脏疾病 病情监测（肝炎、肝硬化） 手术耐受性评估

（二）肝功能检查指标的选择与组合原则

理想的肝脏功能的实验室指标要求：敏感性高，特异性强，对不同疾病的选择鉴别较好。任何单项检查项目都很难同时满足上述要求，因此需要合理地进行选择。

选择时应遵循以下原则：①根据检查指标本身的应用价值应尽可能选用相对灵敏和特异的实验项目。②根据肝脏疾病检查的目的选择合理的项目，包括是否存在肝病、肝病的类型、严重程度、治疗监测、预后判断等。③常规检查应选用几项诊断价值高、操作简便、结果可靠、易于标化和检查结果在不同医院互认费用低廉的指标进行组合以反映不同方面的功能（表 20－5）。

表 20－5　肝功能实验基础

类型	内容
反映肝脏合成功能	前清蛋白、清蛋白、胆碱酯酶、凝血因子
反映肝细胞损伤状况	AST、ALT、ALP、GGT、MAO、GLDH、LAP、5′－NT 等
反映肝脏排泄能力	内源性：如胆汁酸、胆红素、氨等；外源性：如吲哚绿、半乳糖、BSP 等
反映肝脏代谢状况	药物、异源性物质、胆固醇、三酰甘油等

小结与展望

肝脏的功能虽然复杂，但是有一定规律可循，相关指标应用也广泛。前述病例中，患者长期嗜酒，出现慢性肝脏损伤伴急性消化道出血症状，患者应该首先到消化科就诊，检测出凝血功能的同时，要进行肝脏功能评价，如通过总蛋白和清蛋白指标评估其肝细胞蛋白质合成功能及目前血中蛋白质的水平，以帮助对病情严重程度进行判断；利用 ALT（ASTm）、AST、LDH 等指标评价肝细胞破坏情况；而 GGT、MAO、LAP、5－NT 等评估肝脏纤维化及是否存在肾脏损伤情况；胆红素、胆汁酸盐和 ALP 的检测将用于评估是否存在肝脏排泄障碍及鉴别黄疸类型、判断严重程度；血氨及支链氨基酸水平判断是否会出现肝昏迷；凝血功能评价是否存在消化道出血危险；当然其他指标如检测感染标志物可以排除病毒感染、AFP 等肿瘤标志物用于排除肿瘤、自身抗体检测协助鉴别自身免疫性肝诊断。

扫码“练一练”

虽然实验室能够提供众多的肝脏功能检测指标，但是实验室指标需要结合临床、形态学（如超声影像、CT 核磁）及功能学相关指标并要动态分析，综合判断。

尽管如此，如何筛选开发新的敏感、特异和可靠的新指标，结合已有指标，形成完整的鉴别诊断和预后判断的实验室指标体系，是我们今后努力的方向。

（涂建成）

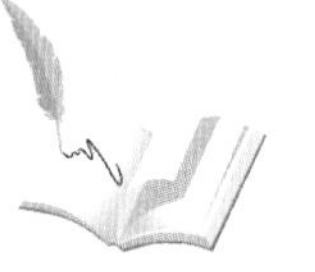

第二十一章　肾脏疾病的生物化学检验

教学目标与要求

掌握　内生肌酐清除试验、血尿素、肌酐、尿酸和尿蛋白质的测定方法与评价。

熟悉　肾脏疾病时血液和尿液中生物化学指标的变化，蛋白尿的病理生理基础，以及肾功能检查及在不同疾病时的选择。

了解　常见的肾小管功能试验及其检测方法和临床应用。

肾脏的主要生理功能是通过泌尿作用来排泄代谢产物，以及调节水、电解质和酸碱平衡，维持机体内环境稳定，同时还具有内分泌功能，参与促进红细胞生成及骨代谢等。肾脏疾病是临床常见病，可导致机体多种生物化学成分的变化。通过体液中生物化学的检验来评估肾脏的功能、肾脏疾病的诊断、病情判断和疗效观察等方面有重要价值。

第一节　肾脏疾病的生物化学变化

扫码“学一学”

血液流经肾小球毛细血管网时，除血细胞和大分子蛋白质外，其他物质均通过肾小球毛细血管网滤过形成原尿。原尿中99%以上的水、几乎全部有用物质（如氨基酸和葡萄糖等）及大部分电解质均被肾小管重吸收，机体代谢废物被排出体外，而肾脏疾病时出现血液和尿液化学物质的明显变化。

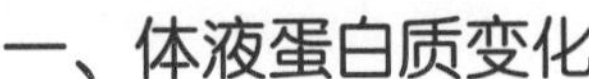

一、体液蛋白质变化

（一）血浆蛋白质变化

各种肾小球疾病时，由于肾小球滤过屏障被破坏，相对分子质量小于40 kD的血浆蛋白质如Alb、TRF、AAG、IgG等被滤出到原尿中，这些蛋白质持续丢失致使血浆蛋白浓度下降。其中血液中含量最高和相对分子质量较小的蛋白质丢失最多。当肾小球滤过屏障损伤较轻时，血浆大分子蛋白质如IgM、AMG、Hp等基本上不被滤过，机体反而代偿性合成增加，以维持血浆胶体渗透压，血清蛋白电泳表现为Alb明显下降，α_2和β_2球蛋白区带却显著增高。而肾小管疾病时，因肾小球滤过膜正常，血浆蛋白质变化不明显。

（二）尿液蛋白质变化

尿蛋白增多是肾脏疾病最常见的临床症状之一。正常情况下24h尿液总蛋白质的排出仅20～150mg，如果尿蛋白持续>150mg/24h，或尿蛋白/肌酐比值>200mg/g cre，即称为蛋白尿。尿蛋白>3.5g/24h，则称为大量蛋白尿。按照病因和病理机制，临床常见的蛋白蛋有肾小球性蛋白尿、肾小管性蛋白尿、混合性蛋白尿、肾后性蛋白尿、溢出性蛋白尿和生理性蛋白尿。

二、血浆非蛋白含氮化合物潴留

肾脏的主要功能是排泄代谢废物，肾小球滤过功能下降时，血浆非蛋白含氮化合物类的代谢废物包括肌酐、尿素、尿酸、氨等滤过减少，血浆中浓度增高，尿液中排泄量相应减少。测定这类物质的血浆浓度可反映肾小球滤过功能。

1. 肌酐　体内肌酐（creatinine，Cr）由肌肉中磷酸肌酸代谢产生，每日生成量稳定。肌酐从肾小球滤过，肾小管不重吸收，基本上没有分泌；但血浆肌酐水平显著增高时近端小管少量排泌。因此是最常用的反映肾小球滤过率下降的指标，其水平与肾小球滤过率（glomerular filtration rate，GFR）呈反比。因肾脏有强大的储备能力和代偿能力，只有当GFR 下降 1/3 ~ 1/2 时才出现血浆肌酐增高。

2. 尿素　尿素（urea）是体内蛋白质的终末代谢产物，可自由滤入原尿，但约 50% 被肾小管重吸收，故在肾小球滤过功能下降时，血浆尿素增高比肌酐更明显，即灵敏度较高。血浆尿素也是反映 GFR 的常用指标，常与血浆肌酐同时测定。但血浆尿素特异性稍差，高蛋白饮食、消化道出血、机体创伤和感染等，均可因尿素合成原料增多使其明显增加。

3. 血浆尿素/肌酐比值　正常人血浆尿素/肌酐比值为 48 ~ 80（两者以 mmol/L 为单位。若两者以 mg/dL 为单位时，尿素氮/肌酐比值为 12 ~ 20）。肾小球滤过率下降时两者均增高，但比值基本不变。肾小管严重损害时两者均可增高，但因肾小管重吸收尿素的能力下降，使该比值下降。肾前性少尿时两者均增高，但由于肾小管功能未受损，此时的低尿流速率使肾小管重吸收尿素增加，致该比值增加。肾后性尿路阻塞时两者均增高而比值不变。消化道出血及其他应激伴有的尿素产生增多时，该比值增加。不同个体包括疾病时摄入蛋白量可相差甚多，可导致尿素/肌酐比值很不一致。

4. 尿酸　临床上血浆尿酸增高除因肾功能下降所致外，主要由多基因异常所致的嘌呤代谢紊乱和尿酸排泄障碍等引起，因此尿酸只作为肾功能障碍的次要指标。低尿酸血症较高尿酸血症少见，多数是继发于其他基础疾病，如使得嘌呤合成减少的严重肝脏疾病及黄嘌呤活性降低的疾病中，除此之外，肾小管重吸收问题如范尼科综合征或者获得性疾病。

三、电解质和酸碱平衡紊乱

（一）电解质平衡紊乱

1. 钠（Na^+）平衡紊乱　肾衰竭时主要为低钠血症，多数为水过多引起的稀释性低钠血症。急性肾衰竭多尿期间，由于大量 Na^+ 排泄亦可导致缺钠性低钠血症为真性低钠血症。肾脏疾病时高钠血症少见。

2. 钾（K^+）平衡紊乱

（1）高钾血症　在急性肾衰竭（acute renal failure，ARF）患者中非常多见，除肾排泄钾减少外，酸中毒、组织分解过快也是主要原因。在严重创伤、烧伤等所致横纹肌溶解引起的 ARF，因组织分解使钾大量释放到细胞外液，有时每日血钾上升 1.0 ~ 2.0mmol/L 以上。在慢性肾衰竭（chronic renal failure，CRF）患者，当 GFR 降至 20 ~ 25ml/min 或更低时，肾排钾能力逐渐下降，易于出现高钾血症，尤其当钾摄入过多、酸中毒、感染、创伤、消化道出血等情况时更易发生。

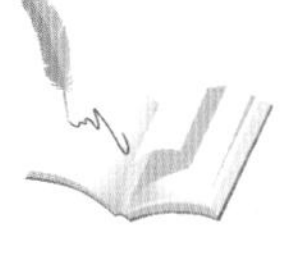

（2）低钾血症　ARF 多尿期，尿量超过 1000ml/24h 时，由于肾小管功能尚未健全，使

大量 K^+ 随尿排出，如补充不足，可发生低钾血症。低钾血症也是Ⅰ型和Ⅱ型肾小管性酸中毒的常见表现。

3. 钙、磷和镁平衡紊乱 CRF 时可表现为体内钙缺乏和磷过多。钙缺乏主要与钙摄入不足、活性维生素 D 缺乏、高磷血症、代谢性酸中毒等有关，明显钙缺乏时可出现低钙血症。体内磷主要由肾排泄，GFR 下降使其由尿排出减少，血磷逐渐升高。血磷浓度高会抑制近曲小管产生 1，25－$(OH)_2D_3$，刺激甲状旁腺激素（PTH）分泌。在 CRF 早期，血钙、磷仍能维持在正常范围，只有在中、晚期（GFR＜20mL/min）时才会出现高磷血症，而由于高 PTH 使骨钙释放，虽低钙血症出现更晚，但因骨钙缺失，可发生明显的肾性骨营养不良。ARF 时可有低钙血症和高磷血症，但远不如 CRF 时明显。当 GFR＜20ml/min 时，由于肾排镁减少，常有轻度高镁血症。

（二）酸碱平衡紊乱

肾脏疾病的酸碱平衡紊乱主要表现为肾性代谢性酸中毒。肾衰竭患者 GFR 降低至＜25ml/min 时，体内酸性代谢产物如磷酸、硫酸等因肾排泄障碍而潴留，可发生正氯性高阴离子间隙性代谢性酸中毒。肾小管酸中毒患者，由于远端肾小管上皮细胞泌 H^+ 入管腔障碍，或近端肾小管 HCO_3^- 重吸收障碍，可引起高氯性正常阴离子间隙性代谢性酸中毒。在部分轻中度 CRF（GFR ＞25ml/min）患者中，由于肾小管功能障碍，也可出现肾小管性酸中毒。

第二节 肾脏疾病生物化学指标的测定与评价

一、肾脏疾病常用生物化学指标的测定与评价

肾脏疾病的临床实验室检查项目包括尿液检查、肾功能检查、肾脏免疫学检查等。其中生物化学检测项目包括检测血或（和）尿中的蛋白质及其非蛋白质含氮化合物、酶、水、电解质和酸碱平衡等。本章节主要介绍尿素、肌酐、尿酸及尿液蛋白质的检测方法。

（一）尿素测定

1. 方法概述 血中尿素检测方法通常分为两大类：直接化学法和尿素酶法。直接法包括二乙酰一肟法、邻苯二甲醛比色法及二苯吡喃醇比浊法。酶法包括酶偶联法、酚－次氯酸盐显色法和纳氏试剂显色法。

2. 测定原理

（1）尿素酶偶联速率法 尿素经脲酶催化生成氨和二氧化碳，在谷氨酸脱氢酶（glutamate dehydrogenase，GLDH）的催化下，氨与 α－酮戊二酸及还原性辅酶Ⅰ（NADH）反应生成谷氨酸及 NAD^+。在 340nm 处 NADH 吸光度的下降率与待测样品中尿素的含量成正比。反应式如下：

$$\text{尿素} + H_2O \xrightarrow{\text{脲酶}} 2NH_4^+ + CO_2$$

$$NH_4^+ + \alpha-\text{酮戊二酸} + NADH + H^+ \xrightarrow{GLDH} \text{谷氨酸} + NAD^+ + H_2O$$

（2）二乙酰一肟法 血清尿素在强酸加热的条件下，生成粉红色的二嗪类化合物（Fearon 反应），在 540nm 比色，其颜色深浅与血尿中的尿素含量成正比。反应式如下：

$$二乙酰一肟 + H_2O \xrightarrow{H^+} 二乙酰 + 羟胺$$

$$二乙酰 + 尿素 \xrightarrow{H^+,加热} 二嗪化合物(粉红色)$$

3. 方法学评价

（1）尿素酶偶联速率法　准确性高，线性范围宽，且自动化程度高。①试剂空白吸光度应大于1.0，试剂浑浊或试剂空白吸光度低于1.0时不宜使用。②各种器材和去离子水应无氨污染。③氟化钠抗凝血浆可导致检测结果偏低。④采用两点速率能较好地消除内源性氨的干扰，采用液体型双试剂有利于试剂的稳定性。⑤血红蛋白对检测有一定影响，应避免标本溶血。

（2）二乙酰一肟法　试剂单一、方法简单、灵敏度高，但试剂具有毒性和腐蚀性，且不宜自动化，线性范围较窄、特异度不高。

（二）肌酐测定

1. 方法概述　最常用的检测方法有酶法及化学法，除此之外还包括高效液相色谱法、拉曼散射法、质谱法等。化学法最常用的是碱性苦味酸法，酶法主要包括肌氨酸氧化酶、肌酐偶联肌氨酸氧化酶法和肌酐亚胺水解酶法。要求采样前3天禁食肉类食物，避免剧烈运动。

2. 测定原理

（1）碱性苦味酸法　即Jaffe反应法，肌酐有酮式及烯醇式两种，在碱性条件下以烯醇式肌酐形式存在，与碱性苦味酸反应生成红色复合物，在500～520nm处有吸收。反应式如下：

$$肌酐 + 苦味酸 \xrightarrow{碱性条件} 肌酐 - 苦味酸加成物(红色)$$

（2）亚胺水解酶法　肌酐亚胺水解酶（CDI）水解肌酐产生甲内酰脲和氨。在谷氨酸脱氢酶（GLDH）和还原型辅酶Ⅱ（NADPH）的催化下，α 酮戊二酸与氨反应生成谷氨酸，NADPH被还原成$NADP^+$，在340nm处检测NADPH的下降速率，从而计算出肌酐浓度。

$$肌酐 \xrightarrow{CDI} 甲内酰脲 + 氨$$

$$氨 + \alpha - 酮戊二酸 + NADPH \xrightarrow{GLDH} 谷氨酸 + NADP^+$$

3. 方法学评价

（1）碱性苦味酸法　①血清中常存在假肌酐影响检测结果，如蛋白质、葡萄糖、抗坏血酸、α－丙酮酸及丙酮酸等，这些干扰物检测结果的影响程度取决于准确的反应条件的选择，通常采用初始速率法。②在氢氧化钠的作用下胆红素转化为620nm有较强吸收峰的胆绿素，从而使检测结果偏低甚至出现负值。③红细胞中存在大量的假肌酐，为避免检测误差应避免溶血。④质量差的苦味酸空白试剂吸光度偏高，影响测定结果的准确度。氢氧化钠的用量及浓度对显色反应有影响，显色时氢氧化钠浓度高假肌酐显色增加，结果偏高。氢氧化钠浓度低，与肌酐显色减少，结果偏低。因此试剂严格保持恒温及拧紧试剂瓶盖，防止氢氧化钠在空气中被酸化。

（2）肌酐亚胺水解酶法　该方法自动化程度高，但是存在内源性干扰物如氨、葡萄糖、氨基酸等。同时该方法试剂盒中CDI存在特异性，能非特异性水解胞嘧啶使结果偏高。

（三）尿酸测定

1. 方法概述　测定方法包括磷钨酸还原法和尿酸酶法，由于磷钨酸还原法步骤繁杂，影响因素多而不再适应，临床检测以尿酸酶法为主。另外，较为先进的方法有高压液相层析法和质谱法。

2. 测定原理 尿酸在尿酸酶催化下，氧化生成尿囊素、二氧化碳和过氧化氢，过氧化氢与3，5－二氯－2－羟苯磺酸（DHBS）和4－氨基安替比林（4－AAP）在过氧化物酶催化下，生成醌亚胺化合物，波长520nm处进行比色，吸光度值与尿酸浓度成正比。反应式如下：

$$\text{尿酸} + O_2 + H_2O \xrightarrow{\text{尿酸酶}} \text{尿囊素} + H_2O_2$$

$$2H_2O_2 + 4-AAP + DHBS \xrightarrow{\text{过氧化物酶}} \text{醌亚胺化合物} + H_2O$$

注：4－AAP＝4－氨基安替吡啉；DHBS＝3，5－二氯－2－羟基苯磺酸钠

3. 方法学评价 由于血清中尿酸浓度较低，一些还原性物质如抗坏血酸和胆红素可对尿酸测定产生比较明显的负干扰，可在样本中加入抗坏血酸氧化酶消除抗坏血酸的干扰；对于高胆红素标本，可采用加入亚铁氰化钾对胆红素进行氧化处理消除这种负干扰。

（四）中性粒细胞明胶酶相关载脂蛋白测定

1. 方法概述 中性粒细胞明胶酶相关载脂蛋白（NGAL）常用的检测方法为酶联免疫法（ELISA）和粒子增强免疫比浊法。

2. 酶联免疫法 ELISA 测定原理预先包被人 NGAL 抗体，样品和生物素标记人 NGAL 抗体先后加入酶标板孔反应，经 PBS 洗涤，随后加入过氧化物酶标记的亲和素反应，经过 PBS 彻底洗涤后用底物 TMB 显色。TMB 在过氧化物酶的催化下转化成蓝色，并在酸的作用下转化成最终的黄色，颜色的深浅和样品中的 NGAL 呈正相关。

方法学评价 该方法的检测范围达1000pg/ml，敏感性：＜3pg/ml，特异性：其他因子无交叉反应。

3. 粒子增强免疫比浊法

检测原理 待测样本中中性粒细胞明胶酶相关载脂蛋白（NGAL）与试剂中包被于聚苯乙烯粒子上的 NGAL 抗体结合，形成不溶性免疫复合物，该免疫复合物由于包被的聚苯乙烯粒子而使浊度进一步放大，在 NGAL 抗体足量的情况下，其浊度与样本中 NGAL 含量成成一定比例关系，与相同条件下操作的校准品比较，通过剂量/反应曲线求出样本中 NGAL 的含量。

方法学评价 准确度：回收率在85%～115%范围内。精密度：重复性 CV＜8%，批间差异＜15%；样本中胆红素＜600mg/L，甘油三酯＜15mmol/L，血红蛋白＜5g/L，Vc＜600mg/L 对测定结果的影响可忽略。

（五）尿中蛋白质的测定

健康成人尿中可含有少量蛋白质，一般不超过150mg/24h，青少年可略高，其上限为300mg/24h。常规尿蛋白定性实验呈阴性，若尿蛋白持续＞100mg/L 或＞15mg/24h，尿蛋白定性呈阳性称蛋白尿。主要的尿蛋白包括清蛋白（也称白蛋白）、转铁蛋白（transferrin，TRF）、IgG、IgM、IgA、C_3和 α_2－巨球蛋白。

1. 尿总蛋白的定性和定量检查

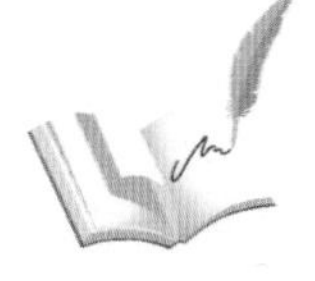

（1）方法概述 传统的尿蛋白检测方法有免疫扩散、免疫电泳、免疫比浊、放射免疫、ELISA 等。一些高效检测技术（如高效液相层析、毛细管电泳、质谱等）由于仪器昂贵、

检测复杂而难以在临床得到推广。近年来，生物传感器技术得到迅速发展，一些新型生物芯片，如生物电子芯片、毛细管电泳或层析芯片、PCR 芯片等应运而生。这些生物传感器具有高特异性、高灵敏度、高效率、小型简便等特点，已经成为生物医学领域的新工具。临床尿蛋白定性用试带法，定量检测主要采用邻苯三酚红比色法。

（2）测定原理　①指示剂蛋白误差法：模块中含溴酚蓝（pH 2.8～4.6）、柠檬酸缓冲系统和表面活性剂。在一定的条件下（pH 3.2）溴酚蓝产生阴离子，与阳离子的蛋白质结合发生颜色变化，其深浅程度与蛋白质含量成正比。②邻苯三酚红比色：邻苯三酚红在酸性条件下与蛋白质相结合，生成蓝紫色络合物，在 600nm 处有最大吸收峰，其颜色与尿蛋白浓度成正比。

（3）方法学评价　①指示剂蛋白误差法：尿标本必须新鲜，变质尿、过酸过碱尿都会影响结果。本法仅对清蛋白敏感，对球蛋白的敏感性仅为清蛋白的 1/50～1/100。多种药物可致假阳性、假阴性，应予注意。②邻苯三酚红比色：该法简便、快速，是肾脏疾病诊断的初筛实验。24h 尿蛋白定量更能准确地反应每天排泄的尿蛋白量，通过尿蛋白定量分为：轻度蛋白尿（<1g/d），中度蛋白尿（1～3.5g/d）和重度蛋白尿（>3.5g/d）。若收集 24h 尿存在困难，可用随机尿样的尿蛋白/肌酐比值方法替代 24h 尿蛋白定量检测，两者有较好的相关性，且方便易行。

2. 尿蛋白电泳

（1）方法概述　常采用琼脂糖凝胶、多次点样、使用高灵敏度蛋白染色剂考马斯亮蓝等进行，只能按电荷密度分离蛋白质，至少能分离出 Alb、α_1、α_2、β_1、β_2 和 γ－球蛋白六个以上区带，能初步判断蛋白尿类型。

（2）测定原理　各种蛋白质都有其特有的等电点，在高于其等电点 pH 的缓冲液中，将形成带负电荷的质点，在电场中向正极泳动，在同一条件下，不同蛋白质带电荷有差异，分子量大小也不同，所以泳动速度不同。

（3）方法学评价　十二烷基磺酸钠聚丙烯酰胺凝胶电泳（SDS－PAGE）或 SDS－琼脂糖凝胶电泳（SDS－AGE）能将尿蛋白按相对分子质量大小进行分离，更好地确定肾小球性蛋白尿及其选择性和非选择性、肾小管性蛋白尿、混合性蛋白尿、溢出性蛋白尿等。

3. 尿微量清蛋白及免疫球蛋白测定

（1）方法概述　早期多采用免疫电泳及免疫扩散法，但由于操作繁琐，灵敏度低，精密度差，现已被淘汰。目前主要采用放射免疫法、时间分辨荧光法和免疫比浊法或胶乳增强免疫比浊法。

（2）测定原理　当清蛋白与抗清蛋白抗体在特殊稀释系统中反应，形成的免疫复合物在促聚剂（聚乙二醇等）的作用下，自液相析出，使反应液出现浊度。当抗体浓度固定时，形成的免疫复合物的量与样品中清蛋白量成正比。

（3）方法学评价　操作简便、灵敏度高、精确度高、稳定性好、测定时间快，可应用于仪器自动分析。

4. α_1－微球蛋白

（1）方法概述　早期通过观察沉淀物形成，凝集及溶血现象发生来分析，如免疫扩散、免疫电泳、血凝试验、补体结合等，但反应时间长，灵敏度低。目前常用的检测方法是胶乳增强免疫比浊法。

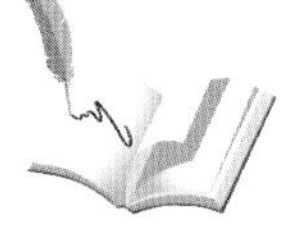

（2）测定原理　样本中的 α_1－mG 与表面包被有 α_1－mG 抗体的乳胶颗粒结合后，使

相邻的乳胶颗粒彼此交联，发生凝集反应产生浊度。该浊度与样本中的 α_1 - mG 浓度成正比。

（3）方法学评价　抗原或抗体量大大过剩，可出现可溶性复合物，造成误差。易受到脂血的影响。

5. β_2 - 微球蛋白

（1）方法概述　测定方法很多，包括放射免疫分析法（RIA）、酶联免疫吸附分析法、时间分辨荧光免疫分析法、免疫透射比浊法、免疫散射比浊法、胶乳增强免疫比浊法等，目前常用的是胶乳增强免疫比浊法。

（2）测定原理　样本中的 β_2 - mG 与表面包被有 β_2 - mG 抗体的乳胶颗粒结合后，使相邻的乳胶颗粒彼此交联，发生凝集反应产生浊度。该浊度与样本中的 β_2 - mG 浓度成正比。

（3）方法学评价　易受到脂血的影响。尿液中 β_2 - mG 的稳定性受 pH 的影响，酸性尿特别是 pH 5.2 以下极易分解，因而取得随机尿标本后，需用 1mol/L NaOH 调至 pH 7.0 ~ 7.5，测定前要离心沉淀，以避免受沉淀物干扰。

6. 视黄醇结合蛋白

（1）方法概述　有放射免疫扩散、胶乳增强免疫比浊法、免疫电泳、酶联免疫吸附和放射免疫分析，但其中灵敏度高、实用性强的是胶乳增强免疫比浊法和 ELISA 法。

（2）测定原理　采用羊抗人 RBP 特异性抗体，与血清中 RBP 结合成抗原抗体免疫复合物，使反应液产生一定浊度，该浊度的高低在一定量抗体存在时与 RBP 的含量呈正比。

（3）方法学评价　方法简便快速、灵敏可靠，适用于自动生化分析仪，但溶血和乳糜血会影响测定。

（六）尿 NAG 酶的测定

1. 方法概述　尿 NAG 的测定底物很多，主要有 4 - 甲基伞形酮基乙酰氨基葡萄糖苷（4MU - NAG）、对硝基苯基 - NAG（PNP - NAG）、间甲氧基硝基乙烯基 - NAG（MNP - NAG）和间甲酚紫 - NAG（MCP - NAG）等。

2. 测定原理　NAG 水解 2 - 甲氧基 - 4（2′ - 硝基） - 苯基 2 - 乙酰氨 - 2 - 去氧 - β - D - 氨基葡萄糖（MNP - G1cNAc）为 2 - 甲氧基 - 4（2′ - 硝基） - 苯酚。在碱性溶液中 505nm 波长处比色测定，其变化程度与样本中的 NAG 活性成正比。

3. 方法学评价　4 - 甲基伞形酮基乙酰氨基葡萄糖苷（4MU - NAG），为荧光法，该法灵敏度高，合成工艺成熟，是多用的参考方法，但需荧光分光光度计，不能普遍应用。对硝基苯基 - NAG（PNP - NAG），应用最久，目前许多厂家生产的试剂盒多属此种，缺点是酶水解产生的色团 PNP 呈色域（λ_{max} = 400nm）易受尿中色素的干扰，需每份样品都作空白而且必须碱化呈色，使操作复杂化，工效低，成本高，还只能做终点法。间甲氧基硝基乙烯基 - NAG（MNP - NAG），该法底物难溶于水，且色团 MNP 在碱性液中极易褪色。间甲酚紫 - NAG（MCP - NAG），该法底物为钠盐可溶于水，但该底物极易自动水解，可使试剂空白超过 0.2ABS，稳定性差，不方便使用，而且也只能做终点法。

二、肾小球滤过功能试验与评价

（一）肾小球滤过功能试验

肾清除是指当血液流经肾时，血浆中的物质通过肾小球滤过和（或）肾小管转运而排出体外的过程。检测肾清除物质能力的方法称肾清除功能试验（renal clearance test），以肾清除率（clearance，C）表示。

1. 肾清除率　肾清除率是指肾在单位时间内（min）将某物质（X）从血浆中全部清除并由尿排出时被处理的血浆量（ml），包括流经肾小球和（或）肾小管的血浆量。因为某物质单位时间从血浆中被清除的总量＝某物质单位时间从尿中排出的总量，即 $C_x \times P_x = U_x \times V$，推导出肾清除率的公式为：

$$C_x = (U_x \times V) / P_x$$

式中，C_x 为某物质清除率（ml/min）；V 为每分钟尿量（ml/min）；U_x 为尿中某物质的浓度（mmol/L）；P_x 为血浆中某物质的浓度（mmol/L）。

扫码“看一看”

肾清除率受个体的高矮、胖瘦等影响，无法用同一个参考区间来判断某个体的检测结果是否异常，可将个体检测结果以标准体表面积 1.73m² 进行标准化。

标准化的肾清除率：$C_x = [(U_x \times V) / P_x] \times (1.73/A)$

个体体表面积（A）：$\lg A\ (m^2) = 0.425\lg$［体重（kg）］$+0.725\lg$［身高（cm）］-2.144

2. 内生肌酐清除率　内生肌酐清除率（endogenous creatinine clearance，Ccr）指肾在单位时间内（min）将肌酐从血浆中全部清除而由尿排出时被处理的血浆量（ml）。因为肌酐由肾小球滤过，肾小管基本上不分泌，因此 Ccr 可反映肾小球滤过功能。若肾小球滤过功能下降，则对肌酐清除能力下降，Ccr 下降。通常收集 24h 尿液并计算每分钟尿量，同时测定血清和尿液肌酐浓度，按肾清除值公式计算 Ccr：

$$\text{Ccr (ml/min)} = \frac{Ucr \times V}{P_{cr}} \times \frac{1.73}{A}$$

3. 估算肾小球滤过率　单位时间内两肾生成原尿的量称为肾小球滤过率（GFR）。GFR 测量方法：金标准是菊粉肾脏清除率，但操作繁琐；替代方法包括外源性物质清除率，如碘海醇清除率、碘酞酸盐清除率等，但测量不方便，不易常规化；临床上常用的是内源性肌酐清除率，但需要留 24 小时尿，尿量测量常不准确，而且肾小管能排泌部分肌酐，故肌酐清除率高估了 GFR。只检测肌酐和胱抑素 C 比较方便，也能反映 GFR，但无法直接报告出一个 GFR 值，因此，临床医生需要一个简单、便捷的获得 GFR 的方法（图 21－1）。

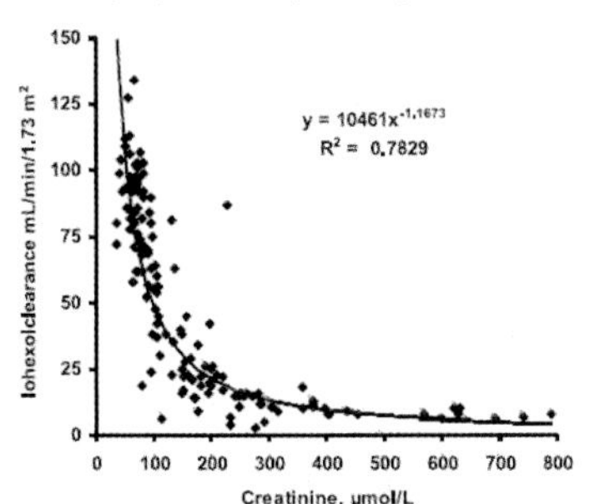

Correlation between creatinine and iohexol clearance in 160 patient samples.

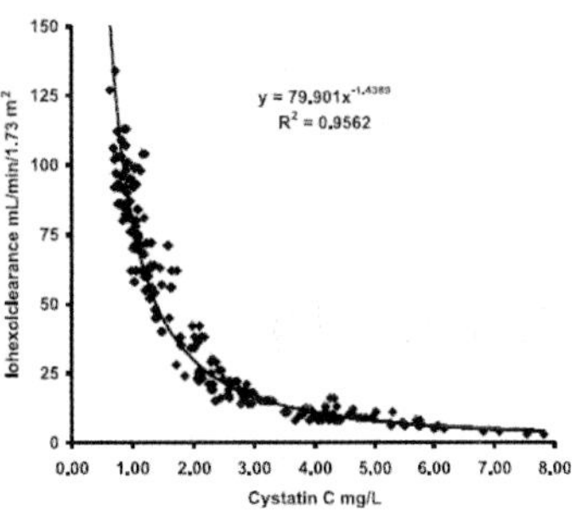

Correlation between cystatin C and iohexol clearance in 160 patient samples.

图 21－1　肌酐/胱抑素 C 与 GFR 的关系

用数学公式拟合二者之间的关系，即可从肌酐/胱抑素 C 测定值计算出 GFR，即 eGFR。

采用血清肌酐/胱抑素 C 浓度，结合患者年龄、性别、身高、体重、种族等因素，可计算出估算肾小球滤过率（estimated glomerular filtration rate，eGFR），该值评估肾小球滤过功能的敏感性优于 Cr，准确性接近 Ccr。常用计算公式有：MDRD 公式、Cockcroft－Gault 公式（或 CG 公式）和 CKD－EPI 公式。

以上公式用于估算成人 GFR，MDRD 公式不需要患者体重和身高资料，计算简便，在 GFR＜60mL/（min·1. 73m^2）时比 Cockcroft－Gault 公式更准确。但此方程不适用于老年人、儿童、肥胖、水肿、肌肉减少及怀孕患者。MDRD 公式近年来认为其 eGFR 并不十分准确，临床常规中仍以 Ccr 为好。用肌酐计算公式计算出的肌酐值不适用急性肾损伤患者，因为急性肾损伤时血清肌酐浓度迅速下降，同时计算公式可能不太适用于对于肌肉量及 BMI 异常者，将来结合血浆胱抑素 C 评估 GFR 可能更适合。

临床检测报告可能同时出现 SCr、CysC 和 CCr，基于 SCr 的 eGFR（$eGFR_{SCr}$），基于 CysC 的 eGFR（$eGFR_{Cys}$），以及基于 SCr 和 CysC 的 eGFR（$eGFR_{SCr+CysC}$）等，可能会出现结果互相矛盾的现象。临床应用应注意。

4. 血胱抑素 C

（1）方法概述　血浆中胱抑素 C 含量很低，对检测方法的灵敏度及特异度有较高的要求，测定方法主要有放射免疫测定法、荧光免疫测定法、时间分辨荧光免疫测定法、酶联免疫法及乳胶颗粒增强免疫比浊法等。

（2）测定原理　样本中的胱抑素 C 与表面包被有胱抑素 C 抗体的乳胶颗粒结合后，使相邻的乳胶颗粒彼此交联，发生凝集反应产生浊度。该浊度与样本中的胱抑素 C 浓度成正比。MDRD 计算公式如下：

$$GFR = 84.69 \times Cystatin\ C - 1.680\ (女性：0.948)$$

（3）方法学评价　该方法总 CV＜2.0%，线性范围可达 0.6～2.5 mg/L，对溶血、黄疸、脂血对测定结果影响小。需要注意的是试剂开瓶后的均一性。

三、肾小管功能试验与评价

肾小管的功能试验包括重吸收功能试验和排泄功能试验。评估近端肾小管功能的方法有很多，包括肾小管葡萄糖最高重吸收量测定、肾小管酚红排泄试验、对氨基马尿酸最大排泄率试验等，因均需外源性物质注射、操作繁琐等，临床较少采用。尿钠排泄量和滤过钠排泄分数也可反映近端肾小管重吸收功能，该指标较易检测。评估远曲小管和集合管功能常采用尿液浓缩稀释试验。

1. 肾小管重吸收功能检查　包括尿中某物质（β_2－MG、脲酶、葡萄糖、氨基酸、钠等）排出量的测定、重吸收率测定、排泄分数测定和最大重吸收量测定等四类。重吸收率（TRS）指某物质的重吸收量占肾小球滤过总量的比率。

（1）尿钠排出量和滤过钠排泄分数　尿钠排出量多少取决于其滤过量和肾小管重吸收量的变化，滤过钠排泄分数（filtration sodium excretion fraction，FeNa）指尿钠排出部分占肾小球滤过钠总量的比率，尿 Na^+ 和 FeNa 均能反映肾小管重吸收功能，其计算公式如下：

$$FeNa\ (\%) = 尿钠排出量/滤过钠总量 = [(尿钠/血钠)/(尿肌酐/血肌酐)] \times 100$$

正常人尿钠浓度为 40～200mmol/L，FeNa 为 1～2。以尿钠浓度表示肾小管功能状况只有参考价值，FeNa 则有更好的鉴别诊断价值：FeNa 可作为估计肾小管坏死程度的指标，肾前性急肾衰竭因肾小管对钠的重吸收相对增高，使尿钠排出减少，故尿钠浓度 <20mmol/L，FeNa <1；若尿钠为 20～40mol/L，则表明患者正在由肾前性氮质血症向急性肾衰发展；急性肾衰时，肾小管功能受损，不能很好地重吸收钠，故尿钠浓度 >40mmol/L，FeNa >1；急性肾小管坏死时肾小管不能重吸收 Na^+，尿 Na^+ 排出明显增多，故尿钠浓度 >40mmol/L，FeNa >2。

（2）肾小管葡萄糖最高重吸收率　肾小管葡萄糖最高重吸收率（tubular maximal glucose reabsorption capacity，TmG）在正常人尿糖为阴性，当静脉输注葡萄糖直至重吸收极限时，尿糖阳性。用单位时间内自肾小球滤除的葡萄糖量减去同一单位时间内尿中出现的葡萄糖量即可得出 TmG 值。计算公式如下：

$$TmG = 肾小球滤液中葡萄糖总量 - 尿液中葡萄糖总量 = P_G Cin - U_G V$$

2. 尿液浓缩稀释试验　尿渗量（urine osmolality，Uosm）指溶解在尿液中具有渗透作用的全部溶质微粒总数量（含分子和离子）。尿相对密度易受溶质微粒大小和性质的影响，如蛋白质、葡萄糖等大分子微粒均可使尿比重显著增高，尿比重只作初筛试验。Uosm 则更能反映肾浓缩和稀释能力。尿渗量/血浆渗量比值（Uosm/Posm）可以直接反映尿中溶质浓缩的倍数，肾小管重吸收水的能力越强，Uosm/Posm 越大，Uosm 下降和 Uosm/Posm 变小，反映肾小管浓缩功能减退。

渗量溶质清除率（osmotic clearance，Cosm）表示单位时间内肾能将多少血浆中的渗透性溶质清除出去。Cosm 降低，说明远端肾小管清除渗透性溶质能力降低。Cosm 比尿渗量更能准确地反映肾浓缩功能。

自由水清除率（free water clearance，C_{H2O}）是指单位时间从血浆中清除到尿中不含溶质的水量。C_{H_2O}是判断远端肾小管浓缩与稀释功能的灵敏指标，常用于急性肾衰竭的早期诊断和病情观察。C_{H_2O}持续等于或接近于 0 则表示肾不能浓缩和稀释尿液，排等渗尿，是肾功能严重损害的表现。

3. 肾小管酸中毒的评估　远端肾小管酸中毒常由肾小管上皮细胞泌 H^+ 入管腔障碍引起，少见的原因是醛固酮分泌减少（部分患者可能与肾实质病变致肾素合成障碍有关）或远端肾小管对醛固酮反应减弱，导致肾小管 Na^+ 重吸收及 H^+、K^+ 排泌受损。近端肾小管酸中毒主要表现为 HCO_3^- 重吸收障碍。肾小管酸中毒的评估可以选用 HCO_3^- 重吸收（负荷）试验和氯化铵负荷（酸负荷）试验。

第三节　肾脏疾病生物化学指标的临床应用

肾脏疾病是临床常见病、多发病，种类较多，病因、发病机制也各有不同。因此，只有充分了解肾脏疾病和肾功能检查指标的特性，才能合理应用实验室检测指标，发挥其在肾脏疾病诊断、疗效评估等方面的作用。

临床实验室肾功能检查项目较多，应根据所评估肾功能区域进行项目的选择，肾小球功能包括滤过功能和屏障功能，滤过功能主要是对肾脏清除率进行检测，而屏障功能是对尿蛋白进行检测。肾小管功能的评估包括近端、远端的评估。近端小管主要是重吸收及排泄功能，远端小管则是选择电解质平衡指标如尿比重及尿渗量等和酸碱平衡指标如尿 pH 测定等。

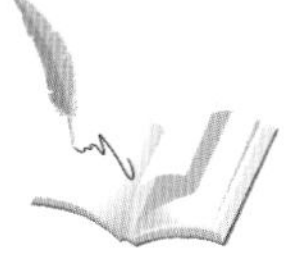

肾功能检测指标的临床评估包括三个方面：尿液常规及沉渣检查；肾小球功能及损伤检查；肾小管功能及损伤检查。根据前述内容，选择相应组合对疾病进行准确的评估和诊断很有必要。

一、血清尿素的临床应用

血清尿素浓度受多种因素的影响，分生理性和病理性因素两个方面。①生理性因素：高蛋白饮食引起血清尿素浓度和尿液中排出量显著升高。血清尿素浓度男性比女性平均高0.3～0.5mmol/L。成人日间生理变动平均为0.63mmol/L。妊娠妇女由于血容量增加，尿素浓度比非孕妇低。②病理性因素：有肾性因素和非肾性因素。血液尿素增加的原因可分为肾前性、肾性和肾后性三个方面。

1. 肾前性因素 最重要的原因是失水，如严重脱水、大量腹水、心脏循环功能衰竭等导致有效血容量减少，使肾血流量减少，尿量减少，肾小球滤过率减低，血液中尿素升高，称为肾前性氮质血症。

2. 肾性因素 急性肾小球肾炎、肾病晚期、肾衰竭、慢性肾盂肾炎及中毒性肾炎都可出现血液中尿素含量增高。血清尿素不能作为早期肾功能的指标，但对慢性肾功能衰竭，尤其是尿毒症患者，血尿尿素的增高程度通常与疾病严重程度一致，为尿毒症的诊断指标之一。

3. 肾后性因素 前列腺肿大、尿路结石、尿道狭窄、膀胱肿瘤致使尿道受压等能使尿路阻塞的疾病，均引起血液中尿素含量增加。

血尿素减少较少见，在严重肝病如肝炎合并广泛肝坏死时可出现尿素减少。

二、血清肌酐的临床应用

血清肌酐增高可见于：甲状腺功能亢进、巨人症或肢端肥大症等及引起肾小球滤过率减低的疾病。在严格控制外源性肌酐时，血清肌酐浓度主要取决于GFR，更能反映肾实质性小球功能损害，虽然灵敏度较低（肾小球滤过率下降50%时，血浆中肌酐浓度才升高），但是检测简便，是临床上常用的肾功能检测指标。

在肾功能不全代偿期，肌酐可不增高或轻度增高，失代偿期时肌酐中度增高，肾小球滤过率下降超过25%时血清肌酐会急剧增高，因此可作为诊断尿毒症指标之一。肾功能完全丧失（例如急性肾衰竭）时血清肌酐每日增加88.4～265.2μmol/L，如小于此范围，说明尚有残余功能性肾单位，反之说明骨骼肌溶解。

血浆肌酐浓度下降常见于消瘦、肌肉萎缩、白血病、肝功能异常和妊娠等。

三、血清尿酸的临床应用

临床检测UA浓度主要用于痛风诊断，关节炎鉴别及肾功能评价。

高尿酸血症常见的原因有：①原发性：核酸代谢增强性疾病或嘌呤排泄减少。②继发性：包括各种类型的急慢性肾脏疾病；利尿剂或酒精中毒等；糖尿病、肥胖等引起的酮症酸中毒或乳酸性中毒；肿瘤增殖或化疗等。尿酸水溶解度较低，如果长期的高尿酸血症或UA≥650μmol/L时。各种原因所致的肾小管重吸收尿酸障碍及肝功能严重损害时血浆尿酸减低。

四、尿蛋白的临床应用

尿蛋白阳性或增高可见于病理性蛋白尿，通过定量分析可对疾病的严重程度进行初步评估：轻度蛋白尿（<1g/d）、中度蛋白尿（1~3.5g/d）、重度蛋白尿>3.5g/d。尿蛋白电泳可了解分子量及蛋白尿种类，可估计尿蛋白的选择性和鉴别肾脏病变部位。中分子以上的蛋白尿，多见于肾小球病变；中分子以下的蛋白尿，常见于肾小管病变；而混合性蛋白尿则多见于肾小球与肾小管同时有病变。

正常情况下，肾小球滤过膜对血浆蛋白能否通过具有一定的选择性。当肾脏疾病较轻时，尿中仅有少量的小分子蛋白质，以清蛋白为主，称为选择性蛋白尿。当肾脏疾病较重时，除清蛋白以外，尿中还有大量大分子蛋白质排出，称为非选择性蛋白尿。目前临床上多采用尿 IgG 和尿 TRF 的清除率比值作为尿蛋白选择性指数（selective proteinuria index，SPI），SPI =（尿 IgG/血 IgG）/（尿 Tf/血 Tf）。SPI≤0.1 为高度选择性蛋白尿，肾小球损害较轻，如肾病综合征、肾小球肾炎早期等。SPI>0.2 为非选择性蛋白尿，表明肾小球损害较重，如急性肾炎、糖尿病肾病等。IgG 和 Tf 均为内源性蛋白，肾小球滤过增加时肾小管的重吸收和分解亦明显增加，且两种蛋白在血液中所带的电荷量不同，因而该法判断肾小球选择性的准确性欠佳，临床较少应用。

持续性大量蛋白尿本身可导致肾小球高滤过、加重肾小管间质损伤、促进肾小球硬化，是影响肾小球疾病预后的重要因素。

五、胱抑素 C 的临床应用

CysC 可自由透过肾小球滤过膜，在近曲小管全部重吸收并迅速代谢分解，因而能反映 GFR。血浆 CysC 浓度不受炎症、感染、肿瘤及肝功能等影响，与性别、饮食、体表面积、肌肉量无关，所以是反映 GFR 变化较为理想的内源性标志物，且敏感性高于血浆 Cr，与 GFR 呈良好的线性关系，可用于评估早期肾小球滤过功能下降。

血浆 CysC 浓度在评估糖尿病肾脏滤过功能早期损伤、高血压肾功能损害早期损害、肾移植患者肾功能恢复情况、血透患者肾功能变化情况、老年人肾功能改变、儿科肾病的诊断等有重要意义。

六、β_2-微球蛋白的临床应用

β_2-微球蛋白主要由淋巴细胞和肿瘤细胞产生的一种相对分子质量 11.8kD 的小分子球蛋白，可从肾小球自由滤过，约 99.9% 被近端肾小管上皮细胞重吸收并分解，正常情况下尿排出量极低，仅<0.1mg/L。

血液中的 β_2-mG 能较好地反应肾小球滤过功能，肾血流量和 GFR 降低时，血清 β_2-mG 升高与 GFR 呈负相关，并且较肌酐浓度增高得更早、更显著，还可作为肾移植排斥反应的指标。肾移植成功后血清 β_2-mG 很快下降，甚至比肌酐下降早。出现肾移植排斥反应时，由于肾功能下降及排斥反应引起的淋巴细胞增多，β_2-mG 合成也增加，导致血清 β_2-mG 升高，且较血肌酐升高更早更明显。同时在系统性红斑狼疮活动期、造血系统恶性肿瘤（慢性淋巴细胞性白血病）时 β_2-mG 生成增多，血尿中的 β_2-mG 均会升高

尿液中的 β_2-mG 是近端肾小管受损非常灵敏和特异的指标，β_2-mG 排泄率能鉴别轻度

肾小管损伤，与 Alb 联合测定后能鉴别肾小管和肾小球的损伤。肾小管损伤时 C β_2 - mG/CAlb 明显上升，肾小球损伤时 C β_2 - mG/CAlb 明显减低，严重肾衰时上述鉴别作用减弱。

七、α_1 - 微球蛋白的临床应用

α_1 - 微球蛋白是肝细胞和淋巴细胞产生的一种糖蛋白，其生成量较恒定。相对分子质量 26 ~ 33 kD，有游离型和免疫球蛋白、清蛋白结合型。游离型可自由透过肾小球，绝大部分被肾小管重吸收降解。血 α_1 - mG、β_2 - mG 与肌酐呈明显正相关。尿 α_1 - mG 增高与肾小球通透性及肾小管重吸收改变有关，肾小管对 α_1 - mG 吸收障碍先于 β_2 - mG，因此尿 α_1 - mG 比 β_2 - mG 更能反映肾脏的早期病变，所以 α_1 - mG 升高常见于各种原因所致的肾小管功能损伤。α_1 - mG升高还见于肾小球滤过率下降疾病如肾小球肾炎、间质性肾炎等。

α_1 - mG 降低常见于肝脏实质性疾病如肝炎、肝硬化等。

八、视黄醇结合蛋白的临床应用

视黄醇结合蛋白由肝合成和分泌，并与甲状腺素转运蛋白（即前清蛋白）以 1∶1 分子比例结合。转运视黄醇从肝脏至靶细胞后，被摄入细胞，RBP 游离并迅速被肾小球滤过，几乎全部被近曲小管细胞重吸收和降解，正常人尿 RBP 仅为 0. 1mg/L。RBP 与肾小管间质损害明显相关，可作为监测病程、指导治疗和判断预后的一项指标。

九、内生肌酐清除率的临床应用

Ccr 能较灵敏地反映肾小球滤过功能并估计损伤程度，如 Ccr <80ml/min，表示肾功能吸收损伤，50 ~ 80ml/min 为肾功能不全代偿期，<50ml/min 为肾功能不全失代偿期，<25ml/min 为肾衰竭期（尿毒症期），≤10ml/min 为尿毒症终末期。肾衰竭时，由于血浆 Cr 显著增高，肾小管可少量分泌肌酐，此时测定 Ccr 将高于实际 GFR。临床上常根据 Ccr 制定治疗方案、调整治疗手段。

十、中性粒细胞明胶酶相关载脂蛋白的临床应用

明胶酶相关载脂蛋白也称为载脂蛋白 - 2（neutrophil gelatinase - associated lipocalin，NGAL），是脂质运载蛋白家族中的一员，常见于各种组织细胞，包括肾小管上皮细胞。

NGAL 蛋白是近期发现的反映近端肾小管上皮细胞急性缺血性损伤的一个敏感标记物，比其他指标如 α_1 - MG、肾脏损伤分子 - 1（KIM - 1）、CysC 等相比出现得更早，肌酐升高前24 ~ 48 小时即可表现出明显变化，当肾脏发生缺血再灌注损伤或毒性损害 2 小时后就能检测到，被用作肾移植及儿童心脏病手术后急性肾损伤的监测，同时还可作为反映药物的肾毒性的安全性指标。

十一、尿 NAG 的临床应用

NAG 是一种溶酶体酶，肾组织特别是肾小管上皮细胞含有丰富的 NAG，其浓度远高于输尿管及下尿道。当肾脏病变时，其溢出至尿中，导致尿中 NAG 活性增高。尿 NAG 的活性反映肾实质病变，对急性损伤和活动期特别灵敏，可用于早期肾损伤的监测和病程观察。同时尿 NAG 检测观察肾移植排斥反应比测定尿蛋白、肌酐及肌酐清除

率等指标灵敏，因而尿 NAG 检测还可早期发现肾移植排斥反应。

小结与展望

肾脏不仅是机体内重要的排泄器官，而且是重要的内分泌器官，在维持机体内环境的稳定方面起着极为重要的作用。各种原因引起肾功能损害时，导致肾脏泌尿功能减退或丧失，出现血液中代谢废物潴留，水、电解质和酸碱平衡失调，以及肾脏内分泌功能失调等临床表现。

扫码“练一练”

选择肾功能项目应明确检查目的，按需检查肾脏的病变部位，选择相应的功能试验。①肾小球早期损伤主要检测尿微量清蛋白和尿转铁蛋白作为肾小球早期损伤的指标。②肾小球滤过功能主要检测内生肌酐清除率、血清尿素、血清肌酐和血清尿酸。③肾小管功能用肾小球重吸功能评估；肾小管和集合管有尿比重、尿渗量、尿浓缩和稀释试验，自由水清除率；肾小管和集合管酸碱功能检查包括氢离子总排泄量测定，酸碱负荷试验。

随着近年对肾脏疾病的临床生物化学、免疫学和检测方法的进步，为各种原因引起的早期肾损伤、某些遗传性肾病、糖尿病肾病等的检测、监测提供辅助手段（如 KIM－1、IL－18 等）。用组合项目检测，为临床提供较好的诊断和观察疗效依据。

（王玉明）

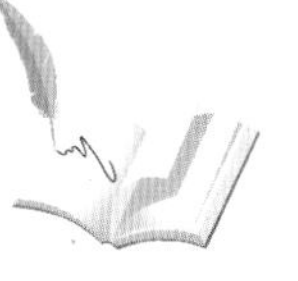

第二十二章　心血管疾病的生物化学检验

教学目标与要求

掌握　心肌损伤标志物心肌肌钙蛋白T、心肌肌钙蛋白I、肌酸激酶同工酶MB和肌红蛋白的特点、检测方法和临床应用；心力衰竭标志物B型利钠肽和B型利钠肽原N端肽的特点、检测方法和临床应用。

熟悉　心脏型脂肪酸结合蛋白、糖原磷酸化酶同工酶BB、缺血修饰性清蛋白和中间区域A型利钠肽原的特点和临床应用；心肌损伤标志物的临床应用原则。

了解　应用心肌损伤标志物判断心肌缺血再灌注的治疗效果；高血压的实验室检查。

心血管疾病是以心脏和血管病变为主的循环系统疾病。心血管疾病的诊断除了基于患者的症状体征外，还有多种辅助手段从形态或电生理角度提供线索，诸如血管造影、X线成像、心脏彩超或心电图等。与此同时，心血管疾病发生和发展过程中，机体存在生物化学方面的多种改变，检测这些生化物质的变化，对心血管疾病的风险评估、临床诊断、鉴别诊断、疗效监测和预后判断等具有重要的意义。

第一节　心血管疾病及其生化标志物

一、急性冠状动脉综合征及其生化标志物

（一）急性冠状动脉综合征

扫码“学一学”

冠状动脉是供应心脏营养的血管，其正常的结构和功能对于心脏至关重要。多种原因可导致冠状动脉发生粥样硬化，管腔狭窄，血流量下降，心肌供血减少，引发心脏病变，急性冠状动脉综合征（acute coronary syndrome，ACS）就是其中的典型代表。ACS是指由急性心肌缺血引起的一系列临床综合征，包括不稳定型心绞痛、稳定型心绞痛和心肌梗死。急性心肌梗死（acute myocardial infraction，AMI）是指随着动脉粥样硬化逐渐进展加剧，冠状动脉完全堵塞或在此基础上加上血管痉挛，局部心脏组织完全没有血供，出现的心肌局部坏死，是心源性猝死的主要原因之一。

（二）心肌损伤标志物

急性冠状动脉综合征会出现不同程度的心肌损伤。心肌损伤时心肌细胞膜的完整性发生不同程度的破坏，细胞内的物质成分会从细胞内释放出来，通过心肌间质进入血液，导致血液中这些物质成分的增加，通过测定血液中相应物质成分的浓度水平，可以判断和评估心肌损伤情况，因此我们将血液中这些能够标志心肌损伤的物质成分称为心肌损伤标志物，主要包括心肌肌钙蛋白、肌酸激酶及其同工酶和肌红蛋白等。不同心肌损伤标志物的

理化性质不同，其在心肌细胞内定位、存在形式和浓度水平不同，在心肌损伤后释放入血的时间先后不同，在血液中浓度变化幅度也有不同（图 22－1），因此在评价检测结果时必须综合考虑，并联系临床进行判断。

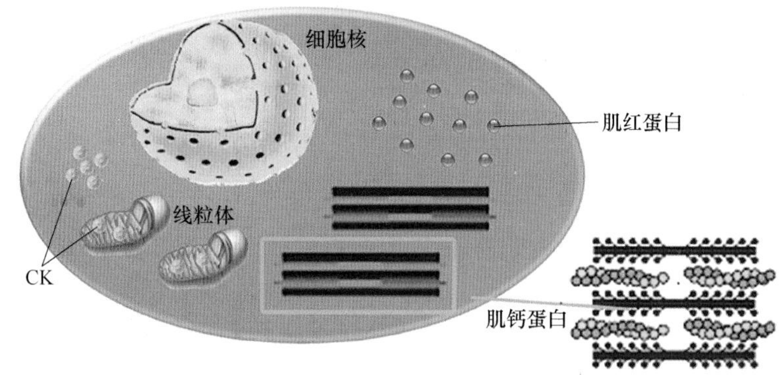

图 22－1　主要心肌损伤标志物

1. 心肌肌钙蛋白

（1）心肌的组成　心肌由粗、细两种肌丝规律排列组成。粗肌丝由肌球蛋白（myosin）组成，细肌丝由肌动蛋白（actin）、原肌球蛋白（tropomyosin）和心肌肌钙蛋白（cardiac troponin，cTn）组成，其中 cTn 包括心肌肌钙蛋白 T（cardiac troponin T，cTnT）、心肌肌钙蛋白 I（cardiac troponin I，cTnI）和心肌肌钙蛋白 C（cardiac troponin C，cTnC）三个亚单位（图 22－2）。

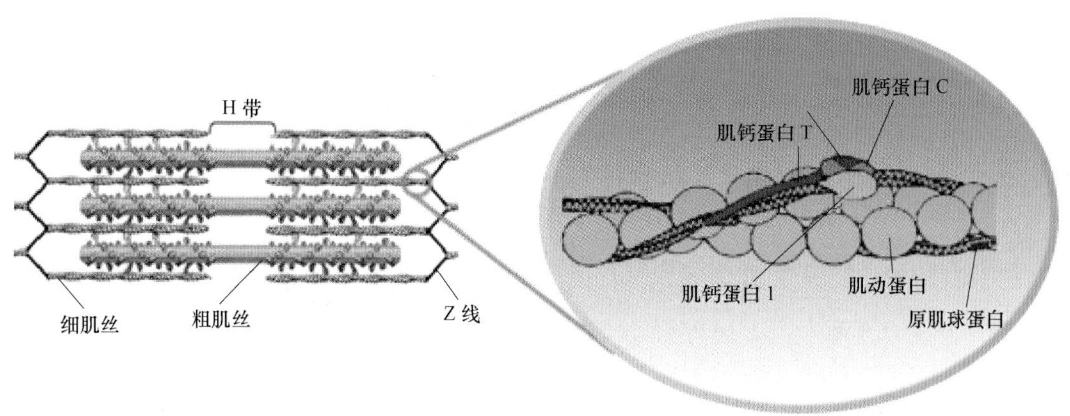

图 22－2　心肌肌节结构及细肌丝蛋白组成示意图

（2）肌钙蛋白的亚型与组织特异性　人体肌钙蛋白有三种亚型，即快骨骼肌亚型（fsTn）、慢骨骼肌亚型（ssTn）和心肌亚型（cTn）。其中 cTnC 和慢骨骼肌亚型相同，单独编码 fsTn 的基因不在心肌中表达；cTnI 与两种骨骼肌亚型在 N 端氨基酸序列存在 40% 差异，cTnI 在婴儿出生 9 个月之后就不再在骨骼肌中表达，仅在心肌中表达；cTnT 在骨骼肌和心肌中的表达受不同的基因调控。所以，cTnI 和 cTnT 与其他组织来源的肌钙蛋白亚单位存在较大差异，心肌组织特异性强。

（3）心肌肌钙蛋白的存在形式　在心肌细胞中，cTn 主要以细胞浆中细肌丝结构蛋白组分的形式存在，仅少量（约 2.8%～4.1% 的 cTnI 和 6%～8% 的 cTnT）在细胞浆中以游离形式存在。心肌损伤后，细胞浆中游离 cTnT 和 cTnI 较早释放形成第一个峰，随后细肌

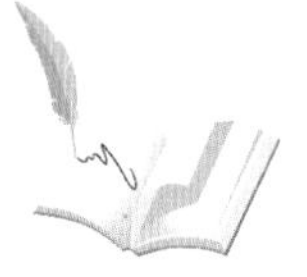

丝上的cTnT和cTnI逐渐解离释放而出现第二个峰。在外周血中，cTnI既有游离形式，又有cTnI－cTnC、cTnI－cTnT以及cTnT－cTnI－cTnC复合物形式。AMI患者外周血中90%以上的cTnI都是cTnI－cTnC复合物形式；cTnT多以游离形式存在。

2. 肌酸激酶及其同工酶

（1）肌酸激酶同工酶　肌酸激酶（creatine kinase，CK）是由脑型（brain，B）和肌型（muscle，M）两种亚基组成的二聚体，包括3种同工酶：CK－BB主要存在于脑组织中；CK-MB和CK-MM存在于各种肌肉组织中，骨骼肌中98%～99%的CK是CK-MM，仅1%～2%的CK是CK-MB；心肌中CK含量仅次于骨骼肌和脑，其中约80%是CK-MM，15%～25%是CK-MB，CK-MB在心肌中的相对含量为所有组织中最高。CK作为心肌损伤标志物包括总CK及CK-MB，目前倾向于应用CK-MB。

（2）肌酸激酶同工酶亚型　CK的M亚基上的C－端赖氨酸残基易被血浆中羧肽酶水解，因此血中CK-MM存在3种亚型：①CK-MM_1，两个亚基都缺失C－端赖氨酸残基。②CK-MM_2，只有1个亚基含有C-端赖氨酸残基。③CK-MM_3，两个亚基都含有C－端赖氨酸残基。同样CK-MB也存在两种亚型：M亚基中含有C-端赖氨酸残基的CK-MB_1和M亚基中缺失C-端赖氨酸残基的CK-MB_2。

3. 肌红蛋白　肌红蛋白（myoglobin，Mb）是一种氧转运蛋白，分子量为17kD。Mb主要存在于骨骼肌和心肌的胞浆中，约占肌细胞中蛋白总量的2%。由于Mb在心肌中含量较丰富，存在于胞浆中，分子量较小，故在心肌损伤后的极早期即可大量漏出至血中，导致血中Mb水平在短时间内显著升高。Mb是目前应用最为广泛的心肌损伤早期标志物。

4. 心脏型脂肪酸结合蛋白　脂肪酸结合蛋白（fatty acid binding protein，FABP）是与长链脂肪酸非共价可逆结合的胞浆蛋白，在细胞内脂肪代谢过程中转运游离脂肪酸，由126～137个氨基酸残基组成，分子量为14～15kD。目前已经发现9种不同的FABP，其中特异性分布于心肌细胞浆的FABP为心脏型脂肪酸结合蛋白（heart－type fatty acid binding protein，H－FABP）。因H－FABP在心肌中含量较丰富，定位于胞浆中，分子量小，故心肌损伤早期即可大量漏出至血中，成为变化迅速、灵敏的心肌损伤标志物。

5. 糖原磷酸化酶同工酶BB　糖原磷酸化酶（glycogen phosphorylase，GP）催化糖原磷酸解生成1－磷酸－葡萄糖，是糖原分解的限速酶。人GP是由相同亚基组成的二聚体，有三种同工酶，其中GP-BB主要存在于脑和心肌，GP-LL主要存在于肝细胞，GP-MM主要存在于骨骼肌。GP-BB分子量大（188 kD），脑组织逸出的GP-BB不能通过血脑屏障，因此血中的GP-BB主要来自心肌。生理条件下，GP-BB主要以GP-BB－糖原复合物形式与肌浆网紧密结合。心肌细胞缺血缺氧状况下糖原分解活跃，使与之结合的GP-BB游离，扩散入胞浆积聚，一旦因缺血缺氧导致细胞膜通透性增加即大量逸出。因此，GP-BB是反映心肌缺血的良好指标，可用于发现早期心肌缺血性损伤。

6. 缺血修饰性清蛋白　缺血修饰性清蛋白（ischemic modified albumin，IMA，也称缺血修饰性白蛋白）是指因组织缺血而发生变化的清蛋白。正常情况下人体清蛋白的N端能和部分金属元素结合，缺血时，自由基等因素破坏了清蛋白的氨基酸序列，导致其结合金属元素的能力下降，这种因缺血导致的与部分金属元素结合能力发生改变的清蛋白就是IMA。IMA是心肌缺血的良好指标，心肌缺血后血中IMA浓度水平明显升高。

二、心力衰竭及其生化标志物

（一）心力衰竭

心力衰竭（heart failure，HF），简称心衰，又称心脏功能不全，是心脏不能泵出足够的血液以满足机体组织需要的一种状态或过程，是众多心脏疾病发展加重的结局。近年来，随着人口老龄化进程的加快和高血压、冠心病等疾病的增加，心力衰竭的发病率逐年升高，正在成为21世纪最主要的心血管病之一。

（二）心力衰竭的生化标志物

长期以来，心力衰竭的诊断主要依靠临床症状和物理方面的检查结果，缺乏相应的生化标志物。利钠肽（natriuretic peptide，NPs）家族是调节体内水盐平衡及血压的激素性蛋白，当血容量增加或心脏超负荷后可大量分泌，导致其在血液中的浓度升高，因此检测血清或血浆中利钠肽相关分子可以用于心力衰竭的实验室诊断。利钠肽家族包括由心房肌分泌的A型利钠肽（又称心房利钠肽，A－type natriuretic peptide，atrial natriuretic peptide，ANP）、由心室肌和脑分泌的B型利钠肽（又称脑钠肽，B－type natriuretic peptide，brain natriuretic peptide，BNP）、由血管内皮细胞分泌的C型利钠肽（CNP）和D型利钠肽（DNP）。其中ANP相关蛋白和BNP相关蛋白是应用广泛的心力衰竭生化标志物。

1. B型利钠肽与B型利钠肽原N端肽

（1）B型利钠肽与B型利钠肽原N端肽的生成　心室肌和脑细胞可表达含有134个氨基酸残基的B型利钠肽原前体（preproBNP），在细胞内去掉信号肽后，生成含有108个氨基酸残基的B型利钠肽原（proBNP）并释放入血。血液中的proBNP在肽酶的作用下进一步水解，生成等分子数的含有32个氨基酸残基的BNP和含有76个氨基酸残基的B型利钠肽原N端肽（N－terminal of proBNP，NT－proBNP），分子量分别为4 kD和10 kD，二者均可反映BNP的表达和分泌状况（图22－3）。右心室血容量增加和左心室压力超负荷均可刺激BNP基因异常高表达，大量的BNP和NT－proBNP被合成释放入血。

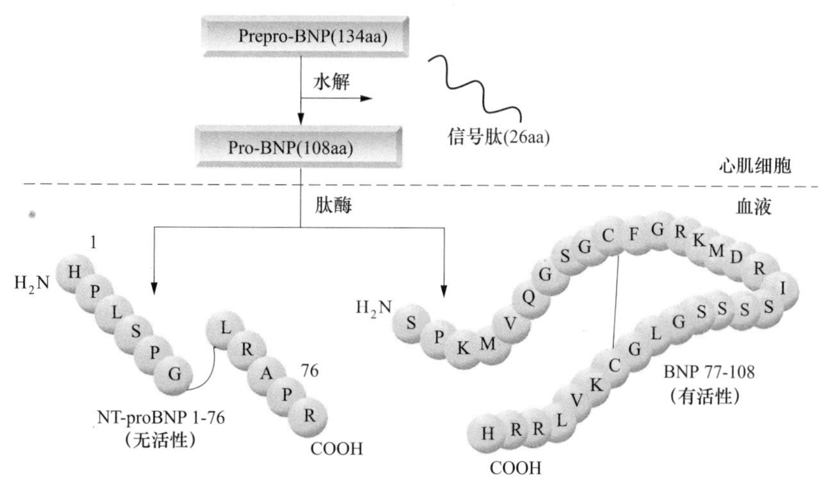

图22－3　BNP和NT－proBNP的来源与结构

（2）B型利钠肽与B型利钠肽原N端肽的代谢：血液中BNP主要通过与钠尿肽清除受体结合，继而被胞吞和溶酶体降解而清除，只有少量BNP通过肾脏清除；而NT－proBNP

则是通过肾小球滤过清除，因此，肾功能对循环中 NT－proBNP 浓度的影响要远远大于对 BNP 的影响。BNP 和 NT－proBNP 的半衰期分别为 22 分钟和 120 分钟，所以 NT－proBNP 在心衰患者血中的浓度较 BNP 高 1～10 倍，更有利于心力衰竭的实验室诊断。BNP 和 NT－proBNP 的特征比较见表 22－1。

表 22－1　BNP 和 NT－proBNP 的特征比较

特点	BNP	NT－proBNP
分析检测物	BNP	NT－proBNP
氨基酸残基数	32	76
来源	proBNP 裂解而来	proBNP 裂解而来
分子量	4 kD	10 kD
激素活性	有	无
随年龄增长	+	＋＋＋＋
主要清除机制	利钠肽清除受体	肾清除
血液中半衰期	22 分钟	120 分钟
主要检测方法	免疫学方法	免疫学方法
临床应用	诊断心力衰竭	诊断心力衰竭

2. A 型利钠肽与 A 型利钠肽原 N 端肽　A 型利钠肽，又称心房利钠肽，其编码基因含有 3 个外显子，其 mRNA 首先翻译成含有 151 个氨基酸残基的 A 型利钠肽原前体（pre-proANP），然后切除 N 端 25 个氨基酸的信号肽，生成含有 126 个氨基酸残基的 A 型利钠肽原（proANP）。proANP 在分泌过程中经酶作用进一步裂解成含有 28 个氨基酸残基的 ANP 和含有 98 个氨基酸残基的 A 型利钠肽原 N 端肽（N－terminal of pro ANP，NT－proANP），两者同时分泌入血，在严重心力衰竭时心肌细胞和外周血中两者的水平均明显升高。由于血清（血浆）中的 ANP 不稳定，加上其检测的方法尚不成熟，因此临床上较少检测 ANP，一般是检测 NT－proANP 来判断心力衰竭的发生和严重程度。

三、高血压及其生化标志物

（一）高血压

1. 高血压定义　我国“高血压防治指南”明确成年人高血压的诊断标准为在未使用降压药的情况下，收缩压≥140 mmHg 和/或舒张压≥90 mmHg。根据血压升高程度，高血压分为 1 级、2 级和 3 级。

2. 高血压分类　按照发病原因，高血压可分为原发性高血压和继发性高血压。原发性高血压是指无法找出任何病因的高血压，约占高血压患者的 90%～95%；继发性高血压是继发于其他疾病、属于其他疾病症状的高血压，如肾病、原发性醛固酮增多症和库欣综合征等。

3. 高血压实验室检查的主要目的　高血压的实验室检查主要是为了明确引起血压异常升高的原因，鉴别诊断原发性高血压和继发性高血压；判断高血压病情严重程度；明确高血压是否存在合并症，如高脂血症、糖尿病、痛风等，以及心、脑、肾并发症，包括冠心病、中风和肾功能不全等。

（二）高血压的生化标志物

1. 原发性高血压的生化标志物　原发性高血压尚无特异的生化标志物，患者可定期检测 24 小时尿中儿茶酚胺水平或其代谢产物 3 – 甲氧 – 4 – 羟基苦杏仁酸（VMA）的浓度，检测血中肾素、血管紧张素、醛固酮和电解质等。临床上还应注意定期检测代谢相关指标，包括血清总胆固醇、三酰甘油、葡萄糖和肌酐、尿素等，以观察是否存在相关合并症。各指标的检测方法详见相关章节。

2. 继发性高血压的生化标志物　继发性高血压的实验室检查旨在帮助查找导致高血压的原发病因，包括以下方面。

（1）肾性高血压　大多数肾病如肾炎、肾功能衰竭等都因肾素、醛固酮分泌增加而并发高血压，常常表现为舒张压升高。实验室检查可见：①血肾素和醛固酮升高。②血肌酐、尿素升高。③血浆清蛋白降低（因蛋白尿而致）。④严重时可出现电解质异常。

（2）原发性醛固酮增多症　原发性醛固酮增多症的实验室确诊性指标为肾素降低而醛固酮升高。如血浆醛固酮（ng/dl）/血浆肾素［ng/（ml · h）］比值 >25，则高度提示原发性醛固酮增多症；如比值 >50 则可确诊为原发性醛固酮增多症。

（3）嗜铬细胞瘤　80% ~90% 的嗜铬细胞瘤发生于肾上腺髓质，能自主分泌儿茶酚胺。实验室检查可见：①尿儿茶酚胺超过参考区间上限 2 倍。②尿甲氧基去甲肾上腺素、甲氧基肾上腺素、VMA 或高香草酸（HVA）超过参考区间上限的 2 ~3 倍。③平卧 20 分钟后血浆儿茶酚胺水平仍明显升高。

（4）库欣综合征　库欣综合征是由垂体腺瘤和肾上腺皮质瘤（或癌）引起的，又称皮质醇增多症。实验室检查可见：①尿皮质醇增高，高于正常上限 2 ~3 倍。②血皮质醇或促肾上腺皮质激素（ACTH）增高，早高晚低的昼夜节律消失。

第二节　心血管疾病生化标志物的测定与评价

一、心肌损伤标志物的测定与评价

（一）心肌肌钙蛋白的测定与评价

1. 方法概述　心肌肌钙蛋白都是应用免疫学方法进行检测。根据心肌与骨骼肌 TnT、TnI 分子结构上的差异，分别制备抗 cTnT 和抗 cTnI 特异性多克隆抗体或单克隆抗体，基于抗原抗体反应建立相应的检测方法，包括放射免疫分析（RIA）、固相酶联免疫分析（ELISA）、荧光免疫分析（FIA）、化学发光免疫分析（CLIA）和免疫比浊分析等，定量检测血浆（血清）中的 cTnT 或 cTnI。目前还有基于胶体金免疫层析等原理的 POCT 试纸条和检测设备供临床选用。

扫码“看一看”

2. 测定原理　在 CLIA 检测 cTnI 或 cTnT 的过程中，通常采用双抗体夹心一步免疫分析法，以 cTnI 或 cTnT 特异性抗体包被的磁性微颗粒为固相载体，用碱性磷酸酶（ALP）标记的另一 cTnI 或 cTnT 特异性抗体为检测抗体，反应时，捕获抗体 – 样本中的 cTnI 或 cTnT – 检测抗体形成复合物，化学发光底物 AMPPD 在 ALP 作用下去磷酸化而发光，发光强度与样本中 cTnI 或 cTnT 浓度成正比。或者使用电化学发光剂吖啶酯标记检测抗体，后者可以在碱性条件下，受系统中的 H_2O_2 氧化而发光，发光强度和样本中的 cTnI 或 cTnT 浓度成正比。

3. 方法学评价　对于 cTnT 测定，以化学发光免疫分析法应用最为普遍。其测定结果首先会受到抗体质量的影响，目前应用的抗体和骨骼肌来源的 TnT 存在不同程度的交叉反应，因此在分析检测结果时要结合临床进行区分，避免假阳性诊断。对于 cTnI 测定，Stratus 检

测法中，应用两种 cTnI 特异性单克隆抗体，建立双位点荧光酶免疫分析技术，在 10 分钟内完成检测，灵敏度为 0.35 μg/L；RxL－HM 检测法中，应用两种 cTnI 特异性单克隆抗体，采用双抗体夹心微粒子一步酶免疫法，检测时间为 17 分钟，灵敏度为 0.1 μg/L。两种方法的不精密度（CV）均能控制在 10% 以内，完全达到临床要求。在 cTnI 检测中需要注意以下问题。

（1）测定试剂的影响　cTnI 在血液中既有游离形式，又有与不同亚基组成的复合物形式。某种形式 cTnI 的特异性抗体可能不会识别另一形式 cTnI，这就使得采用不同抗体的各种试剂检测同一样本时，可能出现不同的结果。不同试剂盒中包含的 cTnI 校准品的来源、结构形式或含量各不相同，导致测定结果出现差异。影响抗体识别能力的原因主要有以下几种：①蛋白水解酶的影响：AMI 发生后若心脏血供未重新建立，心肌细胞会在 30～60 分钟内坏死，坏死细胞内的溶酶体可释放多种蛋白水解酶。cTnI 的氨基端和羧基端均易受蛋白水解酶作用，而 cTnI 的中心区域（第 28 位和第 110 位氨基酸残基之间）稳定性较高。因此，欲提高检测的准确性，抗体的识别表位最好选择在 cTnI 的中心区域。②蛋白激酶 A 的影响：cTnI 的第 22 位丝氨酸和第 23 位丝氨酸残基易受蛋白激酶 A 作用发生磷酸化，使 cTnI 存在未磷酸化、22 位丝氨酸单磷酸化、23 位丝氨酸单磷酸化和双磷酸化四种分子形式。丝氨酸的磷酸化可能改变 cTnI 的抗原性，从而影响某些抗体的识别和结合。③氧化反应或还原反应的影响：cTnI 的第 79 位和第 96 位氨基酸是半胱氨酸，容易发生氧化反应或还原反应，改变 cTnI 分子的抗原性，从而影响某些抗体的识别和结合。

（2）样本抗凝剂的影响　目前许多检测方法都采用血浆或全血，以避免分离血清所需的等待时间，这就涉及抗凝剂的选择问题。EDTA 是 Ca^{2+} 螯合剂，可促进 cTnI－cTnC 复合物的解离，使游离型 cTnI 增加，从而影响测定结果；肝素带有负电荷，cTnI 带有较多正电荷（其 pI 为 9.87），二者易于形成复合物，该复合物可能影响抗原抗体反应，导致 cTnI 测定值下降。

近年来由于抗体质量的改进和相关检测技术的进步，心肌肌钙蛋白检测的灵敏度大幅提高，且能满足在参考对照人群第 99 百分位值时变异系数≤10% 的分析精密度要求，此为超敏心肌肌钙蛋白（high sensitivity cTn，hs－cTn），包括超敏心肌肌钙蛋白 I（high sensitivity cTnI，hs－cTnI）和超敏心肌肌钙蛋白 T（high sensitivity cTnT，hs－cTnT）。在 hs－cTnT 检测过程中，基于全自动化学发光免疫分析，20min 内完成检测，其检测限较传统方法低 10～100 倍，能在健康人群中检出 cTnT，线性范围为 0.003～100.1 μg/L，变异系数在 10% 以内，大大提高了 cTnT 检测的临床应用价值。

（二）肌酸激酶及其同工酶测定与评价

1. 方法概述　推荐采用酶偶联法测定血清总 CK 活性。血清 CK－MB 测定有活性测定和质量测定之分，前者采用酶活性抑制法，后者采用免疫学方法。

2. 测定原理　酶偶联法测定血清总 CK 活性反应原理详见相关章节。测定 CK－MB 活性浓度时，在反应体系中加入 M 亚基特异性抗体，抑制 CK－MM 和 CK－MB 中 M 亚基活性，再通过酶偶联法测定残留 CK 活性，即为 CK－BB 和 CK－MB 中 B 亚基活性。由于血清中 CK－BB 水平通常 <5 U/L，可忽略不计。因此，残留 CK 活性的 2 倍即近似地代表 CK－MB 的活性。测定 CK－MB 质量时，应用 CK－MB 特异性单克隆抗体，通过微粒子化学发光免疫分析（CLIA）进行，具体测定原理详见相关章节。

3. 方法学评价　酶活性抑制法测定 CK－MB 活性时，除受试剂中 M 亚基特异性抗体质量影响外，脂血、黄疸和溶血等都会影响检测结果，因此采血后要尽快分离血清或血浆，避免溶血的影响；由于其他疾病在血液中出现的线粒体 CK（CK－Mt）、巨 CK，以及中枢神经系统疾病所致的 CK－BB 升高，均可出现 CK－MB 活性测定结果假性升高，若检测结果显示 CK－MB 占总 CK 百分比超过 25%，必须注意排除上述因素的影响。用 CK－MB 特异性抗体测定 CK－MB 质量时，由于使用的是 CK－MB 特异性抗体，因此理想情况下这些抗体不会识别和结合 CK－MM、CK－BB、CK－Mt，有效避免了这些形式的酶的干扰，提高了检测的特异性。同时，该法的灵敏度较高，最低检出限为 1 μg/L，线性范围宽，能准确测定对应酶活性 100～10 000 U/L 范围内的 CK－MB。目前美国临床化学学会 CK－MB 标准化委员会已成功开发了用于 CK－MB 测定的参考物质，以统一各试剂生产商之间的参考标准。

（三）肌红蛋白测定与评价

1. 方法概述　血清（浆）Mb 测定多采用 Mb 特异性单克隆抗体，通过免疫学方法进行，包括 ELISA、FIA、CLIA、免疫比浊法和胶体金免疫层析等。

2. 测定原理　目前常用胶乳增强免疫透射比浊法定量分析 Mb 浓度，具体测定原理详见相关章节。

3. 方法学评价　肌红蛋白的准确测定依赖高质量的抗体，应用不同的抗体检测结果可能出现差异，需要进行相关评价。目前常用的胶乳增强免疫透射比浊法，能在自动生化分析仪上进行，最低检出限为 0. 037 μg/L，平均回收率为 99%，变异系数在 5% 以内，完全满足临床要求。

（四）心脏型脂肪酸结合蛋白的测定与评价

1. 方法概述　血清（浆）H－FABP 的检测多采用其特异性抗体，通过免疫学方法进行，包括免疫比浊法、ELISA、免疫传感器法和胶体金免疫层析法等。

2. 测定原理　目前常用胶乳增强免疫透射比浊法定量分析 H－FABP 的浓度，具体测定原理详见相关章节。

3. 方法学评价　样本中 H－FABP 的准确测定依赖高质量的抗体。由于目前已经发现 9 种不同的 FABP，临床检测中应用的 H－FABP 特异性抗体可能与其他类型的 FABP 发生交叉结合反应，导致检测结果的假性升高，需要进行相关评估。胶乳增强免疫透射比浊法定量分析 H－FABP 时，线性范围为 2. 5～160μg/L，批内和批间变异分别在 2% 和 3% 以内。

（五）糖原磷酸化酶同工酶 BB 的测定与评价

1. 方法概述　早期曾用抗体抑制法测定 GP－BB 活性，但其灵敏度较低，影响因素多而逐渐被淘汰。后来采用 GP－BB 特异性抗体建立免疫学方法检测 GP－BB 的质量，主要有 ELISA 和 POCT 的方法。

2. 测定原理　目前多用一步法双抗体夹心 ELISA 和基于蛋白质芯片技术的 POCT 方法检测样本中 GP－BB 质量浓度，具体测定原理详见相关章节。

3. 方法学评价　应用 ELISA 法检测 GP－BB 时，所用抗体特异性高，试剂与GP－LL、GP－MM两种同工酶的交叉结合反应均低于 1%，其特异性得到了很好的保证，测定范围为 1～200 μg/L，组内变异和组间变异分别在 5% 和 10% 以内，但是检测结果会受血红蛋白、胆红素和胆固醇的影响。应用 POCT 检测时，可应用全血、血清和血浆样本进行分析，检

测只需 15 分钟，检测下限可达 10 μg/L，是今后的重要发展方向。

（六）缺血修饰性清蛋白的测定与评价

1. 方法概述 目前公认清蛋白 - Co^{2+} 结合试验为 IMA 测定的最佳方法。

2. 测定原理 根据 IMA 结合过渡金属元素 Co^{2+} 的能力下降的特点，采用清蛋白 - Co^{2+} 结合试验可以对血清 IMA 进行测定。在含有血清样本的反应体系中，加入一定量的 Co^{2+}，部分 Co^{2+} 与体系中的清蛋白结合，然后用二硫苏糖醇与游离的 Co^{2+} 结合发生颜色反应，在 500 nm 处有吸收峰，经过和同样处理的校准品进行比较，测定血清标本中清蛋白结合 Co^{2+} 的能力，计算 IMA 的浓度水平。

3. 方法学评价 清蛋白 - Co^{2+} 结合试验目前已经实现自动化分析，测定单位体积血清失去结合 Co^{2+} 的能力，结果以 U/ml 表示，单位定义为 1 ml 血清的清蛋白失去结合 6.892 μg Co^{2+} 的能力。该方法已经通过美国食品药品管理局（FDA）认证。

二、心力衰竭生化标志物的测定与评价

（一）B 型利钠肽相关蛋白的测定与评价

1. 方法概述 BNP 和 NT - proBNP 都是应用各自特异性的抗体通过免疫学方法检测，包括 ELISA、CL1A 和上转发光免疫测定（UPT）等。目前市场上还有成熟的 POCT 试纸条（卡）和设备用于这些指标的定性和定量检测。

2. 测定原理 目前主要以双抗体夹心微粒子 CLIA 和基于胶体金免疫层析技术的 POCT 方法测定 BNP 和 NT - proBNP，具体原理详见相关章节。

3. 方法学评价 BNP 和 NT - proBNP 的准确测定依赖高质量的抗体。早期采用双抗体夹心 ELISA 法检测 BNP 和 NT - proBNP，灵敏度高，特异性好，线性范围较宽，但操作比较繁琐，不易自动化。后来发展的免疫化学发光法，能够进行自动化分析，在数分钟完成测定，检测的准确度和精密度进一步提高，线性范围为 5 ~ 1300 ng/L，成为目前 BNP 和 NT - proBNP 测定的主流方法。检测 BNP 时使用 EDTA 抗凝全血或血浆，检测 NT - proBNP 时则选择血清或肝素抗凝血浆作为样本。检测 BNP 用塑料管收集血液，检测 NT - proBNP 用玻璃或塑料管均可。血样最好使用冰浴管收集并迅速处理，以避免体外降解。由于检测 BNP 和 NT - proBNP 浓度时所应用的抗体针对抗原分子中不同表位，体内与体外 BNP 的降解都会影响抗体对 BNP 和 NT - proBNP 的识别，这是不同试剂测定结果出现差异的主要原因。

（二）A 型利钠肽原 N 端肽的测定与评价

1. 方法概述 NT - proANP 多用其特异性抗体通过免疫学方法检测，包括 ELISA、CLIA 及电化学发光免疫分析等。

2. 测定原理 目前最为成熟的是双抗体夹心 CLIA 测定 NT - proANP。其中的捕获抗体识别 NT - proANP 的 73 ~ 97 号氨基酸，检测抗体识别 NT - proANP 的 53 ~ 72 号氨基酸，校准品为人工合成的 NT - proANP 的 53 ~ 90 号氨基酸多肽。由于两种抗体的识别位点均位于 proANP 的中间区域，故其检测的是中间区域 proANP（middle region of proANP，MR - proANP）。CLIA 的具体原理详见相关章节。

3. 方法学评价 人们对 ANP 的认识早于对 BNP 的认识，但由于 ANP 本身稳定性和检测方法学方面的原因，ANP 检测的临床应用远不及 BNP。基于 MR - proANP 检测方法的建

立，NT－proANP 的临床应用才逐渐推广，应用于心力衰竭的辅助诊断中。MR－proANP 测定最突出的特点是灵敏度高和稳定性好，检测灵敏度为 20 pmol/L，室温下 24h 内基本不降解，7 天内降解量在 20% 以内。

第三节　心血管疾病生化标志物的临床应用

一、生化标志物在心肌梗死诊断中的应用

（一）心肌损伤标志物的临床应用

用于心肌损伤评价的生化标志物很多。理想的心肌损伤标志物应具备以下特点：①特异性高：仅在心肌损伤时才会有明显的变化。②敏感性好：轻微的心肌损伤或心肌损伤早期就有明显的变化。③反映病情：即标志物的变化幅度和心肌损伤的严重程度明确相关。④判断疗效：明确反映溶栓治疗的效果。⑤易于检测：具有可靠的测定方法和参考体系，检测结果为临床所接受。按此标准，早期用过的乳酸脱氢酶（LD）、天冬氨酸氨基转移酶（AST）和 CK 总活性等指标因组织特异性差、变化迟缓等原因，已经较少应用，目前普遍采用 cTnT、cTnI、CK－MB 和 Mb 等作为心肌损伤标志物，用于心肌梗死的诊断。各心肌损伤标志物的基本特性和变化情况见表 22－2 和图 22－4。

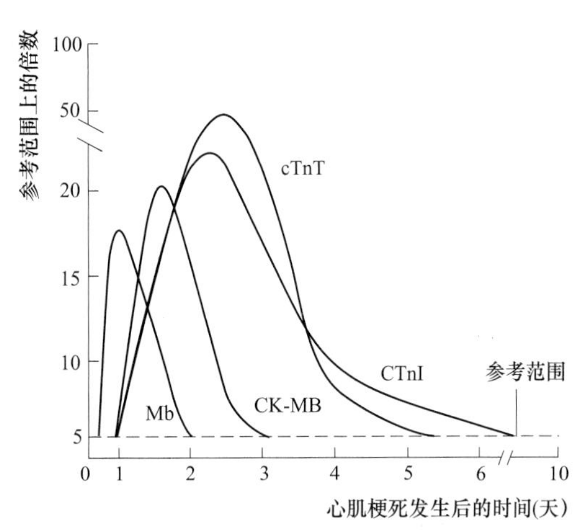

图 22－4　AMI 后血中主要心肌损伤标志物的动态变化示意图

表 22－2　心肌损伤标志物

标志物	分子量（kD）	判断值	出现时间（AMI 后，小时）	达峰时间（AMI 后，小时）	升高倍数	恢复时间（AMI 后）
总 LD	135	＞200U/L	8～18	24～72	3～5	6～10 天
LD1	135	＞40% 总 LD LD1/LD2＞1	8～18	24～72	5～10	6～10 天
总 CK	86	200U/L	3～8	10～36	5～25	72～96 小时
CK－MB	86	＞25U/L，3μg/L	3～8	9～30	5～20	48～72 小时
Mb	17.8	100μg/L	0.5～2	5～12	5～20	18～30 小时
cTnI	22.5	3.1μg/L	3～6	14～20	20～50	7～14 天
cTnT	39.7	0.5μg/L	3～6	10～24	30～200	5～10 天

1. 心肌肌钙蛋白的临床应用

心肌肌钙蛋白 cTnT 和 cTnI 在正常人血液中水平极低，AMI 后显著升高；由于二者分子量较小，AMI 后从心肌细胞释放入血的速度很快，血中 cTnT 和 cTnI 升高的时间甚至还早于 CK－MB；AMI 后血液中 cTnT 的升高倍数大于 CK－MB 的升高倍数；心肌损伤后 cTnT 和 cTnI 在血液中会以较高的浓度水平持续较长的时间，因而比其他标志物具有更长的检测窗口期；cTnT 和 cTnI 相比其他肌肉来源的 TnI 和 TnT 存在独特的抗原性，故其心肌组织特异

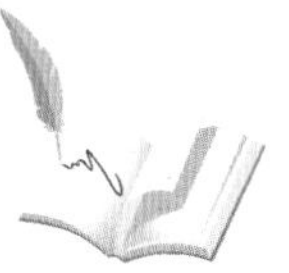

性较其他标志物强，较少受其他肌肉病的影响。

（1）心肌肌钙蛋白的应用　基于上述特点，cTnT 和 cTnI 是目前公认最好的 AMI 确诊标志物，具体应用于以下方面：①判断急性心肌梗死，血中肌钙蛋白升高即高度怀疑患者已有心肌损伤，无需等待进一步的检查，应立即进行相应的处理；相反，如果 cTnT 和 cTnI 浓度没有升高，则基本可以排除心肌梗死。②判断微小心肌损伤，cTnT 和 cTnI 在不稳定型心绞痛患者中的阳性率分别为 39% 和 30%，这可能是这些患者此时唯一发生变化的心肌损伤标志物。③判断心肌损伤的严重程度，心肌梗死后血液中 cTnT 浓度升高幅度可达正常的 20～300 倍，其升高幅度与心肌梗死的面积、持续时间等因素相关。④评估溶栓治疗后血液再灌注效果优于 CK－MB 和 Mb，因为再灌注成功后 cTnT 和 cTnI 会再次小幅度升高，呈现“双峰”现象。其不足在于：在心肌梗死的极早期诊断效率相对较低，也不适用于判断短时间内的心肌再梗死。

（2）超敏心肌肌钙蛋白的应用　近年来逐渐应用的 hs－cTn 较传统 cTn 的敏感性高，可以更早地发现心肌梗死；可对 ACS 患者进行危险分层，对患者的治疗及预后更具指导意义；在急诊室可早期排除 AMI。现有研究证实，一次检测对心肌梗死的阴性预测值达到 95% 以上，发病后 3h 以内两次检测对诊断心肌梗死的敏感性可达到 100%。相关专家共识指出：①对于临床症状和（或）心电图特征高度符合 ACS 的患者，就诊时首次 hs－cTn 检测值明显高于参考区间上限，可确诊为 AMI。②就诊时首次检测虽有升高，但临床表现不典型，应在 3h 内复查，若两次检测值差距≥20%（或 30%），可确诊为 AMI。

2. 肌酸激酶同工酶的临床应用　CK－MB 相对 CK 总活性有更强的组织特异性，能更加特异地反映心肌损伤，一度被用作 AMI 实验室诊断的金指标。但还是有部分非心肌疾病会导致血清 CK－MB 的升高。应用免疫抑制法测得的 CK－MB 活性经常有与临床不符的情况，目前推荐应用 CK－MB 特异性抗体通过免疫学方法测定 CK－MB 质量，以提高其临床诊断性能。同时测定 CK－MB 和总 CK 的活性或质量，计算 CK－MB 百分相对指数（CK－MB 质量/CK 总活性的比值）和百分 CK－MB（CK－MB 活性/CK 总活性的比值），也有助于心肌损伤的诊断和鉴别诊断。

目前认为 CK－MB 是临床上较为快速、经济、有效的 AMI 标志物，能够用于心肌梗死范围的大致判断，用于溶栓再灌注效果、再梗死的判断。但是 CK－MB 对于微小心肌损伤不敏感，对 6h 以内、36h 以前的心肌梗死敏感度较低。临床上应用 CK－MB 诊断心肌梗死时，还应注意以下因素的影响。

（1）骨骼肌疾病和中枢神经系统疾病的影响　部分骨骼肌疾病和中枢神经系统疾病均可致血清 CK 活性不同程度的升高，这时可根据 CK 同工酶电泳谱及 CK－MB 百分比进行心肌损伤的鉴别诊断。但是，某些骨骼肌病尤其是肾衰时的尿毒症性肌病患者，会出现心肌损伤样血清 CK 和 CK－MB 改变。产妇分娩时挤压胎盘，胎儿血液回流至母体，以及其他肌肉损伤，都可能出现与心肌损伤类似的 CK 及 CK－MB 改变，需要结合临床具体分析。

（2）甲状腺功能紊乱的影响　一方面甲状腺功能减退导致胆固醇升高，患者易患冠状动脉疾病和 AMI；另一方面甲减患者常有抽筋、肌痛等骨骼肌损伤现象。因此，甲减患者血清 CK 和 CK－MB 都会不同程度地增高。甲亢时血清 CK 显著降低，即使同时发生心肌损伤，也不会有明显升高。因此，用 CK 和 CK－MB 诊断 AMI 时，甲减者易出现假阳性，甲亢者易出现假阴性。

（3）药物干扰　两性霉素 B、琥珀酰胆碱、拉贝洛尔、利多卡因、奎尼丁、贝特药物

等可致血清 CK－MB 活性升高。

3. 肌红蛋白的临床应用　肌红蛋白是目前应用最为广泛的 AMI 早期标志物，有以下应用：①在 AMI 发作后 2～3 小时，就能在血中检测到肌红蛋白的升高，因此在诊断发作 12 小时内的心肌梗死，有很高的敏感性。②肌红蛋白能有效排除 AMI，患者胸痛发作后 6 小时内肌红蛋白的阴性预测值为 100%，有助于迅速鉴别非 AMI 的胸痛患者。③是判断再灌注是否成功和是否发生心肌再梗死的良好指标。

Mb 的临床应用方面的主要缺点在于特异性不高，骨骼肌疾病等其他疾病也可导致 Mb 的升高，Mb 水平用于诊断 AMI 的临床特异性仅为 60%～95%。有学者提出联合应用碳酸酐酶Ⅲ（carbonic anhydrase Ⅲ，CAⅢ）以提高诊断 AMI 的特异性，因为骨骼肌损伤时 Mb 和 CAⅢ都会升高，心肌损伤时仅 Mb 会升高。

4. 心脏型脂肪酸结合蛋白的临床应用　心肌梗死后 H－FABP 先于 Mb 发生变化，是敏感的心肌损伤早期标志物，敏感性略优于 Mb。为提高 H－FABP 诊断特异性，还可同时测定 Mb 和 H－FABP，计算 Mb/H－FABP 比值。由于心肌中 FABP 比骨骼肌丰富，FABP 若来源于心肌，该比值趋近于 4.5（<10），FABP 若来源于骨骼肌，则比值远远高于 10，甚至达到 47。

5. 缺血修饰清蛋白的临床应用　IMA 是评价心肌缺血的良好指标。不论是否发生心肌细胞坏死，IMA 均能在心肌缺血发生后 6 小时内升高，且升高程度与心肌缺血程度成正比。用于急性冠状动脉综合征诊断时，IMA 的临床灵敏度略高于 cTnI、cTnT、CK－MB 和 Mb 等指标。由于 IMA 用于心肌缺血诊断的临床灵敏度和阴性预测值都较高，2003 年 FDA 批准 IMA 用于 ACS 的排除诊断。

（二）心肌缺血－再灌注治疗效果的判断

急性心肌梗死后，临床上会采取一系列措施进行治疗，目的在于使堵塞的冠状动脉复通，血液再灌注。判断再灌注的可靠依据是冠状动脉造影，而心肌损伤标志物作为相对无创的指标也广泛应用于再灌注效果的评估。

判断再灌注效果的方法是：在治疗开始时、治疗开始后 90 分钟和 120 分钟分别抽血，动态观察血中 cTnT、cTnI、Mb 和 CK－MB 等指标的变化。如果观察到心肌损伤标志物出现迅速上升后下降的“冲洗小峰”，此为堵塞血管复通后，再灌注的血液冲洗游离的心肌损伤标志物入血，提示治疗有效；如果观察到心肌损伤标志物出现显著而持续的新升高，提示心肌损伤加重、再灌注损伤或者再梗死（图 22－5）。上述指标中，以 cTnT 或 cTnI 评价心肌缺血－再灌注治疗效果最好。

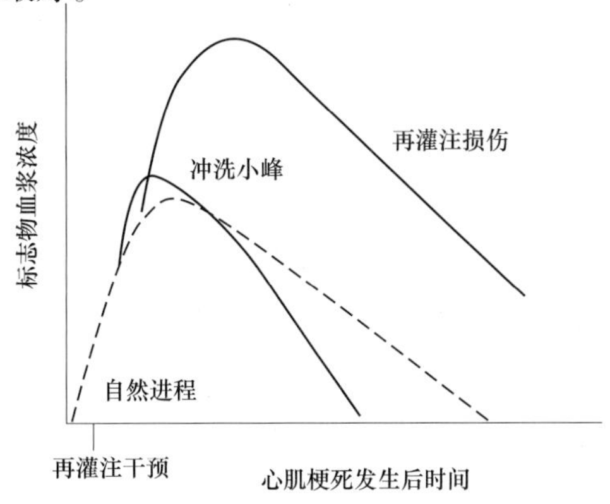

图 22－5　应用心肌损伤标志物判断心肌缺血再灌注干预效果示意图

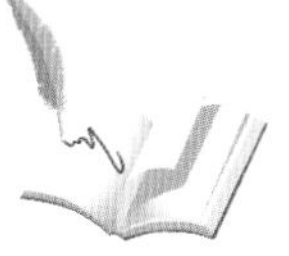

（三）心肌损伤标志物的应用原则

目前已就心肌损伤标志物的临床应用原则达成以下共识：①放弃以前的心肌酶谱分析，即不再将 LD、AST、α-羟丁酸脱氢酶、CK、LD 同工酶和 CK-MB 活性测定用于 ACS 的诊断，条件有限时可考虑 CK-MB 质量测定用于 ACS 的诊断。②用 cTnT 或者 cTnI 作为心肌损伤诊断的首选指标。③临床检测中只需要测定 cTnT 和 cTnI 中的一种指标即可，无需同时测定。④把 Mb 作为心肌损伤的早期标志物，用于 AMI 的早期排除。⑤如患者已有典型的心电图方面的变化，应立即进行针对 AMI 的治疗，而不能等待心肌损伤标志物的检测结果。⑥对于发病超过 6 小时的患者，则不需要测定 Mb 等早期标志物，直接分析 cTnT 或 cTnI 等确诊标志物。

二、生化标志物在心力衰竭诊断中的应用

临床实验室诊断心力衰竭相关症状的目的在于：①分析导致相关临床症状的原因。②评价心力衰竭的严重程度。③评估病程的发展状况及风险。④辅助诊断临床症状不明显的患者。心力衰竭相关生化标志物在诊断轻度心力衰竭时尤为重要，因为普通的临床检查不容易发现轻度的心力衰竭。常用的标志物包括 BNP、NT-proBNP 和 NT-proANP 三种，以 BNP 和 NT-proBNP 应用尤为广泛。

1. BNP 和 NT-proBNP 的临床应用 BNP 和 NT-proBNP 在心力衰竭诊断中的应用包括以下方面：①BNP 和 NT-proBNP 的临床意义基本一致，都可用于急性状况下对那些心力衰竭体征和症状不典型的患者或非急性状况下对那些有疑似心力衰竭体征和症状的患者关于心力衰竭的排除或者确认。患者出现心力衰竭时，血中 BNP 和 NT-proBNP 浓度升高；当心力衰竭得到控制时，血中 BNP 和 NT-proBNP 浓度下降，但其血中 BNP 和 NT-proBNP 水平仍高于心脏功能正常的人。②BNP 和 NT-proBNP 对于心力衰竭的阴性预测价值很高，如其正常可基本排除心力衰竭的存在。③BNP 和 NT-proBNP 浓度水平可用于鉴别有呼吸困难的慢性心力衰竭和肺部疾患。呼吸困难患者心力衰竭时血中 BNP 检测的临界值为 100 pg/ml，NT-proBNP 检测的临界值为 125 pg/ml（75 岁以下）或 450 pg/ml（75 岁以上）。④BNP 浓度水平还可用于判断心力衰竭严重程度。通常，BNP 浓度在 100~300 pg/ml 提示患者发生心力衰竭；BNP 浓度超过 300 pg/ml 提示轻度心力衰竭；超过 600 pg/ml 提示中度心力衰竭；超过 900 pg/ml 提示重度心力衰竭。

应用 BNP 和 NT-proBNP 判断心力衰竭时需要注意以下事项：①在已经有明确心力衰竭临床诊断的情况下，不推荐再进行 BNP 或 NT-proBNP 检测。②在诊断心力衰竭患者时，BNP 和 NT-proBNP 检测不能代替常规的左心室结构异常或功能失常的临床检查或评价，诸如侵入性血流动力学检查和超声心动图等。③BNP 和 NT-proBNP 不能作为心力衰竭的唯一诊断指标，因为 BNP 和 NT-proBNP 是容量依赖性激素相关蛋白，除心力衰竭外，其他可导致血容量增多、水钠潴留的疾病，如原发性醛固酮增多症、库欣综合征、肾功能衰竭和肝硬化等，也可导致血浆 BNP 和 NT-proBNP 水平升高。④在肺气肿、肺慢性阻塞性疾病、血液透析、服用利尿剂或强心苷等药物的情况下，血浆 BNP 和 NT-proBNP 浓度也会发生变化，这些都会影响 BNP 和 NT-proBNP 检测诊断心力衰竭的准确性。

2. MR-proANP 的临床应用 MR-proANP 在判断心力衰竭方面的诊断性能和 BNP、NT-proBNP 相近，通常应用于：①鉴别呼吸困难的病因，如果 MR-proANP 浓度在

169 pmol/L 以上，提示心力衰竭导致的呼吸困难。②MR－proANP 用于判断慢性心衰左心室收缩障碍程度时，性能与 BNP 相近，但优于 NT－proBNP。③MR－proANP 用于预测慢性心衰死亡率方面优于 BNP 和 NT－proBNP，有文献报道，MR－proANP、BNP 和 NT－proBNP 浓度升高 1 倍时，对应的死亡风险分别增加 54%、27% 和 23%。

小结与展望

扫码“练一练”

心血管疾病是严重威胁人类健康的重要疾病，其早期准确诊断具有重要意义。对于 AMI 的实验室诊断，Mb 是早期标志物，在 AMI 发作后 2～3 小时就能检出，如胸痛发作后 6 小时内 Mb 没有升高，则可排除急性心肌梗死；心肌 cTnT 和 cTnI 是目前公认最好的 AMI 确诊标志物，两者在 AMI 后 4～12 小时在血液中明显升高，其异常能持续 4～14 天，血中 cTnI 和 cTnT 升高则能基本判断患者已有心肌损伤。对于心力衰竭的实验室诊断，常用的标志物包括 BNP、NT－proBNP 和 MR－proANP 三种，以 BNP 和 NT－proBNP 应用尤为广泛。患者出现心力衰竭时，血中 BNP 和 NT－proBNP 水平升高，升高程度与心力衰竭严重程度正相关。对于高血压的实验室诊断，主要目的是帮助查找继发性高血压的原发病因。

本领域未来研究方向在于寻找和鉴定具有高度特异性的早期心肌损伤标志物和心力衰竭标志物；对心肌肌钙蛋白、BNP、NT－proBNP 和 NT－proANP 等指标检测方法的标准化，以确定其参考区间、医学决定水平和临床应用指南；应用蛋白质组学、质谱分析以及高效液相色谱等方法对生化标志物进行分类和准确测定，明确其临床价值并推广其临床应用。

（陈　安）

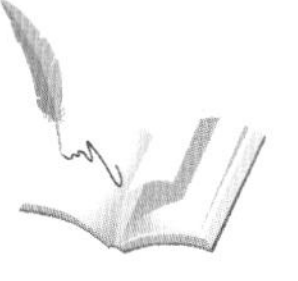

第二十三章　内分泌疾病的生物化学检验

教学目标与要求

掌握　生长激素、促甲状腺素、三碘甲腺原氨酸、甲状腺素、皮质醇、尿17-羟皮质类固醇、尿17-酮类固醇、尿香草扁桃酸、催乳素、睾酮、雌二醇、孕酮、促黄体素、促卵泡激素的测定与评价。

熟悉　下丘脑和垂体分泌的激素种类；催乳素瘤、性腺功能紊乱、甲状腺功能、肾上腺功能紊乱临床指标的应用。

了解　内分泌疾病的实验室诊断方法；激素的调节；激素的种类和功能。

内分泌系统（endocrine system）是由垂体、甲状腺、胰岛、肾上腺和性腺等主要内分泌腺及某些内分泌组织和细胞组成的体液调节系统，与神经系统共同通过精细的调节机制来维护各系统的功能协调和内环境的稳定。内分泌功能障碍导致激素分泌失常会引起相应的临床表现。实验室检查对于内分泌疾病的诊断、疗效监测有重要意义。

第一节　内分泌功能及调控

扫码“学一学”

一、激素的分泌调控

激素（hormone）是由内分泌腺（细胞）合成和分泌的具有生物学活性的化学物质，经血循环运送到全身，对特定靶器官、靶细胞产生生物学效应。靶细胞具有与激素特异结合的受体（receptor），受体可将激素信息转化成为启动细胞内化学反应的信号。激素的主要功能包括：调节机体的生长发育、性别和生殖器官发育；调节机体代谢和营养发育；参与环境、应激应答等。

激素的合成和分泌受神经系统直接或间接支配。下丘脑-垂体-内分泌腺（细胞）调节轴的多种反馈调节，是激素调控的重要机制。下丘脑激素促进腺垂体合成和分泌促激素，促激素促进内分泌腺合成和分泌功能激素，功能激素可负反馈抑制腺垂体和下丘脑激素的分泌（图23-1）。该系统任一环节异常，均可导致体内激素水平紊乱，产生相应的内分泌疾病。

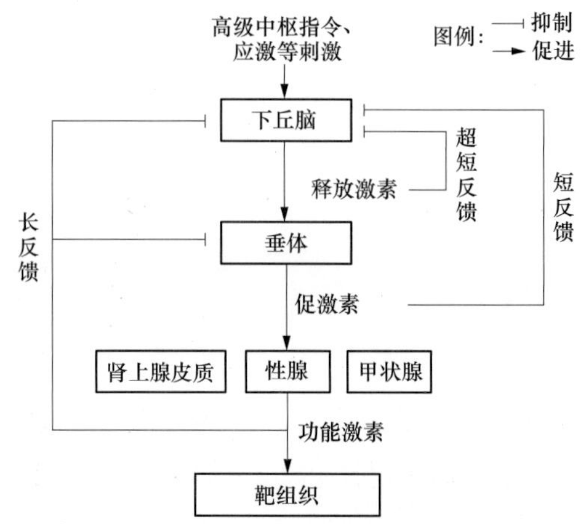

图23-1　激素的负反馈调节

二、主要内分泌腺体的调控

（一）下丘脑－垂体的内分泌功能调控

1. 垂体分泌的主要激素　垂体主要包括腺垂体和神经垂体，分泌的激素均为肽类或糖蛋白，可相应地分为神经垂体激素和腺垂体激素（表23－1）。垂体分泌的主要调节激素对应的相应腺体及器官（见图23－2）。

表23－1　下丘脑分泌的主要释放激素

激素名称	生理作用
腺垂体激素	
生长激素（growth hormone，GH）	促进生长发育
促卵泡激素（follicle stimulating hormone，FSH）	促进卵泡或精子合成
黄体生成素（luteinizing hormone，LH）	促排卵和黄体生成，刺激孕激素、雄激素分泌
催乳素（prolactin，PRL）	刺激乳房发育及泌乳功能
促甲状腺激素（thyroid stimulating hormone，TSH）	促甲状腺激素合成及释放
促肾上腺皮质激素（adrenocorticotropic hormone，ACTH）	促进肾上腺皮质激素合成及释放
黑色素细胞刺激素（melanocyte－stimulating hormone，MSH）	刺激黑色素细胞合成黑色素
神经垂体激素	
抗利尿激素（antidiuretic hormone，ADH）	收缩血管，促进远曲小管重吸收水
缩宫素（oxytocin，OT）	促乳腺泌乳，子宫收缩

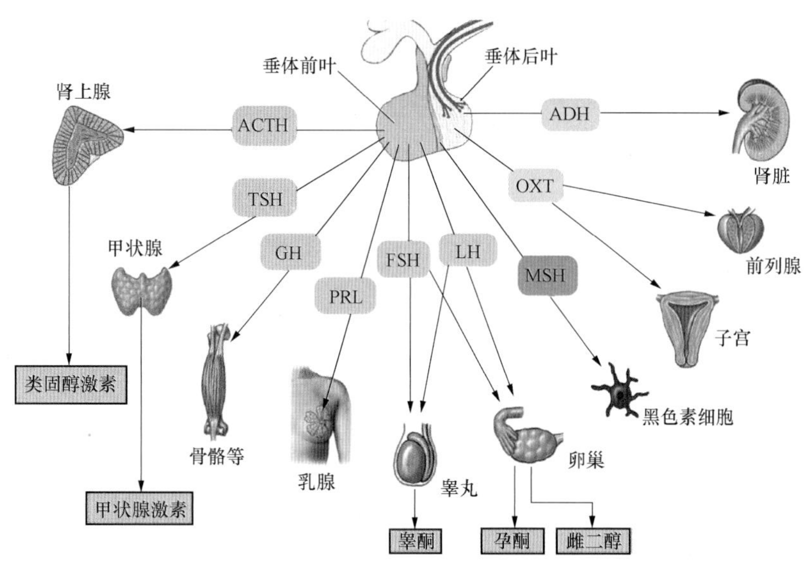

图23－2　垂体分泌的调节激素

2. 下丘脑激素　下丘脑的特化神经细胞可分泌多种控制腺垂体激素的调节性释放和抑制激素，这些激素呈间歇式或脉冲式分泌，详见表23－2。

表 23-2 下丘脑分泌的主要调节激素

激素名称	调节的腺垂体激素
生长激素释放激素（growth hormone - releasing hormone，GHRH）	GH
催乳素释放激素（prolatin - releasing hormone，PRRH）	PRL
促甲状腺激素释放激素（throtropin - releasing hormone，TRH）	PRL、GH、TSH、FSH
促肾上腺皮质激素释放激素（corticotropin - releasing hormone，CRH）	ACTH
促性腺激素释放激素（gonadotropin - releasing hormone，GnRH）	LH、FSH、PRL
黑色细胞刺激素释放激素（melanocyte stimulating hormone - releasing hormone，MRH）	MSH
生长激素抑制激素（growth hormone - inhabiting hormone，GHIH）	GH、TSH、ACTH、PRL
催乳素释放抑制激素（prolatin - releasing - inhabiting hormone，PRIH）	PRL

3. 下丘脑-垂体内分泌功能与疾病　下丘脑、垂体激素的分泌紊乱会引起多种疾病，同时，这些激素的变化也成为相应疾病的临床生化特征。如体液中 ACTH、皮质醇水平的变化为肾上腺功能低下及库欣综合征的特征，GH、IGF-1、GHRH 水平的变化可作为诊断 GH 缺乏症及肢端肥大症的依据，FSH、LH、TRH 可作为性腺功能紊乱或垂体肿瘤的生化指标，PRL 水平的变化为垂体肿瘤、高催乳素血症的特征。

（二）甲状腺功能调控

1. 甲状腺激素的合成与代谢　甲状腺激素的合成与分泌受下丘脑-腺垂体-甲状腺轴的调节。其合成过程包括碘的摄取、碘的活化和甲状腺素（thyroxine，T_4）和三碘甲腺原氨酸（triiodothyronine，T_3）的合成三大步骤。甲状腺可聚集体内 70%～80% 的碘，是体内碘吸收最强的组织。细胞中的碘经过氧化酶催化后氧化为“活性碘”，其可使核糖体上的甲状腺球蛋白酪氨酸残基碘化，生成一碘酪氨酸（monoiodotyrosine，MIT）或二碘酪氨酸（diiodotyrosine，DIT）。在过氧化酶催化下，MIT 和 DIT 各一分子缩合成一分子 T_3，一分子 MIT 和两分子 DIT 缩合成 T_4。T_4 在 5 位脱碘生成反 T_3（reverse T_3，rT_3）。

含 T_4 和 T_3 的甲状腺球蛋白（thyroglobulin，Tg）在垂体分泌的促甲状腺激素（thyroid stimulating hormone，TSH）作用下被蛋白酶水解并释放入血。血中的 T_4、T_3 与甲状腺激素结合球蛋白（thyroxine - binding globulin，TBG）结合并随分泌泡进入甲状腺滤泡腔贮存。游离 T_3 占总量的 0.1%～0.3%，游离 T_4 占总量的 0.02%～0.05%，仅游离的甲状腺激素才具生物学活性。虽然血中 T_4 总含量较高，但因游离 T_3 比例高，因此 T_3 的生物活性为 T_4 的 3～5 倍。

2. 甲状腺激素的运输与代谢　血中的 T_4、T_3 与甲状腺激素结合球蛋白（TBG）结合而运输。游离 T_3 占总量的 0.1%～0.3%，游离 T_4 占总量的 0.02%～0.05%，仅游离的甲状腺激素才具生物学活性。虽然血中 T_4 总含量较高，但因游离 T_3 比例高，因此 T_3 的总活性较 T_4 大。

（三）肾上腺功能调控

1. 肾上腺髓质激素　肾上腺髓质主要分泌肾上腺素（epinephrine，E）、去甲肾上腺素（norepinephrine，NE）及微量的多巴胺（dopamine，DA），统称为儿茶酚胺类（图 23-3），由嗜铬细胞合成。E 和 NE 的代谢终产物为香草扁桃酸（vanillymandelic acid，VMA）；DA 的代谢终产物为高香草酸（HVA）。

图 23－3　肾上腺髓质激素的代谢

2. 肾上腺皮质激素　肾上腺皮质中，球状带合成的盐皮质激素以醛固酮（aldosterone，Ald）为主，束状带合成的糖皮质激素（glucocorticoide，GC）以皮质醇（cortisol）为主，网状带合成雄激素（androgens）和雌激素（estrogens）。这三类激素都是胆固醇衍生物，称类固醇激素。释放入血的 GC 主要与血浆中的皮质醇结合球蛋白（CBG）可逆结合而运输，其主要参与体为糖、脂肪、蛋白质的代谢，对维持神经血管紧张度和神经系统的兴奋性具有重要意义。

肾上腺皮质激素的合成和分泌受下丘脑－垂体调节轴的控制。促肾上腺皮质激素释放激素（corticotropin releasing hormone，CRH）可选择性地促进腺垂体合成和分泌垂体促肾上腺皮质激素（adrenocorticotropic hormone，ACTH）。ACTH 可作用于肾上腺皮质束状带和网状带细胞膜上的受体，促 GC 及性激素的分泌；而血中游离的 GC 可负反馈地影响 CRH 和 ACTH 的释放。肾上腺皮质激素的代谢产物主要有 17－羟皮质类固醇（17－OH）及17－酮类固醇（17－KS）。

3. 肾上腺内分泌功能与疾病　儿茶酚胺生理功能广泛而复杂。E 和 NE 都可使心缩力增强、心跳加快、心搏量增加，E 可使机体处于能量动员，NE 对血管的收缩作用较为广泛。DA 在增加内脏血流量同时，使血压下降。糖皮质激素可调节体内大多数组织的物质代谢，盐皮质激素可维持机体水电解质平衡。肾上腺髓质功能紊乱会引起嗜铬细胞瘤，肾上腺皮质功能紊乱引起库欣综合征、艾迪生病等。血浆醛固酮水平的变化为诊断醛固酮增多症及肾上腺癌提供依据。

（四）性激素功能紊乱

1. 性激素　性激素主要包括雄激素和雌激素两大类。雄激素中活性最高的为睾酮（testosterone，T），由睾丸间质细胞合成，肾上腺皮质也可少量合成，血浆中 90% 睾酮是与性激素结合球蛋白（sex hormone binding globulin，SHBG）结合运输。雌二醇（estradiol，E_2）为活性最高的雌激素，可由卵巢、睾丸和肾上腺皮质合成，在血中主要与 SHBG 结合，降解的主要器官是肝脏，雌三醇（estriol，E_3）为主要降解产物。体内主要的孕激素是孕酮（progesterone，P），主要由卵巢的黄体分泌，也可由肾上腺、睾丸、胎盘分泌，入血后主要与 CBG 结合运输，在肝脏灭活。性激素的分泌受垂体卵泡刺激素（follicular stimulating hormone，FSH）和黄体生成素（luteinizing hormone，LH）调节，下丘脑－垂体，卵巢或睾丸

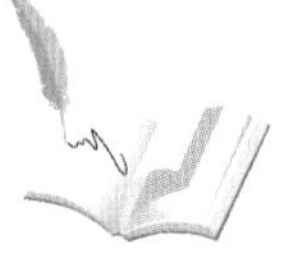

分泌轴控制二者的分泌。

2. 性激素与疾病 睾酮和雌二醇除促进性器官发育和维持副性征之外，对全身代谢也有明显作用。孕激素总的生理功能在于保证受精卵着床和维持妊娠，对组织代谢也有影响。性激素的分泌紊乱可导致性发育异常或性功能减退。临床实验室中，睾酮的明显降低为男性性功能减退的特征，SHBG 水平和雄激素不敏感综合征密切相关，孕酮、雌激素水平低下为女性闭经的生化指标，孕酮、LH、FSH 的分泌情况可诊断女性不孕或更年期综合征，雌激素水平与女性生育能力和卵巢功能密切相关。

第二节　内分泌功能生物化学指标的测定与评价

临床常采用放射免疫分析（radioimmunoassay，RIA）或酶联免疫吸附分析（enzyme - linked immunosorbent assay，ELISA）技术检测人体血液中含量甚微的激素。近年来，时间分辨荧光免疫分析（time - resolved fluoroimmunoassay，TRFIA）、化学发光免疫分析（chemiluminescence immunoassay，CLIA）、电化学发光免疫分析（electro - chemiluminescence immunoassay，ECLIA）、质谱分析（mass spectrometry，MS）、色谱分析（chromatography）等技术逐渐普及，这些方法灵敏、快速、安全，能较好地结合全自动分析技术用于临床批量测定。

一、下丘脑 - 垂体内分泌功能生物化学指标的测定与评价

（一）生长激素

临床采用 ELISA 法检测血清生长激素（growth hormone，GH）。GH 由腺垂体嗜酸性细胞产生，其主要生理作用是促进成年前长骨的生长加速基因及蛋白黏多糖及软骨细胞的分裂增殖。

GH 分泌具有昼夜节律性，呈脉冲式分泌，半衰期 20 ~ 30 分钟，采血应在午夜 12 时。剧烈运动及可能的低血糖可刺激垂体释放 GH。GH 运动兴奋试验时，首先空腹取血，之后让患者剧烈运动 20 ~ 30 分钟，结束后休息 20 ~ 30 分钟再采血。检测两次血标本中的 GH 含量并作对比，如血浆 GH 值较对照组明显升高可排除 GH 缺乏。GH 缺乏症患者的诊断取血时间最好在患者熟睡后 1 ~ 1.5 小时。

（二）催乳素

临床常用 CLIA 法检测血清催乳素（prolactin，PRL）。PRL 由腺垂体细胞合成和分泌，其主要生理功能是促进乳腺发育和泌乳，故又称泌乳素。PRL 分泌的调节主要受下丘脑调节肽释放因子（PRF）和泌乳素释放抑制因子（PIF）的双重控制，PRF 促进 PRL 分泌，PIF 抑制其分泌。

PRL 分泌的调节主要受下丘脑 PIH 的控制，是唯一在生理条件下处于抑制状态的腺垂体激素，其分泌有昼夜节律性，晚 11 时至次晨 5 时达最高峰。某些生理情况如应激、妊娠、哺乳，以及服用雌激素、奋乃近、利血平等药物时可使 PRL 升高，采集标本时应注意。

（三）黄体生成素、卵泡刺激激素

临床实验室常采用 CLIA 法进行血清卵泡刺激激素（follicle stimulating - hormone，FSH）

与黄体生成素（luteinizing hormone，LH）的测定。TRFIA 法和 ELISA 法有商业化试剂盒，但应用较少。FSH 和 LH 均由腺垂体分泌。FSH 主要促进女性卵巢的卵泡细胞的发育和成熟，促进男性生精管的生成和生精作用。LH 作用于成熟卵泡，引起排卵和黄体生成。FSH 与 LH 的分泌均为脉冲式分泌，脉冲频率和振幅的变化受月经周期的影响，且个体差异大。实验室多采用在 30 分钟内分别取血 3 次，二者混合测定的方法，是判断下丘脑 - 垂体 - 性腺轴功能的常规检查指标。对育龄妇女应在月经周期的不同时相进行连续测定，单次的测定结果无价值。应注意某些激素、药物、体内活性物质对测定结果的影响；妊娠时 hCG 水平也会影响测定的准确。CLIA 法检测时，标本严重溶血影响结果，应避免其反复冻融。

（四）促甲状腺激素

TSH 为腺垂体细胞合成和分泌的糖蛋白激素，是下丘脑 - 垂体 - 甲状腺调节系统的主要调节激素。TSH 的分泌受下丘脑分泌的促甲状腺释放激素（TRH）的调节，其生理功能主要是促进甲状腺上皮细胞的代谢及胞内核酸、蛋白质的合成，使细胞呈柱状增生。血中甲状腺激素水平的变化可负反馈致 TSH 水平出现指数级变化，且 TSH 不和血浆蛋白结合，因此 TSH 能更灵敏的反应甲状腺功能。临床常采用 ELICA 法和 CLIA 法检测，其中 CLIA 法为临床首选。

TSH 分泌有昼夜节律性，清晨为其分泌峰值，临床取标本时应予以注意。血清 TSH 水平在不同的年龄及生理状况有所不同。服用硫脲类药物、注射 TRH 以及低碘饮食可使 TSH 升高，新生儿、孕妇 TSH 也较高；服用类固醇激素则引起 TSH 下降。

二、甲状腺功能生物化学指标测定

（一）总 T_3、T_4和游离 T_3、T_4及 rT_3

通常采用 CLIA 法或 RIA 法测定血清总 T_3（total T_3，TT_3）、总 T_4（total T_4，TT_4）、游离 FT_3（free T_3，FT_3）、游离 FT_4（free T_4，FT_4）及 rT_3，其中 CLIA 法已成为临床实验室首选方法。三碘甲腺原氨酸（T_3）和甲状腺素（T_4）均是由甲状腺滤泡上皮细胞分泌的具有生物活性的激素，T_3 的生物活性为 T_4 的 3～5 倍。甲状腺的主要功能是促进糖、蛋白质和脂肪的氧化，促进机体的生长发育、蛋白质的合成等，其分泌受下丘脑、垂体和甲状腺激素水平的调节。

扫码“看一看”

食用含碘食物、服用糖皮质激素等药物会影响血清 TT_3、TT_4水平，怀孕等生理、病理情况，以及服用影响 TBG 水平的药物会使血清 TBG 水平发生变化，均会影响 TT_3、TT_4的测定结果。FT_4、FT_3的临床意义与 TT_4和 TT_3相同，但因其不受血清 TBG 含量的影响，而具有更重要的临床价值。

（二）抗甲状腺自身抗体

抗甲状腺自身抗体包括血清抗甲状腺球蛋白抗体（thyroglobulin antibody，TG - Ab）、抗甲状腺微粒体抗体（thyroid mitochondria antibody，TM - Ab）、抗过氧化物酶抗体（thyroperoxidase antibodies，TPO - Ab）和 TSH 受体抗体（thyrotropin - receptor antibodies，TR - Ab）。TR - Ab 为一组抗甲状腺细胞膜上 TSH 受体的自身抗体，包括长效甲状腺刺激素（long - acting thyroid stimulator，LATS）、甲状腺刺激免疫球蛋白（thyroid - stimulating immunoglobulin，TSI）等。TPO - Ab 位于甲状腺卵泡细胞的顶膜中，与甲状腺球蛋白协同作用，

其主要功能是催化甲状腺球蛋白酪氨酸的碘化合成 T_3 和 T_4，是一种结合糖基化亚铁血红素的膜蛋白质。抗甲状腺自身抗体的检测目前临床首选 ECLIA 法。

检测抗甲状腺自身抗体时，标本采集后应立即分离血清，4℃保存，如需长时间保存则应保存于 -20℃，未经分离的血标本在常温下其抗体效价急速下降，影响实验准确性。

（三）甲状腺素结合球蛋白

血清甲状腺素结合球蛋白（TBG）在肝细胞内合成，是甲状腺激素的主要结合蛋白。TBG 的浓度变化可影响总甲状腺激素的水平，但不影响游离甲状腺激素的水平。血清 TBG 的浓度测定常用来排除非甲状腺功能紊乱所引起的 T_3、T_4 变化。临床通常采用 CLIA 法测定血清 TBG。在非甲状腺疾病，如妊娠、应用雌激素或避孕药、急性肝炎、6 周内的新生儿中，血清 TBG 明显增高；在应用雄激素、糖皮质激素、水杨酸、苯妥英钠等药物治疗，以及重症营养不良、严重感染、重症糖尿病、恶性肿瘤、急性肾功能衰竭、呼吸衰竭、肢端肥大症，还有肝硬化、肾病综合征等低蛋白血症时，血清 TBG 浓度降低。

（四）甲状腺球蛋白

血清 Tg 测定目前临床首选 CLIA 法。血清 Tg 无季节、昼夜节律性，在生理状态下，其水平主要由甲状腺大小决定。激素如 TSH、hCG 会影响血清 Tg 水平。另外，TG - Ab 的存在会严重干扰 Tg 的检测结果。

（五）甲状腺激素抑制试验

为甲状腺功能动态试验方法之一。受试对象口服一定剂量的甲状腺激素后，先测一次 $^{131}I-T_3$ 摄取率，之后在连续给药 1 周后再次检测。口服甲状腺激素应连续不中断。口服甲状腺激素可引起药物性甲亢，或加重甲亢患者病情。本试验应对某些疾病如高血压、房颤、心衰的患者禁用。

（六）TRH 兴奋试验

为甲状腺功能动态试验方法之一。受试者空腹取血后静脉注射促甲状腺激素释放激素（thyrotropin releasing hormone，TRH），在注射后 15、30、60、120min 时分别取血，测定 5 次血清 TSH 浓度，观察血中 TSH 浓度的变化。对于怀疑为继发性甲状腺功能减退的患者，应严格采用上述 5 次取血法，两次取血法不能反映其峰值延迟表现。

三、肾上腺功能生物化学指标的测定与评价

（一）儿茶酚胺

儿茶酚胺主要包括肾上腺素（E）、去甲肾上腺素（NE）和多巴胺（DA）。E 和 NE 由肾上腺髓质所分泌的激素，DA 主要集中在椎体外系部位，三者均属神经介质。其生理作用主要促进心肌收缩、心率和传导速率加快、心输出量增加，参与水电解质的代谢调节。儿茶酚胺的检测对原发性高血压、神经母细胞瘤、嗜铬细胞瘤等疾病的诊断有较好的辅助意义。其检测临床上常用高效液相色谱电化学检测法（high - performance liquid chromatography with electrochemical detection，HPLC - ECD）。

部分食物与药物会影响血中儿茶酚胺的水平，采血前需禁食中药、香蕉、茶叶、巧克力等 3 天以上。另外有很多其他影响因素，如采血技术、患者情绪、标本的抗凝、保存等均会影响检测结果。24 小时尿送检要加 5 ~ 10ml 浓盐酸防腐。

（二）尿香草扁桃酸

体内的儿茶酚胺大部分经降解代谢后排出，其中约三分之一经单胺氧化酶的作用变为3，4－二羟苦杏酸；三分之二经儿茶酚甲基转移酶的作用变为3－甲氧肾上腺素或3－甲氧去甲肾上腺素，后转变为3－甲氧－4羟苦杏仁酸，又称香草基扁桃酸，由尿排出。3－甲氧肾上腺素及3－甲氧去甲肾上腺素也可直接由尿排出。经典的尿液VMA测定方法包括分光光度法和层析法。HPLC法因操作复杂不适于作为筛查试验。定量分析尿液VMA之前需先排除苯酚类、酸性酚和芳香环化合物等代谢物干扰。氮化对硝基苯胺显色法需先使用醋酸乙酯和碳酸钾溶液从尿液中提取VMA，并与重氮化对硝基苯胺反应，再用氯仿抽提重氮化的VMA，然后用氢氧化钠溶液提取红色重氮化合物进行比色测定。

受试者在检测前后数日应停止食用香蕉、咖啡、茶等含香草的食品，可部分避免假阳性。增高见于嗜铬细胞瘤、交感神经母细胞瘤、原发性高血压和甲状腺功能减退等；减低见于甲状腺功能亢进、原发性慢性肾上腺皮质功能减退等。

（三）皮质醇

肾上腺皮质激素属类固醇激素，可分为多种，皮质醇（cortisol）是最主要的糖皮质激素，主要影响蛋白质、脂肪和糖的代谢，能增强心肌收缩力和神经系统的兴奋性。临床通常采用CLIA法、ECLIA法、竞争性蛋白结合分析法（CPBA）测定血清或尿液中的皮质醇，其中CLIA法应用广泛。使用CLIA法检测24h尿游离皮质醇时，精密度和特异性均优于CPBA法。

血清皮质醇测定需注意明显的昼夜节律变化。24h尿皮质醇测定不受昼夜节律影响，能可靠地反映皮质醇的浓度，是皮质醇增多症诊断的金标准，但取样本时要准确记录尿量。如需鉴别肾上腺皮质功能的异常是原发性还是继发性时，常采用ACTH兴奋试验，即肌内或静脉注射ACTH，分别在注射前和注射后0.5h、1h采血，测定并观察血浆皮质醇的浓度变化。

（四）尿17－羟皮质类固醇

目前已有商业化的尿液17－OH免疫学试剂盒，但Porter－Silber比色法仍是评价肾上腺皮质功能的常用方法。应用48h小剂量地塞米松抑制试验后检测尿液17－OH或皮质醇，可用于判断病变部位。

本方法先加酸将结合型17－OH转变为游离型，以氯仿：正丁醇抽提后，在硫酸溶液中与苯肼反应生成黄色的苯腙，此为Porter－Silber反应，在410nm波长下采用分光光度法测定含量。

该法所需条件简单，但特异性较差，会受泼尼松、地塞米松等药物及有色饮料、肝肾功能等影响。在肾上腺皮质功能紊乱诊断上，其灵敏度、特异性均不如直接检测皮质醇。地塞米松抑制试验需要服用激素，且机体处于任何应激状态均会干扰试验结果，如较长时间服用对某些肝酶有诱导作用的药物，可加速地塞米松的代谢灭活，产生假阴性；较长时间使用糖皮质激素类药物者，不宜进行本项试验。

（五）尿17－酮类固醇

尿液17－KS的测定常采用Zimmermann比色法，该法为多年来临床评价雄激素的合适方法。

因尿中17 - KS多以葡萄糖醛酸酯或硫酸酯的结合形式存在，加酸水解释放游离的17 - KS。在碱性介质中其结构中的酮 - 亚甲基（ - CO - CH_2 - ）与间 - 二硝基苯作用，生成紫红色化合物，在520nm波长下采用分光光度法测定含量。

该方法有较好的精密度，但不够灵敏，操作较费时。比色操作应在保证显色色泽稳定，尽快完成；如室温过低导致比色液浑浊，可加入饱和盐水。

（六）促肾上腺皮质激素

临床通常采用RIA法、ELISA法、CLIA法测定血浆中的ACTH，临床仍以RIA法为主。正常ACTH分泌存在着与皮质醇相同的昼夜节律，清晨含量达到最高峰，随后逐渐下降，到夜间降到最低点。一般选择早上8点、下午4点、凌晨12点三个采血时间，在分析结果时应了解采血时间。在肾上腺皮质功能紊乱时，ACTH的分泌节律也大多消失。

（七）醛固酮

醛固酮是肾上腺皮质分泌的类固醇类激素，它的分泌受血容量和肾素 - 血管紧张素系统的调节。醛固酮主要通过作用于肾脏来维持体内水盐平衡。临床通常采用RIA法、CLIA法测定血浆中的醛固酮，其中CLIA法为临床首选方法。醛固酮水平在卧位和立位差别很大。卧位采集标本时，应在睡眠后的次日清晨；立位采集标本时，应在受试者直立位或步行持续2h之后。育龄女性的醛固酮水平在黄体期较高。

四、性腺功能生物化学指标测定

（一）雌二醇

雌二醇（estradiol，E_2）主要由卵巢产生，是生物活性最强的雌激素。卵泡期主要由颗粒和内膜细胞产生，黄体期主要由黄体分泌。E_2的主要功能为促进女性生殖器官的发育，促进子宫的发育和子宫内膜周期性的变化及阴道的生长发育，促进乳腺发育，预防骨质疏松等。血清E2检测是下丘脑 - 垂体 - 生殖腺轴功能测定的指标之一。临床多采用竞争性CLIA法检测血清E_2。

（二）睾酮

睾酮（testosterone，T）是体内最主要的雄激素，主要由睾丸间质细胞合成，肾上腺也可分泌，主要在肝脏灭活。血中98%的睾酮与血浆蛋白结合，2%游离存在。游离的睾酮才有生物活性。其分泌受垂体 - 下丘脑负反馈机制的影响。成年男性血液中睾酮的分泌呈脉冲节律式分泌，个体差异大。一般上午高于晚上20%左右。其主要生理功能是促进生殖器官的生长发育，维持前列腺和精囊的功能和生精作用，还可促进骨骼生长及红细胞的生成。目前临床多采用CLIA法检测血清T。

（三）黄体酮

黄体酮（progesterone），又称孕酮，属于类固醇激素，由黄体和胎盘产生，排卵前一天开始升高，排卵后6～8天达到高峰，降解主要在肝脏。其生理功能主要是促进生殖器官的生长发育，促进乳腺发育。目前临床多采用ECLIA法检测血清黄体酮。临床实验室检测激素时应注意，连续动态检测比单次检测的结果更可靠，多项指标联合检测比单项指标检测的检出率高。但随着检出率的增加，假阳性率也随之增加，因此应慎重选择检测指标的组

合，一般选择配对激素或调节激素。同时注意影响检测结果的多种因素（表 23－3）。

表 23－3　影响内分泌功能检测结果的主要因素

影响因素	举例
生物节律性	生长激素的分泌节律性；FSH、LH 随月经周期变化
年龄影响	垂体激素，在青春期和绝经期的女性中差异大
体位影响	醛固酮，在立位与卧位有很大差别
药物影响	口服避孕药对甾体激素的影响
妊娠影响	妊娠期各种激素的参考范围与非妊娠妇女不同

第三节　内分泌功能生物化学指标的临床应用

临床常通过测定激素水平作为诊断内分泌疾病的依据，其实验室诊断目的很明确：首先确定患者是否存在某种内分泌功能紊乱；如存在紊乱，则进一步确定病变的部位和性质（表 23－4）。

表 23－4　内分泌功能检测方法的临床应用

检测方法	举例	主要用途
检测激素、代谢产物浓度	检测血清 T_3、尿 VMA	确定是否紊乱
检测激素所调节的生化过程	甲状腺功能紊乱时检测基础代谢率	检测病变性质
动态功能试验	GH 运动兴奋试验	判断部位、性质

一、下丘脑－垂体内分泌功能紊乱

1. 巨人症与肢端肥大症　幼年时 GH 分泌过多时常导致巨人症（gigantism）；成年时 GH 分泌过多常导致肢端肥大症（acromegaly）。

2. 生长激素缺乏症（GH deficiency，GHD）　又称垂体性侏儒（pituitary dwarfism）因生长发育期 GH 分泌不足或功能障碍，造成儿童或青少年生长发育障碍，常有促性腺激素、TSH、ACTH 缺乏。

3. 催乳素瘤（prolactinoma）　为功能性垂体腺瘤中常见肿瘤，表现为闭经－乳溢综合征，多数患者血浆 PRL 水平显著增高。

二、甲状腺疾病

1. 甲状腺功能亢进（hyperthyroidism）　以 Graves 病为常见，其生化指标变化有：①T_3 和 T_4 增高。T_3 是甲亢的敏感指标；FT_4、FT_3 对治疗中甲亢患者的观察较 TT_4、TT_3 更灵敏。②TSH 可鉴别病变部位。如 T_3、T_4 增高而 TSH 降低，为原发性甲亢，病变在甲状腺；如 T_3、T_4 增高 TSH 也增高，为继发性甲亢，病变在垂体或下丘脑。③甲状腺激素抑制试验，抑制率小于 50%。④rT_3 增高。

2. 甲状腺功能减退（hypothyroidism）　甲减的生化指标变化有：①T_3 和 T_4 降低。②TSH 可鉴别病变部位。如 T_3、T_4 降低而 TSH 增高，为原发性甲减，病变在甲状腺；T_3、T_4 降低 TSH 也降低，为继发性甲减，病变在垂体或下丘脑。③TRH 兴奋试验。垂体病变

时，TSH 基础值低，对 TRH 无反应；而下丘脑病变时，TSH 基础值低，但对 TRH 有延迟性反应。④rT_3降低。

3. 亚急性甲状腺炎 又称病毒性甲状腺炎，其四期典型病程中的生化指标变化为：①贮存的甲状腺激素释放入血引起甲亢表现，血清 T_3、T_4增高，而 TG - Ab、TM - Ab 不高。②甲状腺功能转为正常。③发病 1 至 3 个月后出现甲低，血清中 T_3、T_4降低而 TSH 升高，并对 TRH 刺激表现过强反应。④血清中 T_3、T_4和 TSH 恢复正常，很少遗留并发症。

4. 慢性甲状腺炎 以慢性淋巴性甲状腺炎常见，又称桥本氏病。起病初期甲状腺功能正常，20% ~30% 患者表现为甲亢，后期表现为甲低。TG - Ab 和 TM - Ab 检测对本病的诊断有重要意义，阳性率达 80% ~90%。

5. 甲状腺肿大 地方性甲状腺肿时，甲状腺功能指标 T_3、T_4的测定多正常。

三、肾上腺功能紊乱

1. 嗜铬细胞瘤 嗜铬细胞瘤（pheochromocytoma，PHEO）的早期诊断十分重要，应对阵发性高血压或持续性高血压伴阵发加剧的患者做血、尿儿茶酚胺及尿 VMA 测定。血、尿儿茶酚胺及尿 VMA 在高血压持续性及阵发性发作时明显高于正常，超过参考范围 2 倍以上，尿儿茶酚胺升高最敏感；而非发作时只轻度升高。对应用 B 超、CT 等不能确定瘤位置者，可做静脉导管术，在不同部位采血测儿茶酚胺，根据浓度差别，对肿瘤进行大致定位。

2. 皮质醇增多症 又称库欣综合征（cushing's syndrome，CS），是由于各种原因引起糖皮质激素为主的慢性激素分泌异常增多综合征。患者生化指标的变化有：血皮质醇持续增高；垂体性 CS 时，血清 ACTH 增高，昼夜节律消失；尿游离皮质醇、17 - OH 和 17 - KS 增高；地塞米松抑制试验显示肾上腺皮质功能亢进。

3. 肾上腺皮质功能减退症 原发性者称为艾迪生病（addison's disease）。其生物化学指标变化为：血皮质醇下降、ACTH 增高、尿游离皮质醇和 17 - OH 下降，及低血糖、低血钠、高血钾、高血钙等。

4. 原发性醛固酮增多症 生化指标变化可见：低血钾；血、尿醛固酮增高 3 ~4 倍；血浆肾素水平降低。

四、性腺功能紊乱

1. 性早熟 指青春期提前，女性多见。性早熟者血中性激素及 LH 水平远超同龄同性别的参考区间。

2. 青春期延迟及性幼稚症 青春期延迟者，性激素及 LH、FSH 均低于同龄同性别的正常值。原发性性幼稚症者，下丘脑 - 垂体功能正常，性激素水平明显降低，但可负反馈地促进 LH、FSH 释放增多。继发性性幼稚症者，为性激素及 LH、FSH 水平均低下。

3. 性功能减退 男性指睾丸功能不全或衰竭；女性为继发性闭经。闭经患者通过检测血清雌激素、孕激素、LH、FSH 水平，对明确闭经原因和病变部位有重要意义。

小结与展望

扫码“练一练”

下丘脑－腺垂体－内分泌腺激素系统的反馈调节对于内分泌系统的平衡起主要作用。多种激素的分泌均呈脉冲式或生理性节律，一旦平衡被打破，就会造成内分泌功能紊乱，引起相应疾病。理解和掌握各种激素的分泌及调控机制，有利于结果的正确解释及内分泌疾病的诊断与治疗、病情的评估。本章节重点介绍了下丘脑－垂体、甲状腺、肾上腺及性腺等内分泌激素的合成及分泌调控、临床应用及评价。甲状腺功能紊乱常用临床实验室检测指标为 T_3、T_4、rT_3；TSH 水平对甲状腺功能紊乱的诊断及病变部位的判断很有价值。嗜铬细胞瘤的早期诊断指标为血、尿儿茶酚胺及尿 VMA；肾上腺皮质功能紊乱诊断指标包括血、尿皮质醇及血中 ACTH 浓度，地塞米松抑制试验可帮助确定病变部位。常见的性腺功能紊乱有性发育异常和性功能减退，检测指标包括相应的性激素如睾酮、雌二醇、孕酮等，还有垂体分泌的相关激素 FSH 和 LH。

CLIA 法、ECLIA 法因其无放射性危险，逐步替代 RIA 法成为检验室检测激素的最常用方法。内分泌激素的动态功能试验非常重要，但现有方法操作复杂、重复性差、干扰因素多，临床不易开展。

（徐文华）

第二十四章　消化系统疾病的生物化学检验

教学目标与要求

掌握　胃蛋白酶原、淀粉酶、脂肪酶测定的方法、评价与临床应用。

熟悉　胃酸分泌量、胃泌素、尿胰蛋白酶原Ⅱ测定方法学、评价与临床应用；胃胰肠疾病的有关病因、发病机制。

了解　胃胰肠的主要生理功能；胰外分泌功能试验、肠道吸收不良试验。

胃胰肠等消化器官结构精致，功能独特。它将各种外源性食物经过化学和物理的作用，消化并吸收后为机体利用。在这一过程中，胃胰肠器官各自有独特的功能，但彼此又互相协调，还依赖于神经体液包括内分泌系统的调节共同完成消化和吸收过程。

第一节　消化系统疾病的生物化学

一、胃部疾病的生物化学

扫码“学一学”

胃具有运动、分泌、消化、吸收、杀菌等多种功能。其中胃黏膜对于分泌、消化、吸收承担最为重要的作用。胃黏膜分泌的盐酸和胃蛋白酶是消化食物不可或缺的重要成分；分泌的黏液则与碳酸氢盐组成覆盖于胃表面的黏液－碳酸氢盐屏障，从而保护胃黏膜免受H^+的侵蚀。胃壁细胞还分泌一种称为内因子的糖蛋白，与维生素B_{12}结合成复合物以免受肠液破坏。胃液的分泌尚受一些内源性物质调解，如乙酰胆碱、胃泌素和组胺等。一旦胃液的分泌失调，分泌的生物化学物质发生变化，即可发生胃部病变。

（一）消化性溃疡

消化性溃疡（peptic ulcer，PU）指发生在消化道暴露于胃酸及胃蛋白酶的任何部位的溃疡，因其发生与胃酸及胃蛋白酶的“消化作用”有关而得名。发生在胃和十二指肠的溃疡分别称之为胃溃疡和十二指肠溃疡。

健康状态的胃黏膜分泌的黏液与HCO_3^-形成保护黏膜的屏障，抵御了胃酸和蛋白酶侵袭。由于内因或外因的作用，防御机制被破坏即可发生自身消化而溃疡。

1. 胃黏膜功能障碍或/和防御功能减弱

（1）胃黏膜屏障功能减弱　胃黏膜屏障包括：①胃黏膜上皮细胞顶部的类脂质细胞膜以及上皮细胞间的紧密连接的结构，此称细胞屏障。②胃黏膜分泌的黏液和HCO_3^-等成分构成复合体覆盖在胃黏膜上，此为黏液屏障。在消化性溃疡患者的胃切除标本中，发现有不同程度的胃黏液层变薄，黏液中多聚糖蛋白含量降低，凝胶状结构减弱及HCO_3^-分泌减少等，这些变化即为胃黏膜的黏液屏障功能减弱。

（2）胃黏膜血供障碍　血流正常对维持胃黏膜内正常酸碱度、增强黏膜抵抗力有重要

作用。胃黏膜血供减少后，抵抗力降低，易受胃酸侵蚀。

（3）防御因子作用减弱　前列腺素（PG）、表皮生长因子（EGF）、生长抑素（SS）等防御因子可增强胃黏膜上皮对攻击因子的抵抗力。其合成、分泌减少，必将减弱胃黏膜的保护功能，促进溃疡形成。

（4）胃液的消化作用　胃酸和胃蛋白酶过多是胃和十二指肠溃疡形成的直接原因。而胃黏膜分泌的黏液，却是保护胃黏膜不受损害的重要成分，因某种原因分泌的黏液减少或不敌胃酸和酶的侵袭也是不可忽视的原因。

2. 外在因素侵袭

（1）药物　非甾体药阿司匹林、甾体抗炎药、糖皮质激素、乙醇、某些抗菌药物、高渗盐、高渗糖等。这些药物除了对胃肠黏膜的直接损伤作用外，还能通过抑制内源性前列腺素合成、降低胃和十二指肠黏膜血流量以及削弱胃黏膜屏障功能，诱发消化性溃疡的发生。反流入胃的胆盐可破坏胃黏膜细胞膜双层类脂质而引起黏膜炎症，降低胃黏膜电位差，并使 H^+ 逆向弥散入胃壁，促使胃黏膜上皮细胞自身消化。

（2）生物因素　如幽门螺杆菌（HP）和其他细菌感染。幽门螺杆菌可导致多种上消化道疾病，包括慢性胃炎和消化性溃疡。这一发现打破了“无酸则无溃疡”的论断，从而将防治溃疡的战略由抑酸扩展为根除 HP 的感染。HP 引起消化性溃疡机制是：HP 可穿透其他细菌不易通过的胃黏膜表面的黏液层，同时，分泌高活性的尿素酶。这些机制可导致胃泌素分泌增多和壁细胞增生，促进胃酸分泌。

（3）某些化学因素　如乙醇可引起胃黏膜微静脉收缩，导致血流瘀滞及黏膜缺血，破坏胃黏膜屏障，还能抑制环氧酶活性而阻碍前列腺素的合成。

胃溃疡常伴发十二指肠溃疡。两者发病机制各自具有特点：胃黏膜功能减弱在胃溃疡中意义较大，而胃酸、胃蛋白酶过多在十二指肠溃疡中较为重要。

（二）卓－艾综合征

卓－艾综合征（Zollingera－Ellison Syndrome，ZES）系发生在胃窦 G 细胞增生或胰腺的一种非胰岛 B 细胞瘤所引起的上消化道慢性难治性溃疡。以显著的高胃酸分泌，严重的消化性溃疡和非胰岛 B 细胞瘤为特征的综合征。因与胃泌素异常分泌有关，故也称胃泌素瘤。

二、胰腺疾病的生物化学

胰腺是人体重要的消化腺，是具有内分泌和外分泌双重功能的器官。胰腺的内分泌功能主要是调节代谢，进食后胰液分泌受神经和体液的双重调控，其中以体液调节为主。外分泌功能主要是分泌胰液和多种消化酶。胰液是无色的碱性液体，略带黏性，pH 7.4～8.4，渗透压与血浆相似，主要含有水、电解质和各种消化酶。其中电解质，阳离子主要有 Na^+、K^+、Ca^{2+}、Mg^{2+} 等，阴离子主要有 HCO_3^- 和一定量的 Cl^-，两者总和维持恒定。胰液中高浓度 HCO_3^- 可中和进入十二指肠的胃酸，避免肠黏膜受强酸侵蚀，并提供小肠内多种消化酶最适宜的 pH 环境。消化酶包括糖类消化酶（胰淀粉酶、胰蔗糖酶等）、蛋白消化酶（胰蛋白酶、糜蛋白酶、弹性蛋白酶、氨基肽酶、羧基肽酶 A、B 等）、脂肪水解酶（脂肪酶、胆固醇酯酶、磷脂酶 A、B 等）、核酸水解酶（核糖核酸酶、脱氧核糖核酸酶等），对食物的消化起着重要的作用。

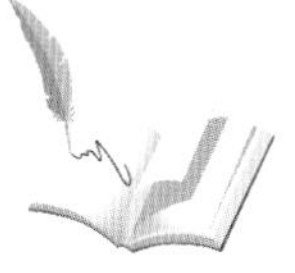

（一）胰腺炎

胰腺炎是指各种原因所致胰腺内酶原群激活，胰腺自身及其周围脏器的自我消化而引起的炎症性疾病，是一种常见的急腹症。临床上根据病理变化分为单纯水肿型和出血坏死型两类。按病程和病因可分为急性胰腺炎、慢性胰腺炎和特发性胰腺炎三种临床类型。

引起急性胰腺炎的病因甚多，国内以胆道疾病（结石、炎症、蛔虫等）为主，西方国家则以酗酒最为多见。其他病因包括结构异常、损伤、内分泌紊乱、代谢性疾病、感染因子及毒素、药物中毒、血管疾病等。

1. 急性胰腺炎 急性胰腺炎（acute pancreatitis，AP），其病情严重，胰腺出血坏死，易并发休克、腹膜炎等，死亡率较高。临床特点：突然发病，上腹深部疼痛，恶心，呕吐，甚而休克等。伴有血、尿淀粉酶和脂肪酶升高。

2. 慢性胰腺炎 慢性胰腺炎（chronic pancreatitis，CP），其发病因素与急性胰腺炎相似，主要有胆道疾病、酒精中毒、甲状旁腺功能亢进、高脂血症、手术和外伤、遗传因素等，大多由急性胰腺炎长期存在或反复发作而致。慢性胰腺炎不易治愈而且易复发。即使去除病因，仍会持续存在并常有发展，甚至有转归为癌症者。临床特点：炎症呈反复和持续性炎症，致不可逆的胰腺功能损害和组织形态学改变。胰体有广泛纤维化或钙化，腺泡萎缩，胰导管结石形成等。

3. 特发性胰腺炎 指原因不明的一些胰腺炎症，在慢性胰腺炎中占10% ~ 30%。

（二）胰腺的保护和病理机制

1. 胰腺的保护机制 正常情况下，胰腺可通过一系列的保护机制，避免消化酶激活而造成自身消化。这些机制归纳起来，主要是：①分泌的酶类处于非激活状态，即酶原形式。②在细胞内，由内质网和酶原颗粒的膜与蛋白质等底物隔开。③胰腺分泌物中酶原与抑制物（如α_1－抗胰蛋白酶）共存。

2. 胰腺的病理机制 在各种病因作用下，胰腺自身消化防卫机制被削弱，胰消化酶原被异常激活，并启动其他消化酶原的级联活化，引发胰腺组织自身消化。由于这些酶的破坏作用，最终造成胰腺组织的出血坏死。

其中起主要作用的消化酶有磷脂酶A、激肽释放酶、弹性蛋白酶和脂肪酶。如：磷脂酶A_2在少量胆酸的参与下，分解细胞膜的磷脂。而磷脂被分解后的产物（溶血磷脂酰胆碱和溶血脑磷脂）具有引起胰腺实质凝固性坏死，脂肪组织坏死及溶血作用；激肽释放酶使激肽原变成缓激肽和胰激肽从而使血管舒张和通透性增加，进而引起水肿和休克；弹性蛋白酶溶解血管的弹性纤维引起出血和血栓形成；脂肪酶参与胰腺及周围脂肪组织的坏死和液化作用。

这些消化酶的共同作用造成胰腺实质和邻近组织的损伤和坏死，后者又促进消化酶的释放，形成恶性循环。消化酶和坏死组织通过血液循环和淋巴管运输至全身，引起多脏器损害，成为胰腺炎的多种并发症和致死原因。

三、肠道疾病的生物化学

小肠是食物消化吸收的主要部位。食糜中的糖、蛋白质、脂肪和核酸等物质受胰液、胆汁和小肠液的化学消化和小肠运动的机械消化，许多营养成分被吸收。大肠内没有重要的消化活动，主要是吸收水分、无机盐及维生素。

（一）肠功能紊乱

肠功能紊乱主要是指缺乏对某些营养素的消化或吸收障碍。主要表现为消化吸收不良和慢性腹泻。

1. 消化吸收不良　主要系指由于消化酶缺乏或胃肠功能紊乱致使的吸收不良综合征（malabsorption syndrome）。主要病因如：肝、胆、胰疾病导致胆盐及胰消化酶缺乏；胃大部切除术后、短肠综合征等所致的肠腔内营养物不能很好地裂解或水解以致影响消化和吸收。消化与吸收两者概念不同却密切相关。

2. 慢性腹泻　属于功能性腹泻。包括结肠过敏、情绪性、消化不良引起的腹泻。反复发作可达数月、数年不愈。

（二）肠功能紊乱的发生机制

1. 腔内原因　常见于多种疾病，如胃结肠瘘、胃肠吻合术等导致的胃混合不充分；慢性胰腺炎、乳糖酶缺乏症等导致的消化因子不足；卓－艾综合征、细菌过度生长－盲袢等引起的“环境”不良；急性感染、乙醇等引起的急性上皮异常等。

2. 黏膜异常　如小肠手术致黏膜表面积减少；黏膜损害（乳糜腹泻）；遗传性黏膜生物化学缺陷（乳糖酶或蔗糖酶缺乏）；肠扭转、肠套叠、梗死等引起的肠道缩短以及肠淋巴管扩张、乳糜管阻塞－淋巴瘤等导致的输送障碍等广发性小肠壁浸润性病变等。

3. 转运异常　淋巴系统发育畸形；淋巴管堵塞；肠系膜血液循环障碍等所致的营养物质利用减少。

四、胃肠激素

胃肠道不仅是消化器官，而且拥有大量、多种类的神经内分泌细胞，构成了人体最大的内分泌器官。由散在胃肠道黏膜上和胰腺内的内分泌细胞所分泌的激素统称为胃肠激素，共有 11 个家族，其结构均为多肽，分子量约在 2 000 ～ 5 000。胃肠激素的作用方式主要有内分泌、旁分泌、外分泌、神经分泌和自分泌等方式，主要功能是调节消化器官的运动、分泌和吸收，调节胆汁和胰腺激素分泌并影响血管张力、血压和心排血量等。常用的胃肠激素有以下几种。

1. 胃泌素　胃泌素（gastrin，GAS）是多肽类激素。由胃窦和十二指肠等处的 G 细胞分泌，主要功能是刺激胃酸分泌，还能刺激胃蛋白酶原、促胰液素、内因子、胰酶等的分泌，以及促进黏膜生长，并增强由葡萄糖引起的胰岛素释放作用。

胃泌素的分泌受诸多因素影响，包括食物中蛋白质的消化产物（特别是色氨酸和苯丙氨酸）、机械刺激、化学刺激和迷走神经兴奋。某些胃肠激素和神经递质也可调节胃泌素的释放，如蛙皮素能促进胃泌素释放，生长抑素则抑制胃泌素释放。

胃泌素促进胃窦、胃体收缩，增加胃肠运动，促进幽门括约肌舒张，使胃排空和胰岛素、降钙素的释放。

2. 缩胆囊素　缩胆囊素（cholecystokinin，CCK）即胆囊收缩素，由十二指肠和空肠的 I 细胞分泌，主要功能是引起胆囊收缩和胆总管括约肌松弛，促进胰酶分泌。CCK 对胰腺有重要的营养作用，能促进胰腺组织的生长。

3. 促胰液素　主要由十二指肠等的 S 细胞分泌，刺激其释放的主要物质是进入十二指肠腔的胃酸。促胰液素的主要功能是促进胰腺分泌水和 HCO_3^-，并能刺激肝细胞分泌胆汁，

加强 CCK 的促胰酶分泌作用，抑制胃泌素的释放和胃酸的分泌等。

4. 抑胃肽 由十二指肠和空肠的 K 细胞分泌，能刺激胰岛素分泌，抑制胃酸、胃蛋白酶和胃液分泌，抑制胃排空。

5. 促胃动素 主要由胃和小肠等的 M 细胞分泌，能在消化期间促进胃和小肠运动。

第二节 消化系统疾病生物化学指标的测定与评价

一、常用指标测定与评价

（一）胃酸测定

胃酸即壁细胞分泌的盐酸。有两种形式，即游离盐酸和结合盐酸，后者系盐酸与蛋白质结合存在的形式。

1. 方法概述 胃酸检测指标包括基础胃酸分泌量（basic acid output，BAO）、最大胃酸分泌量（maximum acid output，MAO）和高峰胃酸分泌量（peak acid output，PAO）。测定方法有胃液酸度滴定及其酸量计算、五肽胃泌素胃酸分泌试验、胰岛素低血糖刺激胃酸分泌试验及胃内 pH 连续监测法等。

2. 测定原理

（1）基础胃酸分泌量测定 基础酸分泌主要表示胃对神经、精神、体液因素等内源性刺激的应答。在采集胃液时患者应尽量保持在生理状况，周围环境应安静。患者要远离食物，保持情绪稳定。当抽完空腹胃液后，继续抽取胃液。收集 1h 内的全部胃液送检，测定酸量即为 BAO（mmol/h）。

（2）最大胃酸分泌量测定：最早是由 Kay 提出，指当再增大刺激物剂量，胃排出盐酸量也无明显增加，即当把组胺从 0.04mg/kg 体重再加大时，胃的盐酸分泌量也不再增加，此胃酸分泌量即为 MAO（mmol/h）。现在则以五肽胃泌素取代组胺测 MAO。注射五肽胃泌素后 15 分钟达最大分泌量并维持约 30 分钟，60 分钟时可回到基础水平，可由 MAO 计算 PAO。由 MAO 与 PAO 可以推算出壁细胞数量。据估计每 5000 万个壁细胞可以分泌盐酸 1mmol/h。假设 PAO 为 20mmol/h，估计壁细胞为 10 亿。正常人壁细胞量约 9.8 亿。

测定时，每份胃液均需测定其体积与可滴定酸量。取胃液 5ml 加酚红批示剂 2 滴，用 0.1mol/L 的氢氧化钠溶液滴定至终点，也可用 pH 计指示终点。由所用胃液量及氢氧化钠量计算出酸度和酸量，求出 BAO、MAO 与 PAO。

3. 方法学评价 对胃液盐酸测定，因为需测定基础酸与最大酸分泌，所以要给刺激物，曾用过的刺激物有各种试验餐及组胺等，前者虽符合生理状况，但因食物影响，不易测定胃分泌功能，且不能引起最大酸分泌；后者虽能引起最大酸分泌，但易产生过敏等不良反应，故二者均已被淘汰，而由五肽胃泌素所取代。

（二）胃蛋白酶原测定

胃蛋白酶原（pepsinogen，PG）是胃蛋白酶的前体，分泌进入胃腔后被胃酸激活转化为胃蛋白酶（pepsin）。胃蛋白酶原根据生化结构和免疫活性分为胃蛋白酶原Ⅰ（PGⅠ）和胃蛋白酶原Ⅱ（PGⅡ）两个亚群，分子量均为 42kD 的单链多肽链。

1. 方法概述 血清胃蛋白酶原测定一般可采用放射免疫分析法（RIA）、时间分辨荧光

免疫分析法（TRFIA）、胶乳增强免疫比浊法、酶联免疫法（ELISA）、化学发光微粒子免疫分析法、流式荧光发光法等检测方法。RIA 法试剂具有放射性且有效期短，可不作为首选，目前临床常用化学发光微粒子免疫分析法和胶乳增强免疫比浊法测定。

2. 测定原理　化学发光微粒子免疫法测定胃蛋白酶原的原理是：样本与微粒以一定比例混合，形成抗原抗体复合物；该复合物与吖啶酯标记的连接物反应形成双抗体夹入抗原抗体复合物。吖啶酯在过氧化氢的稀碱溶液中发生氧化还原反应生成 10－甲基吖啶酮；当 10－甲基吖啶酮恢复到基态时发光，根据发生强度可算出 PGⅠ/PGⅡ浓度。

3. 方法学评价　胃蛋白酶原检测建议使用血清，PGⅠ/PGⅡ没有日内变化和季节变化，不受饮食的影响，个体有较稳定的值；PGⅠ/PGⅡ受质子泵抑制剂、H2 受体抑制剂的影响，故检测 PG 时有必要确认有无服用上述药物。要求检测试剂盒稳定、精密度好，基本不受脂血、溶血、黄疸、维生素 C 及 RF 等物质的干扰。开盖放在试剂仓中 30 天，空白无变化，质控结果基本无变化，无需校准。

（三）胃泌素测定

在众多的胃肠激素中，胃泌素（gastrin，GAS）是很重要的激素。对刺激胃酸和消化酶的分泌以及胃的蠕动具有不可或缺的作用。血浆中胃泌素分子结构有多种形式，其中由 17 个氨基酸残基所组成的小胃泌素（G－17）活性最强，约占总量 2/3。G－17 和蛋白质结合物免疫动物制备特异性抗体。

1. 方法概述　血清中胃泌素含量测定，从方法学上大致有放射免疫法测定、酶联免疫法测定等，目前一般采用放射免疫法测定。

2. 测定原理　放免法测定胃泌素的原理是：样品中的 G－17 和 ^{125}I－G－17 在适宜的缓冲液中共同竞争性地与抗体结合，反应平衡后加入抗 IgG 免疫分离剂，测其放射剂量，从标准剂量抑制曲线查出血清中胃泌素的浓度。

3. 方法学评价　多数检测药盒使用 G－17 定标，因为 G－34 难以获得纯品；溶血样本会影响实验结果；由于实验特异性某些试剂（盒）可能与胆囊收缩素有交叉反应；胃泌素不很稳定，4℃48 小时活性失去 50%。故不适合使用测活性的方法；抗酸剂、抗副交感神经药和 H_2受体拮抗剂药物在采集样本前 24 小时停止使用。

（四）淀粉酶测定

淀粉酶（amylase，AMY），主要存在于唾液腺和胰腺中，即唾液型 AMY（S－AMY）和胰型 AMY（P－AMY）。作为胰腺疾病尤其是急性胰腺炎诊断的试验，P－AMY 检测是为最佳选择。AMY 测定详见第八章。

（五）脂肪酶

脂肪酶（lipase，LPS）分子量约为 38kD，是一群低度专一性酶。主要来源于胰腺，其次为胃、小肠。能水解多种含长链（8 ～18C 链）脂肪酸的甘油酯。

1. 方法概述　测定 LPS 的方法可分为 3 类：①测定产物游离脂肪酸的增加，如滴定法、分光光度法、荧光法和 pH 电极法等。②测定底物的减少量，如比浊法、扩散法等。③测定 LPS 的实际质量，如双抗体夹心免疫分析法、乳胶凝集法。目前一般使用自动生化分析仪采用酶偶联显色法进行测定。

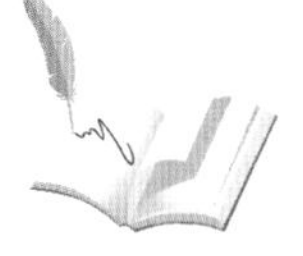

2. 测定原理（酶偶联显色法）

$$1,2-\text{三酰甘油}+H_2O \xrightarrow{\text{脂肪酶}} 2-\text{单酸甘油酯}+\text{脂肪酸}$$

$$2-\text{单酸甘油酯}+H_2O \xrightarrow{\text{单酸甘油酯脂肪酶}} \text{甘油}+\text{脂肪酸}$$

$$\text{甘油}+ATP \xrightarrow{\text{甘油激酶}} 3-\text{磷酸甘油}+ADP$$

$$3-\text{磷酸甘油}+O_2 \xrightarrow{\text{磷酸甘油氧化酶}} \text{磷酸二羟丙酮}+H_2O_2$$

$$2H_2O_2+4-\text{氨基安替比林}+TOOS* \xrightarrow{\text{过氧化物酶}} \text{醌类化合物（红色）}+4H_2O$$

比色波长546nm，依据醌类化合物生成量计算样本中脂肪酶（LPS）活性单位。

*上述反应式中TOOS为N－乙酰－N－磺酸丙基苯胺［4－aminophenazone，N－ethyl－N－(2－hydroxy－3－sulfopropyl)－m－toluidine］。

3. 方法学评价 ①酶偶联显色法特异性高，通过双试剂也基本可解决内源性甘油的干扰问题。批内CV 2.3%～3.1%，批间CV 3.8%～5.2%。②比浊法操作简易，但实验误差较大。③LPS与AMY比较，因不受唾液腺和胰腺的影响，特异性更高。LPS不易从肾脏清除，在血中稽留时间较淀粉酶长，对于某些未能及时就诊的胰腺炎患者更具有诊断价值。④LPS测定有诸多方法，原理不同，参考区间和医学决定水平都有较大差异，应用时必须注意。

（六）尿胰蛋白酶原Ⅱ

1. 方法概述 测定尿胰蛋白酶原Ⅱ多采用定性试验，常用免疫层析法；定量常用免疫荧光法。

2. 测定原理 免疫层析法检测原理见有关章节。

3. 方法学评价 ①目前胰蛋白酶原Ⅱ检测多为定性试验，常用免疫（纸）层析法，方法简便、快速，能满足临床急诊需要；定量常用免疫荧光法。②应用尿胰蛋白酶原Ⅱ诊断急性胰腺炎与血、尿AMY和血清LPS测定比较具有简便、快速的优点。还可减少急腹症患者的急性胰腺炎的漏诊率。阴性结果很大程度上可排除急性胰腺炎，阳性结果则需结合AMY和LPS的检测结果综合分析。

二、常用功能试验与评价

（一）胰外分泌功能试验

1. 方法概述 胰腺外分泌功能试验可分为直接法和间接法两类。直接试验是应用某些胃肠激素直接刺激胰腺分泌，通过十二指肠插管收集胰液进行分析，以了解胰腺外分泌功能。其敏感性和特异性较高，但需要插管，患者不易接受，且耗时较长，试剂昂贵难以在临床推广。因此，近年来设计了多种间接试验，用试餐刺激胰腺分泌，测定胰酶分解产物，或测定粪便中脂肪间接反映胰腺外分泌功能状态，由于不需插管，方法简便易于推广应用。各种胰外分泌功能试验见表24－1。

表24－1 胰腺外分泌功能试验

试验名称	方法	检测指标	特点
［直接试验］			
促胰液素试验	静脉注射促胰液素前后，十二指肠插管收集胰液测定	胰液分泌量、碳酸氢盐、淀粉酶	经典标准方法，有较好的敏感性和特异性，但需插管，试剂昂贵

续表

试验名称	方法	检测指标	特点
促胰液素－胆囊收缩素试验	静脉注射两种激素前后，十二指肠插管收集胰液测定	同上	增加刺激胰酶分泌
［间接试验］			
Lundh 餐试验	十二指肠插管收集标准试餐后的胰液测定	胰液中的胰蛋白酶	用生理性进餐刺激产生内源性激素代替昂贵的外源性激素，不良反应小，但需插管，要求胃肠功能正常
BT－PABA 试验＊	随餐摄入的 BT－PABA 在小肠被胰糜蛋白酶分解为 PABA，吸收后经肾排泄。测定 PABA 吸收量	血和尿中 PABA	BT－PABA 分解程度与胰酶分泌相关，是简便的胰功能试验，对轻度功能失常诊断灵敏度低，小肠吸收不良和肾功能障碍影响结果
月桂酸荧光素试验	随试餐摄入的月桂酸荧光素在肠道被胰芳香脂酶分解为游离荧光素，吸收后经肾排出。尿中荧光素反映吸收量	尿中游离荧光素	月桂酸荧光素分解与胆盐浓度有关，故本试验还可了解胆盐分泌情况。小肠及肾功能也影响试验
苏丹Ⅲ染色试验	进餐中脂肪被胰脂肪酶消化吸收，测定粪便中排出的剩余脂肪量	粪便用苏丹Ⅲ染色后镜检脂肪滴	方法简便易行，为初筛试验，敏感性差，影响因素多，不易鉴别胰源性或肠源性吸收不良
胰多肽试验	进餐后胰液分泌的胰多肽显著增高，收集进餐前后血标本	血清胰多肽	方法简便，特异性高，影响因素少
双标记 Schilling 试验	$VitB_{12}$在胃酸性环境中与 R 蛋白结合物 R－B_{12}被小肠胰蛋白酶降解，释放出的 B_{12}才能与内因子 IF 形成 IF－B_{12}复合物被吸收，服用^{57}Co标记的 IF－B_{12}和^{58}Co标记的 R－B_{12}后，测定尿中两者比值	24 小时尿 R－B_{12}/IF－B_{12}放射活性比值	胰功能不全者比值下降，加用必需氨基酸刺激胰腺可提高试验敏感性，本法简便、快速，但试验条件要求较高

注：＊BT－PABA：苯甲酰－酪氨酰－对氨基苯甲酸

2. 方法学评价　由于影像技术的发展和普及，胰外分泌功能试验已经大为减少，但就功能评价而言，依然是一种不可替代的试验方法。

（二）肠道吸收不良试验

1. 方法概述　有诸多生物化学方法用于检测肠道消化和吸收功能。粪便脂肪含量测定、^{131}I 标记脂肪消化吸收试验、乳糖耐量试验、乳糖酶加乳糖试验及右旋木糖吸收试验。

2. 测定原理　①粪便脂肪含量测定系采用重量法，直接测定粪便中脂肪含量。②^{131}I 标记脂肪消化吸收试验，系以^{131}I－三酰甘油为底物，被脂肪酶水解后生成甘油一脂和脂肪酸，被肠道吸收。若肠道对脂肪消化、吸收障碍，^{131}I－三酰甘油排出，粪便中^{131}I 辐射量增强。③乳糖耐量试验及乳糖酶加乳糖试验，乳糖被乳糖酶分解产生葡萄糖和半乳糖而被肠道吸收，于是血葡萄糖升高。乳糖不耐受者，血糖水平升高幅度低。④右旋木糖是一种五碳糖，与其他单糖不同，它在小肠通过易化扩散而不完全吸收（50%）。吸收后从尿中排泄。口服一定量的右旋木糖后，测定尿中排泄量，间接反映肠道吸收能力。

3. 方法学评价　①粪便脂肪含量测定和^{131}I 标记脂肪消化吸收试验，都是检测肠道消化吸收脂肪功能。前者试验条件简易但操作繁琐，后者需要检测同位素的设施。粪便中^{131}I 辐射量大于界值，而血浆中^{131}I 辐射量低于界值者为脂肪消化、吸收障碍。文献报道，^{131}I 标记脂肪消化吸收试验并不如粪脂肪定量试验可靠，因可能有 15% 的假阴性和 10%～20% 的

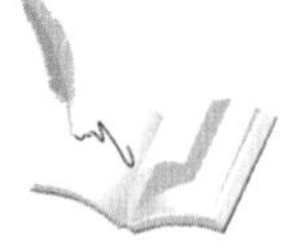

假阳性。②乳糖耐量试验及乳糖酶加乳糖试验，服用乳糖，检查血浆葡萄糖升高水平。若葡萄糖升高未能到达界值，说明受试者乳糖酶缺乏，即乳糖不耐受者。③右旋木糖吸收试验，右旋木糖不需要消化即可在小肠直接吸收，肾小管不重吸收，约有40%从尿液中排出。右旋木糖的被动吸收的能力很大程度上依赖于胃肠道黏膜的完整性，因此口服木糖后尿中排出的右旋木糖量即反映小肠黏膜的被动吸收能力。

第三节　消化系统疾病生物化学指标的临床应用

一、消化性溃疡

1. 胃酸测定　胃酸是引起胃和十二指肠黏膜损伤的主要因素。十二指肠溃疡患者常有胃酸分泌过多，其基础胃酸分泌量（BAO）和最大胃酸分泌量（MAO）均明显增高。有高胃酸分泌的十二指肠溃疡患者发生出血、穿孔并发症的机会大；十二指肠溃疡手术后若BAO仍>5 mmol/(L·h)、MAO>15 mmol/(L·h)时，应考虑溃疡复发的可能。胃溃疡患者胃酸分泌多正常或稍高于正常，但有些患者胃酸分泌不增反降，可能是这些患者胃黏膜结构的缺陷，H^+大量自胃反向弥散入黏膜而致。胃癌患者胃酸分泌显著减少。

2. 幽门螺杆菌检测　Hp是消化性溃疡的重要致病因子，可用^{14}C-尿素呼气试验、免疫学方法检测粪便中Hp抗原或血清中Hp抗体。胃溃疡患者Hp检出率可达72%~100%，十二指肠溃疡为73%~100%。Hp检测还有助于观察溃疡愈合及复发情况。

3. 胃蛋白酶原测定　血清胃蛋白酶原（PGⅠ/PGⅡ）水平反映了不同部位胃黏膜的形态和功能。胃蛋白酶原Ⅰ是胃底腺的主细胞和颈黏液细胞分泌，胃蛋白酶原Ⅱ除主细胞和颈黏液细胞分泌外，幽门腺和十二指肠腺亦可产生（图24-1）。

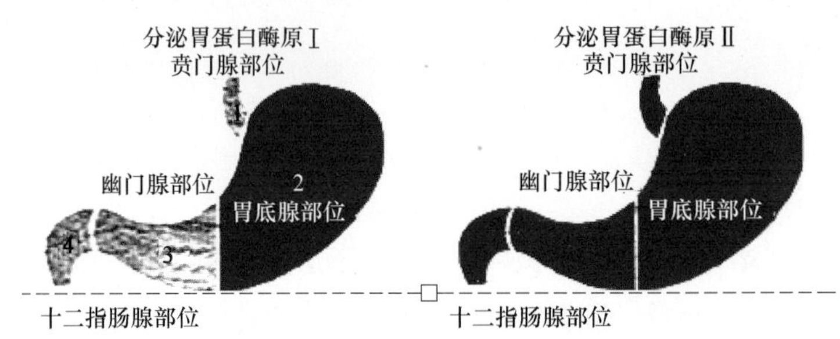

图24-1　胃蛋白酶原Ⅰ和Ⅱ的分泌部位

（1）用于胃功能判断及胃癌筛查：胃酸分泌增多PGⅠ升高，分泌减少或胃黏膜腺体萎缩PGⅠ降低；PGⅡ与胃底黏膜病变的相关性较大（相对于胃窦黏膜），其升高与胃底腺管萎缩、胃上皮化生或假幽门腺化生、异型增殖有关；PGⅠ/PGⅡ比值进行性降低与胃黏膜萎缩、胃癌进展相关。因此，测定PGⅠ/PGⅡ比值可起到胃底腺黏膜病变及胃癌早期筛查的血清标志物即"血清学活检"的作用。

（2）评价幽门螺杆菌根除治疗效果　HP感染与血清PG水平间存在相关性；感染者初期，血清PGⅠ和PGⅡ均高于非感染者（尤其是PGⅡ），PGⅠ/PGⅡ比值下降，除菌后血清PGⅠ和PGⅡ则显著下降；除菌组PGⅠ/PGⅡ比值变化率（治疗前/治疗后）在治疗结束后即升高，且持续至第12个月；未除菌组该值在治疗后一个月升高，此后逐渐下降，至第9个月时已与治疗前无显著差异。

（3）消化性溃疡复发的判定指标　胃溃疡初发患者 PG Ⅰ升高明显；胃溃疡复发者 PG Ⅱ升高明显；十二指肠溃疡复发患者的 PG Ⅰ/PG Ⅱ均显著升高。

（4）胃癌切除术后复发的判定指标　胃癌切除术后患者血清的 PG 水平显著低于术前；胃癌复发者 PG Ⅰ/PG Ⅱ升高；未复发者无明显改变。

4. 血清胃泌素测定　胃泌素水平与胃酸分泌关系密切，但临床表现却有多种类别，高胃泌素血症的临床评价见表 24 – 2。

（1）高胃酸性高胃泌素血症　是卓 – 艾综合征的诊断指标。卓 – 艾综合征是最常见的内分泌肿瘤，主要发生在胃、十二指肠。卓 – 艾综合征具有下列三联症：高胃泌素血症，高胃酸排出量，伴有反复发作胃、十二指肠难治性溃疡。

（2）低胃酸或无胃酸性高胃泌素血症　见于胃溃疡、A 型萎缩性胃炎、迷走神经切除术后和甲状腺功能亢进。

（3）低胃泌素血症　见于 B 型萎缩性胃炎、胃食管反流等。

表 24 – 2　高胃泌素血症的临床评价

基础酸分泌	临床评价
正常或低分泌	常见于胃溃疡、胃癌、萎缩性胃炎、恶性贫血、肝硬化、慢性胰腺炎、慢性肾衰、小肠大部切除、胃窦 G 细胞增生、迷走神经切除、嗜铬细胞瘤、非胰岛细胞瘤
6 ~ 15 mmol/h	常见于慢性胃通道阻塞、胃窦功能亢进
>15 mmol/h	常见于卓 – 艾综合征

二、胰腺炎

1. 淀粉酶测定　血清 AMY 测定是急性胰腺炎的重要诊断指标之一，急性胰腺炎发病后，血和尿中的 AMY 显著升高：发病后 8 ~ 12 小时血清 AMY 开始增高，12 ~ 24 小时达高峰，2 ~ 5 天下降至正常。而尿 AMY 则在发病后 12 ~ 24 小时才开始升高，下降比血清 AMY 慢，在急性胰腺炎后期测定尿 AMY 更有价值。急性阑尾炎、肠梗阻、胰腺癌、胆石症溃疡病穿孔等均可见血清 AMY 增高。慢性胰腺炎早期 AMY 活性可一过性增高，后期可不增高或增高不明显。测定 P – AMY 意义是：①急性胰腺炎腹痛 3 ~ 6 小时后开始升高，20 ~ 30 小时达高峰，3 ~ 4 天内恢复正常。②溃疡性穿孔、急性腹膜炎、肠梗阻等可中度升高。③慢性胰腺疾病可轻度升高。此外，约 1% ~ 2% 人群血液中尚可检出巨淀粉酶（M – AMS）。此实际上是 AMY（同工酶 S）与血浆蛋白，主要是免疫球蛋白（IgA 或 IgG）的复合物。由于分子量大，不易从肾脏排出，以至血 AMY 活性增高，而尿 AMY 活性正常。

扫码“看一看”

2. 脂肪酶测定　血清 LPS 在急性胰腺炎发病后 2 ~ 12 小时内升高，24 小时达峰值，一般可持续 8 ~ 15 天。LPS 活性升高与 AMY 基本平行，特异性大于 AMY。肾小球滤过的 LPS 可被肾小管全部重吸收，所以尿中一般测不到 LPS 活性。因 LPS 在急性胰腺炎病程中持续升高的时间比 AMY 长，故测定血清 LPS 可用于急性胰腺炎后期的诊断，特别是在血清 AMY 和尿 AMY 已恢复正常时，更有诊断意义。此外，有些疾病如腮腺炎伴发腹痛时，可用 LPS 作鉴别诊断，因为单纯腮腺炎不累及胰腺时，只表现为 AMY 升高而 LPS 正常。

血、尿 AMY 和 LPS 对于胰腺炎的诊断意义，如图 24 – 2 所示。

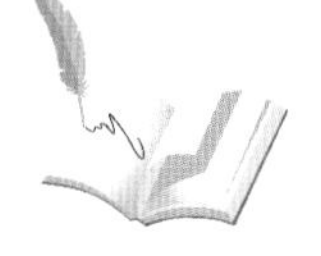

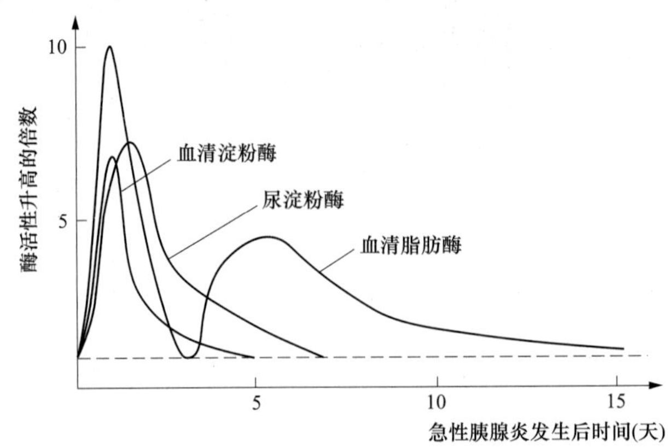

图 24－2　血、尿 AMY 和 LPS 在胰腺炎发病后不同时间的活性水平

3. 胰蛋白酶原Ⅱ测定　胰蛋白酶原是胰蛋白酶的前体，有胰蛋白酶原Ⅰ和胰蛋白酶原Ⅱ两种。因分子量较小，易从肾脏排出，但两者重吸收率有差异，尿中胰蛋白酶Ⅰ很容易吸收，胰蛋白酶原Ⅱ重吸收率低，尿中浓度较大。故急性胰腺炎时，尿中胰蛋白酶原Ⅱ明显增高。

虽然胰液中含有大量的胰蛋白酶，正常时却很少进入血循环。急性胰腺炎时胰蛋白酶原很快被激活，释放进入胰液。故尿中排出量可增高 10 ～ 40 倍，阳性率约为淀粉酶的 2 倍。检测尿中的胰蛋白酶原Ⅱ的方法简单、灵敏度高，与胰腺炎的严重程度有很好的相关性。有研究报道急性胰腺炎时尿胰蛋白酶原Ⅱ检测的敏感性为 94%，优于 AMY，是一个比较敏感的诊断指标。临床诊断中，尿胰蛋白酶原Ⅱ阴性可排除急性胰腺炎，若阳性结果，仍需结合其他试验结果作出判断。故尿胰蛋白酶原Ⅱ可作为急诊时的筛选试验。

4. 急性时相反应蛋白检测　C－反应蛋白（CRP）是组织损伤和炎症的非特异性标志物，近期研究揭示，测定 CRP 水平对急性胰腺炎早期诊断很有价值，并有助于对病情严重程度的评估。以 CRP 浓度 120 mg/L 作为区别水肿型和坏死型急性胰腺炎的临界值，诊断准确率达 85%。CRP 测定方法简便，适合作为胰腺炎患者的常规检查。其他急性时相反应蛋白如 α_2－巨球蛋白、α_1－抗胰蛋白酶、α_1－抗糜蛋白酶等对急性胰腺炎的诊断价值与 CRP 相似。

5. 胰腺外分泌功能测定　胰腺外分泌功能测定通过直接和间接试验来了解胰腺外分泌功能状态。慢性胰腺炎时直接试验胰液排量、最大碳酸氢盐浓度和淀粉酶排量 3 项指标均见降低。约 80% ～90% 慢性胰腺炎病例有胰外分泌功能异常。

三、肠道疾病

1. 营养素水平检查　肠道疾病通常以吸收不良综合征和慢性腹泻两种形式表现。患者通常有营养不良症状。检测宏量营养素，如蛋白质（主要是清蛋白）、脂蛋白水平减低，是判断营养不良的必不可少的检验项目。对于伴有骨痛、手足搐搦甚至病理性骨折患者，需检查血液维生素 D 和钙水平。出现舌炎、口角炎、周围神经炎等症状与 B 族维生素吸收不良有关；维生素 B_{12}、叶酸水平减低是营养性大细胞性贫血的诊断依据，而血清铁和铁蛋白水平减低或转铁蛋白水平升高是诊断缺铁性营养性贫血的依据。

2. 肠道消化和吸收功能检查　检测粪便脂肪含量测定和 ^{131}I 标记脂肪消化吸收试验，

可以判断小肠消化吸收有否障碍。右旋木糖吸收试验是对肠道吸收能力的综合判断的试验。

3. 儿童乳糖不耐受症　首选乳糖耐量试验及乳糖酶加乳糖试验。这是诊断乳糖不耐受症最有效的试验。

小结与展望

本章简述了胃、胰、肠三个脏器的功能紊乱及其病理机制，以及部分重要胃肠激素与作用。重点介绍了胃酸、胃蛋白酶原、胃泌素、胰脂肪酶等的测定方法与评价，以及这些检测指标在消化性溃疡、胰腺炎、消化吸收不良等主要胃肠疾病中的临床应用。

扫码“练一练”

当前对于疾病的诊断尤其是早期诊断仍缺乏灵敏、特异、有效的检测指标。因此，在分子机制研究、基因检查和诊断性单克隆抗体制备等方面建立更理想的诊断方法已成为当前实验诊断技术的研究重点。

（马雅静）

第二十五章　神经精神疾病的生物化学检验

教学目标与要求

掌握　CSF总蛋白、CSF蛋白电泳及CSF神经特异性烯醇化酶（NSE）、基质金属蛋白酶（MMP）、可溶性钙结合蛋白（S100）、5－羟色胺（5－HT）的检测方法、评价及临床应用。

熟悉　阿尔茨海默病、帕金森病、卒中、精神分裂症等常见神经精神疾病的基本概念、生物化学变化。

了解　主要神经精神疾病的标志物检测的临床应用。

神经系统是由神经元相互联系组成的错综复杂的电化学信号网络，具有十分精细的结构和功能，调控人体的运动、感觉、语言和思维等多种生命活动。任何原因引起的神经系统结构和功能的改变，或者神经系统与其他系统相互关系的失调，都可能导致神经、精神疾病。因此，寻找合适敏感性、特异性的生物化学检测指标和检验方法，为神经精神疾病的精准诊疗提供科学依据具有非常重要的意义。

第一节　神经精神疾病的生物化学变化及其测定标志物

神经系统的功能与其特定的组织结构和生化代谢密不可分。神经元所处内外环境的稳定是保证神经功能的基础，而神经递质的正常代谢和细胞间信息的有效传递是维持神经功能的关键因素。

扫码“学一学”

一、血－脑屏障及脑脊液

中枢神经系统中神经元的正常生理活动，有赖于其周围微环境的稳定。血液和脑组织之间，血液和脑脊液之间均存在着特殊的组织结构和物质交换途径，以维持这个微环境的稳定，这就是血－脑屏障。

1. 血－脑屏障　血－脑屏障（blood－brain barrier，BBB）是由无孔或少孔的内皮细胞、连续的基底膜和有疏松连结的星形胶质细胞血管周足组成的断续膜，控制着血浆各种溶质选择性通透，介导血液与脑组织之间的物质交换，维持中枢神经元代谢和功能正常进行。某些神经精神疾病可能会导致脑毛细血管内皮细胞间紧密连接开放，屏障的通透性显著提高，致使血浆清蛋白等大分子物质都可通过。

2. 脑脊液　脑脊液（cerebrospinal fluid，CSF）是充满在各脑室、蛛网膜下腔和脊髓中央管内的无色透明液体，相对密度为1.004～1.007，呈弱碱性。正常成人脑脊液总量为100～150 ml，主要由脑室脉络丛产生，并沿着一定的方向流动，形成脑脊液循环。脑脊液的性状和压力受多种因素影响，若中枢神经系统发生病变，神经细胞代谢紊乱，将使脑脊液的性状和成分发生改变；若脑脊液的循环路径受阻，颅内压将增高。因此，当中枢神经

系统受损时，脑脊液的生化检测成为重要的辅助诊断手段。

二、神经组织的生物化学代谢

1. 蛋白质和氨基酸的代谢　蛋白质是神经组织中最重要的物质之一，其代谢特点主要表现为：①含量多：几乎占人脑干重的一半，是构建脑细胞的物质基础。②种类多：如清蛋白、球蛋白、核蛋白、谷胱甘肽，等。③更新快：外周组织蛋白约 74 天更新一次，而脑组织蛋白质则 85 h 更新一次。④主要靠自身合成：血浆及脑脊液中的氨基酸进入脑组织受脑内氨基酸合成系统和血脑屏障的严密控制及精确调节。

2. 葡萄糖和能量代谢　葡萄糖可通过血脑屏障，是神经组织最主要的能量来源。神经组织中糖代谢的特点主要表现为：①在氧供充足情况下，主要通过糖的有氧氧化，产生较多 ATP，满足神经组织的能量需求。②磷酸戊糖途径非常活跃，产生大量 $NADPH + H^+$，参与多种氧化还原反应。③葡萄糖还可通过三羧酸循环的中间产物，参与谷氨酸、门冬氨酸等非必需氨基酸和神经递质的合成，并为脂肪酸等物质的合成提供碳骨架。④神经组织中糖原含量很低，但更新很快，这有利于葡萄糖不足时对神经组织的功能维持，但其维持时间不超过 5 分钟。⑤脑组织能量需求多，其耗氧量很大。

3. 脂质代谢　神经组织中脂质含量丰富，这些脂质成分以类脂为主，三酰甘油很少。鞘脂中主要是脑苷脂和神经节苷脂，他们是神经组织中特有的脂类。通常情况下，脑内大多数脂类代谢缓慢，而磷脂酰胆碱和磷脂酰肌醇转换较快，这与大脑内复杂的信息传递和信号转换有关。神经系统脂质在神经髓鞘及膜相关物质的合成和能量供应中起重要作用，亦参与神经系统与周围环境的相互作用，并与神经的可塑性及学习记忆等高级活动有关。

4. 核酸代谢　脑组织中核酸的含量丰富，RNA 含量在全身各种组织最高。DNA 主要存在于神经细胞核内，线粒体中含量很少，成熟神经元内 DNA 含量相当恒定，而 RNA 的含量和代谢速率与其所处的功能状态相关，如电刺激、光、低强度声波等因素，可加速脑组织核苷酸代谢率，还与脑组织中 NGF、生长激素等生物活性物质的含量有关。

三、神经精神疾病的生物化学机制

神经系统疾病除了常见的病原体感染、脑血管意外、脑组织肿瘤和精神障碍之外，还有一类重要的代谢性疾病，那就是神经变性病。随着我国医疗水平提高和人口老龄化的到来，这类疾病的发病率越来越高，对家庭和社会造成的危害也越来越大。

神经变性病（neurodegenerative disorder）是指以神经元变性为主要病理改变的一类慢性疾病，其特点是中枢神经系统某种或某些特定部位神经元进行性变性以至坏死，伴胞质内结构紊乱。发生机制包括基因突变、能量代谢缺陷、自由基代谢异常、异常钙离子通道开放、异常蛋白磷酸化和蛋白糖基化作用、神经细胞凋亡、神经营养因子缺乏等方面。

1. 基因突变　许多神经变性病的发生与遗传物质改变有关。由于基因突变，参与神经细胞代谢、信号传递及各种功能活动的蛋白质分子结构发生改变，不能正常发挥功能，从而导致神经元变性乃至死亡。利用克隆技术及快速 DNA 测序技术，已明确了一些神经、精神疾病遗传缺陷的相关突变基因。例如，精神分裂症的相关基因染色体定位于 5q22 – 5q23 和 6p24 – 6p21，精神病的致病基因定位于 11p 末端，阿尔兹海默病（Alzheimer's disease，AD）的病理基因定位于第 21 号、1 号和 14 号染色体。

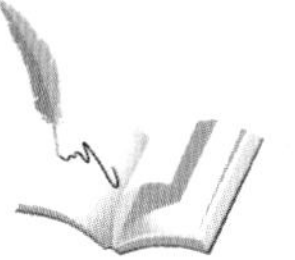

2. 神经递质异常　神经递质代谢及其受体的异常在神经、精神疾病的发生中起着重要

作用，如精神分裂症的发生与多巴胺代谢紊乱有关，抑郁症的发病与5－羟色胺异常相关，AD的发病与乙酰胆碱代谢障碍相关等。此外，兴奋性氨基酸释放过度，可以通过对其相应受体的作用，诱导离子通道改变，在神经变性病发病过程中起着重要的作用。多巴胺（dopamine，DA）是重要的抑制性神经递质，当脑内多巴胺能神经元减少60%～80%时或者多巴胺含量降至正常的30%时，就会有帕金森病的症状出现。多巴胺代谢的终产物主要是高香草酸（homovanillic acid，HVA）。5－羟色胺（5－hydroxytryptamine，5－HT）也是一种抑制性神经递质，其代谢终产物主要是5－羟吲哚乙酸（5－HIAA）。

3. 钙离子通道开放异常 钙超载是导致中毒性细胞死亡的最后共同通路。静息状态下，细胞内外游离Ca^{2+}浓度相差近万倍，细胞外液中的Ca^{2+}可以通过电压门控通道和兴奋性氨基酸受体门控通道进入细胞内。当兴奋性氨基酸释放过度时，相应的受体门控通道开放，Ca^{2+}内流增加，胞内Ca^{2+}浓度增加，引起细胞内钙超载。受其调节的磷脂酶、蛋白酶、核酸内切酶等被激活，导致膜磷脂分解，细胞变性坏死。

4. 能量代谢缺陷 在线粒体中进行的能量代谢过程有多达几十种蛋白质的参与，包括参与线粒体DNA复制、转录、翻译过程的蛋白质，这些蛋白质通过信号肽引导转运到线粒体特定区域发挥作用。以上过程任何环节存在缺陷，都将导致线粒体功能障碍，损伤神经细胞。

5. 自由基分子代谢异常 在某些神经精神疾病中，机体内自由基产生与清除的动态平衡受到破坏，过多的自由基不仅可直接损伤细胞和细胞间质成分，还可触发脂质过氧化物反应，生成有毒性的脂质过氧化物（LPO），并诱发蛋白氧化、水解，ATP消耗，DNA破坏等一系列连锁反应导致细胞损伤。另外，自由基可促进兴奋性氨基酸释放，增强对神经细胞的毒性作用。

四、主要神经精神疾病的生物化学变化

扫码“看一看”

（一）帕金森病

帕金森病（Parkinson disease，PD）是常见的老年性椎体外系变性疾病，1917年由英国医生James Parkinson首次报道和描述。该病危害严重，发病率高，占神经变性病的第二位。PD患者的主要病理和生化改变为黑质致密部广泛、进行性多巴胺能神经元变性及纹状体多巴胺缺失等。

PD的发生、发展是通过多种级联反应导致多巴胺能神经细胞凋亡、变性和坏死引起的。这种级联反应不仅涉及线粒体功能障碍和谷氨酸毒性，还与基因突变、蛋白水解应激、氧化应激等诸多机制有关。

1. 神经递质代谢变化 PD患者脑组织中存在着单胺类（特别是DA）的代谢缺陷可见黑质－纹状体中神经元退变和消失患者纹状体内DA和NE含量比正常人减少，单侧患者表现同侧DA含量明显下降。DA及其代谢产物高香草酸（HVA）减少的程度与黑质细胞丧失的程度成正比，与PD的主要病理改变成正比。

PD患者DA释放减少，Ach的功能相对占优势，破坏了抑制性的DA和兴奋性的Ach之间的功能平衡机制。PD的发生与5－羟色胺（5－HT）组胺系统平衡失调有关，PD患者的5－HT减少而组胺相对增多，应用5－HT前体5－羟色氨酸或抗组胺药物可治疗PD。

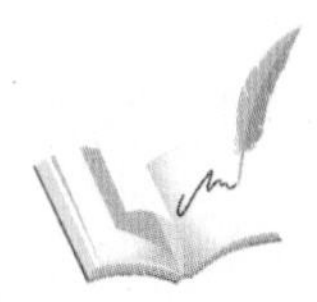

2. 分子生物学改变 近年来，PD的遗传学研究已经确定了PARK1－PARK10 10个单

基因与该病的发生有关，并得到成功克隆。其中 3 个基因产物与家族性 PD 有关，分别是 α - synuclein（PARK1）、parkin（PARK2）和泛素蛋白 C 末端羟化酶 - L1（PARK5），它们均参与 Lewy 小体的形成，在 PD 的发病过程中扮演重要角色。虽然另外几个基因对应的蛋白或对应蛋白的功能未知，但已经在染色体上找到相应的位置。

（二）卒中

卒中（stroke）俗称脑中风，是一种突发性脑部循环障碍性疾病，临床上分为缺血性、出血性、高血压脑病和血管性痴呆四类。卒中的主要生物化学变化是脑组织缺血缺氧所引起的代谢变化。可以通过测定血浆或脑脊液中基质金属蛋白酶（matrix metalloproteinase，MMP）、S - 100 蛋白、神经元特异性烯醇化酶（NSE）、C - 反应蛋白（C - reactive protein，CRP）等多种生物标志物来协助诊断、鉴别判断及治疗预后。

MMP 是一组 Ca^{2+} 和 Zn^{2+} 依赖性蛋白酶，主要功能是降解和重塑细胞外基质，维持细胞外基质的动态平衡。测定血清或脑脊液中不同类型的 MMP 和基质金属蛋白酶组织抑制因子（TIMP）对卒中的诊断有指导意义。1965 年由 Moore 发现的一组钙传感器蛋白，目前已发现 20 多种，脑组织中主要为 S - 100B，可作为原发性和继发性脑损伤（特别是胶质细胞）的生化标志物，又被认为是一种胶质细胞激活的标志物。

（三）精神分裂症

精神分裂症（schizophrenia）是以思维、情感、行为之间的互不协调，以及精神活动脱离现实环境为主要特征的一类常见精神病。精神分裂症的发生与多巴胺、5 - 羟色胺、去甲肾上腺素（norepinephrine，NE）等中枢神经递质的代谢紊乱有关，也与神经肽和胆囊收缩素等神经内分泌紊乱有关。精神分裂症患者脑脊液中神经肽（包括内啡肽、脑啡肽和强啡肽）含量增高，且随病情改善而随之下降。

未经治疗的精神分裂症患者血浆 DA 代谢产物 HVA 升高，其 HVA 浓度与患者的阳性症状及治疗反应呈正相关，而精神分裂症患者外周多巴胺 β 羟化酶（dopamine - β - hydroxylase，DβH）及单胺氧化酶（monoamine oxidase，MAO）活性降低，可能是神经精神疾病易感性的一种遗传标志。

此外，中枢 DA 的功能与系统存在着复杂的相互作用，与神经肽类物质关系也很密切。5 - HT 假说认为 5 - HT 的类似物麦角酸二乙酰胺（LSD）有明显的致幻作用，它通过阻断 5 - HT 受体而抑制 5 - HT 的功能，其表现与精神分裂症阳性症状类似。

（四）阿尔兹海默病

阿尔兹海默病（Alzheimer′s disease，AD），是最常见的中枢神经系统慢性退行性疾病，主要临床表现为痴呆综合征。本病的发病机制与遗传因素和中枢神经递质的广泛缺失有关，也与淀粉样蛋白、神经节苷脂、神经生长因子等代谢异常有关。

AD 患者脑中胆碱能神经元减少或胆碱代谢紊乱，进而导致脑脊液中乙酰胆碱酯酶（AchE）活性显著降低。实验发现，患者大脑皮层和海马中 AchE 活性可降至正常同龄者的 35% ~40%，这可能与智力损害有关。AchE 是 AD 患者脑脊液中的主要胆碱酯酶，也是观察胆碱能神经元功能的另一重要指标。

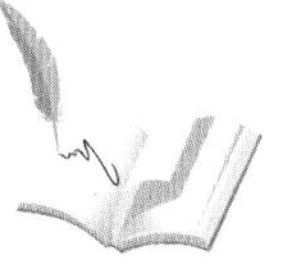

β - 淀粉样蛋白（β - amyloid protein）也叫 βA4 蛋白，是由 40 ~42 个氨基酸构成的多肽。从神经炎斑中分离的淀粉样蛋白与 AD 患者脑血管斑分离的 β - 蛋白属同系物。通过分子杂交技术对人脑 cDNA 基因文库进行筛选，找到 β－淀粉样蛋白前体（β－amyloid precursor protein，APP）基因，该基因定位于人类第 21 号染色体上。β－淀粉样蛋白是淀粉样前体蛋白的一种亚单位，同属一个宿主基因编码。

AD 患者脑中明显的病理改变是神经炎斑（老年斑）、神经原纤维缠结及脑血管壁淀粉样变性，这些病变都与 β－淀粉样蛋白等异常蛋白质出现有关。淀粉样蛋白的沉积是一个正常的神经老化过程，而在 AD 患者中变得异常严重和广泛。目前认为，淀粉样蛋白沉积是发生于 AD 形成的早期，引起轴突异常生长和其他神经病理学特征的病灶。

第二节　神经精神疾病主要生化标志物的测定与评价

血、尿或其他体液中的物质含量不能确切的反映脑组织内的物质代谢变化和功能状况，所以检测标本常采用脑脊液，检测的内容多为蛋白质、酶类、神经递质和其他代谢产物，有时也检测血清或尿液中的生化物质改变。

一、脑脊液总蛋白测定与评价

1. 方法概述　常用的方法有邻苯三酚红钼络合法（pyrogallol red－molybdate complex method，PRM 法）、单一钨酸比浊法、磺基水杨酸－硫酸钠比浊法、考马斯亮蓝法等。

2. 测定原理　磷钼酸和磷钨酸在碱性条件下易被酚类化合物还原而呈蓝色反应，蛋白质中含有带酚基的络氨酸，故有此反应。邻苯三酚红和钼酸络合形成红色复合物，吸收峰在 475nm，该复合物在酸性条件下与蛋白质形成络合体，使吸收峰移至 604nm，在 604nm 处，吸光度值与蛋白质浓度成正比。

3. 方法学评价　PRM 法的灵敏度为单一钨酸比浊法的 12～22 倍，标本用量较小，可自动分析，适用于脑脊液标本及尿液标本，是目前临床上较适用的方法。考马斯亮蓝法，具有灵敏度较高、标本用量少、重复性好等优点，但对 pH 要求严格，具有染料黏附比色杯的缺点。

二、脑脊液蛋白电泳与评价

1. 方法概述　CSF 蛋白电泳通常用醋酸纤维薄膜或琼脂糖凝胶作为载体。近年来应用高效毛细管电泳法进行脑脊液蛋白质电泳分析可进一步提高分辨率且脑脊液标本无需浓缩。

2. 测定原理　与血清蛋白琼脂糖凝胶电泳相同，利用各种蛋白质在电场作用下迁移率不同来进行检测。在碱性环境里，脑脊液中蛋白带负电荷，在电场中向阳极泳动，因各蛋白质等电点和分子量有差异，分子量小、负电荷多者泳动最快；分子量大、负电荷较少者泳动较慢。电泳后，从阳极开始，依次为前清蛋白、清蛋白、α_1 球蛋白、α_2 球蛋白、β 球蛋白和 γ 球蛋白六个区带。脑脊液常规生化检查的指标和临床应用见表 25－1。

表 25－1　脑脊液蛋白电泳组分及其变化的临床意义

蛋白组分	脑脊液（%）	血清（%）	临床意义
前清蛋白	2～6	微量	增高：帕金森病、脑外伤、脑积水等 降低：脑膜炎及其他脑内炎症
清蛋白	44～62	56	增高：脑肿瘤、椎管阻塞、脑出血、脑梗死 降低：脑外伤

续表

蛋白组分	脑脊液（%）	血清（%）	临床意义
α_1－球蛋白	4～8	4.5	增高：脑膜炎、脊髓灰质炎
α_2－球蛋白	5～11	9.5	增高：脑肿瘤 降低：脑外伤急性期
β－球蛋白	13～26	12	增高：肌萎缩和帕金森病等退行性病变
γ－球蛋白	6～13	18	增高：感染、多发性硬化、脱髓鞘疾病

3. 方法学评价　由于CSF蛋白含量较低，电泳前须进行浓缩处理。一般采用透析法浓缩，将CSF加入透析袋内，置于吸水的透析液中，CSF中的水分移至透析液内，CSF的蛋白质浓度增加后，再进行电泳分析。透析液可用高分子量聚乙三醇、右旋糖酐等，载体可用琼脂糖凝胶、聚丙烯酰胺凝胶或等电聚焦电泳，后者分辨率高。

三、脑脊液中神经元特异性烯醇化酶测定与评价

1. 方法概述　CSF中神经元特异性烯醇化酶（NSE）的检测方法有酶活性测定法和酶质量测定法两种，酶活性测定采用连续监测法，酶质量测定最常见的方法是ELISA法。

2. 测定原理　ELISA法是将抗原、抗体的特异性反应与酶对底物的高效催化作用相结合起来。用纯化的抗体包被微孔板，制成固相载体，往包被抗NSE抗体的微孔中依次加入标本或标准品、生物素化的抗NSE抗体、HRP标记的亲和素，经过彻底洗涤后用底物TMB显色。TMB在过氧化物酶的催化下转化成蓝色，并在酸的作用下转化成最终的黄色。颜色的深浅和样品中的NSE呈正相关。用酶标仪在450nm波长下测定吸光度值，计算样品浓度。

3. 方法学评价　ELISA操作简便，特异性好且灵敏度较高。

四、脑脊液中基质金属蛋白酶测定与评价

1. 方法概述　MMP的主要检测方法有明胶酶谱分析法、酶联免疫吸附法（ELISA法），酶谱法是基于SDS－PAGE电泳和反相凝胶染色的蛋白酶检测方法。MMP活性荧光定量检测法快速、简单，灵敏度＜50 uU，实验结果可靠，并适用于高通量筛选MMP－3的活性。常用的是ELISA法。

2. 测定原理　ELISA法是应用双抗体夹心法测定标本中人基质金属蛋白酶水平。用纯化的MMP抗体包被微孔板，制成固相抗体，往包被单抗的微孔中依次加入基质金属蛋白酶，再与HRP标记的MMP抗体结合，形成抗体－抗原－酶标抗体复合物，经过彻底洗涤后加底物TMB显色。TMB在HRP酶催化下成蓝色，并在酸作用下转化成最终的黄色。颜色的深浅和样品中的MMP呈正相关。用酶标仪在450nm波长下测定吸光度值，通过标准曲线计算标本中MMP浓度。

3. 方法学评价　操作简便，特异性好，能达到临床应用的要求。

五、脑脊液中S100蛋白测定与评价

1. 方法概述　S－100蛋白是一种酸性钙结合蛋白，CSF中S－100蛋白增高是中枢神经系统损伤特异和灵敏的生化标志。S－100蛋白测定主要有免疫放射测定法（IRMA法）、放射免疫测定法（RIA法）和荧光免疫测定法（FIA法）三种，以FIA法灵敏度高，应用

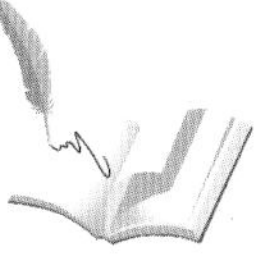

较广。目前国外已有三种方法的成套商品试剂盒供应。

2. 测定原理 免疫荧光技术就是将不影响抗原抗体活性的荧光色素标记在抗体（或抗原）上，与其相应的抗原（或抗体）结合后，在荧光显微镜下呈现一种特异性荧光反应。

3. 方法学评价 FIA 法的优点是特异性强、敏感性高、速度快。主要缺点是：非特异性染色问题尚未完全解决，结果判定的客观性不足，技术程序比较复杂。

六、脑脊液中 5 – HT 测定与评价

1. 方法概述 主要方法有 ELISA 法、HPLC 法和荧光法等。

2. 测定原理 ELISA 法是将抗原、抗体的特异性反应与酶对底物的高效催化作用相结合起来。用纯化的人 5 – 羟色胺（5 – HT）抗体包被微孔板，制成固相抗体，往包被单抗的微孔中依次加入 5 – HT，再与 HRP 标记的 5 – HT 抗体结合，形成抗体 – 抗原 – 酶标抗体复合物，经过彻底洗涤后加底物 TMB 显色。TMB 在 HRP 酶的催化下转化成蓝色，并在酸的作用下转化成最终的黄色。颜色的深浅和样品中的 5 – HT 呈正相关。用酶标仪在 450nm 波长下测定吸光度值，通过标准曲线计算脑脊液中 5 – HT 浓度。

3. 方法学评价 相对于 HPLC、荧光法，ELISA 方法经济、安全、准确。

第三节　神经精神疾病主要生化标志物的临床应用

由于神经精神系统具有极为复杂的结构和功能，实验室生化指标检查对该类疾病的诊断大多只能作为辅助检查，为临床诊断提供一定的参考信息。

一、多巴胺与高香草酸的临床应用

在 PD 患者 CSF 中 HVA 含量普遍较低，尿中 HVA 的排泄量也减少。黑质胞体和纤维的缺失愈严重，酶活性和 HVA 的改变也愈明显。所以，HVA 可作为间接反映脑内多巴胺含量变化的指标。DA 和/或 HVA 增高主要见于精神分裂症，DA 和/或 HVA 降低主要见于帕金森病、癫痫。

二、5 – 羟色胺与 5 – 羟吲哚乙酸的临床应用

PD 患者脑脊液中 5 – 羟色胺的代谢产物含量均降低。去甲肾上腺素、5 – 羟色胺和多巴胺同属单胺类神经递质，有着相似的酶系统。在帕金森患者累及多巴胺系统时，去甲肾上腺素及其代谢主要产物 3 – 甲氧基 –4 – 羟基苯乙酸也可能受到不同程度的影响。5 – HT 降低主要见于帕金森病、癫痫、精神分裂症。

三、基质金属蛋白酶的临床应用

测定血清或脑脊液中不同类型的 MMP 和基质金属蛋白酶组织抑制因子（TIMP）对卒中的诊断有指导意义。急性缺血性脑卒中（AIS）患者血清 MMP – 2 浓度和 MMP – 2/TIMP – 2 比值明显低于正常对照组，但是 TIMP – 2 浓度则高于对照组；完全性前循环梗死（TACI）患者的血清中 MMP – 9 浓度和 MMP – 9/TIMP – 1 比值明显高于其他脑卒中亚型或对照组；除 TACI 亚型外，所有卒中亚型中 MMP – 2 水平与 MMP – 9 和 MMP – 9/TIMP – 1 比值呈负相关。

四、S－100 蛋白的临床应用

监测 S－100B 可用来评价卒中的病情转归、疗效和预后。出血性脑卒中第 1 天及中线移位的脑出血患者，S－100B 浓度显著升高；S－100B 也可协助诊断脑梗死，其浓度与梗死体积相关，尤其对中等至大面积的脑卒中患者来说，两者的相关性更强；卒中后 48 h S－100B 浓度超过 0.2 μg/L 提示 3 个月后功能预后差。

五、其他生化指标测定的临床应用

卒中患者血清 NSE 水平明显升高，与脑梗死体积呈正相关，然而它与神经功能预后无关，脑卒中严重程度的关系不明确。除了急性缺血性卒中（AIS）患者血清 CRP 浓度升高外，在所有卒中亚型中其水平均较正常对照组显著升高。通过校正传统危险因素后，CRP 升高与 AIS 以及大血管病变比率升高明显相关。此外，血清超敏 C 反应蛋白（hs－CRP）水平可预测暂时性脑缺血发作 TIA 的发生，常规 hs－CRP 检测可作为判断高危 TIA 患者的有效工具。

小结与展望

扫码“练一练”

神经系统是由中枢神经系统和周围神经系统组成。脑脊液是血浆的超滤液，血液中的氨基酸、葡萄糖等可选择性通过血脑屏障，对脑组织有营养、保护和调节作用。神经递质代谢紊乱和神经生长因子的异常是多种神经精神疾病的发病基础。神经变性病是中枢神经系统某些特定部位神经元的变性乃至坏死，可累及大脑、小脑、脑干等，阿尔兹海默病、脱髓鞘疾病都属于该类疾病。

脑脊液生化检查对神经精神疾病的诊断具有重要意义。总蛋白测定主要用于鉴别细菌性和非细菌性脑膜炎，清蛋白指数可反映血脑屏障的完整性，蛋白质电泳能更准确地分析脑脊液蛋白的组分变化，协助诊断神经精神疾病。脑脊液中一些特殊蛋白质可以作为某些神经精神疾病的标志物，如β－淀粉样蛋白及其前体、Tau 蛋白对阿尔兹海默病、髓鞘碱性蛋白对多发性硬化、S－100 对脑损伤都具有重要的诊断价值。此外，脑脊液和血浆中多种酶类和神经递质的生化检测对神经精神疾病的诊疗也有重要的参考意义。目前除了少数几种外，大多数神经精神疾病普遍缺乏敏感、特异、高效的生化标志物，如何有效地利用基因组学、蛋白质组学、代谢组学等先进的组学技术，来早期发现更多、更灵敏特异性的生化标志物精准的诊断和治疗更多的神经精神疾病是摆在我们临床生化检验工作者面前一项艰巨而光荣的任务。

（卢发强）

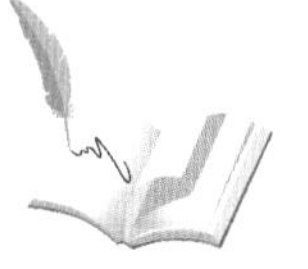

第二十六章　妊娠与新生儿疾病的生物化学检验

教学目标与要求

掌握　HCG、AFP、E_3的测定与评价；产前筛查的定义、指标及在胎儿先天性缺陷诊断中的应用；新生儿疾病筛查的定义，PKU、CH、G-6-PDD、CAH的筛查指标与评价。

熟悉　正常妊娠及妊娠早期生物化学诊断；妊娠及妊娠对母体的影响，苯丙酮尿症的酶缺陷。

了解　正常妊娠和异常妊娠，新生儿疾病的发病机制。

妊娠是胚胎和胎儿在母体内发育成长的过程。妊娠全过程平均约40周，是非常复杂、变化极为协调的生理过程。临床实验室以孕妇血液、尿液及羊水等为标本，不仅诊断早孕，而且还能了解胎儿在宫内发育成熟状态及早期发现遗传性疾病，并能对各种妊娠并发症做出诊断。

第一节　妊娠与新生儿疾病的生物化学特征

扫码“学一学”

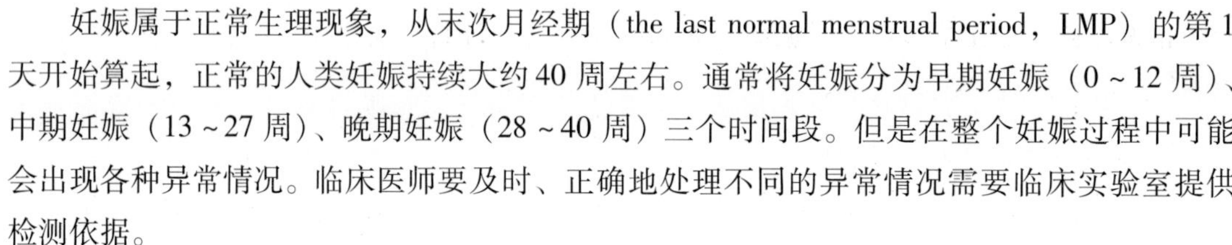

妊娠属于正常生理现象，从末次月经期（the last normal menstrual period，LMP）的第1天开始算起，正常的人类妊娠持续大约40周左右。通常将妊娠分为早期妊娠（0~12周）、中期妊娠（13~27周）、晚期妊娠（28~40周）三个时间段。但是在整个妊娠过程中可能会出现各种异常情况。临床医师要及时、正确地处理不同的异常情况需要临床实验室提供检测依据。

一、妊娠对母体的影响

妊娠过程中产生大量雌激素、孕酮、泌乳素和皮质类固醇等，均会影响母体的生物化学代谢、生理及内分泌功能。故非妊娠女性的某些实验室检测指标的参考区间不再适合妊娠期女性。

1. 物质代谢的变化　妊娠期机体电解质基本不发生变化，但由于妊娠期胰岛功能旺盛，胰岛素分泌增加，故孕妇空腹血糖值略低于非孕妇女，糖耐量试验血糖增高幅度大且恢复延迟；妊娠期孕妇肾糖阈降低，可出现尿糖。由于妊娠期激素水平的变化，可导致发生妊娠期高脂血症，妊娠期肠道吸收脂肪能力增加，血清TG、Chol、PL增加约40%，其中TG升高幅度最大，血清HDL/LDL比值则下降。分娩后血清脂质可恢复到妊娠前水平，但HDL水平在妊娠结束后1年后仍处于降低水平。孕妇对蛋白质的需要量增加，呈正氮平衡状态。在妊娠末期清蛋白可减少至34 g/L；α_1、α_2及β球蛋白则缓慢升高；许多具有运输作用的球蛋白，包括CBG、TBG和性激素结合球蛋白明显增加。β-脂蛋白水平增高180%，致使孕妇容易发生动脉粥样硬化及血栓栓塞；孕妇血中免疫球蛋白IgG轻度下降，IgD增高，IgA、

IgM 水平基本不变。在肝功能实验中，碱性磷酸酶活性升高可达2倍，这主要是因为胎盘型碱性磷酸酶同工酶升高所致。

2. 肾功能的改变 妊娠时血容量增加，孕妇及胎儿代谢产物增加，肾脏负担加重，肾血浆流量和肾小球滤过率（GFR）增加。在妊娠20周时GFR可增至170 ml/（min·1.73m^2），使肾脏对尿素、尿酸和肌酐的清除加大，多数孕妇这三种物质血清浓度会轻微降低；但在妊娠最后4周，尿素及肌酐浓度将轻度增加，同时因肾小管对尿酸的重吸收明显增加，使血清尿酸浓度水平高于非妊娠期。分娩后GFR逐渐恢复到妊娠前的情况。蛋白质从尿中丢失增加，约30 mg/d。

3. 内分泌的变化 妊娠期母体中多种激素发生不同程度的改变，见表26－1。

表26－1 妊娠期母体激素的变化

激素名称	变化
孕酮	在妊娠早期，母体卵巢黄体可分泌足量孕酮来维持妊娠，一直持续到胎盘能够产生足够孕酮为止。
肾上腺皮质激素	血浆中皮质醇增加，昼夜节律性仍然存在；醛固酮在妊娠期增多4倍，但起活性作用的游离醛固酮仅为30%～40%，不致引起水钠滞留；睾酮分泌增加。
甲状旁腺素	PTH在妊娠中晚期逐渐升高，增加约40%，而血浆游离钙离子浓度基本不变。
甲状腺激素	TT_4和TT_3浓度升高，游离甲状腺激素水平仍然维持在参考区间之内，FT_4浓度在妊娠中、晚期轻微降低。
其他	整个妊娠期雌激素水平增加，使催乳素分泌增加达10倍，并抑制LH和FSH的分泌，两者的浓度低于检出限。其他垂体激素，如TSH基本维持不变，但是生长激素对刺激的反应减弱。

二、异常妊娠与胎儿疾病的测定指标

妊娠与其他临床情况不同，必须考虑到母亲和胎儿两个方面，因为母亲与胎儿的健康密切相关，且二者互相影响。妊娠期疾病如妊娠期高血压综合征、妊娠合并糖尿病、肝脏疾病、肾脏疾病等其生物化学诊断指标与非妊娠期相似。

（一）异常妊娠的检测指标

异常妊娠主要是异位妊娠和妊娠滋养细胞疾病（葡萄胎、侵蚀性葡萄胎、绒毛膜癌等）时胎盘分泌和产生的激素在量和活性等方面发生较大改变时，可使孕妇体内各系统发生一系列病理变化。通过这些激素的测定，可以了解妊娠期母体变化，有助于做好孕期疾病的早期诊断和治疗。人绒毛膜促性腺激素（human chorionic gonadotropin，HCG）测定可用于诊断异位妊娠和妊娠滋养细胞疾病。

HCG的主要作用是在妊娠前几周维持卵巢黄体的分泌功能，以支持早期胚胎发育的需要。α亚基的生成随妊娠期延长而持续增加，可作为妊娠时衡量胎盘质量的一个指标。β亚基由合体滋养层产生，处于细胞滋养层产生的GnRH的调控之下。β－HCG峰值出现时间和滋养层细胞数目的峰值基本一致，在妊娠8～10周时达最高峰。妊娠期的前8周，母体血清HCG浓度呈对数上升，血清HCG峰值出现在妊娠8～10周时，可达1×10^5 U/L。随后血清HCG浓度缓慢下降，在中期妊娠末，HCG浓度为峰值的10%。异位妊娠和妊娠滋养细胞疾病时HCG浓度会发生改变，利于其诊断。

（二）产前筛查指标

产前筛查（prenatal screening）是通过简便、经济和较少创伤的检测方法，在孕妇群体中发现某些有先性缺陷和遗传性疾病胎儿的高风险孕妇，以便进一步明确诊断。胎儿先天

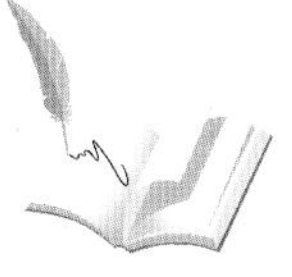

性缺陷常用的筛查指标是母体血清 AFP、HCG、游离 E_3、抑制素 A（inhibin A）、妊娠相关血浆蛋白 A（pregnancy associated plasma protem，PAPP－A）浓度测定，并可根据筛查指标浓度进一步计算胎儿神经管缺陷（NTD）、唐氏综合征、18－三体综合征的危险性等。

1. 甲胎蛋白 AFP 在妊娠早期由卵黄囊合成，继之主要由胎儿肝脏产生一种分子量大约为 68 kD 的蛋白。在正常妊娠时，AFP 可以通过胎盘屏障及胎儿的膜屏障进入母亲血清中，但母体血 AFP 与羊水和胎儿血 AFP 变化趋势并不一致，妊娠早期，母体血 AFP 浓度最低，随妊娠进展而逐渐升高，妊娠 28～32 周时达高峰，以后又下降。唐氏综合征胎儿由于肝脏发育不全，AFP 合成减少，所以母体血中含量相应减少。开放性脊柱裂时由于神经管未闭合，大量的 AFP 进入羊水中导致 AFP 浓度增高。18－三体综合征时 AFP 降低。

2. 人绒毛膜促性腺激素 HCG 是由胎盘滋养层细胞合成和分泌，β 亚基具有特殊性氨基酸顺序，检测可避免交叉反应，更能反映胎盘功能及胎儿状况。母血清游离 β－HCG 的水平是总 HCG 的 1%，在妊娠早期，游离 β－HCG 升高很快，孕 8 周到达高峰，后逐渐下降，在中期妊娠时正常孕妇的血 HCG 水平已下降为维持量，而唐氏综合征胎儿的胎盘成熟较正常胎儿晚，有可能仍停留在胚胎发育初期，所以 HCG 水平升高，而 18－三体综合征时 HCG 降低。

3. 游离雌三醇 游离雌三醇（unconjugated estriol，UE_3）是经胎儿肾上腺和肝脏，最后由胎盘合成的一种甾体类激素，16α－羟硫酸脱氢表雄酮（16α－OH－DHEAS）是 E_3 的主要前体物质。它以游离形式直接由胎盘分泌进入母体循环，在母体肝脏内快速地以硫酸盐和葡萄糖酸雌三醇的形式代谢，其在母体血清中的水平随孕周的增长而升高。UE_3 主要用于孕中期的筛查，在多标记物联合筛查中用得较普遍。

4. 抑制素 A 抑制素 A 是孕期卵巢和胎盘分泌的一种糖蛋白类激素。母体血清中抑制素 A 在妊娠早期时上升，在第 10 周以后逐渐下降，15～25 周时的水平稳定。目前认为胎儿胎盘是使抑制素 A 升高的主要来源，在唐氏综合征时是正常妊娠的 2 倍，而且一直升高。

5. 妊娠相关血浆蛋白 A 妊娠相关血浆蛋白 A（PAPP－A）为大分子糖蛋白，基因定位于染色体 9q33. 1。PAPP－A 主要由胎盘合体滋养层细胞分泌，妊娠妇女血清中可能有因子刺激其合成，非妊娠妇女子宫内膜、卵泡、黄体以及男性精液中亦有少量存在。PAPP－A 在妊娠 4～5 周即可检出，伴随孕周增加而持续上升，足月时达到峰值，产后迅速下降。妊娠早期 PAPP－A 浓度与唐氏综合征、早产、胎儿发育迟缓、妊娠期高血压及子痫前期等有关。

三、新生儿疾病筛查的指标

新生儿疾病筛查是指通过血液检查对某些危害严重的先天性代谢病及内分泌病进行群体过筛，使患儿得以早期诊断，早期治疗，避免因脑、肝、肾等损害导致生长、智力发育障碍甚至死亡。新生儿疾病筛查的病种有新生儿遗传代谢病和新生儿听力障碍。

我国目前新生儿遗传代谢病筛查仍以苯丙酮尿症（PKU）和先天性甲状腺功能减低症（CH）为主，某些地区则根据疾病的发生率选择如葡萄糖－6－磷酸脱氢酶（G－6－PD）缺陷病、先天性肾上腺皮质增生症等筛查或开始试用串联质谱技术进行其他氨基酸、有机酸、脂肪酸等少见遗传代谢病的新生儿筛查。新生儿听力筛查目前主要采用耳声发射和自动听性脑干反应等技术检测听力是否存在障碍。

1. 苯丙酮尿症 苯丙酮尿症（phenylketonuria，PKU）是一种常见的氨基酸代谢病，是

由于苯丙氨酸代谢途径中的酶缺陷，使得苯丙氨酸不能转变成为酪氨酸，导致苯丙氨酸及其酮酸蓄积，并从尿中大量排出。本病在遗传性氨基酸代谢缺陷疾病中比较常见，其遗传方式为常染色体隐性遗传。

苯丙氨酸是人体必需的氨基酸之一，正常小儿每日需要的摄入量为200 ~500 mg，其中1/3供蛋白质合成，2/3 则通过肝细胞中的苯丙氨酸羟化酶（phenylalanine hydroxylase，PAH）的作用转化为酪氨酸，以合成甲状腺素、肾上腺素和黑色素等。苯丙氨酸转化为酪氨酸的过程中，除需 PAH 外，还必须有辅酶四氢生物蝶呤（BH4）的参与。人体内 BH4 来源于鸟苷三磷酸（GTP），在其合成和再生途径中必须经过鸟苷三磷酸环化水合酶（GTP－CH）、6－丙酮酰四氢蝶呤合成酶（6－PTS）和二氢蝶呤还原酶（DHPR）的催化。上述任一酶的编码基因发生突变，都有可能造成相关酶活性缺陷而导致苯丙氨酸的蓄积。苯丙酮尿症的发病机制见图 26－1。

扫码“看一看”

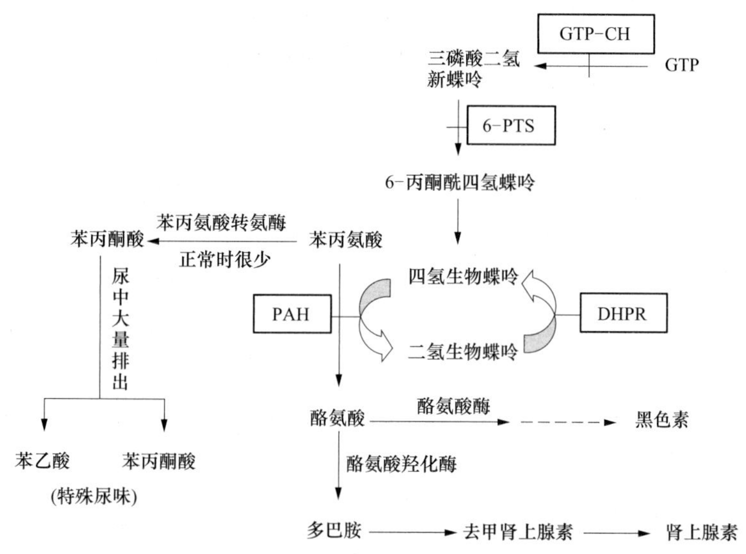

图 26－1　苯丙酮尿症的酶缺陷

PKU 按酶缺陷不同可分为 PAH 缺乏型 PKU 和 BH4 缺乏型两种：PAH 缺乏型 PKU 是由于患儿肝细胞缺乏 PAH，不能将苯丙氨酸转化为酪氨酸，BH4 缺乏型 PKU 是由 GTP－CH、6－PTS 或 DHPR 等酶缺乏所致。筛查指标为苯丙氨酸。

2. 先天性甲状腺功能减低症　先天性甲状腺功能减低症（congenital hypothyroidism，CH）又俗称“呆小病”，是一种先天性内分泌代谢病，或是因为在胎儿时期甲状腺不发育或发育不良，导致新生儿出生后甲状腺缺如、异位，或是因为地方性缺碘等等，均能引起新生儿体内甲状腺激素合成和分泌不足，使患儿生长发育迟缓、智力落后。CH 的筛查指标为 TSH。

3. 6－磷酸葡萄糖脱氢酶缺乏症　6－磷酸葡萄糖脱氢酶缺乏症（6－phosphoglucosedehydrogenase deficiency，G－6－PDD）是指参与红细胞磷酸戊糖途径代谢的 G－6－PD 活性降低和（或）酶的性质改变导致以溶血为主要表现的一种遗传性疾病，G－6－PPD 的筛查指标为 G－6－PD。

4. 先天性肾上腺皮质增生症　先天性肾上腺皮质增生症（congenital adrenal cortical hyperplasia，CAH）是由于肾上腺皮质激素合成途径中某种或数种酶先天性缺陷，使皮质醇等激素水平改变所致的一组疾病。由于皮质醇水平降低，对下丘脑－垂体的负反馈抑制作用

减弱，致 CRH、ACTH 分泌过多，导致肾上腺皮质增生，有些酶的缺乏同时可导致盐皮质激素和性激素合成障碍。属于常染色体隐性遗传，新生儿中的发病率为 1/20000 ~ 1/16000。常见的酶缺陷包括 21 – 羟化酶、11β – 羟化酶、3β – 羟类固醇脱氢酶、17α – 羟化酶（CYP17）缺陷等，其中21 – 羟化酶缺乏最常见，90% 以上的 CAH 患儿由该酶缺乏引起，其次为11β – 羟化酶缺陷症，约占 5% ~8%，其发病率约为 1/5000 ~ 1/7000 新生儿，其他类型均为罕见。

新生儿 CAH 的筛查主要指新生儿 21 – 羟化酶缺乏症的筛查。21 – 羟化酶缺乏导致相应的前体 17 – 羟孕酮（17 – hydroxyprogesterone，17 – OHP）和孕酮增多。21 – 羟化酶缺乏症的筛查的指标为 17 – 羟孕酮。

第二节　妊娠与新生儿疾病生化指标的测定与评价

一、人绒毛膜促性腺激素测定与评价

1. 方法概述　由于体内 HCG 水平较低，需要灵敏度高的方法进行检测，目前测定 HCG 方法主要有：红细胞凝集抑制反应（hemagglutination inhibition reaction，HAI）、乳胶凝集抑制测定法（latex agglutination inhibition assay，LAI）、RIA、ELISA、胶体金免疫层析测定法（colloidal gold immunochromatography assay，GICA）、CLIA、FIA、ECLIA、TRFIA 等。GICA 由于具有快速、敏感和操作简便的特点成为目前应用最广泛的方法，CLIA、ECLIA、TRFIA 是常用的 β – HCG 的定量方法。

2. 测定原理　GICA 法是将样品（血清、尿液）中 β – HCG 与固定有 β – HCG 金抗体的硝酸纤维素膜上，通过渗滤在膜中形成抗体 – 抗原复合物，洗涤渗滤后，再加液体的胶体金标记 β – HCG 抗体。当结果为阳性时，在膜上固定有抗体 – 抗原 – 胶体金标记抗体复合物而呈现红色斑点。

3. 方法学评价　GICA 法测定时最好是首次晨尿，此时 HCG 含量最高；不宜使用严重的血尿、菌尿标本检查 HCG；饮水可能稀释标本，取样前 1h 不宜大量饮水；尿液标本若不能及时送检，在 2 ~8℃冷藏可保存 48h；长期保存需冷冻于 – 20℃，忌反复冻融。由于尿中存在干扰物质，该试验有 1% 的假阳性。

血清标本不能及时测定时应置于 4 ~8℃保存，不应超过 7 天，在 – 20℃存放不应超过 3 个月，并避免反复冻融；CLIA 法测定应避免标本严重溶血或脂血，而 ECLIA 法溶血、脂血标本与类风湿因子不影响结果。

二、雌三醇测定与评价

1. 方法概述　E_3的检测方法有 RIA 法、TRFIA 法及 CLIA 测定等，通常采用 RIA 法与 CLIA 法测定。

2. 测定原理　CLIA 法是将样品中 E_3和 ALP – E_3与抗 E_3抗体（Ab）进行竞争性结合反应。反应体系中形成的光子的量与 ALP – E_3 – Ab 的量成正比，与 E_3的量成反比。

3. 方法学评价　由于雌激素的产生具有昼夜节律，因此动态观察时每天均应在同一时间采样。CLIA 法标本严重溶血会影响测定结果，血清标本不能及时测定时应置于 – 20℃存

放，并避免反复冻融。母体血清或尿 E_3 超过参考区间的上限提示双胞胎的可能。在筛查胎儿先天性缺陷时血清 uE_3 水平最有价值，因为 uE_3 由胎儿产生。

三、甲胎蛋白测定与评价

1. 方法概述　AFP 测定有时间分辨荧光免疫测定、化学及电化学发光免疫测定法。

2. 反应原理　采用 CLIA 法的竞争法。

3. 方法学评价　测定标本严重溶血影响结果；不能及时测定的标本应在 -20℃ 存放，试剂用前应平衡至室温（18～25℃）。

四、抑制素 A 测定与评价

1. 方法概述　常用的方法有 ELISA、CLIA 法。

2. 测定原理　采用 ELISA 双抗体夹心法。

3. 方法学评价　血清标本于 2～8℃ 可保存 24h，-20℃ 或以下可保存 30 天，避免反复冻融样本；不应采用溶血或脂血的样本；冰冻的样本在实验前应解冻，并充分混匀。

五、妊娠相关血浆蛋白 A 测定与评价

1. 方法概述　血清 PAPP-A 测定有 ECLIA、CLIA 和 ELISA 法等。

2. 测定原理　详见《临床免疫学检验》

3. 方法学评价　黄疸、溶血（血红蛋白 <10g/L），服用生物素（<5mg/d）的血清标本对 ECLIA 均无显著干扰，但脂浊血清有明显干扰。

六、苯丙氨酸测定与评价

1. 方法概述　荧光分析法、定量酶法、细菌抑制法和串联质谱法等均可测定血苯丙氨酸。其中荧光分析法有较高的灵敏度和特异性，许多实验室使用此方法。

2. 测定原理　滤纸干血片中的苯丙氨酸与茚三酮形成荧光复合物，在 pH 5.7～5.9 下，加入二肽物质（L-亮氨酸-L-丙氨酸），使荧光反应增强，加入铜试剂，稳定荧光复合物，并增强荧光信号强度，在波长 390 nm/485 nm 下进行荧光比色，通过测定校准物和样品的荧光信号强度，计算苯丙氨酸含量。

3. 方法学评价　苯丙氨酸检测时血标本的要求：

（1）采血时间　正常采血时间为出生 72h 后、7 天之内，并充分哺乳；对于各种原因（早产儿、低体重儿、正在治疗疾病的新生儿、提前出院者等）未采血者，采血时间一般不超过出生后 20 天。

（2）采血滤纸　血片采集的滤纸应当与试剂盒标准品、质控品血片所用滤纸一致。

（3）采血部位及采血方法　多选择婴儿足跟内侧或外侧。其方法是：按摩或热敷婴儿足跟，使其充血，酒精消毒后用一次性采血针刺足跟内侧或外侧，深度小于 3mm，用干棉球拭去第 1 滴血，从第 2 滴血开始取样。将滤纸片接触血滴，切勿触及足跟皮肤，使血液自然渗透至滤纸背面，避免重复滴血，血滴自然渗透，滤纸正反面血斑一致，至少采集 3 个血斑，且每个血斑直径大于 8mm，血斑无污染，血斑无渗血环。

（4）标本的保存与递送　将血片悬空平置，自然晾干呈深褐色，及时将检查合格的滤纸干血片置于密封袋内，密闭保存在 2～8℃ 冰箱中，有条件者可 0℃ 以下保存。滤纸干血

片应当在采集后及时递送，最迟不宜超过5个工作日。化学荧光法的相对偏差低于细菌抑制法，但化学荧光方法易出现试剂加样误差和内源性荧光干扰，故应定期对加样工具进行校对，避免加样工具不准造成的苯丙氨酸含量偏差，并通过试剂空白校正来消除内源性荧光干扰。

七、促甲状腺激素测定与评价

促甲状腺激素（thyrotropin，thyroid stimulating hormone，TSH）测定方法有ELISA、酶免疫荧光分析法（FEIA）和时间分辨免疫荧光分析法（TRFIA），以FEIA和TRFIA常用。具体测定原理和方法见第二十三章。

八、葡萄糖-6-磷酸脱氢酶测定与评价

1. 方法概述 G-6-PDD实验室检查分为G-6-PD活性筛查试验和定量测定两类。G-6-PD活性筛查试验有高铁血红蛋白还原试验（methemoglobin reduction test，MetHb-RT）、硝基四氮唑蓝试验（nitroblue tetrazolium test，NBT）和G-6-PD荧光斑点试验（G-6-PD-fluorescent spot test，G6-PD-FST）。MetHb-RT试验方法简易，敏感性高，但特异性稍差，可出现假阳性；NBT法的准确性、特异性较MetHb-RT法高；G6-PD-FST本试验敏感性和特异性均较高，是最常用的筛查方法。G-6-PD活性测定最为可靠，是主要的诊断依据。

2. 测定原理 G6-PD-FST法的基质是G-6-P和NADP，G-6-PD催化脱氢反应生成NADPH，在波长340nm有吸收峰，紫外光照射发荧光。当G-6-PD缺陷时，无NADPH生成，因而也就无荧光产生。

3. 方法学评价 该方法优点是操作简单，直接测定NADPH的量，特异性较好，假阳性率低。新鲜血斑的滤纸水平自然干燥3h，放4℃冰箱保存，且防潮、避光，7天内测定G-6-PD活性不受影响；放置室温及37℃环境，G-6-PD随着保存温度的升高和时间延长，G-6-PD活性降低，导致假阳性结果出现。因此，要避免干血片标本长时间暴露于室温或高温环境中。每次或每批标本要有G-6-PD和缺陷者的标本对照，反应温度应控制在25℃；阴阳性结果根据荧光颜色判定，受主观因素影响大。因标本（即干血片）的保存方式、保存时间需严格控制，并且操作过程中对反应时环境温度、时间判断也极其苛刻，做好此方法的分析前、分析中、分析后质量控制才能得出准确的阴阳性报告。

九、17-羟孕酮测定与评价

1. 方法概述 ELISA、FEIA、TRFIA，筛查实验多采用TRFIA法。

2. 测定原理 采用竞争结合TRFIA法。

3. 方法学评价 血标本的要求同苯丙氨酸；对于血清样品，常温下孵化完成需要1 h，而对于干血滤纸斑点需要在4℃放置过夜，同一分析物采取的两种样本测定结果有较好的一致性，该方法对血清和干血滤纸斑点中17α-羟孕酮最低检测限分别为0.10nmol/L和0.75 nmol/L，日内和日间测定结果的相对标准偏差在5%~15%之间。

第三节　妊娠与新生儿疾病生化指标的临床应用

一、人绒毛膜促性腺激素测定的临床应用

（一）妊娠的生物化学诊断

临床诊断妊娠主要依靠月经变化情况、体检、首次心音、超声检查和血清 HCG 检测。

妊娠期的前 8 周，母体血清 HCG 浓度呈对数上升。血清 HCG 峰值出现在妊娠 8 ~ 10 周时，可达 1×10^5 U/L。随后血清 HCG 浓度缓慢下降。确定妊娠最重要的标志是血液或尿 HCG。当尿 HCG 含量超过停经后第 1 周的含量时，即可诊断妊娠，而且血清妊娠定量实验可更早地预测早期妊娠，可作为孕期的监护观察指标；HCG 可进行先兆流产的动态观察和判断预后。

（二）异位妊娠的生物化学诊断

HCG 测定可用于诊断异位妊娠，异位妊娠妇女与同孕龄妇女相比，血清 HCG 水平较低，只有 50% 左右的异位妊娠妇女尿妊娠试验阳性，因此，尿妊娠试验阴性并不能排除异位妊娠的可能性。

母体血清低水平的 HCG 也可出现在 18 - 三体综合征，大约有 75% 的此种胎儿在妊娠第 3 个三月期发生自发性流产。

（三）滋养层细胞疾病的生物化学诊断

葡萄胎时，滋养层细胞高度增生产生大量 HCG，血清 HCG 含量通常高于相应孕周的正常妊娠值，而且在停经 12 周后，随着子宫增大继续持续上升，利用这种差别可作为辅助诊断。葡萄胎时血 β - HCG 在 100 KU/L 以上，常超过 1000 KU/L，且持续不降。术后 1 个月内尿 HCG 下降，大多数患者在 3 个月内可转为阴性。葡萄胎排空后 9 周以上，或流产、足月产、异位妊娠后 4 周以上，血 β - HCG 水平持续高水平，或曾一度下降后又上升，排除妊娠物残留或再次妊娠，结合临床表现可诊断为滋养细胞肿瘤。

二、产前筛查指标的临床应用

产前筛查常用的生物化学指标有 AFP、HCG（或 β - HCG）、uE_3、抑制素 A、PAPP - A 等。筛查的主要疾病有胎儿神经管缺陷、唐氏综合征和 18 - 三体综合征等胎儿先天性缺陷，一般在孕中期（$15\sim20^{+6}$周）进行产前筛查，唐氏综合征的筛查也可提前到孕早期（7 ~ 11 周）。结果的报告方式可采用中位数倍数（MoM）形式，并进行体重、双胞胎、糖尿病和人种的校正。根据中位数倍数可以计算胎儿先天缺陷的危险性。常以 HCG 为基础，组合二联试验（AFP 和 HCG）、三联试验（AFP、HCG 和 uE_3）或四联试验（AFP、HCG、uE_3和抑制素 A）在孕中期进行产前筛查，四联试验的胎儿先天畸形检出率高于二联、三联试验。筛查实验的报告应该包含以下信息：分析物的浓度、正常或异常结果的解释、对疾病危险性的评估和影响结果解释的相关信息。除母体血清学指标作产前筛查外，近年来高通量基因测序技术在产前筛查与诊断领域逐步得到应用，适用的目标疾病为常见胎儿染色体非整倍体异常。

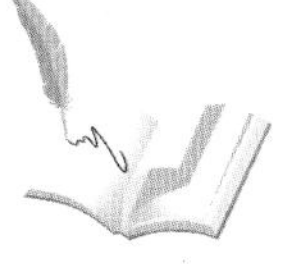

1. 胎儿神经管缺陷　神经管缺陷（neural tube defects，NTDs）发生于胚胎发生期。如果神经管不能融合，会导致永久性的脑或（和）脊髓发育缺陷，即无脑畸形、脊柱裂和脑积水。90%的神经管缺陷是属于多因素遗传病。

新生儿无脑畸形和脊柱裂的发生机率为1/1800。所有无脑畸形和95%的脊柱裂都是开放性的，没有皮肤覆盖，直接与羊水接触。甲胎蛋白AFP可大量进入羊水中，使母体血液循环中AFP浓度增加，因此测定母体AFP水平，可检出约90%的开放性神经管缺陷，AFP≥2.0~2.5MoM者为高风险妊娠。应用超声波检查胎儿，可准确地查出无脑儿和脊柱裂畸形。

2. 唐氏综合征　唐氏综合征即21－三体综合征又称Down综合征（Down's syndrome，DS）或先天愚型是最常见的常染色体的畸变所致疾病。90%以上的唐氏综合征是由于减数分裂期染色体不分离所致。在出生婴儿中发生率约为1/800，孕妇年龄越大，本病的发病率越高，35岁以后发病率明显增加，40岁高龄产妇此病的发病率可升至1/270~1/100。

唐氏综合征筛查是检测孕妇血液中的AFP、β－HCG、uE_3、抑制素A的浓度等四联试验，可提高检出率，并结合孕妇的年龄，运用计算机精密计算出每一位孕妇怀有唐氏综合征胎儿的危险性。

唐氏综合征时母体血液中AFP降低，一般范围为0.7~0.8 MoM。而β－HCG、抑制素A越高，uE_3越低，胎儿患唐氏综合征的机会越高。二联法对唐氏综合征的检出率≥60%，假阳性率<8%；三联法的检出率≥70%，假阳性率<5%；四联法的检出率≥80%，假阳性率<5%。确诊唐氏综合征患儿一般都用羊膜腔穿刺进行染色体核型分析，羊膜腔穿刺适宜孕16~20周的孕妇。

为更早地发现唐氏综合征，可在孕早期进行筛查，主要检测母体血清中HCG（或β－HCG）及PAPP－A，并通过超声监测胎儿颈后透明带厚度，最后结合母体年龄等其他因素计算出唐氏综合征妊娠的危险度，同孕中期一样，将风险率>1/275作为唐氏综合征妊娠高充危险的判断值。

3. 18－三体综合征　18－三体综合征这种染色体病的病因是减数分裂时染色体不分裂，造成胎儿18号染色体额外复制。虽然发生率仅为1/8 000，但它仍然是妊娠过程中常见的染色体缺陷。大部分准妊娠过程中出现流产出生患儿常难以存活，母体血清三联筛查实验结果常是AFP、HCG和uE_3三者浓度均降低，可以筛查出60%以上的18－三体综合征患儿。三联筛查实验的参考区间为风险率<1/350为低风险。确诊18－三体综合征患儿一般都用羊膜腔穿刺进行染色体核型分析。

三、新生儿疾病筛查指标的临床应用

在新生儿疾病筛查时对于2次实验结果均大于阳性切值的结果，须追踪确诊，确诊后的患儿要及时给予长期、正确的药物治疗或饮食控制，以保证新生儿疾病筛查的社会效果。

1. 苯丙酮尿症　新生儿血苯丙氨酸浓度持续>120 μmol/L为高苯丙氨酸血症（HPA）。所有高苯丙氨酸血症者均应当进行尿蝶呤谱分析、血DHPR活性测定，以鉴别苯丙氨酸羟化酶（PAH）缺乏症和四氢生物蝶呤缺乏症。四氢生物蝶呤（BH4）负荷试验可协助诊断。

（1）苯丙酮尿症　高苯丙氨酸血症排除BH4缺乏症后，Phe浓度>360 μmol/L为PKU，血Phe≤360 μmol/L为轻度HPA。

（2）四氢生物蝶呤缺乏症　最常见为6－PTS缺乏症（尿新蝶呤增高，生物蝶呤及生

物蝶呤与新蝶呤百分比极低），其次为 DHPR 缺乏症（DHPR 活性明显降低），其他类型少见。

2. 先天性甲状腺功能减低症　TSH 为 CH 的筛查指标，当 TSH 增高时，需进一步确诊。CH 确诊指标：血清 TSH、FT4 浓度。血 TSH 增高，FT4 降低者，诊断为先天性甲状腺功能减低症。血 TSH 增高，FT4 正常者，诊断为高 TSH 血症。甲状腺超声检查、骨龄测定以及甲状腺同位素扫描（ECT）等可作为辅助手段。

3. 6－磷酸葡萄糖脱氢酶缺乏症　G－6－PD 荧光斑点试验检测红细胞时 G－6－PD 时，正常 10min 内出现荧光，中间型者 10～30min 出现荧光，严重缺乏者 30min 仍不出现荧光。

G－6－PD 活性测定最为可靠，是主要的诊断依据。6－磷酸葡萄糖脱氢酶缺乏症时 G－6－PD 活性测定结果小于正常平均值的 40%。溶血高峰期及恢复期，酶的活性可以正常或接近正常，通常在急性溶血后 2～3 个月后复查能较为准确反映患者的 G－6－PD 活性。

4. 先天性肾上腺皮质增生症　21－羟化酶缺乏症的筛查的指标为 17－羟孕酮（17－OHP）。正常婴儿出生后 17－OHP 可 >90nmol/L，12～24h 后降至正常。17－OHP 水平与出生体重有一定关系，正常足月儿 17－OHP 水平在 30nmol/L 以下，出生低体重（1500～2700g）为 40nmol/L，极低体重（<1500g）为 50nmol/L，出生后的新生儿如合并某些心肺疾病时 17－OHP 也会上升，由于上述原因可导致假阳性率和召回率升高。CAH 筛查的实验室不同，采用的 17－OHP 阳性临界值也不同，足月儿无论体重大小多采用 30nmol/L 为切值，体重 <2500 g 切值定为 40.0 nmol/L，体重≥2500 g 定为 30.0 nmol/L。

小结与展望

妊娠是胚胎和胎儿在母体内发育成长的过程。其过程本属生理现象，但有时会出现异常，导致妊娠期疾病。妊娠过程中产生大量雌激素、孕酮、泌乳素和皮质类固醇等，均会影响母体的生物化学代谢、生理及内分泌功能。故非妊娠女性的某些实验室检测指标的参考区间不再适合妊娠期女性。胎盘能制造许多蛋白质和类固醇激素，最重要的是 HCG，HCG 可以用于诊断正常妊娠、异常妊娠和某些肿瘤。而母体血清 AFP、HCG、uE_3是诊断胎儿先天缺陷最重要的三个指标，常以 HCG 为基础，组合二联试验（AFP 和 HCG）、三联试验（AFP、HCG 和 uE_3）或四联试验（AFP、HCG、uE_3和抑制素 A）在孕中期（15～20^{+6}周）进行产前筛查，可以发现大多数的胎儿神经管缺陷、唐氏综合征和 18－三体综合征。

扫码“练一练”

我国目前新生儿遗传代谢病筛查仍以 PKU 和 CH 为主，某些地区则根据疾病的发生率选择如 G6PD 缺陷病、CAH 等筛查或开始试用串联质谱技术进行其他氨基酸、有机酸、脂肪酸等少见遗传代谢病的新生儿筛查，使患儿得以早期诊断，早期治疗，避免因脑、肝、肾等损害导致生长、智力发育障碍甚至死亡。

（武文娟）

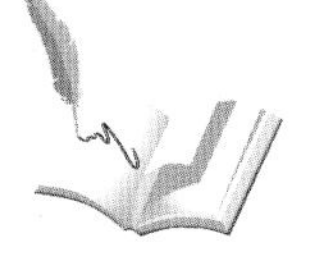

第二十七章 氧化应激的生物化学检验

教学目标与要求

掌握 抗氧化和氧化应激损伤指标检测的方法与方法学评价。

熟悉 自由基、活性氧、氧化应激、脂质过氧化作用的概念与种类；氧化应激损伤机制，抗氧化损伤的防御系统组成与作用。

了解 氧化应激与疾病和衰老的关系，氧化应激的原因。

氧化应激的概念最早源于人类对衰老的认识。1956 年，美国学者哈曼指出衰老与体内氧自由基的产生和抗氧化防御与修复的失衡有关。在此后半个世纪的时间里，包括 9 位诺贝尔奖得主在内的科研工作者们在此领域不断探索，形成并拓展了氧化应激理论。

第一节 氧化应激的生物化学基础

扫码“学一学”

氧化应激（oxidative stress，OS）是指机体受到各种内外源因素的干扰，使体内的活性氧（reactive oxygen species，ROS）自由基和活性氮（ reactive nitrogen species，RNS）自由基等相关物质产生过多，超出抗氧化物的清除能力，氧化和抗氧化系统失衡，从而导致分子、细胞和机体损伤的状态。

一、活性氧和氧自由基及其产生原因

（一）活性氧和氧自由基的概念

生物体系中的氧化应激产生的自由基主要是氧自由基，例如超氧阴离子自由基（$O_2^{\cdot-}$）、羟自由基（·OH）、脂氧自由基（LO·）和烷氧基（RO·）等。ROS 包括所有的氧自由基，如 $O_2^{\cdot-}$、·OH、氢过氧自由基（HO_2·）、烷氧基（RO·）、烷过氧基（ROO·）等，它们既是自由基也是 ROS。但 ROS 并非都是自由基，如 H_2O_2、氢过氧化物（ROOH）、单线态氧（$^1O2$）、次卤酸（HOX）和臭氧（O_3）等，虽都含氧且活性较强，但因不含不成对电子，所以不属自由基；同样，自由基中也有不属于 ROS 的成分，如基态氧 $^3O_2$、C·、Cl·等。生物体内的自由基反应常被表述成过氧化（氧化）反应，而自由基清除作用常被表述为抗氧化作用。

（二）活性氧和氧自由基的产生

1. 外源性因素 电离辐射如 γ 和 X 射线、紫外照射可使人体内产生·OH 等自由基；环境污染、工业污染、土壤污染都与自由基产生相关。某些药物如解热镇痛药、抗结核药等进入体内可产生 $O_2^{\cdot-}$、·OH 及 H_2O_2 等。营养过剩、脂肪摄入过量都能使自由基含量增加。

2. 内源性因素

（1）线粒体内产生 线粒体是生成活性氧的主要场所。

（2）胞液中产生　细胞液中的黄嘌呤氧化酶（XO）所催化的酶促反应可产生 $O_2^{\cdot -}$ 和 H_2O_2。

（3）质膜内产生　质膜内的 NADPH 氧化酶和 NADH 氧化酶可使 O_2 还原为 $O_2^{\cdot -}$，并进一步反应产生 H_2O_2、·OH 和 $^1O_2$。此反应多发生在中性粒细胞。

（4）细胞色素 P450 的反应中产生　在细胞色素 P450 促乙醇氧化的实验中，可检测到 $O_2^{\cdot -}$、H_2O_2 和·OH。此反应多发生在内质网中。

二、氧化应激对机体的生理作用和损害效应

（一）对机体的生理作用

$O_2^{\cdot -}$、H_2O_2、·OH、$^1O_2$ 和 ClO^- 等可杀灭外来病原微生物；参与合成某些重要的生物活性物质，如花生四烯酸、凝血酶原、甲状腺激素、第二信使 cAMP 和 cGMP；参与酶促羟化反应，生成胶原蛋白结构中的羟脯氨酸、羟赖氨酸等；参与解毒作用，使有毒化学物质在肝细胞光面内质网上细胞色素 P450 的作用下，降低毒性排出体外；$O_2^{\cdot -}$ 参与羟化作用，羟化作用是肝微粒体进行细胞内解毒作用的基础。

（二）对机体的损害效应

1. 生物膜的损伤　细胞膜和线粒体膜、内质网膜、溶酶体膜、核膜等多种膜系统结构统称为生物膜。氧自由基最容易攻击生物膜中多不饱和脂肪酸（polyunsaturated fatty acid，PUFA）的不饱和共价键，引发生物膜的脂质过氧化作用，形成脂质过氧化产物，如丙二醛（malonaldehyde，MDA）、4－羟基壬烯酸（4－hydroxynonenal，HNE）等，使细胞膜的流动性减低，通透性增加，最终导致细胞结构不稳定和功能不全，甚至导致细胞凋亡。

2. 蛋白质和酶的损害

（1）蛋白质变性和破坏　氧化应激通过直接作用和脂质过氧化物 LOOH 间接作用于蛋白质，使蛋白质的结构发生变化，导致细胞功能紊乱。还可通过脂质过氧化和非酶糖基化作用生成活性羰基类物质介导蛋白质羰基化和蛋白质交联。

（2）对酶活性的影响　如通过自由基链反应，使酶分子发生聚合；通过 LOOH 中的 MDA 使酶分子发生交联；通过破坏酶分子中氨基酸以及与酶分子中的金属离子反应。这些变化都会影响酶活性。

3. 对核酸和染色体的损害　氧自由基对核酸的毒性作用包括染色体畸变、碱基突变、DNA 断裂等。DNA 双链断裂（DSBs）是细胞内多种类型的 DNA 损伤中最危险、最严重的一种。

4. 糖分子的损害　氧化应激可使细胞膜中的糖分子羟基化，破坏细胞膜上的多糖结构，影响细胞功能的发挥。

三、体内抗氧化防御系统

（一）抗氧化酶类

抗氧化酶在体内广泛分布，种类繁多，且具有独特性质：①细胞含量高度特异，常定位于某一细胞器。②富含金属，如铁、铜、锰、硒等。另外抗氧化酶之间可相互协同，相互保护。因此，系统中某一成员改变都会影响氧化酶的抗氧化作用，细胞损伤就会发生。

1. 超氧化物歧化酶 超氧化物歧化酶（superoxide dismutase，SOD）是体内唯一以 $O_2^{\cdot -}$ 为底物的酶，需氧代谢的细胞内都含有 SOD。其作用是催化歧化反应以清除 $O_2^{\cdot -}$。

$$2O_2^{\cdot -} + 2H^+ \xrightarrow{SOD} H_2O_2 + O_2$$

SOD 是金属酶，包括三种同工酶，它们含不同的金属辅基。在真核细胞胞液中，以 $Cu^{2+}-Zn^{2+}$ 为辅基，称为 CuZn－SOD；在原核细胞及真核细胞的线粒体中以 Mn^{2+} 为辅基，称为 Mn－SOD；还有在原核细胞中以 Fe^{3+} 为辅基的 Fe－SOD。

2. 过氧化氢酶 过氧化氢酶（catalase，CAT）可清除 $O_2^{\cdot -}$ 的歧化产物 H_2O_2，而后者往往是·OH 的前体。

$$2H_2O_2 \xrightarrow{CAT} H_2O + O_2$$

3. 谷胱甘肽过氧化物酶 谷胱甘肽过氧化物酶（glutathione peroxidase，GSH－Px）主要分两大类：含硒和不含硒谷胱甘肽过氧化物酶。前者包括硒谷胱甘肽过氧化物酶（SeG-Px）、细胞外谷胱甘肽过氧化物酶（eGPx）和磷脂氢过氧化物谷胱甘肽过氧化物酶（PHG-Px），后者又被称为谷胱甘肽硫转移酶（GST）。GSH－Px 的功能有：

（1）SeGPx 可清除 LOOH 或 H_2O_2，从而抑制自由基的生成反应，保护生物膜结构和功能不受干扰和损害。

$$LOOH\ (H_2O_2) + 2GSH \xrightarrow{GST-Px} LOH\ (H_2O) + H_2O + GSSG$$

（2）PHGPx 能清除生物膜上的磷脂氢过氧化物，防止生物膜的脂质过氧化。

（3）GST 只清除 LOOH，而不能清除 H_2O_2。

$$LOOH + 2GST \xrightarrow{GST} LOH + H_2O + GSSG$$

4. 与抗氧化作用相关的其他酶 如醛酮还原酶，它可催化脂肪醛和脂肪醛－谷胱甘肽加成物的还原，以清除脂质过氧化作用的毒性产物。

（二）非酶类抗氧化系统

1. 脂溶性抗氧化剂 包括维生素 E、类胡萝卜素（CAR）、还原型辅酶 Q、胆红素等。维生素 E 和 CAR 可直接清除 $O_2^{\cdot -}$、·OH、LOO·及 $^1O_2$ 等自由基，维生素 E 还能和 GSH－Px 协同地终止脂质过氧化作用。

2. 水溶性小分子抗氧化剂 包括维生素 C（又称抗坏血酸）、谷胱甘肽（GSH）、尿酸等。维生素 C 能直接清除·OH、$O_2^{\cdot -}$ 和 $^1O_2$，并协同维生素 E 抗氧化；GSH 是体内含量最高的非蛋白质巯基化合物，为 H_2O_2、LOOH、·OH 和 $^1O_2$ 的重要清除剂；目前认为尿酸也是一种很好的抗氧化剂，可有效地清除 $^1O_2$ 和·OH，抑制脂质过氧化。

3. 铜蓝蛋白、金属硫蛋白（MT）等蛋白性抗氧化剂 都可有效清除 $O_2^{\cdot -}$、·OH 和 LOO·、OCl^- 等。

4. 其他 近年来发现别嘌呤醇、二甲亚砜及甘露醇、普罗布可、尼可地平、硝苯地平、维拉帕米和硫氮草酮和小分子氨基酸衍生物 N－乙酰半胱氨酸等可直接或间接地减少自由基生成。

第二节 氧化应激生物化学指标的测定与评价

评价氧化与抗氧化系统的方法大致分为三类：①测定活性氧及其化合物的含量。②测定抗氧化酶和抗氧化剂的量。③测定氧化应激损伤的标志物。后者又可分为脂质过氧化标志物检测、蛋白质氧化损伤标志物检测和核酸 DNA/RNA 损伤检测。氧化应激指标的检测方法分类如表 27－1。

表 27－1　氧化应激指标的检测项目分类

检测方法分类依据	检测指标
ROS	$O_2^{\cdot-}$、·OH、H_2O_2、NO 等
抗氧化物：酶类抗氧化物	SOD、SeGSHPx、CAT 等
非酶类抗氧化物	GSH、VitE、VitC 等
氧化应激损伤标志物	过氧化脂质、LOOH、蛋白质羰基和硝基含量、8－羟化脱氧鸟苷等

值得注意的是，不论是测定氧化应激的产物，还是测定氧化应激防御酶或非酶自由基清除剂，对疾病的诊断均缺乏特异性，但对多种疾病的发病机制以及病情和预后判断还是具有重要的临床参考价值。

一、主要活性氧的测定与评价

（一）$O_2^{\cdot-}$ 的检测

1. 方法概述　$O_2^{\cdot-}$ 测定有直接法和间接法。电子自旋共振波谱（electron spin resonance，ESR）又称电子顺磁共振波谱（electron paramagnetic resonance，EPR）分析法，是目前直接测定 $O_2^{\cdot-}$ 的有效方法。常用间接测定方法有化学发光法、分光光度法和荧光探针法。分光光度法包括羟胺氧化法、NBT 还原法、细胞色素 C 还原法、肾上腺素氧化法等。

2. 测定原理　以羟胺氧化法为例，测定原理是 O_2^- 可氧化羟胺生成亚硝酸，在酸性条件下，亚硝酸与氨基苯磺酸和 N－甲奈基二氨基乙烯反应生成红色化合物，后者在 550nm 处有吸收峰，可依此检测 $O_2^{\cdot-}$。

3. 方法学评价　ESR 作为检测自由基的首选方法，具有灵敏度高（10^{-10}mol/L）、测定后样本不受破坏以及对化学反应没有干扰等优点。但 ESR 波谱仪价格昂贵，被测样品需低温保存，需分析波谱才能获得检测结果。羟胺氧化法灵敏度高，特异性好，操作简单，适合作为常规检测方法。

（二）·OH 检测

1. 方法概述　·OH 是生物体内最活泼的活性氧，寿命极短，给检测带来困难，目前有自旋捕捉法、HPLC、化学发光法、荧光分析法、分光光度法、自动电位滴定法和极谱法等多种方法。其中分光光度法有溴邻苯三酚红光度法、邻二氮菲－Fe^{2+} 氧化法、细胞色素 C 氧化法和水杨酸比色法等。

2. 测定原理　以溴邻苯三酚红光度法为例，原理是 H_2O_2/Fe^{2+} 体系通过 Fenton 反应产生·OH，溴邻苯三酚红与·OH 形成有色化合物，后者在 560nm 处有吸收峰可依此检测体系中·OH 的含量。

3. 方法学评价　激光诱导荧光成像法是目前唯一的·OH 直接检测方法。溴邻苯三酚红光度法稳定性好、操作简便、测定快速，是较好的分光光度间接检测法。极谱法终点判断简单、操作简便、稳定性好、测定快速，可作为简便易行的测定·OH 浓度的新方法。

（三）H_2O_2 的检测

1. 方法概述 H_2O_2 在化学上常作为弱氧化剂，与·OH、$O_2^{\cdot -}$、$^1O_2$ 比较而言，H_2O_2 是最稳定的活性氧。测定方法较多，有滴定法、分光光度法、化学发光法、荧光法、酶法、电化学法等。

2. 测定原理 以过氧化物酶－氧化酶法为例，原理是在弱酸性环境下，过氧化物酶－氧化酶反应中的 NADH 往往被完全消耗。而在较高 pH 下，NADH 至少在反应的开始阶段并不完全被消耗，测定 340nm 吸光度下降值计算 NADH 被消耗量，根据其消耗量与溶液体系中的 H_2O_2 的浓度成正比，可计算 H_2O_2 的含量。

3. 方法学评价 过氧化物酶－氧化酶法是基于经典的比色法，属于反应终点法的测定方法，是一种操作简便、灵敏度较高（可达 10^{-9}μmol/L 水平）的方法。

二、一氧化氮与一氧化氮合酶的测定与评价

（一）NO 测定

1. 方法概述 目前 NO 的检测方法一般有两种：一种是直接测量法，但在生命体系中，平均每个细胞仅释放极微量 NO，故测定难度很大。另一种为间接测量法，即测定其代谢终产物 NO_2^- 或 NO_3^-。目前常用的 NO 测定方法多为间接法，如 Griess 分光光度法、催化光度法、HPLC 法等，化学发光法和荧光法也属此类。

2. 测定原理 以 Griess 分光光度法为例，生物样本内的 NO 易氧化生成 NO_2^- 和 NO_3^-，因此测定 NO_2^- 和 NO_3^- 总量可间接反应体内 NO 水平。用硝酸盐还原酶或金属镉将血清中的 NO_3^- 还原成 NO_2^-，后者在酸性环境下与对氨基苯磺酸发生重氮反应，并进一步与 N－(1－萘基)－乙二胺发生反应（Griess 反应），产物浓度与 NO^{2-} 有线性关系。在 540～560nm 处有最大吸收峰，可依此推知 NO 含量。

3. 方法学评价 Griess 分光光度法无需特殊的设备和昂贵试剂，操作快速简便，在一般实验室均可开展，可适用于大批量样品测定。鲁米诺化学发光法中只有 NO 可以激发 Griess 反应，而 NO_2^- 和 NO_3^- 则不能，所以该方法能对溶液中的 NO 进行实时测定。

（二）一氧化氮合酶测定

1. 方法概述 NOS 测定包括化学发光法、分光光度法和荧光法等。

2. 测定原理

以血红蛋白分光光度法为例，原理是 NOS 催化 L－精氨酸生成的 NO 可与氧合血红蛋白（HbO_2）反应生成高铁血红蛋白（methemoglobin，MetHb），在 pH 7.7 时，HbO_2 于 401nm 有最大光吸收，而 MHb 与 HbO_2 的混合液在 411nm 有等位光吸收峰。通过测定 401nm 和 411nm 处吸光度的变化可监测 NO 含量的变化，借以可反映 NOS 的活性。

3. 方法学评价 血红蛋白分光光度法由于影响氧合血红蛋白转化的因素较多，该方法的敏感性、特异性也受影响。化学发光法的灵敏度较高，为一种常用检测方法。

三、抗氧化酶活性的测定与评价

（一）超氧化物歧化酶测定

1. 方法概述　SOD 的催化底物是 $O_2^{\cdot -}$，一般多以一定时间内产物生成量或底物的消耗量作为酶活性单位。由于 $O_2^{\cdot -}$ 自身很不稳定，且不易制备，测定 SOD 的方法除少数采用脉冲辐射分解法、EPR、核磁共振法等直接测定外，一般多采用间接法如一般化学法、化学发光法、免疫学方法及电泳法。化学法常用的有细胞色素 C 还原法（McCord 法）、邻苯三酚自氧化法、氮蓝四唑（NBT）还原法、肾上腺素法、光化学扩增法、Cyte 还原法等。

扫码“看一看”

2. 测定原理　以邻苯三酚自氧化法（改良 Marklund 法）为例，在碱性条件下，邻苯三酚迅速自氧化成中间产物红桔酚，同时产生 $O_2^{\cdot -}$，加入 SOD 催化 $O_2^{\cdot -}$ 发生歧化反应从而抑制邻苯三酚的自氧化，用紫外－可见光谱跟踪波长为 325nm、420nm 或 650nm（经典为 420nm）处吸收峰，可见吸光度下降，代表 SOD 抑制邻苯三酚自氧化，抑制率可反映样品中的 SOD 含量。

3. 方法学评价　邻苯三酚自氧化法具有特异性强，所需样本量少（仅 50μl），操作快速简单，重复性好，灵敏度高，试剂简单等优点。细胞色素 C 还原法（McCord 法）是间接法中的经典方法，但灵敏度较低。以上化学法测定的是 SOD 活性，免疫学方法如化学发光法则可测定样品中 SOD 的质量，可应用于 SOD 的微量测定，不仅灵敏度高，简便易行，而且特异性与准确性也较好。

（二）谷胱甘肽过氧化物酶测定

细胞内谷胱甘肽过氧化物酶（GSHPx）有含硒（SeGSHPx）和不含硒（non－SeGSHPx）两种，non－SeGSHPx 只能催化除 H_2O_2 外的过氧化物还原，而 SeGSHPx 则可催化 H_2O_2 及其他过氧化物还原。

1. 方法概述　SeGSHPx 测定方法有 DTNB 直接显色法、酶偶联连续监测法和荧光测定法等。

2. 测定原理　酶偶联连续监测法原理是 SeGSHPx 催化 H_2O_2 及其他过氧化物使 GSH 氧化成 GSSG，在 NADPH 及 GSH 还原酶作用下，GSSG 重新转变为 GSH，同时 NADPH 转变成 $NADP^+$，在这一过程中 340nm 处的光吸收下降，根据其下降程度可确定 SeGSHPx 活性。

3. 方法学评价　酶偶联连续监测法特异性强、灵敏度高，很适用酶含量不高的样品。但此法需 GSH 还原酶，GSH 还原酶的成本高是本法的缺点。

四、常用抗氧化剂的测定与评价

（一）还原型谷胱甘肽测定

1. 方法概述　还原型谷胱甘肽（GSH）的含量是反映细胞抗氧化能力的一个指标。目前测定谷胱甘肽的方法主要有分光光度法、荧光法、高效液相色谱法和极谱法等。

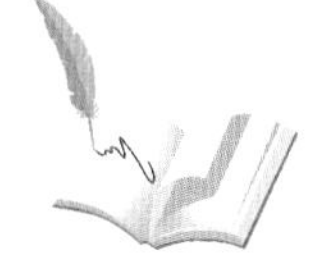

2. 测定原理　以间接分光光度法为例：利用还原型 GSH 易被氧化的性质，以 Fe^{3+}－邻菲罗啉混合液为显色剂，在一定酸度条件下，还原型 GSH 将 Fe^{3+} 还原为 Fe^{2+}，Fe^{2+} 再与邻

菲罗啉显色，从而间接测出还原型 GSH 的含量。

3. 方法学评价 间接分光光度法准确性较好，灵敏度高于分光光度法，并且操作简便，易于临床开展，可用于血浆或器官组织 GSH 水平的检测，也适用于血小板中 GSH 含量测定。

（二）总抗氧化能力测定

血浆的总抗氧化（TAC）是机体酶促与非酶促两个体系中多种抗氧化剂清除氧自由基的总能力，是反映防御体系中损伤的重要组成部分。可反映体液中已知和未知的抗氧化剂的多少，被认为是氧化应激的一个较好的指标。

1. 方法概述 TAC 测定有分光光度法和化学发光法等。分光光度法中 ABTS 法和 FRAP 法较为常用。

2. 测定原理 FRAP 法测定总抗氧化能力的原理是酸性条件下抗氧化物可以还原 Fe^{3+} – TPTZ 产生蓝色的 Fe^{2+} – TPTZ，该化合物在 593nm 处有最大吸收峰，可依此推知样品的总抗氧化能力。

3. 方法学评价 FRAP 法由于反应在酸性条件下进行，因此可以抑制内源性的一些干扰因素。并且由于反应体系中的铁离子或亚铁离子是和 TPTZ 螯合的，样品本身含有的少量金属离子螯合剂通常也不会显著影响检测反应。

然而在疾病中，胆红素或尿酸盐的增加可掩盖其他抗氧化剂的缺失。如对于肾功能衰竭患者，由于尿酸亦有抗氧化作用，因而不能用 TAC 反映肾功能衰竭患者真正的抗氧化能力。

五、氧化应激损伤的标志物的测定与评价

（一）脂质过氧化标志物检测

脂质过氧化反应可形成 MDA、HNE、F2 – IsoPs、乙烷、共轭二烯、荧光产物及其能产生化学荧光的产物。了解体内脂质过氧化的最常用的方法就是检测脂质过氧化的产物。测定生物样本中的 MDA、HNE 和 F2 – IsoPs 可反映生物体中脂质过氧化程度。

1. MDA 的测定

（1）方法概述 常用方法有分光光度法、荧光法和 HPLC 法。

（2）测定原理 以 TBA 荧光法为例，LOOH 水解释放的 MDA 可充分与 TBA 形成荧光缩合物，在反应终止后，用甲醇沉淀蛋白质减少非特异性干扰。一般激发波长选择 515nm，发射波长则为 550nm。

（3）方法学评价 TBA 荧光法灵敏度高，最低检出限为 0.16μmol/L，与 HPLC 法接近。本法操作较为简便，结果准确，荧光稳定，不需特殊试剂，经济方便。

2. 脂氢过氧化物（LOOH）的测定 因一些金属离子、还原剂和某些酶使得 LOOH 不稳定，因此在生物体系中检测 LOOH 是很困难的。

（1）方法概述 LOOH 的检测方法有 HPLC、GC – MS、碘量法、SeGSHPx 法、FOX 法、亚甲基蓝法、环加氧酶法、二氢荧光素法等。

（2）测定原理 SeGSHPx 法原理是 SeGSHPx 在与 H_2O_2 和 LOOH 反应的同时，GSH 氧化为 GSSG，GSH 还原酶则催化 GSSG 还原为 GSH，同时消耗底物 NADPH。当过量的 SeGSHPx 存在时，GSH 和 GSH 还原酶消耗 NADPH 的速率与体系中的过氧

化物的含量有关。

（3）方法学评价　SeGSHPx 法快速简便，具有很高的特异性和较高的灵敏度。其缺点是易产生干扰，预先加入 CAT 除去体系中的 H_2O_2，可防止测定过程引起的过氧化干扰。HPLC 或 GC－MS 法定量的特异性较高，但操作繁琐。亚甲基蓝法操作简便、特异性较高。另外脂质过氧化产生的羧基（或醛基）化合物可与蛋白质的氨基基团反应生成一种有很强光吸收和荧光发射的 Schiff 碱，检测荧光相对强度是间接反映体内脂质过氧化水平的一种简便方法。此类方法的优点是荧光产物只与脂质过氧化反应本身有关，不受其他因素的影响。

（二）蛋白质氧化损伤检测指标

目前对于蛋白质氧化损伤的检测指标主要有两个，分别是蛋白质羰基化和蛋白质氧化硝基化（形成二酪氨酸）。测定蛋白的羰基化水平是评价蛋白质总氧化水平的常用方法。

1. 蛋白的羰基化的测定

（1）方法概述　蛋白的羰基化的测定方法较多，包括 2,4－二硝基苯肼法、硼氢化钠法、荧光素肼法、荧光胺法、ELISA 法和免疫印迹法等。

（2）测定原理　以 2,4－二硝基苯肼法为例，羰基可与 2,4－二硝基苯肼（DNPH）反应生成 2,4－二硝基苯腙，此化合物在 445nm 处有吸收峰，可依此测定蛋白质羰基含量。

（3）方法学评价　2,4－二硝基苯肼法操作简单但误差较大，不能满足精密的蛋白质羰基化测定要求。

2. 蛋白质硝基化测定

（1）方法概述　有荧光法、ELISA 法和免疫印迹法。

（2）测定原理　可用荧光法，参照标准曲线直接检测硝基化蛋白内 3－硝基酪氨酸的含量。

（3）方法学评价　该法检测灵敏度可达 20.0nmol/L～8.0μmol/L。

3. 晚期氧化蛋白产物和晚期糖基化终产物　晚期氧化蛋白产物（AOPP）是由吞噬细胞生成的次氯酸氧化血浆白蛋白的产物，晚期糖基化终产物（AGE）是葡萄糖氧化长寿命蛋白的产物，两者均可作为蛋白氧化损伤的标志物，多以免疫学法测定。

（三）DNA/RNA 损伤检测

1. 8－羟基脱氧鸟嘌呤检测　8－羟化脱氧鸟苷（8－OHdG）是公认的 DNA 氧化损伤的标志物。

（1）方法概述　8－OHdG 检测方法有多种，如气－质色谱联用法（GC－MS 法）、ELISA 法和高效液相色谱－电化学检测法（HPLC－ECD）等。

（2）测定原理　多采用 ELISA 法。

（3）方法学评价　ELISA 法灵敏度好，操作简便。GC－MS 法样品需进行衍生，操作繁琐且易出现假阳性。HPLC－ECD 法灵敏，但需 HPLC 仪。

2. DNA 断裂 AP 位点检测　本法可对 AP 位点进行定量，可用于细胞、组织等来源的基因组样品中的检测。

3. 彗星试验　彗星试验（Comet Assay）是一种采用单细胞凝胶电泳检测 DNA 链断裂的实验方法。本法较简单快捷、敏感，数小时内可在荧光显微镜下观察到 DNA 断裂的实验结果。

第三节 氧化应激生物化学指标的临床应用

机体各个器官和组织中都存在活性氧代谢的动态平衡，因此氧化应激损伤可直接或间接地导致亚健康甚至疾病。心血管疾病、肿瘤及衰老等多种病生理过程均与体内自由基产生过多或清除自由基能力下降有密切关系。

一、氧化应激与心血管疾病

动脉粥样硬化（atherosclerosis，AS）是以血管内皮细胞完整性破坏，平滑肌细胞和成纤维细胞增生为主的疾病，是血管病中常见而最重要的一种。研究揭示，氧化应激是 AS 发生的关键因素之一，是脂质条纹形成，斑块破裂和血栓形成的主要诱因。“氧化假说”理论认为，AS 是血管壁中低密度脂蛋白（LDL）被 ROS 氧化修饰的结果。AS 发生的危险因素，如糖尿病、高血压、肥胖及吸烟等都会诱导 ROS 的过量产生。

二、氧化应激与肿瘤

目前氧化应激与肿瘤发生发展关系的研究，已成为国际上肿瘤基础理论研究的重大课题。氧化应激可在诸多化学致癌物代谢过程中产生，并可能与其协同发挥致癌作用。许多因素可导致细胞氧化应激的增加，过多的氧化应激可与细胞内许多重要的生物分子，如核酸、蛋白质、脂和多糖等作用，造成细胞结构和功能的改变，由此引起和促进肿瘤的发生和发展。

氧化应激的致癌、促癌作用是一个多环节的复杂过程。研究表明，活性氧自由基导致肿瘤产生过程，具有一定的效应－剂量反应关系。急性、高浓度 ROS 通过氧化应激作用导致蛋白质、脂质甚至 DNA 结构改变而引起细胞凋亡坏死；中等浓度的 ROS 暂时性甚至是永久性的导致细胞在其分裂周期中停滞于某一时期，从而通过一系列生理反应过程而最终引导细胞产生分化；慢性、低水平的 ROS 可促进细胞有丝分裂引起细胞增殖，并且其新生细胞中的基因组不稳定性增加，可诱导肿瘤发生发展。

三、氧化应激与衰老

随年龄的增长，人体内自由基水平呈增长趋势，同时自由基清除机制却呈退化趋势，结果造成体内自由基大量积聚。过多的自由基可引发细胞膜脂质氧化，细胞内核酸变性及功能障碍，进而加速机体向衰老化发展。另外线粒体衰老学说表明和氧化应激有关的线粒体 DNA 损伤和缺失以及线粒体内能量消耗的不断累积，又引起线粒体氧化应激的积累增加，导致线粒体功能的缺失，由此导致机体的不断衰老过程。

扫码“练一练”

小结与展望

人体氧自由基和其他活性物质主要包括 $O_2^{\cdot -}$、H_2O_2、$\cdot OH$、NO 和 $HO_2\cdot$、$ONOO^-$、$RO\cdot$、$ROO\cdot$、$^1O_2$、HOX 和 O_3 等。正常情况下人体内的自由基处于不断产生与清除的动态平衡。当外源性和内源性因素使平衡遭到破坏时，氧自由基大量产生超过机体清除能力时，即可引起对机体的损伤，包括细胞损伤，蛋白质变性，酶活性降低、失活，引起脂类过氧化，以及核酸类（DNA 和 RNA）损伤等。有大量的证据表明，在各种疾病如动脉粥样硬化、心肌缺血再灌注损伤、肿瘤和衰老的发生中，氧化应激扮演着重要作用。为防止氧化应激损伤，抗氧化酶和其他抗氧化物质形成了一个完整的抗氧化防御系统。氧化和抗氧化指标的测定对多种疾病的发病机制以及病情和预后判断具有重要的临床价值。尽管目前的检测指标对于疾病的诊断没有特异性，相信随着对氧化应激靶点的深入研究和检测手段的丰富和发展，能用于临床诊断和预后判断的氧化应激检测指标会更加明确。

（吴永华）

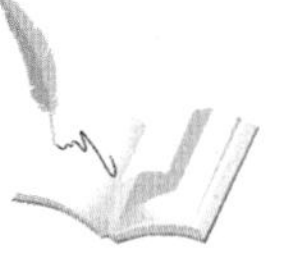

第二十八章　治疗药物浓度监测

教学目标与要求

掌握　治疗药物浓度监测的目的和意义；血液和唾液样品的采集和处理；常用层析法和免疫化学法等测定方法及评价。

熟悉　药物在体内的基本过程；临床药物代谢动力学常用的房室模型和非线性动力学模型；个体给药方案设计的步骤；药物浓度监测中常用参数的应用。

了解　强心苷类、抗心律失常药、抗癫痫类，三环类抗抑郁药、抗狂躁药、抗哮喘药、氨基糖苷类抗生素和免疫抑制剂等临床中需要监测治疗浓度的药物。

治疗药物监测（therapeutic drug monitoring，TDM）是应用现代先进的体内药物分析技术，测定血液或其他体液中药物浓度，在药物代谢动力学原理的指导下，使临床给药方案个体化，以提高疗效、避免或减少毒性及不良反应的一门应用性学科。本章主要介绍治疗药物监测的概念，治疗药物浓度测定的方法与评价，及其常用治疗药物监测的临床应用。

第一节　治疗药物浓度监测的概述

扫码“学一学”

临床上治疗用药的疗效与药物在体内的浓度密切相关。不同药物在不同的个体内的代谢过程不同，药物浓度太低起不到治疗作用，药物浓度太高又可引起毒性及不良反应，因此开展 TDM，为临床制定合理的给药方案具有重要意义。

一、开展治疗药物浓度监测的原因

（一）不同药物的药效学不同

1. 不同药物的有效血药浓度范围不同　有些药物有效血药浓度范围窄，血药浓度稍高则出现毒性及不良反应，若稍低则无疗效。如苯妥英钠抗癫痫的治疗浓度为 10 ~ 20μg/ml，而最小中毒浓度约 20 μg/ml。

2. 不同治疗目的使用血药浓度不同　有些药物由于不同的治疗目的需要不同的血药浓度。如地高辛对慢性充血性心衰的治疗血药浓度为 0. 8 ~ 1. 6 ng/ml，治疗心房纤颤或心房扑动所需血药浓度为 2 ng/ml 左右甚至更高。

3. 不同个体或状态其药物浓度存在差异　有些长期用药的患者，依从性差；或者长期使用某药后产生耐药性；或者由于肝脏功能改变引起药物清除能力降低或升高从而使药物浓度发生变化。

4. 部分药物的毒性及不良反应与疾病症状相似　某些药物毒性及不良反应的临床表现与某些疾病的症状相似，因此使用该类药物时，需要进行血药浓度监测。如地高辛、呋塞米等。

（二）不同药物药动学不同

1. 具有非线性动力学消除的药物　有些药物个体差异大，具有非线性动力学消除的特点，因此很难通过剂量控制来达到治疗效果。此类药物在使用时需要进行药物浓度监测。如苯妥英钠、保泰松和水杨酸等。

2. 患有影响药物代谢疾病的个体用药物　当用药个体有某些特殊疾病，如口服用药时胃肠道疾病影响药物的吸收，肝脏疾病影响药物的代谢，肾脏疾病影响药物的排泄，这些都需要进行药物浓度监测。

3. 合并用药的影响　合并用药时，由于药物相互作用而引起药物的吸收、分布或代谢的改变。

但并不是所有的用药都需要监测，有些药物本身具有客观而简便的效应指标时，可通过对临床指标的观察来评价药物的疗效，如抗高血压药可通过血压监控，降血糖药可通过血糖测定等。

临床常需要进行 TDM 的药物见表 28－1。

表 28－1　需要进行治疗药物监测的药物

分类	药品
强心苷	地高辛、洋地黄毒苷
抗心律失常药	利多卡因、普鲁卡因胺、奎尼丁等
抗癫痫药	苯妥英钠、苯巴比妥、卡马西平、扑米酮、丙戊酸钠、丙戊酸镁、乙琥胺
β 受体阻断剂	普萘洛尔、阿替洛尔、美托洛尔等
抗抑郁药	丙米嗪、氯米帕明、地昔帕明、阿米替林、多虑平（多塞平）等
抗躁狂症药	碳酸锂
免疫抑制药	环孢素、他克莫司（他克罗姆）
抗生素	氨基糖苷类、万古霉素、氯霉素等
抗恶性肿瘤药	甲氨蝶呤、环磷酰胺、阿霉素等

二、药物在体内的基本过程及药物代谢动力学模型

（一）药物在体内的基本过程

药物经吸收进入血液，然后随血液循环分布到相应组织器官。在靶组织中药物与相应的受体结合，产生生物学效应，包括治疗效应和毒性作用。同时，进入体内的药物还要经肝代谢以及肾排泄从体内消除。

（二）药物代谢动力学模型

为了方便了解药物在体内的变化过程，通过采用数学方法模拟药物在体内吸收、分布和消除的速度过程而建立起来的数学模型称为药物代谢动力学模型。本章主要介绍房屋模型和消除动力学模型。

1. 房室模型　房室模型（compartment model）将机体看成由一个或几个房室组成的系统，即具有相同或相近转运速率的器官、组织便组成一个房室。

在体内不同部位间，转运速率相近的药物属单室模型。这类药物在体内可迅速达到分布平衡，血药浓度将只受吸收和消除的影响。某些药物在吸收后，很快进入机体的某些部

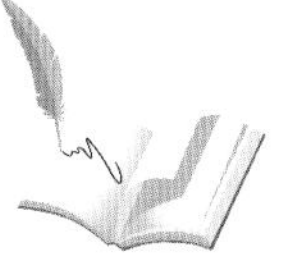

位（主要是血流丰富的器官，如肝、肾等），较难进入另一些部位（如脂肪、骨骼等），药物要完成向这些部位的分布需要一段时间，则将血液和药物较快分布的部分视作中央室，其余划归周边室，此即为多室模型。

2. 消除动力学模型 消除动力学（elimination kinetics）研究体内药物浓度变化速率的规律。进入体内的药物，随着消除过程其浓度也发生变化。药物的消除有快有慢，消除速度有一级、零级速度过程。一级消除动力学过程，指药物在体内某部位的转运速度与该部位血药浓度的一次方成正比。大多数药物常用剂量在体内的吸收、分布、代谢和排泄过程具有或近似一级动力学过程。零级消除动力学速度，指药物的转运速度在任何时候都是恒定的，与浓度无关。临床上恒速静脉滴注的给药速度以及理想的控释剂中，药物的释放速度均为零级消除过程。

当药物在其体内浓度未达到机体最大消除能力时，都将按一级动力学方式消除；而一旦其浓度超过机体最大消除能力后，将只能以最大消除能力恒量进行零级动力学方式消除，即饱和消除，表现为消除动力学模型转换。存在消除动力学方式转换的药物消除，不能用一种统一的线性过程描述，故称非线性动力学消除（nonlinear elimination kinetics）。

三、个体化给药方案的设计

为达到最佳的治疗效果和最小的不良反应，常需要对单个患者制定个体化给药方案，TDM 最主要的用途便是为个体患者设计给药方案，如图 28－1 所示。要做好这一点，首先必须明确目标血药浓度范围及相应药物药代动力学参数。

1. 目标血药浓度范围 可通过文献报道或相关指南确定的安全有效血药浓度范围为目标浓度范围。

2. 相应药物药代动力学参数 可利用文献或相关指南的群体药代动力学参数。特殊患者（如胃切除、烧伤、肝功能衰竭等）需要测定并计算个体化参数。

无论是药物的治疗作用、不良反应或毒性作用，其实质都是通过药物和靶位受体间的相互作用而产生的。药物是否有效，取决于靶位药物浓度。除直接局部用药外，靶位药物均由血液循环分布所至。大多数药物的血清（浆）浓度与药物的作用强度成平行关系，但也存在个体差异。有些药物如苯妥英钠常规处方为每日 300mg，有些患者尚不能有效控制癫痫发作，而另一些患者则已出现神经系统的不良反应。又如采用地高辛治疗心力衰竭、奎尼丁治疗心律失常和三环类药物治疗抑郁症时，仅凭临床表现难以判断所用剂量是否恰当。

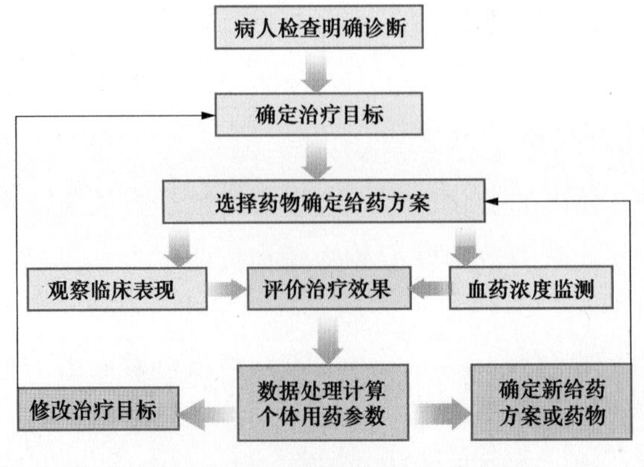

图 28－1 个体化给药方案的步骤

四、治疗药物浓度监测的常用参数

1. 消除半寿期　消除半寿期（elimination half－life，$t_{1/2}$）表示体内药量或血药浓度下降一半所需要的时间，简称半寿期，又称半衰期。药物的消除半寿期与消除速率常数一样，可以反映体内药物消除速度的快慢。药物的消除半寿期存在个体差异，因此消除半寿期是疾病状态下调整给药方案的重要参考依据。

2. 稳态血药浓度　稳态血药浓度（steady state plasma concentration，C_{ss}）是指从体内消除的药量与进入体内的药量相等时的血药浓度，又称坪浓度。此时血药浓度维持在一个恒定水平。

3. 达峰时间　达峰时间（time of the peak concentration，t_p）指血管外用药时，血药浓度首先上升，达到某一浓度后转为下降，达到最高血药浓度所需的时间即 t_p。

4. 峰浓度　峰浓度（maximum concentration，C_{max}）指血管外用药时所能达到的最大浓度。

第二节　治疗药物浓度测定的方法与评价

治疗药物浓度测定的方法很多，主要有光谱法、色谱法、免疫化学方法等。由于药物在体液中的量为微量，常需要采用灵敏度较高的色谱法和免疫化学方法测定。再因不同的药物或相同药物的不同剂型及不同给药方式，其在体内过程都不相同，因此根据不同的药物及给药方式，选择不同的样品种类、确定适当的采样时间并进行必要的预处理，是获得正确药物浓度结果的关键。

扫码“看一看”

一、标本的采集

（一）血清标本的采集

血液是药物运输、分布和清除的主要途径，因此血液是 TDM 工作中常用的样品。血清标本收集简单方便，考虑到治疗药物浓度监测的特殊性，需要特别注意样品的采集时间。

1. 多剂量服药的血标本采集时间　采集时间定在多剂量服药达到稳态血药浓度后采血。此时药物的吸收速率与消除速率达到平衡，血药浓度相对稳定，测定的血药浓度才具有临床意义。若在稳态浓度前采样，测得的血药浓度较稳态浓度低，若以此为依据提高剂量，则易因药物在体内的进一步蓄积而致过量中毒。

2. 急诊患者血标本采集时间　急诊患者一般在首剂负荷剂量后再采峰值血样。对于急诊患者，给予负荷剂量是期望血药浓度能尽快达到治疗窗的范围。但此时要特别注意由于首剂翻倍造成血药浓度过高，而引起严重的不良反应，因此测定稳态血药浓度才有临床价值。

3. 诊断急性药物中毒的血标本采集时间　急性药物中毒的患者应立即采集血样进行分析，以利于及时采取治疗措施。

4. 计算个体药动学参数的血标本采集时间　由于血管外用药及多室模型药－时关系公式的计算，常常采用残差法：先假设时间 t 足够大后，血药浓度不受吸收和分布的影响，只受消除相影响，即进入了消除相，计算出消除相方程及参数，在此基础上再分别计算吸收

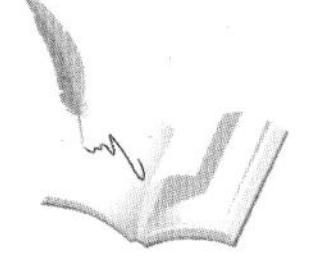

相、分布相的方程式。因此，消除相方程的准确计算甚为重要。此外，由于经过两点只能确定一条唯一的直线，此时任一点药物浓度的测定误差和取样时间是否得当，都将产生明显影响。因此，取样时间应按以下原则确定：①药－时关系方程式的每一指数项取样不得少于3点，即保证每一相方程式由3点以上确定。此外，在两相转折点附近至少有2点，以便较准确地判断转折点。②消除相取样尽量靠后，并保证时间跨度至少在两个半衰期以上。

（二）唾液标本的采集

唾液标本的优点在于采集简单方便。由于唾液中的药物是血浆中游离药物被动扩散而来，因此唾液中药物浓度与血浆中游离药物浓度相关性高。但需注意的是：唾液分泌量易受机体功能状态的影响，测定结果可出现假性升高或降低。实际工作中，以唾液作为标本进行药物浓度监测，多用于唾液和血浆中浓度比值较恒定的碳酸锂等个别药物。

二、标本预处理

药物浓度监测中，很少直接对标本进行分析，多数情况下需要对标本进行必要的预处理，以达到浓缩纯化待测组分，减少干扰，提高检测灵敏度和特异性。预处理包括去蛋白、提取和衍生化处理。

（一）去蛋白

临床中多数情况下采用血清标本，而血清中的蛋白质对多种测定方法造成干扰，特别是层析法。去蛋白的方法包括沉淀离心法、超滤法和超速离心法。沉淀离心法简便快捷，是临床工作中的常用方法。

（二）提取

提取的目的是为了浓缩和纯化待测组分，提高分析的灵敏度。临床工作中常用的提取方法包括液－液提取和液－固提取。

1. 液－液提取　大多数药物属于有机化合物，因此在特定的pH溶液中，利用药物在两相中的分配系数不同而分开，从而达到提取目的。

2. 液－固提取　根据待测组分的理化性质，选用合适的常压提取短层析柱，将去蛋白后的标本通过柱子，再用适当的溶剂洗脱，从而达到提纯和浓缩的目的。

（三）衍生化处理

TDM常用光谱法和层析法检测药物浓度，但是多数药物不具有光吸收性质，因此应根据待测物的化学结构和检测方法的需求，通过衍生化反应引入特异性的基团使其显色，提高检测灵敏度和特异性。

三、治疗药物浓度测定方法与评价

（一）方法概述

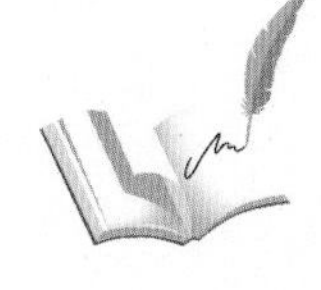

药物浓度监测通常采用色谱法、免疫化学方法、光谱法、毛细管电泳技术等灵敏度高的方法。

（二）分析原理及方法学评价

1. 色谱法　是根据样品中各组分理化性质的不同，通过层析作用达到分离，并以适当的方法进行定量检测的技术。色谱法根据分离原理可分为吸附层析、分配层析、离子交换层析与排阻层析等。色谱法根据两相状态可分为气相色谱（GC）和液相色谱（LC），LC 中效果较好的是高效液相色谱法（HPLC）法。

（1）测定原理　层析法最重要的原理是互不相溶的两相（流动相和固定相）和待分离组分在两相中的分配差异进行分离。常用的填料有葡聚糖凝胶、琼脂糖凝胶、微孔聚合物、微孔硅胶等，根据固定相和供试品的性质选用水或有机溶剂作为流动相。

（2）方法学评价　GC 和 HPLC 采用了高效层析和联机检测，使用微电脑控制层析条件、洗脱方式和数据处理，其特异性、灵敏度、重复性均好；并且可对同一样品中多种药物及其代谢物同时进行检测。

2. 免疫化学方法　大多药物都是半抗原或抗原，可通过制备药物相应的特异性抗体，然后应用免疫学方法对其进行检测。免疫化学方法可分为放射免疫、酶免疫、发光免疫等。尤其是荧光偏振免疫分析技术和时间分辨荧光免疫分析技术和化学发光免疫分析技术在 TDM 中广泛应用。

（1）测定原理　将具有高灵敏度的放射酶催化和发光测定技术与高特异性的免疫反应相结合，可用于半抗原药物检测。

（2）方法学评价　所需样品量少；并且一般不需对样品进行预处理，操作简便；已有可供现在临床实验室较普及的多种自动化分析仪使用的各种商品化药物检测试剂盒，便于推广。

应用免疫化学法检测 TDM 不足之处是：由于具有相同抗原性的内源性物质和同时使用的其他药物、抗原性未发生改变的待测药物代谢物的影响，其特异性易受干扰，常出现检测结果假性偏高。该方法主要用于在体内较少代谢转化，主要以原型排泄的药物，如氨基糖苷类抗生素等。

3. 光谱法　光谱法适用于血药浓度水平较高、安全范围相对较宽的药物，如阿司匹林、对乙酰氨基酚、氨茶碱、苯妥英钠等。

4. 毛细管电泳技术　采用高电场强度的电泳方式，具有微量、高效、灵敏以及可进行自动化检测等特点。

在实际应用中，一种药物往往有多种检测方法。此时应根据该药物最小治疗浓度水平要求的灵敏度，是否需同时测定多组分，可供使用的仪器及检测成本等综合考虑，确定一种检测方法。

第三节　治疗药物浓度监测的临床应用

目前，临床已明确需要进行药物监测的药物，按其作用类别分类，有强心苷类、抗心律失常药、抗癫痫类、三环类抗抑郁药、抗狂躁药、抗哮喘药、氨基糖苷类及其抗生素、抗肿瘤药、免疫抑制剂及抗风湿药等。

下面介绍常规开展药物浓度监测的几种主要药物的药物特征、检测样品及检测方法、血药浓度和检测影响因素（见表 28－2）。

表 28－2 治疗药物浓度监测的临床应用

药物浓度监测	药物特征	检测样品及检测方法	血药浓度	检测影响因素
强心苷	地高辛以口服用药为主，在胃肠道以被动扩散方式吸收，在体内主要分布在肾、心、肝等脏器中	常用血清进行检测，检测方法为免疫法	治疗浓度：0.8～2.0ng/ml；超过1.5ng/ml时，部分患者可出现毒性反应；超过2.0ng/ml后，毒性反应的发生率呈指数式急剧增加	(1) 地高辛的特异性差，可出现假阳性升高；(2) 当患者有肾功能减退时，血药浓度显著升高；(3) 甲状腺功能亢进血药浓度降低，而甲减者血药浓度升高；(4) 同时使用奎尼丁、钙拮抗剂、胺碘酮、普罗帕酮等可致地高辛血药浓度升高。同时使用苯妥英钠等可使地高辛血药浓度下降
抗癫痫药	该类药物大多安全范围窄，又需长期使用。在用药或改变剂量10d后某次服药前采样	常用血清进行检测，检测方法为光谱法、HPLC、CE及免疫法	治疗浓度：10～20μg/ml，最小中毒浓度约20μg/ml	(1) 苯妥英钠与血浆蛋白结合率高，血浆蛋白减少可使游离苯妥英钠升高而总浓度无改变；(2) 苯妥英钠为肝药酶诱导剂，与苯巴比妥等肝药酶诱导剂共同使用，可使苯妥英钠血药浓度降低；(3) 肝功能状况对苯妥英钠消除及血药浓度影响显著
免疫抑制剂	取样时间一般在连续用药5d以上的某次给药前	常用肝素抗凝血进行检测，检测方法为HPLC、CE和免疫法，以免疫法最为常用	环孢素稳态谷浓度：术后1月内为0.35～0.45μg/ml，第2月内为0.25～0.35μg/ml，第3月内0.25～0.30μg/ml，第4月起维持在0.15～0.25μg/ml。最小中毒浓度为0.60μg/ml	(1) 同时使用大环内酯类、氨基糖甙类等化疗药，可干扰环孢素消除，升高血药浓度。而苯妥英钠、利福平等肝药酶诱导剂则降低环孢素的血药浓度；(2) 肝、肾移植前，移植后恢复期，血药浓度都会随之发生变化
抗情感性精神障碍药	最常使用的抗躁狂药是碳酸锂，取样时间为用药后12h取血（12h－stS Li^+）	常用血清和唾液进行检测，检测方法为火焰发射光谱法、原子吸收光谱法及离子选择性电极法	12h－stS Li^+ 血药浓度为0.8～1.2mmol/L，中毒参考值为1.3mmol/L	(1) 肾功能损伤时，血 Li^+ 浓度明显升高；(2) 合并使用噻嗪类、呋塞米等中强效利尿药，可升高血 Li^+；(3) 螺内酶等保钾利尿药、茶碱、碳酸氢钠及大剂量各种含钠药物，均促进 Li^+ 肾排泄，降低血 Li^+ 浓度
抗心律失常药	抗心律失常药调节心肌的自律性、兴奋性、传导性、动作电位时程、不应期等电生理特性而发挥作用	常用血清进行检测，检测方法为HPLC、CE、免疫法	奎尼丁、普鲁卡因胺、利多卡因、妥卡尼、丙吡胺的最小治疗浓度分别为2.0ng/ml、6.0ng/ml、1.5ng/ml、6.0ng/ml和2.0ng/ml；对应的最小中毒浓度分别5.0ng/ml、20.0ng/ml、6.0ng/ml、15.0ng/ml和5.0ng/ml	心电图亦为这类药的监测手段，但不能替代TDM，二者应联合使用
平喘药	平喘药的常用药物是茶碱	常用血清进行检测，目前临床多采用HPLC法进行检测	血清治疗浓度：成人及少年为8～20μg/ml，新生儿约5～10μg/ml。最小中毒浓度成人及少年为20μg/ml，新生儿则为15μg/ml	血清治疗浓度：成人及少年为8～20μg/ml，新生儿约5～10μg/ml。最小中毒浓度成人及少年为20μg/ml，新生儿则为15μg/ml
氨基糖苷类抗生素	氨基糖苷类抗生素包括链霉素、庆大霉素、妥布霉素、阿米卡星等	常用血清进行检测，多采用免疫学方法进行检测	稳态谷浓度：庆大霉素、妥布霉素为0.5～2.0μg/ml，阿米卡星为4.0～8.0μg/ml。最小中毒稳态谷浓度：庆大霉素、妥布霉素为2.0μg/ml，阿米卡星为8.0μg/ml	肾功能减少10%即可显著延长该类药消除半寿期，肾衰者半寿期可延长数十倍，该类药物有肾毒性，可加重肾衰，形成恶性循环，尤应重视

小结与展望

扫码“练一练”

为了在临床制定个体化用药方案和确保药物治疗的有效性和安全性需要开展TDM。在进行TDM时，可通过房室模型、消除动力学模型模拟药物在体内吸收、分布和消除的速度等过程。对于不同的临床需求应收集不同的检测样品，常用样品有血清和唾液。为了提高检测的准确度和灵敏度，有必要对样品进行预处理，预处理的方法有去蛋白、提取和衍生化处理。在进行药物检测时，由于药物在体液中的量为微量，药物浓度监测通常采用灵敏度更高的方法（如色谱法、免疫化学方法等）。对于临床中常规开展和意义重要的TDM药物，应熟悉其检测技术及注意事项、药动学和影响血药浓度因素。

随着药代动力学的基础知识及基本理论在临床治疗上的广泛应用，分析技术的发展，计算机的普及和程序软件的研发，有望使TDM从特殊应用转变为常规化应用。游离药物浓度的监测愈来愈受到体内药物分析工作者的重视，成为研究的主要方向。群体药代动力学的研究进展，使常规血药浓度监测结果可用于群体参数值的估算，使临床应用更加简便。而计算机的普及和个体化用药程序软件的开发应用，使复杂的公式和计算简单化，更适用于临床个体化给药方案运用。

（李　山）

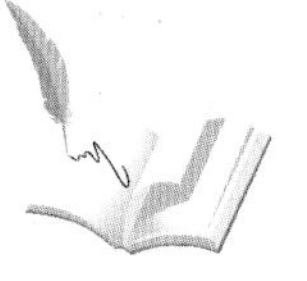

第二十九章　临床毒物检验

教学目标与要求

掌握　一氧化碳中毒、氰化物中毒、乙醇中毒以及有机磷农药中毒常用检验方法的检测原理及方法学评价。

熟悉　毒物、药物滥用及中毒的概念以及临床常见的药物中毒检验方法及方法学评价。

了解　毒物的分类、影响毒物作用的因素以及临床常见毒物及药物中毒机制。

误吸、误服毒物或人为投毒事件，毒驾、酒驾等事件以及滥用西药、中药的药源性中毒事件等屡见报道。因此，临床实验室应重视对毒物及药物中毒的检验，及时为临床医生提供诊断及治疗的依据，为抢救患者生命赢得宝贵时间。

第一节　临床毒物检验的基本概念

扫码“学一学”

临床毒物检验是通过适当的准确可靠的方法，对标本中的毒物或毒物的代谢产物进行定性或定量分析；或者对毒物作用于机体后产生变化的某些特异性生化指标进行测定，为临床诊治患者提供实验室依据，它有别于法医学及疾病预防控制领域的毒物检验。

一、毒物与毒品

（一）毒物与毒品的概念

1. 毒物　毒物（toxicant）是指在一定条件下，进入生物体后通过物理或化学作用，侵害机体的组织和器官，破坏机体正常的生理功能，引发机体功能性或器质性病变，甚至危及生命造成死亡的物质。

2. 毒品　毒品（narcotic drugs）原指具有成瘾性的麻醉药物。我国刑法对毒品的规定是指鸦片、海洛因、甲基苯丙胺、吗啡、大麻、可卡因以及国家规定管制的其他能够使人形成瘾癖的麻醉药品和精神药品。所以，毒品是依照法律规定而实行严格管制的特殊药物。

3. 药物滥用　药物滥用（drug abuse）指故意不按医学所规定的用途，多次、连续地摄入一些天然产生或人工合成的麻醉药品及精神药品以满足其精神处于兴奋、欣快或抑制、幻觉状态。用药者采用自身给药形式，导致药物的精神依赖和身体依赖，造成精神错乱和一些行为异常。

毒物的概念是相对的。医疗上使用的具有一定毒性的药物，适量使用对人体却能起到治疗作用。反之，即使是人体正常生活所必需的物质，如水、糖、食盐等，如果大量进入人体，也会导致机体紊乱，甚至可能导致中毒而死亡。

（二）毒物的分类

根据不同的理化性质或毒理作用可以对毒物进行分类。由于自然界毒物数量众多，单纯根据某一原则进行分类，很难把所有的毒物种类阐述清楚。各种分类方式大同小异，都存在一定的不足和偏差。

临床常见毒物有：农药如有机磷杀虫剂、百草枯除草剂、灭鼠药等；气体性毒物如一氧化碳等；无机化合物类毒物如汞、铊、铅等；挥发性毒物包括氰氢酸、乙醇、甲醇、甲醛、乙醚等；动植物毒素如蛇毒、强心苷等。某些药物包括镇静安眠类药物及毒麻类药物等过量服用，常导致机体中毒。

二、中毒

中毒（poisoning）指机体受到一定量的毒物作用而引起功能性和器质性改变后出现的疾病状态或死亡。根据中毒发生及发展的过程，中毒可分为急性中毒、亚急性中毒及慢性中毒。毒物作用于机体后，通常会表现出一些全身中毒症状，如消化系统的恶心、呕吐、腹泻，神经系统的头晕、头痛、全身无力、抽搐，呼吸系统的呼吸困难、急促等。

（一）临床常见的中毒

1. 一氧化碳中毒　一氧化碳（carbon monoxide，CO）通过呼吸道进入机体后，与血红蛋白结合成稳定的碳氧血红蛋白（HbCO）。HbCO解离的速度远慢于氧合血红蛋白（HbO_2），并且HbCO还抑制HbO_2的解离，从而导致组织缺氧，出现中毒症状。

2. 氰化物中毒　氰化物进入机体后解离出CN^-，导致细胞色素氧化酶体系氧化还原障碍，使机体细胞陷入内窒息状态。当患者严重氰化物中毒时，会出现强直性痉挛及“闪电样”猝死，在极短的时间内患者因呼吸麻痹而死亡。

3. 乙醇中毒　乙醇具有脂溶性，可迅速通过血脑屏障和神经细胞膜，并作用于膜上的某些酶而影响细胞功能。小剂量饮用乙醇，机体会出现兴奋作用。极高浓度的乙醇抑制延髓中枢，引起患者呼吸、循环衰竭乃至死亡。

4. 农药中毒

（1）有机磷农药中毒　有机磷农药进入机体后，与体内乙酰胆碱酯酶结合，生成较稳定的磷酰化胆碱酯酶，使组织中乙酰胆碱积聚，导致胆碱能受体的器官发生功能障碍。

（2）氨基甲酸酯类农药中毒　氨基甲酸酯类农药进入人体后与胆碱酯酶结合，形成一种疏松的复合体氨基甲酰胆碱酯酶，该络合物在适当的条件下很容易分解，故其毒性较有机磷农药小。

5. 药物中毒

（1）三环类抗抑郁药物中毒　三环类抗抑郁药安全界限低，此类药物具有中枢和周围抗胆碱能作用，抑制心肌收缩，降低心脏输出量，并影响化学和压力感受器，从而引起低血压，导致周围循环衰竭。心脏传导障碍和心律失常也是本类药物常见的致死原因。

（2）抗精神病药物中毒　抗精神病药物包括吩噻嗪类、硫杂蒽类、丁酰苯类以及氯氮平等，此类药物中毒病因多为自杀、误服以及用药剂量过大。高浓度药物可抑制大脑皮质及皮下中枢，抑制脑干心血管中枢，造成低血压、反射性心跳加快，并对肝脏、皮肤、造血系统造成损害。

（3）抗组胺类药物中毒　大多数H_1受体阻断药具有抗乙酰胆碱作用，以苯海拉明、异丙嗪表现明显。苯海拉明对中枢神经系统的作用是与其容易通过血－脑屏障，阻断中枢H_1

受体有关。该药中毒患者多死于呼吸麻痹。儿童中毒主要表现为中枢兴奋，出现幻觉、运动失调、手足徐动及瞳孔固定且散大等。

（4）抗毒蕈碱制剂中毒　阿托品为阻断M胆碱受体的抗胆碱药，能解除平滑肌的痉挛；抑制腺体分泌；解除迷走神经对心脏的抑制，使心跳加快；散大瞳孔，使眼压升高；兴奋呼吸中枢。阿托品中毒常导致患者出现昏迷及呼吸麻痹，最终因呼吸、循环衰竭而死亡。

（5）对乙酰氨基酚中毒　对乙酰氨基酚又称醋氨酚，是一种解热、镇痛治疗药物。该药过量使用后，通过细胞色素 P_{450} 系统代谢产生毒性产物N－乙酰基－对苯醌亚胺，导致还原性谷胱甘肽耗竭，引起线粒体功能障碍、活性氧和过氧化硝酸盐的形成，最终导致肝细胞肿胀坏死，严重的引起肝衰竭。

（6）巴比妥类药物中毒　巴比妥类药物对中枢神经系统产生抑制，特别是对大脑皮层及间脑下丘视部作用强烈，使反射功能逐渐麻痹。大量使用时抑制呼吸中枢和循环系统，最后患者因延髓呼吸中枢麻痹而死亡。

（二）毒品中毒

1. 大麻酚类毒物中毒　大麻中主要活性成分为四氢大麻酚（tetrahydrocannabinol，THC）、大麻酚（cannabinol，CBN）和大麻二酚（cannabidiol，CBD）。大麻低剂量使用时对机体具有兴奋、致幻作用，使机体产生一种异常的欣快感，高剂量使用时则以抑制作用为主。THC进入机体后很快代谢成11－羟基－四氢大麻酚，进一步代谢为四氢大麻酸。THC及其代谢产物均为高脂溶性化合物，长期吸食可在脂肪中积蓄，机体清除较慢。

2. 阿片类毒物中毒　阿片类毒物包括自然生成的阿片和其衍生物吗啡、可待因，以及用于临床治疗而合成的阿片类药物如双氢可待因、海洛因等。吗啡对中枢神经具有特有的麻醉作用，服用10 mg吗啡就会消除所有疼痛。吗啡对呼吸中枢具有强烈的抑制作用，呼吸麻痹是吗啡中毒致死的主要原因。海洛因是吗啡衍生物中最有效的止痛剂之一，曾广泛用于临床的镇咳、镇痛。海洛因的生理作用比吗啡更强烈，也比吗啡具有更强的依赖性，因而在临床医疗中已被淘汰。

三、影响毒物作用的因素

1. 致毒因素　毒物的化学结构和理化性质如分散度、溶解度、挥发性、酸碱度、熔点、沸点和比重等均影响其毒性作用。毒物的浓度越高，接触的时间越长，则中毒发生越快。毒物的联合作用也很重要，如可卡因和乙醇一同摄入会产生乙基苯酰爱康宁，增加了对机体的毒性作用。此外，毒物的纯度也与毒性效应密切相关。

2. 机体因素　性别、年龄、个体差异、健康与营养条件、机体的激素水平、免疫因素、遗传因素等也都会影响毒物的作用。

3. 环境因素　高温、高湿、高气压均可加速机体中毒。

4. 其他因素　毒物进入机体的途径不同，其表现出的效应也不同。苦杏仁苷静脉注射时对人体无害，若口服时，经胃内酶的水解，析出氰氢酸而导致中毒。

四、发生突发性中毒事件时的分析步骤

（一）采集中毒病史

当发生突发性中毒事件后，采集详尽的中毒病史是诊断的首要环节，包括了解中毒人数；了解是已知毒物造成的中毒还是未知毒物造成的中毒，是单独毒物中毒还是两种或两种以上毒物中毒；了解发生中毒的时间；了解中毒的途径和毒物数量；了解患者使用过的治疗措施、治疗药物及剂量、患者对治疗的反应等。

（二）观察临床表现

根据患者的呼气、呕吐物及体表的气味判断：蒜臭味多数为有机磷农药中毒，酒味多为乙醇、甲醇等中毒，苦杏仁味是氰化物中毒。根据患者的皮肤黏膜颜色判断：发绀常见于亚硝酸盐中毒，潮红见于抗胆碱类药物、抗组胺类药物、乙醇等中毒，樱桃红常见于一氧化碳、氰化物中毒，黄色为对乙酰氨基酚中毒导致急性肝损害所致黄疸等。根据患者的瞳孔大小判断：扩大见于抗胆碱类药物、抗组胺类药物、可卡因等中毒，缩小常见于胆碱酯酶抑制剂、氯丙嗪、阿片类、拟胆碱药等中毒。

（三）实验室检测

1. 特异性指标的检测　有些毒物中毒后，会引起机体相关特异性生化标志物改变，检测这些生化指标的变化能够协助诊断、判断中毒程度、观察治疗效果。如有机磷农药中毒时，胆碱酯酶活性的测定；一氧化碳中毒时，碳氧血红蛋白含量的测定；亚硝酸盐、苯胺中毒时高铁血红蛋白的检测等。

2. 非特异指标的检测　根据中毒患者病情的变化，进行相关的化验检查和辅助检查，如血液常规分析、尿液常规分析、血液生化以及脑电图、心电图、肌电图、放射检查等。

3. 毒物标本的检测

（1）定性分析　对现场遗留的标本进行颜色、形态的观察以及气味的检查；对送达实验室的标本根据可能毒物的理化性质进行定性试验。

（2）定量检测　在定性分析的基础上，使用适当的方法测定标本中某种毒物的浓度。

第二节　临床常见毒物检验方法与评价

临床毒物检验具有许多自身的要求与特点，主要是：①毒物标本组分比较复杂，毒物在其中含量较低。②毒物在机体中分布不一，获得毒物的纯品困难。③毒物品种多，增加快，很多是未知物。④中毒可以是一人也可为一群体，往往有的患者就医时已经昏迷，要求检验时间尽可能短，检验结果必须准确。⑤中毒发生后要查清中毒原因，往往涉及多部门、多学科，如疾病预防控制中心、食品药品监督部门、法医学等。

一、标本的采集与处理

临床毒物检验的标本不单单来源于患者的血液、尿液等，一些生物标本还含有脂肪、蛋白质、色素等内源性物质，在检测这些标本前，必须对标本做适当的预处理。

1. 毒物检验标本分类　一般分为体外标本和体内标本两大类。

（1）体外标本　是未经人体代谢的检验标本，如患者接触或使用过的固体（包括食物、食品、药盒等）、液体（包括饮用水或饮料等）。

（2）体内标本　指毒物或药物经人体消化、吸收、代谢和排泄等过程后，取自患者体内的检验标本，包括患者的呕吐物、粪便、尿液、透析液、血液以及其他体液等。

2. 毒物检验标本处理　预处理主要是指标本制备、调整酸碱度、去除蛋白以及进行结合物的解离等。在临床医疗活动中，以急性中毒患者较多，往往患者已经出现严重中毒症状甚至昏迷，送检标本大多为血液、尿液等，预处理相对简单。对患者标本采集与处理需要注意以下方面：

（1）取样前尽量不要用水冲洗待检部位，也不要使用消毒药品（静脉抽血除外），防止毒物流失或消毒剂混入标本影响检验结果。如果做醇类毒物的检测，不能使用含酒精消毒剂消毒。

（2）取样所使用的器皿要干燥清洁，不能沾有消毒药液。取出的标本要放置于清洁干净的广口瓶、塑料袋或干燥试管内，取好后要密封，贴好唯一性标识或条形码，注明采集时间及采集者，尽快送检。如不能即刻送检，应放入冰箱内冷藏或冷冻保存。

（3）血液标本最好要抽取三管，一管不加防腐剂做血清检测，碳氧血红蛋白、高铁血红蛋白、血氨测定要用肝素锂抗凝血；一管以氟化钠作防腐剂，草酸钾作抗凝剂做毒物检测；一管 EDTA 抗凝做血液常规检验，剩余标本还可以做 DNA 分析或基因研究。

（4）如果怀疑是挥发性物质中毒，保存标本的试管塞内壁应涂有聚四氟乙烯，以防止挥发性毒物通过橡胶塞扩散。

（5）毒品检验一定要同时留取尿液送检，因为血液试验容易出现假阴性。

二、常见毒物测定方法与评价

临床毒物检验常用方法有化学分析法、免疫学方法、光谱法、色谱法、质谱法、高效毛细管电泳方法等。由于每种方法有其各自的优缺点，有时会使用两种不同分析方法组成联用技术。

（一）致细胞低氧制剂中毒检验

1. CO 中毒

（1）方法概述　检测 CO 中毒的方法分两类，一类是利用血液中 HbCO 相对稳定的特点，直接检测 HbCO 的百分含量；另一类是用化学试剂促使 HbCO 解离，释放出 CO 后再对 CO 进行检测。目前检测方法主要有定性试验、可见分光光度法及气相色谱法等。定性试验包括煮沸法、氢氧化钠法及氯化钯试验，煮沸法及氢氧化钠法方法简单、快速，不需特殊试剂，适合 CO 中毒的快速筛选。氯化钯试验是利用 CO 与氯化钯溶液反应生成有黑色金属光泽的钯沉淀，该方法灵敏度较高，血液中 HbCO% 大于 10% 即可检出，但是标本中的还原性物质对本法有干扰。气相色谱法是在待检血中加入释放剂，释放出 CO，再通过镍氢反应将 CO 还原生成甲烷，通过检测器定量测定甲烷，最终换算成 CO 的含量。在各类定量分析的方法中，以分光光度法应用较多。

（2）测定原理　分光光度法测定血液中 HbCO% 是基于在一定波长下，HbCO% 与其吸光度成正比。利用双波长法，从待检血和制备的 CO 饱和血样的体系中选择两对等吸收点（波长分别为 $\lambda_1=530$ nm、$\lambda_2=569$ nm、$\lambda_3=583$ nm），测出待检血液及待检血液通入 CO

饱和血样的两对等吸收点的吸光度差值，以其比值求得 HbCO%。待检血吸光度差值：$\Delta A_1 = A\lambda_1 - A\lambda_3$，$\Delta A_2 = A\lambda_2 - A\lambda_3$；通入 CO 饱和血样吸光度差值：$\Delta A_1' = A'\lambda_1 - A'\lambda_3$，$\Delta A_2' = A'\lambda_2 - A'\lambda_3$；$HbCO\% = [(\Delta A_1/\Delta A_1' + \Delta A_2/\Delta A_2')/2] \times 100\%$。

（3）方法学评价　本方法使用 7mmol/L 氢氧化铵将标本稀释 100 倍，制备 CO 饱和血样时通 CO 气体至少 10min，并不断摇动使其均匀，避免产生气泡。正常吸烟者血液中 HbCO% 低于 10%，CO 中毒者血液中 HbCO% 应大于 15%。双波长分光光度法所需设备简单，操作简便，干扰少，分析误差小，特别适合普通实验室使用。

2. 氰化物中毒

（1）方法概述　氰化物中毒的检测方法有普鲁士蓝法、比色法及顶空气相色谱法等。比色法是利用氰氢酸和溴作用生成溴化氰，后者与吡啶－联苯胺作用，生成红色化合物，据此可对氰化物进行定性及定量分析。该方法为氰化物特有反应，灵敏度较高，0.3 μg 氰化物即能显色。顶空气相色谱法是利用衍生化的方法在密闭的体系中将标本中的 CN^- 与衍生化的试剂氯胺 T 衍生成氯化氰气体，以电子捕获检测器检测电负性较大的氯元素，可以间接地检测和计算出标本中的 CN^- 及其含量。依据氯化氰的保留时间可以定性，外标工作曲线法可进行定量测定。氰化物毒性极强，致死剂量低，定性检出即可，普鲁士蓝法作为检验氰化物的一种有效分析方法一直被普遍使用。

（2）测定原理　利用氰氢酸的易挥发特性，加酸使其从标本中逸出，CN^- 分别与 Fe^{2+} 和 Fe^{3+} 反应生成亚铁氰化铁即普鲁士蓝。普鲁士蓝快速法：取适量标本于锥形瓶内，加水调成粥状，加 10% 酒石酸酸化，立即塞好插有玻璃管的胶塞，迅速在玻璃管上加盖一张现场制备的 $NaOH-FeSO_4$（10% NaOH 加 20% $FeSO_4$）滤纸片，待瓶内蒸汽上冒片刻后用镊子取下滤纸片，滴加 10% H_2SO_4 溶液冲洗滤纸片上的沉淀物，若滤纸片上有蓝色斑，则表明标本中含有氰化物。

（3）方法学评价　该方法反应灵敏，操作简单，检验结果直观，对现场遗留的毒物、各种可疑物、剩余食物及呕吐物，少量即可进行检验，检出限为 10 μg 氰化氢。如氰氢酸含量不多，则出现蓝绿色。如未出现蓝色或蓝绿色，应连续重复操作 3～5 次，确保不存在氰氢酸时才能下结论。怀疑为吸入中毒的患者应采集血液送检。

扫码“看一看”

3. 乙醇中毒

（1）方法概述　急性乙醇中毒是临床上常见的中毒性疾病之一，其检测方法也较多，常见的有呼气法、Lieben 碘仿反应、酶法及顶空气相色谱法等。呼气法检测乙醇只能作为判断酒驾或某些需要检测酒精场合的初筛试验。Lieben 碘仿反应除甲醇外丙酮、乙醛及含有 CH_3CO^- 基团的化合物均为阳性。顶空气相色谱法利用乙醇是小分子极性化合物，沸点较低的特性，可直接对血液、尿液中的乙醇进行定性、定量测定。目前，实验室多采用干化学酶法测定乙醇浓度。

（2）测定原理　将患者标本滴加在干片上，标本通过扩散层均匀地分布到下面的试剂层。标本中的乙醇被乙醇脱氢酶氧化为乙醛。NAD^+ 转化为 NADH。反应层中的 Tris 缓冲剂捕获乙醛，使反应完成。测定 340nm 波长处反射光强度的变化，与标本中乙醇的浓度成正比。

（3）方法学评价　干化学法测定乙醇与使用顶空气相色谱法具有很好的相关性，已知干扰物质为甲硝唑（干扰浓度为 0.73 mmo/L）和氨基蝶呤（1.0 mmol/L），结构相似的物

质如乙二醇、正丙醇、异丙醇、正丁醇也会对测定产生干扰，而乙醛、丙酮及甲醇对该方法不产生干扰。测定时室温应保持在25℃左右，标本加至分析仪标本架上时间应控制在10秒以内。采血时禁忌用乙醇消毒，从采血到测定完成应控制在2小时内。值得注意的是患者死亡后或濒死前的标本中存在极高浓度的乳酸脱氢酶和乳酸盐，会使乙醇测定结果假性增高，对于这类阳性的标本应通过气相色谱法进行确认。

（二）抗胆碱能制剂中毒检验

1. 三环类抗抑郁药物中毒

（1）方法概述　三环类抗抑郁药物检测方法有化学定性法、金标记免疫层析法、高效液相色谱法、气相色谱法、气相色谱－质谱联用法、液相色谱－串联质谱法、毛细管电泳－电化学发光法等。三环类抗抑郁药分析方法甚多，其中HPLC法应用较广，尤其是反相HPLC法。

（2）测定原理　反相HPLC法固定相多采用非极性的十八烷基键合硅胶，流动相为甲醇－水－四甲基乙二胺（70∶30∶1），冰醋酸调pH至6.4；检测波长254 nm。选用安定为内标，体液标本在碱性条件下，用无水乙醚提取，氮气流吹干后用流动相溶解进样。标准曲线方程或单点内标法校正后求算血药浓度。

（3）方法学评价：该方法简便、快速、灵敏，可同时测定全血中三环类抗抑郁药多塞平、阿米替林、丙咪嗪、氯丙咪嗪等。氯丙嗪对氯丙咪嗪有干扰，其他抗精神病药物和抗癫痫药保留时间与本类药物不重叠，不干扰本类药物的血药浓度的测定。本法线性范围为10～600 ng/ml，最低检测浓度为5～10 ng/ml，回收率为93.3%～97.8%，相对偏倚为1.00%～1.82%。

2. 抗精神病药物中毒

（1）方法概述　吩噻嗪类药物可以使用化学显色法、紫外分光光度法、荧光分光光度法、红外分光光度法、薄层色谱法、气相色谱法、高效液相色谱法、液相色谱－质谱联用以及液相色谱－串联质谱法等方法来检测。标本以尿液为佳，还可采集患者血液、胃内容物等。取样后尽快送检，标本在碱性条件下用有机溶剂萃取。薄层色谱法快速、简便、分离效果好，能作个别药物检验，既可以检验原型药物，又可检验代谢产物亚砜。光谱法、气相色谱法及液相色谱法定性分析时，必须在空白对照无干扰时，阳性结果才可靠。吩噻嗪类药物具有弱碱性，易被氧化成亚砜类、醌类而显色，还可与某些金属离子如钯离子形成配合物而显示不同的颜色。

（2）测定原理　氯化钯试验是利用0.1%的氯化钯盐溶液在pH 2.0时与吩噻嗪类药物形成有色配合物。此反应是钯离子与吩噻嗪环上未被氧化的硫原子生成配位化合物。氯丙嗪、奋乃静显橙红色，异丙嗪显紫色，三氟拉嗪显橙黄色，氯普噻吨显浅黄色。

（3）方法学评价　该方法的优点在于可选择性地用于未被氧化的吩噻嗪类药物的测定，砜或亚砜类均不显色，专属性强。缺点是反应所形成的配合物溶解度较小，若使用二烷基硫酸酯钯盐，则可增大产物的溶解度，提高测试的灵敏度。定性检测时氯丙嗪、奋乃静、异丙嗪灵敏度为1 pg，三氟拉嗪灵敏度为2 pg，氯普噻吨灵敏度为5 pg。当使用标准品同时进行测定时，可采用分光光度法对其进行定量分析，如氯丙嗪在470 nm处有最大吸收峰，10分钟后呈色完全，呈色可稳定2小时左右。

3. 抗组胺药物中毒

（1）方法概述　抗组胺药物中毒临床以苯海拉明中毒较常见，检测方法有化学定性法、中和滴定法及色谱法等。薄层色谱法可以作为该类药物中毒的初筛试验，气相色谱法、高效液相色谱法可作为该类药物中毒的确认方法。

（2）测定原理　中和滴定法是利用标本加冰醋酸与醋酐溶解后，加醋酸汞试液与结晶紫指示液，用0.1 mol/L高氯酸滴定液滴定至溶液显蓝绿色，记录高氯酸滴定液的使用量，按1 ml高氯酸滴定液相当于29.18 mg的盐酸苯海拉明计算。

（3）方法学评价　该方法虽然操作较繁琐，灵敏度不高，但却是定量测定苯海拉明的经典方法，且所需设备及试剂简单，仍然不失为基层实验室检测该类药物中毒的一种快速有效的方法。

（三）胆碱能制剂中毒检验

胆碱能制剂中毒包括有机磷酸酯类化合物中毒及氨基甲酸酯类化合物中毒。

1. 方法概述　杀虫剂不是医疗用药，在正常饮食中不应含有。因此该类毒物的检验只需定性检出即可说明问题。薄层色谱法、气相色谱法、气相色谱－质谱法、液相色谱－质谱法都是检测该类农药的重要方法。液相色谱－质谱主要用于检测一些热不稳定、易分解以及沸点高难气化的有机磷农药。有机磷农药中毒后患者尿液中代谢产物二烷基磷酸酯化合物（diakyl phosphate，DAP）提取衍生后可用气相色谱法分离并测定。临床实验室常用干化学法检测血清或血浆中的胆碱酯酶活性用于有机磷农药及氨基甲酸酯类农药中毒的诊断与疗效监测指标。

2. 测定原理　胆碱酯酶水解丁酰硫代胆碱生成硫代胆碱，分离的硫代胆碱还原亚铁氰化钾Ⅲ生成亚铁氰化钾Ⅱ。根据褪色比率可以用光谱法测定，在400 nm波长处吸光度的变化与标本中胆碱酯酶的活性成比例关系。

3. 方法学评价　干化学法测定患者血清或血浆中胆碱酯酶的活性快速准确，特别适合急诊检验。该方法最低检测值可达200 U/L，线性范围为200～12500 U/L，除布洛芬、普鲁卡因胺、非那吡啶、L－多巴等对测试有干扰外，其他药物对干化学法测定胆碱酯酶干扰非常小。

（四）滥用药物的检验

临床上可能会被滥用的药物及其化合物很多，常见的有苯丙胺类、巴比妥类药物、大麻、可卡因、阿片及阿片类药物、对乙酰氨基酚等。

1. 方法概述　滥用药物通常采用胶体金免疫层析法对尿液标本进行检测，该方法检测时间短，不需特殊仪器设备且不受时间和地点限制，是检测苯丙胺类、大麻类及阿片类毒物中毒的快速筛选方法。其他定性试验还采用化学反应的方法，如巴比妥类药物中毒时的碱性钴盐试验，大麻类中毒的快蓝B试验，苯丙胺类及阿片类中毒的甲醛－硫酸试验等，此外，紫外分光光度法、薄层色谱法、气相色谱法、气相色谱－质谱联用法以及高效液相色谱法等均可定性或定量检测这些滥用药物。对乙酰氨基酚中毒，临床常使用比色法进行定量测定。

2. 测定原理　对乙酰氨基酚经芳香酰基酰胺酶水解生成对氨基苯酚，对氨基苯酚经不同途径反应生成不同的有色产物，可通过不同仪器检测。①分立式生化分析仪检测：对氨基苯酚在高碘酸钠和邻甲酚催化下生成N－对羟苯基对苯醌亚胺，在600nm波长处（副波

长为800nm）测定吸光度的变化。②干片式生化分析仪检测：对氨基苯酚在氰化铁氧化下与四氢喹啉反应生成呈色物，在670nm波长处检测反色光强度变化，与标本中对乙酰氨基酚含量成正比。

3. 方法学评价 分立式生化分析仪检测：当对乙酰氨基酚浓度达到331μmol/L，黄疸、溶血、脂血无明显干扰；血清总蛋白浓度在20～120g/L之间无明显干扰；阿米替林和丙咪嗪会出现明显的负干扰（≥10%）。该方法检测线性范围可达7.9～3972μmol/L，最低检测限甚至可至1.3μmol/L。干片式生化分析仪检测：当对乙酰氨基酚浓度达到331μmol/L，血清总蛋白会对其产生干扰（总蛋白40g/L时，偏倚为+30%；总蛋白90g/L时，偏倚为-15%）。该方法与HPLC法比较显示准确度良好，检测的线性范围为66～1323μmol/L；检测时间短，反应时间为5分钟。

第三节 毒物检验的临床应用

目前，尽管中毒的病例时有发生，但是对中毒性疾病的诊治却是临床上的薄弱环节。毒物检测技术在确立中毒诊断和指导治疗过程中具有重要意义。虽然毒物检测的方法很多，但真正在检验科内检测的项目不多，检测标本主要是血液、尿液、呕吐物等。

血液是毒物检验最常用的标本之一，血样能真实地反映进入体内的毒物，临床上的毒物及药物中毒大多可以通过血液检测。大多数关于药物治疗浓度和中毒浓度的数据都是通过对血液标本分析得出的。尿液也是毒物检验很好的初筛标本，通过尿液可以直接检测毒物的浓度或毒物的代谢产物，如吸毒人员的快速尿检、运动员服用兴奋剂筛查、有机磷农药中毒检测尿液DAT、氨基甲酸酯类农药中毒测定尿液中酚类代谢产物等。但是尿液毒物的浓度不能与血液毒物的浓度或中毒的程度相对应。胃内容物（呕吐物）也可以为检测血液中某一特定毒物提供依据，这种特定毒物常常容易被忽视，或者不经特殊检验根本无法检出，在检验科应用较少，通常采用化学反应来进行定性试验，如氰化物中毒、巴比妥类药物中毒的筛查等。唾液采集不需特殊设备，易于防止作弊和近距离监控，在毒品滥用检测以及对吸毒后驾驶人员检测等方面逐步开始应用，缺点是检测窗口时间短、标本采集装置不完备、对大麻检测灵敏度不高、易受污染等，检测方法多为气相色谱-质谱联用及液相色谱-串联质谱法。头发是检测砷中毒最好的筛选标本，越来越普遍适用于某些长期服用的违禁药物如吗啡、可卡因等的筛查检验。

药物滥用检测（drug abuse testing，DAT），指检测使用的非法药物、潜在的成瘾或有害的治疗药物，以及停药或治疗方案中使用制剂的监测。药物滥用检测的目的是检测过去暴露或使用过的药物。在体液中不一定要对药物或其代谢产物的浓度进行准确定量，只需知道分析物的浓度是否高于或低于明确的判断浓度即可。临床常见DAT指标有苯丙胺类、大麻类、可卡因、巴比妥类药物、阿片类和阿片类药物、对乙酰氨基酚等。

扫码“练一练”

小结与展望

毒物的定义是有条件和相对的，而且是不断发展变化的。即使是人体正常代谢所需要

的物质过量使用也会成为毒物，导致机体中毒。临床常见的中毒有CO中毒、氰化物中毒、乙醇中毒、有机磷农药中毒及毒麻类药物中毒等。

毒物检验从最初简单的化学反应定性试验发展到现在的毛细管电泳、色谱、质谱、全自动生化免疫分析系统等多种技术的联合应用，检测的灵敏度、特异性及准确度都大大提高。20世纪80年代发展起来的超临界流体色谱分析法兼有液相色谱和气相色谱的优点，目前已用于农药成分的分析。近年来，色谱与质谱联用技术已逐渐从基础研究领域进入临床实验室检测，使得临床监测毒物的种类与数量不断增加。另外，毒物检验新技术不断出现，分子印迹技术已经应用于某些毒物毒品的临床检验。

（高应东）

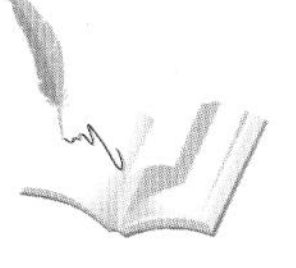

参考文献

1. 郑铁生，鄢盛恺．临床生物化学检验［M］．北京：中国医药科技出版社，2015.
2. 郑铁生，陈筱菲．临床生物化学检验［M］．北京：高等教育出版社，2015.
3. 尹一兵，倪培华．临床生物化学检验［M］.6 版．北京：人民卫生出版社，2013.
4. 曾照芳，贺志安．临床检验仪器学［M］.2 版．北京：人民卫生出版社，2013.
5. 庄俊华，冯桂湘，黄宪章，等．临床生化检验技术［M］．北京：人民卫生出版社，2009.
6. 韩志钧，黄志锋，卢业成，等．临床化学常用项目自动分析法［M］.3 版．沈阳：辽宁科学技术出版社，2005.
7. 印晓星．治疗药物检测［M］．北京：人民军医出版社，2011.
8. 《中国成人血脂异常防治指南》制订联合委员会．中国成人血脂异常防治指南［M］．北京：人民卫生出版社，2007.
9. 葛均波主编．内科学［M］.8 版．北京：人民卫生出版社，2013.
10. 苗翠英．毒物毒品检验［M］．北京：中国人民公安大学出版社，2013.
11. 廖林川，王玉瑾．法医毒物分析［M］．北京：人民卫生出版社，2013.
12. 高德禄，张世俊．临床实验室诊断学［M］．北京：人民军医出版社，2012.
13. 倪亚明．微量元素与营养健康［M］．上海：同济大学出版社，2009.
14. 王海昌，赵志敬．Mayo 心脏病学［M］．北京：科学出版社，2008.
15. 乐杰．妇产科学［M］．北京：人民卫生出版社，2008.
16. 刘沛，孙金芳．无金标准条件下患病率与阳性检出率、灵敏度、特异度的关系［J］．中国卫生统计，2008，25（3）：233～235.
17. 马慧霞，范淑英，李智伟等．特定蛋白的理化特性与临床意义［J］．中国医学检验杂志，2007，8（5）：368～370.
18. 陈文清．肾脏疾病的生化学诊断及进展［J］．安徽卫生职业技术学院学报，2007，6（1）：37～38.
19. 鄢盛恺．美国临床生化科学院检验医学实践指南：急性冠状动脉综合征和心力衰竭的生物标志物［J］．临床检验杂志，2009，27（5）：S1～S52.
20. 中华医学会检验分会，卫生部临床检验中心，中华检验医学杂志编辑委员会．糖尿病诊断治疗中实验室检测项目的应用建议［J］．中华医学检验杂志，2010，33（1）：8～13.
21. 张萌萌．中国老年学学会骨质疏松委员会骨代谢生化指标临床应用专家共识［J］．中国骨质疏松杂志，2014，20（11），1263～1271.
22. Burtis CA，Ashwood ER，Bruns DE. Tretz Fundamentals of Clinical Chemistry［M］. 6th ed. philadelphia：W. B. Saunders Company，2008.
23. Burtis CA，Ashwood ER，Bruns DE. Tretz Textbook of Clinical Chemistry and Molecular Diagnostics［M］.5th ed. philadelphia：W. B. Saunders Company，2012.

24. Burtis CA, Bruns DE. Tretz Fundamentals of Clinical Chemistry and Molecular Diagnostics [M] . 6th ed. philadelphia: W. B. Saunders Company, 2013.

25. Burtis CA, Bruns DE. Tretz Fundamentals of Clinical Chemistry and Molecular Diagnostics [M] . 7th ed. philadelphia: W. B. Saunders Company, 2014.

26. Stone NJ, Robinson JG, Lichtenstein AH, et al. 2013 ACC/AHA guideline on the treatment of blood cholesterol to reduce atherosclerotic cardiovascular risk in adults: a report of the American College of Cardiology/Americar Heart Association Task Force on Practice Guidelines [J] . J Am Cll Cardiol, 2014, 63 (25 Pt B): 2889 ~ 2934.

27. Robert F. Dons, Frank H. Wians, Jr. Endocrine and Metabolic Disorders: Clinical Lab Testing Manual [M], Fourth Edition, CRC Press, 2009.

28. Jeanne C. Koelling, Harry Monsen. The Endocrine System Anatomical Chart, Anatomical Chart Company, 2002.

29. David Gardner, Dolores Shoback. Greenspan's Basic and Clinical Endocrinology, Ninth Edition, LANGE Clinical Medicine, McGraw Hill Professional, 2011.

30. International Expert Committee. International Expert Committee report on the role of the A1C assay in the diagnosis of diabetes [J] . Diabetes Care, 2009, 32: 1327 ~ 1334.

31. Bergmann P, Body JJ, Boonen S, et al. Evidence – based guidelines for the use of biochemical markers of bone turnover in the selection and monitoring of bisphosphonate treatment in osteoporosis: a consensus document of the Belgian Bone Club [J], Int J Clin Pract. 2009; 63: 19 ~ 26.

32. Lönneborg A. Biomarkers for Alzheimer disease in cerebrospinal fluid, urine, and blood [J], Mol Diagn Ther, 2008, 12 (5): 307 ~ 320.

33. Mattsson N, Zetterberg H, Hansson O, et al. CSF biomarkers and incipient Alzheimer disease in patients with mild cognitive impairment [J], JAMA, 2009, 302 (4): 385 ~ 393.

34. Burtis CA, Ashwood ER, Bruns DE. Tietz Textbook of Clinical Chemistry and Molecular Diagnosis [M] . 4th edition, St, Louis: Elsevier Inc. , 2006.

附录　临床生物化学检验常用参考区间

编号	类别	项目	缩写	方法	参考区间
1	肝功能	丙氨酸转移酶	ALT	IFCC 推荐法	男：（5～40）U/L 女：（5～35）U/L
		门冬氨酸转移酶	AST	IFCC 推荐法	（8～40）U/L
		总胆红素	TBIL	钒酸氧化法	（3.4～17.1）μmol/L
		直接胆红素	DBIL	钒酸氧化法	（0～3.4）μmol/L
		总胆汁酸	TBA	酶比色法	空腹：（4.9±2.38）μmol/L 餐后 2h：（8.22±2.91）μmol/L
		碱性磷酸酶	ALP	IFCC 推荐法	男：1～12 岁 <500 U/L 12～15 岁 <750 U/L 25 岁以上（40～150）U/L 女：1～12 岁 <500 U/L 15 岁以上（40～150）U/L
		γ－谷氨酰氨基转移酶	γ－GT	重氮反应比色法	男：（3～17）U/L 女：（2～13）U/L
		总蛋白	TP	双缩脲法	成人走动后：（64～83）g/L 成人静卧时：（60～78）g/L
		白蛋白	ALB	溴甲酚绿法	4～14 岁：（38～54）g/L 成人：（34～48）g/L
		白蛋白/球蛋白	A/G	——	1～2.5
		胆碱酯酶	ChE	MTTC 法	（5 000～12 000）U/L
		前白蛋白	PA	免疫透射比浊法	（250～400）mg/L
2	肾功能	尿素氮	BUN	脲酶偶联紫外法	（2.9～8.2）mmol/L
		肌酐	CR	苦味酸法	男：（62～115）μmol/L 女：（53～97）μmol/L
		尿酸	UA	尿酸－POD 法	男：（208～428）μmol/L 女：（155～357）μmol/L
		血糖	GLU	葡萄糖氧化酶法	（3.9～6.1）mmol/L
		内生肌酐清除率			男：（105 ± 20）ml/min 女：（95 ± 20）ml/min

续表

编号	类别	项目	缩写	方法	参考区间
3	血脂	总胆固醇	CHO	氧化酶法	（3.11～5.18）mmol/L
		三酰甘油	TG	酶法	（0.56～1.70）mmol/L
		高密度脂蛋白胆固醇	HDL－C	直接法	（1.04～1.55）mmol/L
		低密度脂蛋白胆固醇	LDL－C	直接法	（2.07～3.37）mmol/L
		载脂蛋白－AⅠ	Apo－AⅠ	免疫透射比浊法	（1.2～1.6）g/L
		载脂蛋白－B	Apo－B	免疫透射比浊法	（0.8～1.2）g/L
		脂蛋白（a）	LP（a）	免疫透射比浊法	（0～300）mg/L
		超敏C反应蛋白	his－CRP	免疫比浊法	＜3mg/L
4	心肌酶	门冬氨酸转移酶	AST	IFCC推荐法	（8～40）U/L
		乳酸脱氢酶	LDH	DGKC推荐法	（200～380）U/L
		α－羟丁酸脱氢酶	HBDH	DGKC推荐法	（72～182）U/L
		肌酸激酶	CK	DGKC推荐法	男：（38～174）U/L 女：（26～140）U/L
		肌酸激酶同工酶MB	CK－MB	DGKC推荐法	＜10 U/L
5	消化酶	血淀粉酶	AMY	碘－淀粉比色法	（80～180）U/dl
		尿淀粉酶	AMY	碘－淀粉比色法	（100～1200）U/dl
		脂肪酶	LPS	酶法	（1～54）U/L
		胰淀粉酶	P－AMYL	免疫抑制 偶联酶比色法	血：（13～53）U/L 尿：〈350U/L
6	电解质离子	血清钙	Ca	偶氮砷三比色法	（1.10～1.34）mmol/L
		血清磷	P	磷钼酸还原法	（0.96～2.10）mmol/L
		血清镁	Mg	原子吸收分光光度法	成人：（0.6～1.1 mmol/L 儿童：（0.5～0.9）mmol/
		血清钾	K	离子选择电极法	（3.5～5.2）mmol/L
		血清钠	Na	离子选择电极法	（136～145）mmol/L
		血清氯	Cl	离子选择电极法	（96～108）mmol/L
		总二氧化碳	CO_2	离子选择电极法	（22～29）mmol/L
7		酸性磷酸酶	ACP	α－磷酸酚萘法	（0.5～1.9）U/L
8		血清铁	FE	亚铁嗪法	男：（11～30）μmol/L 女：（9～27）μmol/L
		总铁结合力	TIBC		男：（50～77）μmol/L 女：（54～77）μmol/L
9		糖化血红蛋白	$GHBA_{1C}$	免疫比浊法	4.8%～6.0%
10		果糖胺	GSP	比色法	（205～285）μmol/L

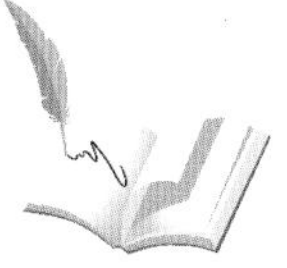

续表

编号	类别	项目	缩写	方法	参考区间
11	口服葡萄糖耐量试验	空腹血糖	GTT	葡萄糖氧化酶法	0.5～1h 达到峰值（＜6.1mmol/L）2h 恢复至正常（＜7.8mmol/L）
		餐后 30min 血糖			
		餐后 1h 血糖			
		餐后 2h 血糖			
12	尿液生化	尿钾	K	离子选择电极法	（25～100） mmol/24h
		尿钠	Na		（130～260） mmol/24h
		尿氯	Cl		（170～250） mmol/24h
		尿钙	Ca	偶氮砷三比色法	（2.5～7.5） mmol/24h
		尿磷	IP	磷钼酸还原法	（9.7～42） mmol/24h
		尿素氮	BUN	脲酶偶联紫外法	（700～1600） mg/24h
		尿肌酐	CR	苦味酸法	（800～2000） mg/24h
		尿酸	UA	尿酸过氧化物酶	（250～1000） mg/24h
		尿糖	GLU	葡萄糖氧化酶法	（0.1～0.5） g/24h
		尿蛋白排泄率	Pro	比色法	（0.01～0.015） g/24h
		尿微量白蛋白	mALB	免疫比浊法	24h 尿：＜30mg/24h 定时尿：＜20μg/min 随意尿：＜30μg/mg 肌酐
		尿 N－乙酰－β－D－氨基葡萄糖苷酶	NAG	比色法	＜21U/gCr
13	脑脊液生化	蛋白质	Protein	比色法	健康成人：（150～450） mg/L
		葡萄糖	GLU	葡萄糖氧化酶法	成人：（2.5～4.5） mmol/L 儿童：（2.8～4.5） mmol/L
		氯化物	Cl	离子选择电极法	（110～130） mmol/L
14		血氨	NH_3	干化学法	（18～72） μmol/L
15	血气	血液酸碱度	pH	仪器法	7.35～7.45
		动脉血二氧化碳分压	PCO_2	仪器法	（4.7～6.0） kPa
		动脉血氧分压	PO_2	仪器法	（10.64～13.3） kPa
16	血清蛋白电泳	血清蛋白	A	仪器法	52%～63%
		α_1 球蛋白	α_1	仪器法	4%～5%
		α_2 球蛋白	α_2	仪器法	6%～9%
		β 球蛋白	β	仪器法	9%～12%
		γ 球蛋白	γ	仪器法	15%～23%

续表

编号	类别	项目	缩写	方法	参考区间
17	激素	促黄体素	LH	TrFIA 法	女：卵泡期：(1.6 ~9.3) U/L 排卵期：(13.8 ~71.8) U/L 黄体期：(0.5 ~ 12.8) U/L 绝经期：(15 ~640) U/L 男：成人：(1.8 ~ 8.4) U/L
		卵泡刺激素测定	FSH	TrFIA 法	女：青春期前后：<2.5 U/L 卵泡期：(2.4 ~9.3) U/L 排卵期：(3.9 ~13.3) U/L 黄体期：(0.6 ~8.0) U/L 绝经期：(31 ~ 134) U/L
		泌乳素测定	PRL	TrFIA 法	女：(2.5 ~ 14.6) ng/ml 男：(2.3 ~11.5) ng/ml
		促甲状腺激素	TSH	TrFIA 法	(0.63 ~4.19) μU/ml
		人绒毛膜促性腺激素	HCG	TrFIA 法	<50 岁女性：(0 ~3.27) U/L ≥50 岁：(0 ~5.36) U/L
		三碘甲状腺原氨酸测定	T_3	TrFIA 法	(1.3 ~2.5) nmol/L
		甲状腺素测定	T_4	TrFIA 法	(69.0 ~ 141.0) nmol/L
		游离三碘甲状腺原氨酸	FT3	TrFIA 法	(4.7 ~7.8) pmol/L
		游离甲状腺素测定	FT_4	TrFIA 法	(8.7 ~17.3) pmol/L
		睾酮测定	T	TrFIA 法	男：(8.7 ~33) nmol/L 女：(0 ~ 3.0) nmol/L
		雌二醇测定	E	TrFIA 法	女： 卵泡期：(0.08 ~2.1) nmol/L 排卵期：(0.7 ~2.1) nmol/L 黄体期：(0.08 ~0.85) nmol/L 绝经期：(0 ~0.09) nmol/L 男：成人：(0 ~0.13) nmol/L
		雌三醇测定	E_3	TrFIA 法	孕期： 15 ~20 周：(2.5 ~7.6) nmol/L 21 ~25 周：(3.4 ~37.8) nmol/L 26 ~30 周：(17.2 ~51.5) nmol/L 31 ~35 周：(19.7 ~78.2) nmol/L 36 ~40 周：(20.1 ~ 85.2) nmol/L
		孕酮测定	P	TrFIA 法	女：卵泡期：(1.3 ~3.4) nmol/L 排卵期：(1.7 ~2.4) nmol/L 黄体期：(11.6 ~68.9) nmol/L 绝经期：(0 ~3.0) nmol/L
		胰岛素测定	LNS	CLIA 法	(4.0 ~15.6) U/L
		C 肽测定	C - P	TrFIA 法	(250.0 ~600.0) pmol/L
		甲状旁腺素测定	PTH	TrFIA 法	(1.6 ~6.9) pmol/L

注：参考区间可因不同地区、不同环境条件和不同测定方法而有所变化，所以该表仅供参考。建议各实验室应通过验证，建立自己实验室的参考区间。

（郑铁生）

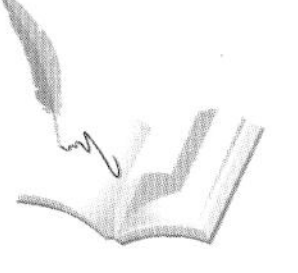

英文索引

A

B

C

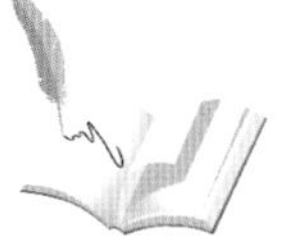

D

E

F

G

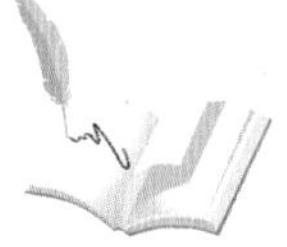

H

I

J

L

M

N

O

P

Q

R

S

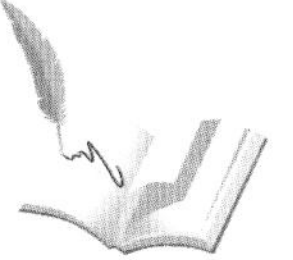

T

U

V

W

Y

Z

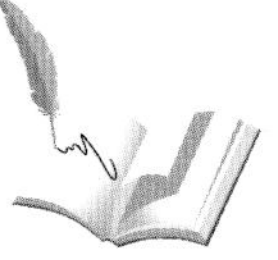

中文索引

（按汉语拼音顺序排序）

A

B

C

D

E

F

G

H

J

K

L

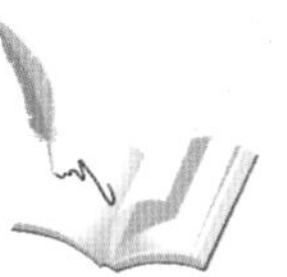

M

N

O

P

Q

R

S

T

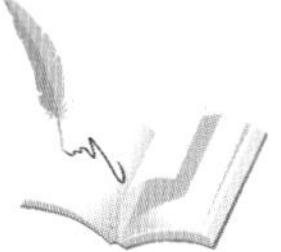

W

X

Y

Z

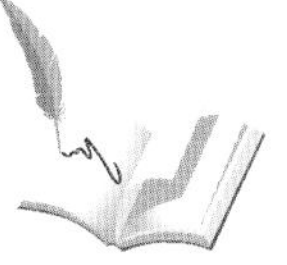